黄帝内经名家评注选刊

黄帝内经素问吴注

〔明〕 吴 昆 注

孙国中 方向红 点校

学苑出版社

图书在版编目（CIP）数据

黄帝内经素问吴注/〔明〕吴昆注；孙国中，方向红点校.－2版.
北京：学苑出版社，2012.7（2015.3重印）
ISBN 978－7－5077－4075－2

Ⅰ.①黄…　Ⅱ.①吴…②孙…③方…　Ⅲ.①《素问》－注释
Ⅳ.①R221.1

中国版本图书馆 CIP 数据核字（2012）第 171330 号

责任编辑：林　霖
责任校对：国　中
出版发行：学苑出版社
社　　址：北京市丰台区南方庄 2 号院 1 号楼
邮政编码：100079
网　　址：www.book001.com
电子信箱：xueyuanpress@163.com
销售电话：010-67601101（销售部）、67603091（总编室）
经　　销：新华书店
印　刷　厂：北京市广内印刷厂
开本尺寸：890×1240　1/32
印　　张：16.375
字　　数：409 千字
印　　数：3001—6000 册
版　　次：2012 年 7 月第 2 版
印　　次：2015 年 3 月第 2 次印刷
定　　价：38.00 元

新版前言

　　《黄帝内经》的特殊性和复杂性，决定了它的学术研究和文字整理工作，是一个不断发现问题、不断解决问题、不断深入研究、不断丰富完善的过程。它成书于战国晚期，在秦汉之际就有散乱亡失，并有时文的掺入。唐代以前所见之本，均为汉代学者重新整理，其中因错简造成的文章散乱、一篇多义等现象就已经存在，这也是晋代皇甫谧之《黄帝三部针灸甲乙经》、唐代初年杨上善之《黄帝内经太素》，为何类编《黄帝内经》的原因所在。到了唐代中期，《黄帝内经》又一次面临散乱亡失，多亏太仆令王冰的整理编纂，始成今日之貌，但乱简现象又甚于前者。从战国至今，其经历二千多年，数十个朝代，其中避讳字、假借字、古今字、异体字、错别字等，俯拾皆是，虽经历代学者的正误，书内难解者、不解者、误解者，依然存在，仍然需要我们进行认真细致的考证工作，并期待出土文物的重大发现，以便解开其中的诸多谜团。

　　这次借再版之机，我们对全书又重新校勘，并努力追求：改避讳而易假借，正讹误而补漏缺，汇众长而成其美，参百家而理更确。使初学不仅读之顺畅，且思之易解。

2011 年 7 月 7 日 孙国中记

前　言

　　成书于战国晚期的《黄帝内经》（简称《内经》），是中国传统医学的渊源，几千年来它在防病治病、保健养生方面，为中华民族的繁衍昌盛，做出了卓越的贡献；它那博大精深的内涵，丰富辨证的哲理，培育出一代代著名的医学大师。历代学者对它的研究著作可谓汗牛充栋，其研究领域涉及广泛，并不断的开拓创新，形成多种学科研究并进的可喜局面。

　　国内研究《黄帝内经》的专家，北京中医药大学教授王洪图先生在其《黄帝内经研究大成》一书中指出："《内经》之所以被历代医家奉为经典，是因为它不仅包含有丰富而科学的医学理论、防治疾病的重要原则与技术，同时还从宏观的角度论证了天、地、人之间的相互联系，并且运用古代多学科的理论与方法讨论和分析了医学科学最基本的课题——生命规律，从而建立起中医学的理论体系。两千年来，历代医学家正是在《内经》所创建的理论、确立的原则、应用的技术及其所采取的方法论的基础上，通过不断探索、实践与创新，使中医学术得到持续发展的。一部雄伟壮阔的中国医学史，无处不体现着《内经》的指导作用；光彩纷呈的众多医学流派，无不以《内经》的理论为其渊源。古今无数的中医学大家，或者理论上独树一帜，或者防治疾病效验如神，然而究其成功之路，均未离开研习《内经》以为立说之根本，即以专门研究《内经》

而垂示后世者亦不乏其人，如唐代杨上善、王冰，明代马玄台；在全面研究《内经》基础上攻克某类疾病而著书者尤多，如汉代张机撰《伤寒杂病论》，清代叶桂留给后人《临证指南医案》；参透《内经》某方面的要旨，据之加以发挥而标立新说的代有人在，如金元时期刘、张、李、朱'四大家'因之各有建树，明清间喻昌则以《秋燥论》、《大气论》而名著医林；现代中医教育家任应秋，一生著作30余部，多以《内经》为基础，专门以《内经》为研究对象者即有《病机临证分析》、《黄帝内经研究论丛》、《内经章句索引》等。正是由于《内经》科学地确立了中医学的理论体系，因而，迄今为止的历代有成就的中医学家，尚无一人不是精研《内经》者，这一事实即足以证明《内经》在中医学中的至尊地位。"特别应该指出：《黄帝内经》不仅仅是一部医书，而且是一部内容非常丰富，规模十分宏伟的中国古代的科学文献。它汲取了古代科学家们对天文、历算、气象、生物、地理，以及人类、心理、逻辑、哲学、养生等多个领域的研究成果，从而展示了古代丰富的科学成就，具有极高的文献价值。因此，我们可以毫不夸张的说：《黄帝内经》是全世界第一部人体科技专著，它是我们中华民族的骄傲！

据《汉书·艺文志》记载："《黄帝内经》十八卷"，其中包括《素问》九卷，《灵枢》九卷，可惜此书早在唐代已无完本，今日所见是唐代中期医学家王冰整理补充而成。在经历唐、五代、宋、元、明、清、民国至今一千多年里，有数百家为《黄帝内经》发微掘隐者，无论在医学、自然科学、还是社会科学方面，都给后人留下了丰富珍贵的文化遗产。

　　《黄帝内经》原文是深奥的，今人的白话译本，很难将其中的微言大义全部译出，只有认真研读古人对经文的注释，才能体悟其中的玄旨，从而把握中医的整体观和辨症论治。换言之，揭示《黄帝内经》深奥的内部机理，将其中言而未发，发而未尽之义和盘托出，古人比今人讲的更多，说的更准，今人之著作于此则多有所失，古代诸家之注释，正可以弥补这一不足，从而指导我们对其进行认真的、细致的、深入的、系统的、全面的研究。

　　《素问》与《灵枢》构成《黄帝内经》的整体，但就其二者之间的关系来说，似可称之为《素问》为体，《灵枢》为用，此皆因古人先作《灵枢》，而《素问》实补《灵枢》之所未备，述其源而阐其本者也。故后世学医者，必先攻《素问》，而后《灵枢》易明，此学习之次序也。

　　本套选刊从历代《黄帝内经》注释家中，挑选出最有影响、最有代表、最有权威的专著，给今天的研究者导航引路，指迷破疑，从而帮助读者掌握《黄帝内经》的精华，成就自己的悬壶济世之功。

　　由于我们的学识有限，在整理校注等方面，一定存有不少的错误缺点，在此诚望海内外学者批评指正，以期使我们的工作做的更好。

己卯年孙国中谨记

吴 注 序

吴昆，字鹤皋，今安徽省歙县澄塘人，生于明代嘉靖三十年，即一五五一年；卒于明代泰昌元年，即一六二十年，终年六十九岁。

昆生于中医世家，祖父吴正伦，医术精湛，颇有盛名。在京行医时，逢穆宗贵妃疾，被召至宫，一剂立愈，备受皇亲国戚的青睐。因此而遭太医妒嫉，竟被谗言所害，卒于京邸，时人无不惜之。留下《脉症治方》、《养生类要》、《虚车录》、《活人心鉴》等书。其父吴文韬，伯父吴元昌，均为有学之士。

昆自幼才智聪慧，神采绝俗，从不与平庸小儿为伴。稍长，为科举而奋发读书，其文章构思巧妙，文词华丽，阅者无不称奇。十五岁，志承家学，投举子笔，专岐黄业，将家中医书，潜心研习，并取诸家之论，嚼英品华。又拜本乡名医余午亭为师，朝夕研讨。与师论疾，常与师之所想不某而合，师甚爱之。凡此三年，师勉其友天下士，向大医讨学，而后可成大器。

时，昆未及壮年，便负笈万里，虚衷北上，志在精其所学，悬壶济世。遂由三吴循江浙，历荆襄，抵燕赵。过名山大川，访有道高人，谦恭待人，不耻下问。先后拜师不下七十二人，各取其长。其师或示其以天人贯通之道，或示其以医儒合一之理，或示其以圣贤之奥旨，或秘受其家世之心法，从此医道大精。一路上，昆亦学亦医，所至声名籍籍，活人无数。每诊疾，众人说易治，昆曰此在死例；众人说难瘥，昆曰此可生也，每不出昆之所言。故人全谓：昆非人也，其术必从神仙长桑公得之。

　　昆治病不胶陈迹，人以禁方授之，拒不受，曰："以古方治今病，须出入而通其权，方可用之。不然，是以结绳治季世也，去治远矣。"其一生得力于《内经》最多，曾撰《名医方考》，百不失一。注《素问》批隙导窾，深入显出；阐发新见，补前注所未备；一音一义，莫不与经义息息相通。所著还有《脉语》、《十三科症治》、《参黄论》、《砭焫考》、《药纂》等书。人以其洞参黄帝之奥，又号其为"参黄子"。

　　上文乃吴昆之传略，史书记其身世不详，最多者是《鹤皋山人传》一文，全文不过二百余字。此传略是笔者采集吴昆诸书《序言》之中偶涉身世之语，及后人对他的评介，综合《鹤皋山人传》，汇编写成。昆一生著述，嘉惠后人无穷，其诞生至今，整四百四十八年，今借此文，缅怀这位医学大师，以示后人的崇敬之情。

　　昆视《素问》为日，《灵枢》为月，极珍重之。且对前人之注不满，谓其小明虽彰，大明则隐。昆注《素问》多与实践相合，务去空谈，故创见颇多，为后人所推崇。然其删移经文，也有未当之处，世人也多辨之。

　　《素问吴注》今存版本较多，最早为万历甲午本，至清木刻本达十多种。本书以万历本为底本，以日本元禄六年书林吉村左卫门重刻明玉树堂本为校补，并参阅了清刻宏道堂本，及光绪己亥程氏刻本。后二者某些注文不同于前本。如《气厥论》中之注，均为重刊者，将明末张介宾之《类经》的注文移于本书，究其原委，或因底本此节文字不清，而以其代之。此种做法，实不足取，故本书盖不采录。

己卯年索隐斋主人悟真子孙国中识

刻内经素问吴注
寓歙楚黄张涛元裕甫序

轩辕氏以无为之道，合漠华胥，而精以治身，绪余以治天下，莫有能废者。西汉谦让之主，尝尊尚之，以绌儒术，下至曹平阳，舍盖公，以收不扰狱市之效于齐，章章也。独治身度世，其事秘，稍有可循之法，在《内经素问》，如岐伯论次之语，顺之则治，逆之则乱，古今医家，靡不坟典宗之。余谬起田间，思用平阳之治齐者以治歙，未程厥效奚若，乃有贞疾在于迷醒之间，惊弦覆沐，霍然无期，因上下《素问》等书，庶几发药，既于节文补注叙之矣。亡何，复见《素问吴注》，实吴生昆所纂定。吴生，歙良医也，前刻《医方考》，百不失一。又自以对病施治，乃始用方。圣人不治已病治未病，则《素问》诸论备焉。而天元有四气五运，人身有六节五脏，经脉有三部九候，变合有六微四失，无奈解者之纷纷也，无论离经叛义，徒以滋蠹。即四氏为轩、岐、颜、闵，而各名其家，互有同异，得吴生纂而定之，指归既一，经乃大明。或又曰《素问》之有注，在宋嘉佑开局，已刊正疑误，岂其始自吴生？吴生盖尝业儒矣，儒者六籍，皆紫阳衷裁其注疏，读者尊注必系之紫阳。吴生取《素问》各注，一其指归，故曰吴注，见吴生有功于《素问》也。余将乞灵《素问》，除迷醒之疾，则于斯注不无藉焉矣。

万历己酉孟夏谷旦

注黄帝内经素问序
参黄生吴昆撰

在昔有熊御宇，轸念元元，不无夭折，欲跻而登诸寿域，乃问于岐伯、鬼臾区而作《内经》，雷公受之，以为型范。首《天真》，次《调神》，次《生气》，次《病态》，上穷天纪，下极地理，中悉人事，行之万世不殆，传之者直以列于三坟。自有医籍以来，兹其太上。周秦而降，岂不代有神良？要其立言范世，指不多屈，无亦树名易而作则难耶，何靳靳也？晚近拘方言者，更仆未能悉举，非无燿然之明，去上古而遥，不啻居九壤而测九天也。则而象之，《内经》象日，《灵枢》象月，睹日月而知众星之蔑矣。越人之《问难》，土安之《甲乙》，叔和之《脉经》，其中天三垣钦！斡旋日月，而翼其明，功足齿哉！若张长沙之《伤寒》，魁杓摇光也，因时而建，亘万世孰能忒焉？施及孙思邈、李明之、刘完素、朱彦修、滑撄宁辈出，互有阐明，所谓辰之五纬非乎，迟留疾伏，殆非一步可纪。外是缅一家言，罗为列宿，假日成光，亦能不坠。神乎！和、华、仓、扁之雄，无文可述，方之景星庆云，旷世一见。卑卑尺有所短，寸有所长，言焉不经，与之上下轩、岐，如向盲夫而夸日月，只为翳障，最下异为一途。叛经行怪，类如《伤寒钤法》，《素问》遗篇，则妖氛尔，孛彗尔，白虹尔，薄蚀尔，非惟羲和忧之，具目者之所共忧也。隋有全元起，唐有王冰，宋有林亿，尝崛起而训是经，庶几昧爽之启明哉，待旦者较然睹矣。独其为象，小明则彰，大明则隐，谓之揭日月而行未也。不肖束发修儒，无何徙业，居常晷度有熊，日求其旨而讨论之，不揣管陋，释以一得之言，署名《内经吴注》。业成，欲悬书国门以博弹射，徒以云山木石之夫，无能千金礼士，职是欿然。斯道也，如有岐、雷者作，斥为日月之蔽，抑又何词？闻之曰：不斑白，语道失。昆今四十以长，先半纪而见二毛，无以征余言之有当哉！当乎非余敢知，今之测景者旅矣，恶能当夫宾日之目也。

皇明万历甲午，日躔大火，书于黄山轩辕炉鼎之次。

目　　录

告知读者

　　本书中所用黑体字,为准圆体,准圆体中之"日"、"曰",不易区分,"日"字作"日","曰"字作"曰",读者辨之可识,因准圆体是国家统一规定的字体,故不宜改动,特此告之。

黄帝内经素问吴注第一卷

五内阴阳谓之内，万世宗法谓之经，
平日讲求谓之《素问》。

上古天真论篇第一

此篇言保合天真，则能长有天命，乃上医治未病也。

昔在黄帝，生而神灵，弱而能言，幼而徇齐，长而敦敏，成而登天①。"徇"，徐闰切。"长"，上声。此记者之言也。"黄帝"，有熊国君少典之子，姓公孙，以土德王，故称黄帝；都轩辕之丘，故称轩辕。"神灵"，智慧也。"弱"，始生百日之称。"徇"，从善无我也。"齐"，与善为一也。"敦"，笃也。"敏"，达也。帝铸鼎于鼎湖山，鼎成而白日升天，群臣葬衣冠于桥山，墓今犹在。乃问于天师曰："余闻上古之人，春秋皆度百岁而动作不衰；今时之人，年半百而动作皆衰者，时世异耶？人

———————

① 国中按："登天"一词，自王冰以后，学者均释为"升天成仙"之义，加之古代"登、升"二字通假，故均不得真解，惟晚清学者俞樾得此一真。其云："'成而登天'，谓登天位也。《易·明夷·传》云：'初登于天，照四国也'，可证此经'登天'之义。故下文即云：'乃问于天师'，'乃'字者，承上之词，见黄帝既登为帝，乃发此问也。"此说甚是，可谓破千古之暗。吴氏此解，显然谬误，不足为训也。又按："登天"，乃登天子之位，即登帝位，必有帝师，故后呼天师云云。语义一脉，前后相承，俞氏之解，又得一证也。又按：阅《周氏医学丛书》，周学海《内经评文》也发此义。

将失之耶?" "天师",尊称也,谓岐伯。"上古",玄古也。"度",越也。岐伯对曰:"上古之人,其知道者,法于阴阳,和于术数。"岐",国名。"伯",爵也。"知道",知全真之道也。"法",则也。"阴阳",四时昼夜也。"和",济也。"术",调神之术。"数",调气之数。言既法阴阳矣,而又济之以术数也。盖阴阳之道,逆之则灾害生,顺之则苛疾不起,故知道者法则之,如下篇《四气调神》是也。食饮有节,起居有常,不妄作劳。谷谓之食,水谓之饮,动谓之起,息谓之居,用力谓之作,过作谓之劳。夫食饮有节,则不伤其肠胃;起居有常,则不殃其精神;不妄作劳,则能和其血气。广成子曰:"必净必清,勿劳汝形,勿摇汝精,乃可以长生。"此之谓也。故能形与神俱,而尽终其天年,度百岁乃去。"形",骸体也。"神",真气也。"俱",全也。天年者,正命考终,非人坏之之谓。今时之人不然也,不同于上古之道。以酒为浆,古人每食必啜汤饮,谓之水浆。"以酒为浆",言其饮无节也。以妄为常,上古之人不妄作劳,今则以妄为常,言其不慎动也。醉以入房,以欲竭其精,以耗①散其真,此下七句,言其起居无节也。多欲曰欲,轻用曰轻;多欲不节则精伤,轻用不止则真散。不知持满,不时②御神,知持满者,爱精保神,如持盈满恐倾覆也;时御神者,四时调神防灾患也。其不能者反此。务快其心,逆于生乐,"乐",音洛。甚爱必大费,快于心欲之用,则逆养生之乐矣。

---

① 国中按:句中"耗"字,《甲乙经》作"好",清俞樾云:"作'好'者是也。"好"与'欲'义相近,《孟子·离娄篇》:'所欲有甚于生者',《申论·夭寿篇》作'所好'。《荀子·不苟篇》:'欲利而不为所非',《韩诗外传》作'好利',是'好'即'欲'也。'以欲竭其精,以好散其真'两句,文异义同,今作'以耗散其真',则语意不伦矣。"笔者认为,此说可从。

② 又按:《素问校义》云:'时,善也。'不时御神'谓'不善御神'也。《小雅·颏弁篇》:'尔进餐殽既时',《毛传》曰:'时,善也。'《广雅》同。"此说可取。

起居无节，故半百而衰也。言事事违于道，故不能尽其天年也。

　　夫上古圣人之教下也，皆谓之虚邪贼风，避之有时。"夫"，音扶，后同。此下二节，言上古圣人教民以保真之道。"虚邪"，谓八风从其冲后虚之向来者，主杀害万物，故曰贼风。"时"，谓太一徙宫，风雨应之之时也。恬澹虚无，真气从之，精神内守，病安从来？"恬"，音甜。"澹"，音淡。恬澹虚无，清净也。法道清净，精气内持，故其虚邪不能为害。是以志闲而少欲，心安而不惧，形劳而不倦，自此至故合于道，言上古之民，从教以合道。内机息故少欲，外纷静故心安，物我两忘，是非一贯，起居皆适，故不倦也。气从以顺，各从其欲，皆得所愿。志不贪，故所欲皆顺；心易足，故所愿必从。以不异求，故无难得也。故美其食，顺精粗也。任其服，随美恶也。乐其俗，"乐"，音洛。去愿慕也。高下不相慕，其民故曰朴。心无所求，是心足也，心足则不恣于欲，是之谓朴。是以嗜欲不能劳其目，淫邪不能惑其心，目不妄视，故嗜欲不能劳；心与玄同，故淫邪不能惑。智愚贤不肖不惧于物，故合于道。人无有余，己无不足，心常泰然，故不惧于物而合于道。所以能年皆度百岁，而动作不衰者，以其德全不危也。"执道者，德全；德全者，形全。

　　帝曰："人年老而无子者，材力尽耶？将天数然也？""材力"，犹精力。"天数"，天畀之数。岐伯曰："女子七岁，肾气盛，齿更髮①长；"更"，平声；"长"，上声。后同。女子生于阴，阴中必有阳，故以七为纪。七岁肾气盛，肾主骨，齿者骨之余，故齿更。肾为精血之府，髮者血之余，故髮长。

───────────

　　① 国中按："髮"，是繁体头髮之髮字，今简体作"发"（fà），但在此书中，用"发"字，初学费解。如《灵枢·九针十二原》中"不可挂以发"和"扣之不发"，二"发"字同，何义为是，令读者茫然。今改用繁体，与发（fà）别之，则文义易明，学者易识易懂。后同。

二七，而天癸至，任脉通，太冲脉盛，月事以时下，故有子；"癸"，肾水也。是为男精女血，天真所降也，故曰天癸。冲脉、任脉，皆奇经脉也。冲为血海，任主胞胎，二脉流通，故能有子。所以谓之月事者，平和之血，常以三旬而一下也。三七，肾气平均，故真牙生而长极；"真牙"，谓牙之最后生者。肾气平而真牙生者，表牙齿为肾之余也。四七，筋骨坚，髮长极，身体盛壮；女子天癸之数七七而终，年居四七，材力之半，故身体盛壮，长极于斯。五七，阳明脉衰，面始憔①，髮始堕；阳明之脉营于面，循髮际，故其衰也面憔髮堕。六七，三阳脉衰于上，面皆憔，髮始白；三阳之脉尽上于头，故三阳衰则面皆憔髮始白。七七，任脉虚，太冲脉衰少，天癸竭，地道不通，故形坏而无子也。经水止绝，是为地道不通，冲、任血衰，故云形坏无子。丈夫八岁，肾气实，髮长齿更；男子生于阳，阳中必有阴，故以八为纪。二八，肾气盛，天癸至，精气溢泻，阴阳和，故能有子；"泻"，入声。男女阴阳之质不同，则精血之形亦异，阴血阳精二者通和，故能有子。《易》曰："男女构精，万物化生。"此之谓也。三八，肾气平均，筋骨劲强，故真牙生而长极；"平均"，阴阳平均，无有余不足之谓也。四八，筋骨隆盛，肌肉满壮；丈夫天癸八八而终，年居四八，亦材力之半也，故身体盛壮。五八，肾气衰，髮堕齿枯；血衰故令髮堕，骨坏故令齿枯。六八，阳气衰竭于上，面憔，髮鬓颁白；"颁"，斑同。阳气，亦阳明之气也，足阳明之脉营于面，循髮际，故证验若此。七八，肝气衰，筋不能动，天癸竭，精少，肾脏衰，形体皆极；"脏"，去声。肝主筋，肝衰故筋不能动。肾主骨，肾衰故形体疲极。天癸已竭故精少，精所以养形体，形体失养，宜其

---

① 国中按："憔"，借原书作"焦"，属同音假借字，故改之，后同。

疲极也。**八八，则齿髮去。**精血衰而形体坏也。**肾者主水，受五脏六腑之精而藏之，故五脏盛乃能泻**；五脏之脏，皆去声，后同。"泻"，去声。五脏六腑精气淫溢，而渗灌于肾，肾乃受而藏之。此乃肾为都会，非肾一脏独有精，故曰五脏盛乃能泻。**今五脏皆衰，筋骨懈惰，天癸尽矣，故髮鬓白，身体重，行步不正，而无子耳。"**所谓物壮则老，天数然也。**帝曰："有其年已老而有子者何也?"**疑其非天癸之数。**岐伯曰："此其天寿过度，气脉常通，而肾气有余也。**言其禀受天真有余。**此虽有子，男不过尽八八，女不过尽七七，而天地之精气皆竭矣。"**言此等天寿过度之人，虽能有子，若以常理论之，男尽八八，女尽七七，天癸皆竭，不能子也。**帝曰："夫道者年皆百数，能有子乎?"岐伯曰："夫道者能却老而全形，身年虽寿，能生子也。"**"全形"，谓全真不漏，形脏不坏也。

　　黄帝曰："余闻上古有真人者，提挈天地，把握阴阳，此下至末，帝自述其所闻以语岐伯。真人者，不假修为，天真全俱，天地阴阳惟其阖辟握持，若默运于其间也。**呼吸精气，独立守神，肌肉若一**①，"呼吸精气"，养天真也；"独立守神"，全天真也；"肌肉若一"，形不坏也。**故能寿敝天地，无有终时，**"敝"尽也。体同于道，道不变则身亦不变，故寿尽天地，无有终时。**此其道生；**若此者，以其道成，故能长生。**中古之**

————————————

①　国中按："提挈天地，把握阴阳，呼吸精气，独立守神，肌肉若一"，此五句实乃道家修炼养生之功，类同今日之站桩功法。"肌肉若一"，《太素》作"身肌宗一"杨上善注云："真人身之肌体，与太极同质，故云'宗一'。"此解深得经义三昧，乃天人合一最高境界，修炼养生者，不可不知也。又按：其法以天地为炉，以人体为丹，心合于气，气合于神，神合于无，抱中守一，同虚空打成一片，无人、无我、无物、无法，与宇宙同体。始自有为，得自无为，出入于色空、有无之间，由后天返先天，求大自在。不期然而然，莫知至而至，此其法门也。

时，**有至人者，淳德全道**，"至人"，至道之人。淳庞其德，全体妙道。**和于阴阳，调于四时**，至人动息，参同阴阳，符于四序。**去世离俗，积精全神**，心远世纷，身离俗染，故能积精而全神。**游行天地之间，视听八远之外**，神全之人，极于两间，精照无外，其有介然之形，唯然之音，虽远际八荒之外者，亦必尽知之。**此盖益其寿命而强者也**，亦归于真人；真人寿敝天地，至人益其寿命，其优劣判矣。**其次有圣人者，处天地之和，顺**①**八风之理**，是所谓与天地合其德，四时合其序者也。**适嗜欲于世俗之间，无恚嗔之心**，"恚"，音秽。"嗔"，音称。"恚"，小怒也。"嗔"，恨怒也。适其嗜欲，同于世俗，随事泰然，无有恚嗔。**行不欲离于世，被服章**，圣人举事同于时俗，故被服章衣冠而处。**举不欲观于俗，外不劳形于事，内无思想之患**，"观"，察也。观于俗则有形劳思想之患，不观于俗则无此矣。**以恬愉为务，以自得为功**，"愉"，音俞。恬愉自得，适性故也，惟其适性而动，故悦而自得也。**形体不敝，精神不散，亦可以百数**；"敝"，坏也。**其次有贤人者，法则天地，象似日月**，次圣人者谓之贤人，法天地之高厚，象日月之照临。**辨列星辰，逆顺阴阳，分别四时**②，"别"，彼劣反。辨列星辰，推

---

①　国中按："顺"，原文作"从"，属避讳字，详见本书附录《内经避讳字初探》。又按：后文凡见此义者，均改之，不再出注。

②　国中按："辨列星辰"，知二十八星宿之定位，犹知九星之变化。九星者，天蓬、天芮、天冲、天辅、天禽、天心、天柱、天任、天英。"逆顺阴阳，分别四时"，二至以定阴阳，二分以别四时，夏至阴生知逆，冬至阳生用顺。天有九星居九宫，地有八方位八卦，八卦者，坎、艮、震、巽、离、坤、兑、乾，所谓播五行于四时。又有三奇六仪，八门八神。八神：值符、腾蛇、太阴、六合、白虎、玄武、九地、九天；八门：休、生、伤、杜、景、死、惊、开。三奇：乙、丙、丁；六仪：戊、己、庚、辛、壬、癸。冬至顺布六仪，逆布三奇；夏至逆布六仪，顺布三奇。六甲者，甲子、甲戌、甲申、甲午、甲辰、甲寅。甲为尊，藏于六仪之下，谓之遁甲。《阴符经》云："八卦甲子，神机鬼藏"者，此也。故云："阴阳顺逆妙难穷，二至还向一九宫，若能了达阴阳理，天地都来一掌中。"

步天象也；逆顺阴阳，明审干支也；分别四时，因于节序也。**将从上古，合同于道**，将从上古之民，由教以入道。**亦可使益寿而有极时。**"极"，尽也。言此贤人但可使益寿耳，终有极尽之时。

四气调神大论篇第二

此篇言顺于四时之气，调摄精神，亦上医治未病也。

春三月，此谓发陈，春阳上升，发育庶物，陈其姿容，故曰发陈也。**天地俱生，万物以荣。**言天地万物一于生发。**夜卧早起，广步于庭，披**①**发缓形，以使志生**，欲阳气升发同于春气也。**生而勿杀，予而勿夺，赏而勿罚**，"予"，与同。恐伤天地之和，故亦顺时而为政也。**此春气之应，养生之道也。**天道发生，人事应之，故曰应，是之谓养其生生之道也。**逆之则伤肝，夏为寒变，奉**②**长者少。**"长"，上声。"逆"，谓反其升发之令也。肝象木，旺于春，肝气既伤，则夏火为木之子，无以受气，故病生于夏而为寒变。四时之气，春生夏长，逆春伤肝，故少气以奉于夏长之令也。

夏三月，此谓蕃秀，"蕃"，音烦。物生以长，故蕃茂而华

---

① 国中按："披"，原文作"被"，属假借字，故改之。披发，类同今日之"披肩髮"，使髮松散不拘，以舒阳气。

② 国中按："奉"，当以"助、养"为义。

秀。**天地气交，万物花**①**实**。夏至阴气微上，阳气微下，故言天地气交；阳气施化，阴气坚成，故言万物花实也。**夜卧早起，勿**②**厌于日，使志勿怒，使花英成秀，使气得泄，若所爱在外**，"夜卧早起"，缓阳气也。"勿厌勿怒"，宽志意也。缓阳气则物化，宽志意则气泄。物化则花英成秀，气泄则肤腠宣通，时令发扬，故所爱亦顺阳而在外也。**此夏气之应，养长之道也**。"长"，上声。夏气养长，人道应之。**逆之则伤心，秋为痎疟，奉收者少，冬至重病**。"痎"，音皆。"逆"，谓失其养长之令也。心象火，旺于夏，失其令则心气伤。至秋金旺而令清肃，火气不得宣发，外与之争，金胜则寒，火胜则热，是为痎疟。夜发谓之痎，昼发谓之疟，义详《疟论》。夏令主长，秋令主收，既失其长，何以能收？故云奉收者少。冬至水胜，火为所克，故冬至重病。

秋三月，**此谓容平**，万物花实已成，容状平定也。**天气以急，地气以明**。"天气以急"，风声切也。"地气以明"，物色清也。**早卧早起，与鸡俱兴**，早卧所以避寒露，早起所以平秋容。**使志安宁，以缓秋刑**，志安宁则不顺杀伐生，所以缓秋刑也。**收敛神气，使秋气平，勿外其志，使肺气清**，皆所以顺秋金收敛清肃之令也。**此秋气之应，养收之道也**。秋气收，故养收以应之。**逆之则伤肺，冬为飧泄，奉藏者少**。"逆"，谓失其养收之令也。肺象金，旺于秋，肺气既伤，则冬水为金之子，无以受气，不能闭藏，故病发于冬而飧泄，谓食不化而泄出，少气以奉冬藏之令也。

冬三月，**此谓闭藏**，草木凋，蛰虫去，阳气伏藏。**水冰地**

---

①　国中按：古"华"、"花"不分，通用。《大戴礼记·少间》云："天政曰正，地政曰生，人政曰辨。苟本正则花英必得其节以秀孚矣。"卢辩注云："言专阳则正，花英得阴阳之孚秀也。"王聘珍《解诂》云："花，草木花也。"

②　国中按："勿"，原文作"无"，属同音借字，故改之。后同。

坼，勿扰乎阳，"坼"，拆同。天地闭寒，不欲烦扰以泄阳气。**早卧晚起，必待阳光**，避寒气也。**使志若伏若匿，若有私意，若已有得**，皆所以法象冬藏之令也。**去寒就温，勿泄皮肤，使气亟夺**，"亟"，音器。去寒就温，恐伤寒也。冬令宜藏不宜泄，故戒人勿泄皮肤，使气亟夺。"亟"，数也。**此冬气之应，养藏之道也**。此冬气之应，人法象之以为养藏之道也。**逆之则伤肾，春为痿厥，奉生者少**。"逆"，谓失其闭藏之令也。肾象水，旺于冬，肾气既伤，春木为水之子，无以受气，故为痿厥。痿者，肝木主筋，筋失其养而手足痿弱也。"厥"，无阳逆冷也。木主升生，肝木病，故曰奉生者少。

　天气清净，光明者也。此下八节，言天以例人也。"天气"，阳气也，言天惟阳气清净，则众曜光明。以人论之，人身之阳气清净，则亦聪明而神慧矣。**藏德不止，故不下也**。天之悬象于上，悠久而不下者何哉？藏其阳德，运而不止，故悠久而不下也。在人之身，能纯全其阳，则亦可以长生而不坏矣。**天明则日月不明，邪害孔窍**。天所以藏德者，为其欲隐大明，故大明现则小明灭，大明之德不可不藏，天若自明，则日月之明隐矣。所喻者何？言人之真阳不可泄露，当清净法道以保天真，苟真阳泄露，则虚邪入于孔窍，而失其精明矣。**阳气者闭塞，地气者冒明**。"塞"，入声。阳气闭塞，山泽为之不通。地气冒明，七曜为之蔽障。以人论之，九窍不通，阳气闭塞也；五官失用，地气冒明也，皆所以明邪害孔窍之意。**云雾不精，则上应白露不下**，云雾精洁，则白露降，若早夜云雾不精洁，则旦日白露不降。人身膻中之气犹云雾也，膻中气化则通调水道下输膀胱，若膻中之气不化，则不能通调水道下输膀胱，而失降下之令，犹之白露不降矣。**交通不表，万物命**

故不施，不施则名木①**多死**。阴阳二气贵乎交通，若交通之气不能表扬于外，则万物之命无所施受，无所施受则名木先应而多死。喻之于人，阴阳交通，自内达表，是行升生之令，百骸受气而荣，反是者则为皮瘀、毛落、爪枯、齿槁，犹之名木多死耳。**恶气不发，风雨不节，白露不下，则菀**②**槁不荣**。"菀"，于远切。"恶气"，上文邪害孔窍闭塞冒明之气也。"不发"，不散去也。"风雨不节"，上文交通不表是也。"白露不下"，亦上文所云者。"菀槁"，陈积枯槁也。言害物之邪气不去，生物之雨露不时，则枯槁之草木不得敷荣。以人言之，邪气不去，正气不生，则形体之枯瘀，亦不得以滋长而荣养也。**贼风数至，暴雨数起，天地四时不相保，与道相失，则未央绝灭**。"数"，音朔。"风"，阳气。"雨"，阴气。"未央"，未久也。言阴阳失于冲和，其害如此。以人论之，暴怒伤阴，暴喜伤阳，内外阴阳不相保，与道相失，则未久亦绝灭矣。**唯圣人顺之，故身无奇病，万物不失，生气不竭**。"顺之"，谓顺

---

　　① 国中按："名木"一词，自唐王冰以下，解释均不得其真，惟晚清学者胡澍得其正解。其云："名，大也。名木，木之大者。《五常政大论》：'则名木不荣'，《气交变大论》：'名木苍凋'，《六元正纪大论》：'名木上焦'，'木'，旧误作'草'，辨见本条。《至正要大论》：'名木敛生'。'名木'皆谓'大木'，古或谓'大'为'名'，'大木'谓之'名木'，'大山'谓之'名山'。《山海经·中山经》曰：'天下名山，五千三百七十，盖其余小山甚众，不足数云'。《礼记·礼器篇》云：'因名山升中于天'，郑注曰：'名，犹大也。'高诱注《淮南·地形篇》亦曰：'名山，大山也。''大川'谓之'名川'，《庄子·天下篇》曰：'名川三百，支川三千，小者无数。''大都'谓之'名都'，《战国策·秦策》：'王不如因而赂一名都'，高诱曰：'名，大也；《魏策》曰：'大县数百，名都数十'。'大器'谓之'名器'，《礼记·杂记》：'凡宗庙之器，其名者，成则衅之以豭豚'，郑注曰：'宗庙名器，谓尊彝之属。'《正义》曰：'若作名者，成则衅之；若细者，成则不衅。''大鱼'谓之'名鱼'，《国语·鲁语》：'取名鱼'，韦昭曰：'名鱼，大鱼也；其义一也。'"又按：此解中，只说篇名，而无书名，为使读者易知，特加之。其中，《山海经》、《礼记》、《战国策》、《国语》者是也。

　　② 国中按："菀"，当作"郁"是假借字，故应改之。

阴阳四时而不逆也。"无奇病"，谓无寒变、痎疟、飧泄、痿厥之类也。"万物不失"，谓如春时生而勿杀，夏时使花英成秀，秋时缓于秋刑，冬时若伏若匿，万物得所而无失也。生气不竭，谓生、长、收、藏各得其养，其机生生不息也。

逆春气则少阳不生，肝气内变；少阳不得升生之令，则内郁而变病。**逆夏气则太阳不长，心气内洞；**"长"，上声。太阳不得养长之令，则心气内虚，而无火之症生矣。**逆秋气则太阴不收，肺气焦满**①；太阴失其养收之令，则肺气不清而病焦满，肺胀是也。**逆冬气则少阴不藏，肾气独沉。**少阴失其养藏之令，则肾气独沉，令人膝胻重是也。

夫四时阴阳者，万物之根本也，时序运行生育万物，万物各因其时受气以生，是四时阴阳为万物根本也。**所以圣人春夏养阳，秋冬养阴，以顺其根；**因四时之序以调神，是为春夏养阳秋冬养阴，木火受气于春夏，金水受气于秋冬，是谓顺其根以养之也。"顺其根"，谓不伐其生生之机也。**故与万物浮沉于生长之门，**万物生于春，长于夏，圣人应时以养生养长，是谓与万物浮沉于生长之门也。**逆其根，则伐其本，坏其真矣。**谓失四时阴阳之道。**故阴阳四时者，万物之终始也，死生之本也，逆之则灾害生，顺之则苛疾不起，是谓得道。**"苛"，疴同。"得道"，得养生之道。**道者，圣人行之，愚者佩之，**"佩"，与悖同，古通用。圣人心合于道，故勤而行之，愚者性守于迷，故与道违悖。**顺阴阳则生，逆之则死，顺之则治，逆之则乱，反顺为逆，是谓内格。**"反顺"，反常也。"为逆"，行逆也。"内格"，内性拒格于天道也。**是故圣人不治已病治未病，不治已乱治末乱，此之谓也。**二句古语，结言四气调神乃圣人未病

---

① 国中按："焦满"，《太素》作"焦漏"。杨上善注云："'太阴'，手太阴肺之脉也。腠理毫毛受邪，入于经络，则脉不收聚，深入至脏，故肺气焦漏。'焦'，热也；'漏'，泄也。"杨氏分析入理，可知'满'是'漏'的误写。

之治，未乱之防。**夫病已成而后药之，乱已成而后治之，譬犹渴而穿井，斗而铸兵，不亦晚乎？**"已病不及治，已乱不及图，故喻言之，申明四气调神之当先务也。

生气通天论篇第三

凡人有生，受气于天，一呼一吸，与阴阳运气相为流贯，故云生气通天也。

黄帝曰："**夫自古通天者生**①，**之本本于阴阳。天地之间，六合之内，其气九州九窍、五脏、十二节，皆通乎天气。**"大哉《乾》元，万物资始。"故通于天气者，长有天命，谓之生也。"之"，是也。"十二节"，十二经也。言通天者生之说，是何所本哉？本于阴阳而已。故凡在天地之间，六合之内者，其气外通九州，则内生九窍，人身内有五脏以应五行，外有十二脉以应十二支，皆所以通乎天气，而与天无二也。**其生五，其气三，数犯此者，则邪气伤人，此寿命之本也。**"数"，音朔。言人有生，内依五气以立，外应三元以成。"五"，谓木、火、土、金、水。"三"，谓天气、地气、运气也。不可犯之，犯之则为邪气伤人，不犯之则疴疾不起，死生所系，故云寿命之本。

苍天之气，清净则志意治，顺之则阳气固，"苍天"，苍苍然之天。"清净"，谓上下天光，无疾风骤雨之意。人之生气通

---

① 国中按：吴氏此处断句似有误。《六节脏象论》云"夫自古通天者，生之本，本于阴阳"，与此句同。

天，故志意亦治。"治"，谓精爽也。人能顺之，勿令暴喜暴怒，如苍天之清净，则胸次悠然，阳气因之而固矣。**虽有贼邪，弗能害也**，即有贼风虚邪，不能伤夫阳气坚固之肤也。**此因时之序。**所以致此者，因于四时之序而养成者也。**故圣人传**[①]**精神，服天气而通神明，**"传"，受也。"精神"，二五之粹也。"服"，佩服也。"天气"，四时之气也。"通"，达也。"神明"，灵而昭昭者也。"传精神"，得天也；"服天气"，体天也；"通神明"，则与天为一矣。圣人之生气通天如此。**失之则内闭九窍，外壅肌肉，卫气散解。**"失之"，谓逆其清净之道，而气不通于天也。气于天相失，则生意息矣，故内闭九窍，外壅肌肉，卫气散解而死也。**此谓自伤，气之削也。**自逆苍天之气，违清净之理，不得通乎天气，此自斤[②]而削也。

阳气者，若天与日，失其所则折寿而不彰。言人之有阳气，如天之有日。日失其度，则薄蚀而不彰明；阳失其固，则夭折而不寿考。**故天运当以日光明，**言此句者，与言人身当以阳气为卫也。**是故阳因而上，卫外者也。**天以日光明，人以阳为卫，皆生气通天，与天无间。**俗如运枢。**"运"，旋转也；"枢"，天枢也。是为北极。言阳气卫外为固，欲如天运于上，枢机无一息之停，昼夜五十度运行于身，如天之运枢则能卫外为固，若一息不运，则机缄穷而卫气索矣，安望其通天而生也。**起**

---

① 国中按：《内经辩言》云："'传'读为'抟'，聚也。抟聚其精神，即《上古天真论》所谓'精神不散'也。《管子·内业篇》：'抟气如神，万物备存'。尹知章注：'抟，谓结聚也。'与此文语意相近，作'传'者，古字通用。"此说为是。又按："服天气"，服者，食也，即《上古天真论》之"呼吸精气"之谓也。知此，则吴氏所注，与经义相去远矣。'传'，当作'抟'，'抟精神'者，聚精会神，使气在体内上下周流，充实于下丹田，此乃抱中守一行周天之功法也。'服天气'者，呼吸精气，得天地之灵气，纳日月之精华，炼精化气，炼气化神，炼神还虚，人天合一，故可通神明之德，也可类万物之情也。

② 国中按："斤"，斧也。《说文》云："斤，斫木也。"

居如惊，神气乃浮。然养此阳气，正在起居之时，若于此时不能清净，烦扰如惊，则神气乃浮散而不固，不固则失其卫外之用，而有下文外感之患。旧本"欲如运枢"至此三句，误在"因于寒"下。

因于寒，体若燔炭，汗出而散。人之伤于寒也，则为病热，故云体若燔炭。治之之法，在表者宜汗之，汗出则寒可得而散矣。旧本"体若燔炭"二句，在"静则多言"下。因于暑，汗，烦则喘喝，静则多言。暑为阳邪，能疏泄万物，故令人自汗。暑邪入里，同气相求，则入于心。心为神明之主，心受暑邪则神明乱，故烦则喘喝而大声，静则多言而无次也。因于湿，首如裹，湿热不攘，大筋缩短，小筋弛长，缩短为拘，弛长为痿。"首如裹"，湿邪在首，如有物蒙裹之也。"湿热"，湿郁而热也。"攘"，除也。湿热不除，大筋受热则缩而短，小筋得湿则引而长，缩短故拘挛而不伸，引长故痿弱而无力。因于气，为肿，四维相代①，阳气乃竭。"气"，蒸腾之气，湿热所化也。病因于气，则血脉壅滞而为浮肿。"四维"，血、肉、筋、骨也。以是四者维持人身，故云四维。"相代"，更代而坏也。湿为土，土贯四旁，故四维皆病。"竭"，尽也。阳气乃竭，谓正气衰尽也。

阳气者，烦劳则张，精绝，辟积于夏，使人煎厥，上四条，由阳气不固，而生外感。此下三条，言内伤者，损阳气也。"烦劳"，烦扰也。烦扰乎阳，则阳气张大而劳火炎矣。火炎则水干，故令精绝。是以迁延辟积至于夏月，内外皆热，则火益炽而精益亏，孤阳厥逆如煎如熬，故曰煎厥。目盲不可以视，耳

---

① 国中按："四维相代"，高士宗《素问直解》云："四肢行动，不能彼此借力而相代也。四肢者，诸阳之本，今四维相代，则阳气乃竭，此阳因而上，阳气竭而不能卫外者也。"此解可补此书之不足。四维，古人多认同指四肢而言也。

闭不可以听，溃溃乎若坏都①，汩汩乎不可止。"汩"，古没切。此亦煎厥病症也。目盲耳闭失其聪明，良由精绝于内所致。盖肾之精为瞳子，耳为肾窍，故其现症若此。"都"防水堤也。"溃溃乎若坏都，汩汩乎不可止"，所以极状精绝之弊，不能图其后也。

　　阳气者，大怒则形气绝，而血郁于上，使人薄②厥。阳气宜于冲和，不宜大怒，怒为肝志，肝者藏血之脏，故怒则气逆于肝，迫血上行而郁积于胸中矣。"薄"，雷风相薄之薄，邪正摩荡之名。"厥"，亦气逆也。有伤于筋，纵③，其若不容。人之所以束骨而利机关者，筋维之也，有伤于筋，则纵而不收，其若不能为容止矣。汗出偏沮，使人偏枯。"沮"，慈吕切。"沮"，止也。身常汗出而偏止者，久久偏枯，半身不遂，此由中于风邪使然。汗出见湿，乃生痤痱。"痤"，作和切。"痱"，方味切。阳气发泄，寒水制之，热郁皮肤，甚为痤疖，微作痱疮。"痱"，癗粟也。高粱之变，足生大疔，受如持虚。"高粱"，即膏粱，美食也。"足"，能也。"持虚"，轻也。膏粱之人，内多滞热，故其变病能生大疔。受病之初，不觉其重，有如持虚器然，毒发

---

　　① 国中按："都"，《诗·小雅·都人士》"彼都人士"，孔颖达疏云："都者，聚居之处。"《尔雅·释丘》云："泽中有丘，都丘"，邢昺疏云："都，水所聚也。"《水经注·文水注》云："水泽所聚谓之都，亦曰潴。"《资治通鉴·宋纪九》云："汗潴劢所居斋"，胡三省注引郑玄注解云："潴，都也。南方人谓都为潴，释停水曰潴。"停水，谓水止而不流也。人之所聚曰都，水之所聚曰潴。"都"与"潴"义同，故此句经文中之"都"当作"潴"。此义唯清代乾隆年御医黄元御得之，其《素问悬解》云："阳气升泄，奔腾莫御，溃溃乎若大河之坏堤防，汩汩乎如洪流不可止息，此烦劳之伤卫阳者也。"

　　② 国中按："薄"，当作"迫"，属同音假借字，又可与"暴、搏"字相借。此处吴氏解为"迫"。

　　③ 国中按："纵"，松解之义，古用纵，今用松，故王冰云："筋络内伤，机关纵缓，形容痿废，若不维持。"

则不可为矣。**劳汗当风，寒迫为皶①，郁乃痤**。"皶"，织加切。形劳汗发，凄风外迫，肤腠当寒，脂液遂凝于玄府，皶刺生于皮中，俗称粉刺。"痤"，疖也，内蕴血脓，形大如枣者。

　　阳气者，精则养神，柔则养筋。此又明阳气之运养也。言阳气者，内化精微养于神气，外为津液以柔于筋，动静失宜，则生诸疾。**开合不得，寒气顺之，乃生大偻**。"偻"，力主切。"开"，谓皮腠发泄。"合"，谓玄府封闭。开合失宜，为寒所袭，则不能柔养乎筋，而筋拘急，形容偻俯矣。此阳气被伤不能柔筋之验。**陷脉为瘘，留连肉腠**。"瘘"，力斗切。寒气陷入于脉中，经血稽凝，故发为疡瘘，留结腠理。**腧气化薄，传为善畏，及为惊骇**。"腧"，输同，有传送之义。言寒中背腧，变化而入于脏者，则善为恐畏，及为惊骇。盖脏主藏神，今为邪气所迫，故神不安如此。此阳气被伤不能养神之验。**营气不顺，逆于肉理，乃生痈肿**。"肉理"，腠理也。营逆则血郁，血郁则热聚而脓，故为痈肿。**魄汗未尽，形弱而气烁，穴腧以闭，发为风疟**。"魄"，阴也。阴汗未止，形弱气消，风寒迫之，穴腧随闭，热藏不出，寒热相移，是为疟也。以所起为风，故云风疟。

　　故风者，百病之始也，清静则肉腠闭拒，虽有大风苛毒，弗之能害，此因时②之序也。由上文"因于寒"至此，其间种种诸病，多由风寒所致，故知风者，百病之始也。御风之道何如？在于清静而已。清静则阳气固而腠理闭，即有大风苛毒弗之能害。然此清静之道，在于因时之序而为调摄，不得逆于四序

---

①　国中按："皶"，又作"齇"，古文中还有"皻"字，此三字读音均为"zhā"，其义均为"鼻子上红色小包"，俗称粉刺，故高士宗称之为"赤鼻也"，即今之所云"酒糟鼻"是也，但今日简体文中用"齇"。又按："迫"，原文作"薄"，属同音借字，故改之。

②　国中按："时"，指四时，春夏秋冬四季也。《阴符经》云："观天之道，执天之行，尽矣。"此养生之法宝，长寿之指南，治未病，一言以毕之，不过此"观天之道，执天之行"而已，此上上之法门，至简至易者也。

可也。

故病久则传化，上下不并，良医弗为。阳谓之上，阴谓之下，阳中有阴，阴中有阳，谓之并。言风寒为病之久，则邪气传变，阳自上而阴自下，谓之不并。是水火不相济，阴阳相离，虽有良医弗能治也。**故阳蓄积病死，而阳气当隔，隔者当泻，不急正治，粗乃败之。**故阳气蓄积，结而不通，则暴病而死。若此者乃上下不并，而阳气当隔。"隔"，塞也。是宜急泻者。粗工轻侮，不急正治而泻之，必现败亡也。**故阳气者，一日而主外，平旦人气生，日中而阳气隆，日西而阳气已虚，气门乃闭。**一日而主外，卫气行于阳二十五度也。"隆"，盛也。"虚"，减也。"气门"，玄府也。此言调神养气者，不但因时之序，虽一日之间，亦当知其调养，如下文所云也。**是故，暮而收拒，勿扰筋骨，勿见雾露，反此三时，形乃困薄。"**暮时阳气内行阴分，故宜收敛以拒虚邪，勿扰筋骨而耗阳精，勿见雾露为寒湿所侵，反此而欲如平旦、日中、日西三时劳扰阳气，则阳气失养，形乃劳困衰薄矣。

岐伯曰："阴者，藏精而为守也；阳者，卫外而为固也。"为守"，旧作"起亟"，昆嵛改此。**阴不胜其阳，则脉流迫疾，并乃狂。**阴阳贵得其平，不宜相胜，若阴不胜其阳，则阳用事，将现脉流迫疾而急数，若重阳相并则为狂，如登高而歌，弃衣而走是也。**阳不胜其阴，则五脏气争，九窍不通。**阳不胜其阴则阴用事，阴无阳则战，故五脏气争，乃《坤》之上六"龙战于野"之义。阴主凝塞，故九窍不通。"九窍"，谓上五官下二阴也。**是以圣人陈阴阳，筋脉和同，骨髓坚固，气血皆顺**①。"陈"，设也。陈设阴阳，行养生之道，则筋脉骨髓各得其宜，

---

① 国中按："顺"，原文作"从"，属避讳字，故改之。全书如此甚多，俱改之。有考见附录。

气血皆顺而无愆和也。**如是则内外调和，邪不能害，耳目聪明，气立如故**。气立者，人受天地之气以立命，故有生谓之气立。上文陈阴阳生气通天也，此言气立如故，通天者生也。

风客淫气，精乃亡，邪伤肝也。此下五条，皆失圣人之道者。风气应肝，故风淫则热，热则精血亡而肝伤也。**因而饱食，筋脉横解，肠澼为痔**；"澼"，普击切。食饱则肠胃横满，肠胃满则筋脉横解而不连属，故肠中澼沫壅而为痔也。**因而大饮，则气逆**；饮多则肺布叶举，故气逆而上奔也。**因而强力，肾气乃伤，高骨乃坏**。"强力"，谓强力入房也。"高骨"，腰之高骨也。强力入房则精耗而肾伤，肾伤则髓枯，故高骨坏而不用也。**阴气者，静则神藏，躁则消亡，饮食自倍，肠胃乃伤**。"阴气"，脏气也。凡人五脏阴气，静养之则神藏而内守，躁扰之则神耗而消亡，言养阴气者宜静不宜躁也。至于饮食所以养生，亦宜有节，若自倍之，则肠胃不能克化，适以伤阴耳。此五句，旧在《痹论》"上为清涕"之下，今次于此。**凡阴阳之要，阳密乃固**。阴阳之要，在于阳气闭密而不妄泄，阳不妄泄乃生强固而能久长，此调阴阳之要道也。**两者不和，若春无秋，若冬无夏**，"不和"，偏胜也。言阴阳偏胜，如四时有春无秋，有冬无夏，绝于生成，无以为岁。**因而和之，是谓圣度**。能于阴阳而和之，则圣人陈阴阳之法度也。**故阳强不能密，阴气乃绝**。阳气不能闭密，则阴精走泄而竭绝矣。**阴平阳秘，精神乃治，阴阳离决，精气乃绝**。言阴阳和则治，乖则绝。

因于露风，乃生寒热。"露"，阴邪也。"风"，阳邪也。阴邪生寒，阳邪生热，故令寒热。**是以春伤于风，邪气留连，乃为洞泄**；春伤风邪，即病者则为外感，若不即病，邪气留连日久，则风淫木胜，克制脾土而为洞泄。**夏伤于暑，秋为痎疟**；夏伤热邪，即病者则为暑病，若不即病而延于秋，秋凉外束，金火相战，则往来寒热，是为痎疟。"痎疟"，解见上篇。**秋伤于**

湿，上逆而咳，**发为痿厥**；湿邪下注则为濡泻，今湿邪上逆故为咳，此病于内也，若发于外则为痿厥。湿伤筋，筋弛长，故令痿；阳不能胜湿，故令厥。**冬伤于寒，春必病温。**冬伤寒邪，即病者则为伤寒，不即病者，寒毒藏于肌肤，至于春时阳气上升，则变而为温病。**四时之气，更伤五脏。**寒、暑、温、凉，递相胜负，故四时之气，更伤五脏之和也。

阴之所生，本在五味，阴之五宫，伤在五味。言五味固足以养五脏，亦足以伤五脏。**是故味过于酸，肝气以津，脾气乃绝；**酸味入肝，若过于酸，则肝多津液，木实则克土，故脾绝。**味过于咸，大骨气劳，短肌，心气抑；**咸入肾入骨，能软缩诸物，故过食之能令骨劳短肌。又，咸从水化而走血，水胜则火灭，故心气抑。**味过于甘，心气喘满，色黑，肾气不衡；**甘性滞缓，故令气喘满。甘从土化，土亢则害乎水，故现色黑而肾气不平。"衡"，平也。所以称物而取平者也。**味过于苦，脾气不濡，胃气乃厚；**苦性坚燥，故脾气不濡。胃喜燥，故胃气强厚。**味过于辛，筋脉沮弛，精神乃央。**"沮"，润也。"弛"，缓也。"央"，殃同。辛从金化，生水以养筋，故令筋脉润而弛长。辛主发散，久散则神气不收，是为精神殃也。**是故谨和五味，骨正筋柔，气血以流，腠理以密，如是，则气骨以精，谨道如法，长有天命。**"阴之所生"至此七条，示人和五味也。

此篇首言气，末言味，气主外，味主内。气以通天，养阳也；味本于地，养阴也。人之生气通于天地，本于阴阳，于此见之矣。

金柜正言论篇第四①

　　"金柜"，帝王藏书者也，范金为之。"正言"，至正之言，见道之论也。

　　黄帝问曰："天有八风，经有五风，何谓?""八风"，八方之风。"经"，《风论》也。"五风"，五脏之风。"何谓"? 问其目之不同也。岐伯对曰："八风发邪以为经风，触于五脏，邪气发病，所谓得四时之胜者。言八风发邪以为经常之五风，各以其气触于五脏，则为邪气而发病矣，此所谓得四时之胜而变病也。"触"字下僭补一"于"字，旧本无。春胜长夏，长夏胜冬，冬胜夏，夏胜秋，秋胜春，所谓四时之胜也。春木，夏火，长夏土，秋金，冬水，皆以所克杀为胜也。

　　东风生于春，病在肝，腧在颈项；南风生于夏，病在心，腧在胸胁；西风生于秋，病在肺，腧在肩背；北风生于冬，病在肾，腧在腰股；中央为土，病在脾，腧在脊。此言经常五风触于五脏，而为邪气发病也。五方、五气、五脏，各以五行相应。"腧"，输同。五脏之气至此而转输传送也。腧在颈项，春气发荣于上也；腧在胸胁，心脉循胸出胁也；腧在肩背，肺在上膲，肩背相次也；腧在腰股，腰为肾府，股接次也；腧在脊，脾

---

　　① 国中按："金柜正言论"，原书作"金匮真言论"，"匮"是"柜"的古今字，"真"是"正"的避讳字，故改之。详见附录《匮字辨析》及《内经避讳字初探》。又按：后文凡属此义者，均改之，不再出注。

系脊中，应于土也。

故春气者，病在头；阳气上升也。**夏气者，病在脏**；阳亢阴微也。**秋气者，病在肩背**；肺系肩背也。**冬气者，病在四肢**。易受寒邪也。

故春善病鼽衄，"鼽"，音求。鼻出水谓之鼽，鼻出血谓之衄，亦阳气上升之故。**仲夏善病胸胁**，心脉循胸出胁故也。**长夏善病洞泄寒中**，脾土自败也。**秋善病风疟**，先伤于热，后伤于凉，金火相战，使人寒热往来。**冬善病痹厥**。痹厥不同。此所谓痹，寒痹也；此所谓厥，寒厥也。

故冬不按跷，春不鼽衄，不病颈项；夏不病胸胁；长夏不病洞泄寒中；秋不病风疟；冬不病痹厥飧泄而汗出也。"跷"，音乔。"按"，手按也。"跷"，足踹也。冬主闭藏，按跷则扰动阳精而失闭藏之令。天一生水，真元之气根于肾，冬不按跷，则不扰动阳精，肾得闭藏，根本立而水生矣；水生则木生，故春不病鼽衄颈项；木生则火生，故夏不病胸胁；火生则土生，故长夏不病洞泄寒中；土生则金生，故秋不病风疟；金生则水生，故冬不病痹厥飧泄而汗出也。飧泄汗出，亦失肾主闭藏之令也。"不病颈项"上，旧有一"春"字，"夏"字上有一"仲"字，两僭去之。

夫精者，身之本也，故藏于精者，春不病温。以上文观之，则知精者人身之根本，人能藏精，则肾实而水足，春木得水而荣，不病温矣。此所谓温，阴火为患，非温疫也。**夏暑汗不出者，秋成风疟**。冬宜闭藏，失之，则如上条所论。夏宜疏泄，逆之而汗不出，则暑邪内伏，遇秋风凄切，金寒火热相战为疟。**此平人脉法也**。"脉法"，犹言诊法也。

故曰：'阴中有阴，阳中有阳。平旦至日中，天之阳，阳中之阳也；日中至黄昏，天之阳，阳中之阴也；合夜至鸡鸣，天之阴，阴中之阴也；鸡鸣至平旦，天之阴，阴中之阳也。'

"故曰"，古语也。言昼为阳，夜为阴，然于阴阳之中，又有阴阳之殊也。

故人亦应之。夫言人之阴阳，则外为阳，内为阴；言人身之阴阳，则背为阳，腹为阴；言人身之脏腑中阴阳，则脏者为阴，腑者为阳。**肝、心、脾、肺、肾，五脏皆为阴；胆、胃、大肠、小肠、膀胱、三膲**①，**六腑皆为阳。**天人一理，相应如此。

所以欲知阴中之阴，阳中之阳者何也？为冬病在阴，夏病在阳，春病在阴，秋病在阳，皆视其所在为施针石也。《山海经》曰："高氏之山，有石如玉，可以为针。"

故背为阳，阳中之阳心也；心属火，位处上膲，以阳居阳，故为阳中之阳。**背为阳，阳中之阴肺也；**肺属金，位处上膲，以阴居阳，故为阳中之阴。**腹为阴，阴中之阴肾也；**肾属水，位居下膲，以阴居阴，故为阴中之阴也。**腹为阴，阴中之阳肝也；**肝属木，位处下膲，以阳居阴，故为阴中之阳。**腹为阴，阴中之至阴脾也。**脾为土，位处中膲，以太阴居阴，故为阴中之至阴。

此皆阴阳、表里、内外、雌雄相输应也，故以应天之阴阳也。"**雌雄**"，五行皆有雌雄。如甲为雄，乙为雌，肝为雌，

---

① 国中按："膲"，原文作"焦"。《玉篇·肉部》云："膲，三膲。"《广韵·宵韵》云："膲，人之三膲。"《集韵·宵韵》云："膲，三膲，无形之府。"《脉经·三膲病症》云："三膲病者，腹胀气满，小腹尤坚，不得小便。"由此可见，古来三膲之"膲"有本字，写成"焦"者，因其音同可通借也。《素问·四气调神大论》云："逆秋气则太阴不收，肺气焦满。"王冰注云："'焦'，上焦也。太阴行气，主化上焦，故肺气不收，上焦满也。"而《太素》作"逆秋气则太阴不收，肺气焦漏。"杨上善自注云："'太阴'，手太阴肺之脉也。腠理毫毛受邪，入于经络，则脉不收聚，深入至脏，故肺气焦漏。'焦'，热也；'漏'，泄也。"同一个"焦"字，二人所注天壤，如果古人能区别此"焦、膲"二字而用之，试问：还会有如此之误吗？笔者认为"三焦"之"焦"，应写成"膲"，不宜写成"焦"，此"膲"字更不宜简化为"焦"，故本书中凡属此义者，均用"膲"而不用"焦"。

胆为雄也。"输应"，转输传达而相应也。

帝曰："五脏应四时各有收受乎？"五方之色入通五脏谓之收，五脏各藏其精谓之受。岐伯曰"有。东方青色，入通于肝，开窍于目，阳气上升以目为用。藏精于肝，是谓魂也。其病发惊骇，象木之屈伸振动也。其味酸，其类草木，《洪范》云："木曰曲直，曲直作酸。"其畜鸡，《易》曰："《巽》为鸡。"《巽》，东方木也。① 其谷麦，麦为五谷之长，故东方主之。其应四时，上为岁星，木之精气上为岁星。是以春气在头也，象万物发荣于上故也。其音角，木声也。其数八，木之生数三，成数八。是以知病之在筋也，筋象木之柔。其臭臊。"臭"，谓气也。气因木变则为臊。

南方赤色，入通于心，开窍于耳，《缪刺论》曰："手少阴之络，会于耳中。"义取此也。藏精于心，是谓神也。故病在五脏，上言夏气者病在脏是也。其味苦，其类火，"火曰炎上，炎

---

① 国中按：本段文字分别注解"五方之畜"云："《易》曰：'《巽》为鸡'，《巽》，东方木也。"王冰曰："以羊为畜，言其未也。""牛属丑，而色黄也。""肺有《乾》象，为金以马。""彘，猪也，色黑以象水。"吴氏此注不及马莳《黄帝内经素问注证发微》一书注解"五方之畜"详明，其注云："《易》曰：'《巽》为鸡'，木主《巽》，故其畜鸡。""其畜马，而此曰羊者，意以午未皆属南方耳。""土旺四季，而丑牛色黄，故其畜牛。""《易》以《乾》为金，《乾》为马，故其畜马。""《易》曰：'《坎》为豕'，肾之所属在《坎》，故其畜彘，彘者，豕也。"
以上两家之注，均以后天八卦图为本。先天为体，后天为用也。后天八卦，《巽》卦居东南方，五行为木位，故云《巽》为鸡，东方木畜也；《离》卦居正南，五行为火位，故云其畜羊，火之畜也；《坤》卦居西南，五行为土位，故云《坤》为牛，土之畜也；《乾》卦居西北，五行为金位，故云《乾》为马，金之畜也；《坎》卦居正北，五行为水位，故云其畜彘，水之畜也。此后天八卦，播五行于四时，所生所主之生物者然也。

上作苦。"**其畜羊**，王冰曰："以羊为畜，言其未①也。" **其谷黍**，黍色赤。**其应四时，上为荧惑星**，火之精气为荧惑星。**是以知病之在脉也**，脉象火之动。**其音徵**，火声也。**其数七**，火之生数二，成数七。**其臭焦**。气因火变则为焦。

中央黄色，入通于脾，开窍于口，唇为脾之外候。藏精于脾，是谓意也。故病在舌本，脾之脉连舌本，散舌下。其味甘，其类土，"土爰稼穑，稼穑作甘。"其畜牛，牛属丑，而色黄也。其谷稷，色黄而味甘。其应四时，上为镇星，土之精气上为镇星，是以知病之在肉也，肉象土之厚。其音宫，土声也。其数五，土惟生数五，《尚书》："五曰土。"其臭香。气因土变则为香。

西方白色，入通于肺，开窍于鼻，肺主气，鼻其通息者。藏精于肺，是为魄也。故病在背，上言秋气者病在背。其味辛，其类金，"金曰从革，从革作辛。"其畜马，肺有《乾》象，为金为马。其谷稻，稻之坚白象金。其应四时，上为太白星，金之精气上为太白。是以知病之在皮毛也，皮毛象金之坚。其音商，金声也。其数九，金之生数四，成数九。其臭腥。气因金变则为腥。

北方黑色，入通于肾，开窍于二阴，二阴在下，故肾主之。藏精于肾，是谓志也。故病在溪，"溪"，肉之小会，邪之

---

① 国中按："未"，指地支而言，地支有十二，即子、丑、寅、卯、辰、巳、午、未、申、酉、戌、亥，于此相配有十二属相，子鼠、丑牛、寅虎、卯兔、辰龙、巳蛇、午马、未羊、申猴、酉鸡、戌狗、亥猪，其中"未"属火，其位在南，故云"未羊"，注所谓"以羊为畜，言其未也。"下文中央土，"其畜牛"，注云"牛属丑"，即"丑牛"也，此均以十二属相为论也。本文五方之畜，又有以《易》象为论者，如东方木，"其畜鸡"，注云"《巽》为鸡，《巽》，东方木也"；西方金"其畜马"，注云"肺有《乾》象，为金为马。"此皆以后天卦象论之也。北方水，"其畜彘"，注云"彘，猪也，色黑以象水。"十二属相"亥"为猪，"亥"又属北方水，但后天卦位《坎》居正北，而《坎》之象，也云猪也。

所伏也。**其味咸，其类水**，"水曰润下，润下作咸。"**其畜彘**，
"**彘**"，直利切。"**彘**"，猪也，色黑以象水。**其谷豆**，实而润以
象水。**其应四时，上为辰星**，水之精气上为辰星。**是以知病之
在骨也**，骨象水之闭藏。**其音羽**，水声也。**其数六**，水生数一，
成数六。**其臭腐。**① 气因水变则为腐。

　　故善为脉者，谨察五脏六腑，一逆一顺，阴阳表里，雌

---

　　① 国中按：读以上经文，结合全书诸篇，不难发现，用一《河图》括之，可
谓至简至易。《河图》之象，附录已具，今表格列之。

五数	三八	二七	五十	四九	一六
五行	木	火	土	金	水
五方	东	南	中	西	北
五时	春	夏	长夏	秋	冬
五脏	肝	心	脾	肺	肾
五官	目	舌	口	鼻	耳
五臭	臊	焦	香	腥	腐
五色	青	赤	黄	白	黑
五味	酸	苦	甘	辛	咸
五畜	鸡	羊	牛	犬	猪
五谷	芝麻	麦	稷	黍	大豆
五菜	韭	薤	葵	葱	藿
五音	角	徵	宫	商	羽
五星	岁星	荧惑星	镇星	太白星	辰星

　　以上表中所列，置于《河图》之中，按五行方位，再加"五走：酸走肝、苦走心、
甘走脾、咸走肾；五宜：肝心病宜食酸、心肺病宜食苦、脾肝病宜食甘、肺肾病宜食
辛、肾脾病宜食咸；五禁：肝病禁辛、心病禁咸、脾病禁酸、肺病禁苦、肾病禁甘"，
等等阴阳五行生克变化之理念，融会贯通，运用于胸，一部《内经》思过半矣。

雄之纪，**藏之心意，合心于精，**"脉"，犹言诊也。精者，精微妙境也。**非其人勿教，**得贤智而后教之。**非其真①勿授，**"真"，性真也。非其性之所长则不妄授。如手巧而心审谛者，可使行针；柔缓而心和者，可使导引，皆其性之所长也。**是谓得道。"**得师道也。

---

① 国中按："真"，当作"正"属避讳字，吴氏不知，故解为"性真"。但其所言是古人传授技艺，选择学生的良法，上古以来，即如此传授，孔子所谓"因人施教"也。"非其正勿授"者，非至正之理不传授也。

黄帝内经素问吴注第二卷

阴阳应象大论篇第五

天地之阴阳，一人身之血气；应象者，应乎天象，而配乎阴阳五行也。

黄帝曰："**阴阳者，天地之道也**，天以阳为道，地以阴为道。**万物之纲纪**，万物之生，阳与之正其命，阴为之主其性，纲纪之谓也。**变化之父母**，万类皆有变化，如鹰化为鸠，田鼠化为鴽之类，实皆阴阳宰乎其中，不得不变，而亦不得不化，故曰变化之父母。**生杀之本始**，生于阳者阴杀之，阳其始也，阴其本也；生于阴者阳杀之，阴其始也，阳其本也。**神明之府也**。阴阳不测之谓神，神之昭昭谓之明，众物所聚谓之府，言所以生杀变化之多端者，以阴阳为神明之府也。**治病必求于本**。天地万物变化生杀而神明者，既皆本于阴阳，则阴阳为病之本可知，故治病必求其本，或本于阴，或本于阳，必求其故而施治也。**故积阳为天，积阴为地**，复明阴阳为天地之道。**阴静阳躁**；为气不同，故用亦异。**阳生阴长，阳杀阴藏**；天以阳生阴长，地以阳杀阴藏。**阳化气，阴成形**。清阳化气，浊阴成形。**寒极生热，热极生寒**；阴极则阳生，阳极则阴生。**寒气生浊，热气生清**；寒气生浊阴，热气生清阳。**清气在下，则生飧泄；浊气在上，则生䐜胀**。"䐜"，昌真切。清气在上，浊气在下，则阴阳得位，无灾害也。今惟清阳在下，则邪热不杀谷，完谷而出，是为飧泄。浊气在上，则浊邪实于膻中，膻中不能化气，是为䐜胀。

此阴阳反作，**病之逆顺**①**也**。"反作"，倒置也。"逆顺"，不顺也。

故清阳为天，浊阴为地，地气上为云，天气下为雨，雨出地气，云出天气。"清阳为天，浊阴为地"，言阴阳得位也。由是云行雨施，品物流形，地气上升而为云，天气下降而为雨。"出"，通也。雨出而通地气，云出而通天气也。以人喻之，饮入于胃，游溢精气，上输于脾，脾气散精，上归于肺，上膲开发，若雾露焉，是地气上为云也。肺行降下之令，通调水道，下输膀胱，水精四布，是天气下为雨也。膀胱者，州都之官，津液藏焉，气化则能出，是雨出地气也。上膲如雾，其氤氲者，心肺和而呵出之，是云出天气也。此六句者，见阴阳清浊不可失位而倒置，顺之则天地位而万物育，逆之则下飧泄而上䐜胀矣。**故清阳出上窍，浊阴出下窍**；本乎天者亲上，本乎地者亲下。"上窍"，谓耳目鼻口；"下窍"，谓前后二阴也。有先后焉，必清阳出上窍，而后浊阴出下窍也。**清阳发腠理，浊阴走五脏；清阳实四肢，浊阴归六腑**。阳主外，阴主内故也。

水为阴，火为阳，水寒而静，阴也；火热而燥，阳也。**阳为气，阴为味**；臊、焦、香、腥、腐，为气为阳；酸、苦、甘、辛、咸，为味为阴。**味归形，形归气，气归精，精归化**；五味入于阴血，味归形也；阴血依于阳气，形归气也；真阳之气依于元精，气归精也；元精依于元神，精归化也。**精食气，形食味**，气和则精生，精食气也；味和则形长，形食味也。**化生精，气生形**；精不自生，生于运化之神；形不自生，生于无形之气。**味伤形，气伤精**，味过于酸，肝气以津，脾气乃绝之类，味伤形也；气有余便是火，火炎则水干，气伤精也。**精化为气，气伤于味**。水遇火而干，精化为气之道也；伤于食者语言微，气

---

① 国中按："顺"，原文作"从"，属避讳字，故改之。

伤于味也。

阴味出下窍，阳气出上窍。味有质，阴也，故下流；气无形，阳也，故上达。**味厚者为阴，薄为阴之阳；气厚者为阳，薄为阳之阴。**阳为气，气厚者为纯阳；阴为味，味厚者为纯阴。故味薄者，为阴中之阳；气薄者，为阳中之阴。**味厚则泄，薄则通；气薄则发泄，厚则发热。**阴气润下，故味厚则泄利，薄则通利；阳气炎上，故气薄则发散，厚则发热。**壮火之气衰，少火之气壮；**火之壮者，壮必衰；火之少者，少已必壮。壮、少、衰、盛，若循环焉。**壮火食气，气食少火；壮火散气，少火生气。**气生壮火，故壮火食气；少火滋气，故气食少火。以壮火食气，故气得壮火则耗散；以少火益气，故气得少火则生长。**气味，辛甘发散为阳，酸苦涌泄为阴。**言气味固有阴阳，而辛甘酸苦之中复有阴阳之别。

阴胜则阳病，阳胜则阴病；水胜则火灭，火胜则水干。**阳胜则热，阴胜则寒；**阴阳大过为患也。**重寒则热，重热则寒；**"重"，平声。阴极则阳生，阳极则阴生也。**寒伤形，热伤气；**"寒"，阴也，故伤血；"热"，阳也，故伤气。**气伤痛，形伤肿。**气无形，病故痛；血有形，病故肿。**故先痛而后肿者，气伤形也；先肿而后痛者，形伤气也。**先痛后肿，为气病而伤及于血也；先肿后痛，为血病而伤及于气也。

风胜则动，风淫末疾之类也。**热胜则肿，**热气所过，则为丹熛痈肿之类也。**燥胜则干，**燥则五液干涸。**寒胜则浮，**寒胜则阳气不运，故坚痞腹满而为虚浮。**湿胜则濡泻。**湿胜则土不足以制水，故为注泄。**天有四时五行，以生、长、收、藏，以生寒、暑、燥、湿、风。**四时有春生、夏长、秋收、冬藏之殊，五行有水寒、火热、金燥、土湿、木风之异。**人有五脏化五气，以生喜、怒、悲、忧、恐。**五脏，心志喜，肝志怒，肺志悲，脾志忧，肾志恐，故云化五气。**故喜怒伤气，寒暑伤形。**喜则气缓，怒则气上，是喜怒伤气。寒邪入肾，暑邪入心，是寒暑伤形。**暴怒伤阴，暴喜伤阳**。大怒则形气绝，而血郁①于上，暴怒伤阴也。大喜则气不续，令人猝②死，暴喜伤阳也。**厥气上行，满脉去形**。"厥"，逆也。喜怒寒暑，皆能令人气厥逆而上行。"满脉"，邪并于脉而满也。"去形"，去离形壳也。**喜怒不节，寒暑过度，生乃不固**。智者之养生也，必顺四时而适寒暑，和喜怒而安居处，若喜怒不常，寒暑过度，伤其阴阳，生何可久？**故重阴必阳，重阳必阴**。"重"，平声。言重阴必变阳症，重阳必变阴症，下文八句乃其旨也。**故曰："冬伤于寒，春必温病；春伤于风，夏生飧泄；夏生于暑，秋必痎疟；秋伤于湿，冬生咳嗽。"**"冬秋"，时之阴也。"寒湿"，气之阴也。冬伤寒，秋伤湿，谓之重阴。冬伤寒而病温，秋伤湿而咳嗽，皆重阴而变阳症也。"春夏"，时之阳也。"风暑"，气之阳也。春伤风，夏伤暑，谓之重阳。春伤风而飧泄，夏伤暑而痎疟，皆重阳而变阴症也。正义详见《生气通天论》中。

帝曰："余闻上古圣人，论理人形，列别脏腑，端③络经脉，会通六合，各顺其经；气穴所发，皆有处名；溪谷属骨，皆有所起；分部逆顺，各有条理；四时阴阳，尽有经纪；外内之应，皆有表里，其信然乎？""端络"，发端之络，脉之所起者。"经脉"，直行之脉，如帛之有经也。两经齐至谓之会，一络相贯谓之通。六合者，十二经表里相合而为六也。"气穴"，气之所注则有穴也。肉之小会谓之溪，肉之大会谓之谷。**岐伯对曰："东方生风**，风者天之号令，风为教始，故生自东方。**风生木**，风鼓则木荣。**木生酸**，诸味入木变而为酸。《尚书》："曲

---

① 国中按："郁"，原文作"菀"，属同音借字，故改之。
② 国中按："猝"，原文作"卒"，属同音借字，故改之。全书同。
③ 国中按："端"，当作"正"，属避讳字。正者，考定、确定之义，与本经中之"所以正天之度"、"正八风之气"之"正"字同义。"络"，连接之义。

直作酸。"**酸生肝**，酸味养肝。**肝生筋**，肝之精养筋。**筋生心**，木生火也。**肝主目**；肝主色，目司色，故肝主目。**其在天为玄**，"玄"，元也，始也。又，高远之色。**在人为道**，"道"，日用常行之道，躬自蹈而导人者也。**在地为化**；"化"，变也。生长收藏，随时而变，谓之化。**化生五味**，物生而化则五味具矣。**道生智**，"道"，行也。"智"，知也。今"人行一事，则长一知识"是也。**玄生神**；高远之中，无有而无不有，玄生神也。"其在天为玄"至此六句，惟此东方有之，其余诸方皆无对举之文者，以东方为生物之始，可以冠乎他方，譬之元统众善，而能该乎亨、利、贞也。《天元纪》以此六句为变化之用，冠于五行之上，可以互观矣。**神在天为风**，风能鼓动万类，至变至速，神之一物也，是为木气。**在地为木**，系质于地，则木其类也。**在体为筋**，众体之中，筋为木。**在脏为肝**，五脏肝为木。**在色为苍**，象木色也。**在音为角**，角为木音，和而长也。**在声为呼**，怒声也。又为叫为啸。**在变动为握**，木之变也，是为搐搦。**在窍为目**，目为肝之窍。**在味为酸**，木味酸。**在志为怒**；肝为将军之官，故主怒。**怒伤肝**，怒则气并于肝而肝自伤。**悲胜怒**；悲为肺之志，金能胜木，故悲能胜怒。**风伤筋**，同气相求，自伤其类。**燥胜风**；燥为金气，故胜木风。**酸伤筋**，酸过其节，必伤于筋。**辛胜酸**。辛为金味，故胜木酸。

　　南方生热，南方以火旺，故生热。**热生火**，热极则生火，故钻燧者，热盛则火出。**火生苦**，《尚书》："炎上作苦"是也。**苦生心**，苦味养心。**心生血**，心为生血之源。**血生脾**，火生土也。**心主舌**；舌为心之苗，故主舌。**其在天为热**，是为暑令。**在地为火**，系质于地则为火。**在体为脉**，脉赤，火之象也。**在脏为心**，五脏心为火。**在色为赤**，象火色也。**在音为徵**，徵为火音，和而美也。**在声为笑**，喜声也，心志喜。**在变动为忧**，心有余则笑，不足则忧。**在窍为舌**，舌惟有窍，故辨百味。**在**

味为苦，物由火变则味苦。**在志为喜**；心中和乐则喜。**喜伤心**，过于喜则心气自伤。**恐胜喜**；恐为肾之志，水能胜火，故恐能胜喜。**热伤气**，壮火食气，故热则气不足。**寒胜热**；寒为水气，故胜火热。**苦伤气**，苦从火化，故伤肺气。**咸胜苦**。咸为水味，故胜火苦。

中央生湿，中以土旺，土气为湿。**湿生土**，土润则固。**土生甘**，诸味入土，变而为甘。《尚书》："稼穑作甘。"**甘生脾**，甘味养脾。**脾生肉**，脾之精气养肉。**肉生肺**，土生金也。**脾主口**；脾受水谷，其华在唇之四白。**其在天为湿**，雾露云雨，皆为湿用。**在地为土**，安静稼穑土之德也。**在体为肉**，肉厚以象土。**在脏为脾**，五脏脾为土。**在色为黄**，象土色也。**在音为宫**，宫为土音，大而和也。**在声为歌**，脾主歌。**在变动为哕**，脾气作逆名曰哕。**在窍为口**，脾主水谷，口以司纳，故窍在焉。**在味为甘**，土味甘。**在志为思**；用心为思，思以知远，脾志也。**思伤脾**，过于思则脾气自伤。**怒胜思**；怒为肝志，木能胜土，故怒能胜思。**湿伤肉**，脾主肉而恶湿，故湿胜则伤肉。**风胜湿**；风为木气，故胜土湿。**甘伤肉**，过于甘也。**酸胜甘**。酸为木味，故胜土甘。

西方生燥，西以金旺，金气为燥。**燥生金**，燥气生金。**金生辛**，诸味入金，变而为辛。《尚书》："从革作辛。"**辛生肺**，辛味养肺。**肺生皮毛**，肺之精气生养皮毛。**皮毛生肾**，金生水也。**肺主鼻**；肺主气而鼻通息，故主鼻。**其在天为燥**，金气也。**在地为金**，系质于地则为金。**在体为皮毛**，皮毛坚白，金之象也。**在脏为肺**，五脏肺为金。**在色为白**，象金色也。**在音为商**，商为金音，轻而劲也。**在声为哭**，哀声也，肺主之。**在变动为咳**，肺气不利则咳。**在窍为鼻**，肺息通于鼻。**在味为辛**，物由金变则味辛。**在志为忧**；深虑为忧，肺之志也。**忧伤肺**，过于忧则伤肺。**喜胜忧**；喜为心志，火能胜金，故喜能胜忧。

热伤皮毛，热盛则皮瘁而毛落。**寒胜热；**水制火也。**辛伤皮毛，**辛主发散，故过于辛者伤乎皮毛。**苦胜辛。**苦为火味，故胜辛金。

北方生寒，北以水旺，水气为寒。**寒生水，**寒气生水。**水生咸，**物从水变则咸。《尚书》："润下作咸。"**咸生肾，**咸味养肾。**肾生骨髓，**肾之精气生养骨髓。**髓生肝，**水生木也。**肾主耳；**足少阴肾络会于耳中，故肾主耳，出《缪刺论》。**其在天为寒，**水气也。**在地为水，**系质于地则为水。**在体为骨，**骨中封髓，以象水之闭藏。**在脏为肾，**五脏肾为水。**在色为黑，**水之色也。**在音为羽，**羽为水音，沉而深也。**在声为呻，**呻吟之声是也。**在变动为栗，**"栗"，战栗，大寒甚恐则有之，故属水。**在窍为耳，**耳与肾络相通。**在味为咸，**水味咸。**在志为恐；**"恐"，惧也，肾主之。**恐伤肾，**恐则气下，气并于肾，是为伤也。**思胜恐；**思深虑远则见事源，故胜恐也。又，思为脾志，土能胜水，故思能胜恐。**寒伤血，**寒胜则血凝涩。**燥胜寒；**燥则水涸，故胜寒。**咸伤血，**食咸而渴，咸伤血也。**甘胜咸。**甘为土味，故胜水寒。

故曰：天地者，万物之上下也；天覆于上，地载于下，万物处于两间。**阴阳者，血气之男女也；**言阴阳二气，为血气中之男女，甲男乙女之类也。**左右者，阴阳之道路也；**阴阳二气，左右循环，阳道左行，阴道右行也。**水火者，阴阳之征兆也；**阴阳不可见，水火则其有征，而兆见者也。**阴阳者，万物之能①始也。**谓其能为变化生成之元始。**故曰：阴在内，阳之守也；阳在外，阴之使也。"**阴静故为阳之镇守，阳动故为阴之役使，见阴阳相为内外，不可相离也。

---

① 国中按："能"，当作"胎"，属假借字，阴阳结胎，万物孳生。清代学者孙诒让《札迻》云："'能'为'胎'之借字。"

帝曰："法阴阳奈何?"帝问病之法象阴阳如何。**岐伯曰：**
"**阳胜则身热，腠理闭，喘粗为之俯仰，汗不出而热，齿干以
烦闷①腹满死，能②冬不能夏**；"为"，去声。阳胜则火用事，故
身热。阳实于表，则腠理闭；阳盛于里，则喘粗。阳邪在背，则
利于俯；阳邪在胸，则利于仰。"汗不出而热"，则热无所泄；
"齿干以烦闷"，则精液干涸矣。若其人腹满，则为阳邪作实，
内外皆为阳邪，是为阴绝，故死。冬为水令，犹能持之于冬，夏
则暑令助邪，不能为矣。**阴胜则身寒，汗出，身常清，数慄而
寒，寒则厥，厥则腹满死，能夏不能冬。**"数"，音朔。阴胜则
水用事，故身寒。卫外之阳气不足，故汗出而身常清冷。"数慄
而寒"，寒战也，乃《坤》之上六"龙战于野"之义。"寒则
厥"，寒极而手足逆冷也。若其人腹满，则为阴邪作实，内外皆
为阴邪，是为阳绝，故死。夏为火令，犹可相持，冬则寒阴助
邪，不能为矣。**此阴阳更胜之变，病之形能③也。**"病之现症，
谓之病形；能冬能夏，谓之病能。

帝曰："调此二者奈何?""二"，谓阴阳也。**岐伯曰："能
知七损八益，则二者可调，不知用此，则早衰之节也。**七损
者，女子天癸以七为纪，二七而天癸至，月事以时下，阴血常
亏，故曰七损。八益者，男子以八为纪，二八而天癸至，精气溢
泻，阳常有余，无月事之损，故曰八益。言知七损八益盛衰之
期，而行持满之道，则阴寒阳热二者可调，不知用此，则早衰之

① 国中按："闷"，原文作"冤"，据《甲乙经》改之。
② 国中按："能"，当作"耐"，属假借字。当云"耐冬不耐夏"。后同。《汉
书·晁错传》云："扬粤之地，少阴多阳，其人疏理，鸟兽希毛，其性能暑。"注云：
"'能'，读曰耐。"
③ 国中按："能"，当作"态"，属假借字，病之形态也。《荀子·正论》"耳
目鼻口形能，各有接而不相能也。"清代王念孙《读书杂志》云："'形能'当连读，
'能'，读为'态'，言耳目鼻口形态，各与物接，而不能互相为用也。古字'能'
与'耐'通，故亦与'态'通。"

节次也。下文遂言早衰之节。

年四十，而阴气自半也，起居衰矣；年五十，体重，耳目不聪明矣；年六十，阴痿气大衰，九窍不利，下虚上实，涕泣俱出矣。此言早衰之节也。"痿"，与萎同，草木衰而萎也。"阴痿"，阴事弱也。年至四十，则阴气已耗其半，故起居始衰；至五十，体重，耳目不聪明，则又衰矣；至六十，阴痿，气大衰，则九窍不利，或聋，或盲，或痀齁，或咽哑，或癃，或便秘也。"下虚"，谓阴气虚；"上实"，谓阳邪实。肺热则出涕，肝热则出泣，此下虚上实之验也。**故曰：'知之则强，不知则老。'**知持满之道，和于阴阳，则精力强健，不知此道，耗其天真，则易衰老。**故同出而名异耳。**同得天地之气以成形，谓之同出。有长生不寿之殊，谓之名异。**智者察同，愚者察异，**智者察于其同，先期而知持满；愚者察于其异，耗竭而后修为。**愚者不足，智者有余，**愚者后时而察，故精力常不足；智者先期而养，故精力常有余。**有余则耳目聪明，身体轻强，老者复壮，壮者益治。**此智者先期而养，精力有余也，愚者则不然矣。**是以圣人为无为之事，乐恬澹之能，纵**①**欲快志于虚无之守，故寿命无穷，与天地终，此圣人之治身也。**圣人所为如此，则能未病而防，保其天真，长有天命，何阴阳之不调也？

天不足西北，故西北方阴也，而人右耳目不如左明也。耳目在上，故法天。**地不满东南，故东南方阳也，而人左手足不如右强也。"**手足在下，故法地。**帝曰："何以然？"岐伯曰："东方阳也，阳者其精并于上，并于上则上明而下虚，故使耳目聪明而手足不便也；西方阴也，阴者其精并于下，并于下则下盛而上虚，故其耳目不聪明而手足便也。故俱感于邪，其在上则右甚，在下则左甚，此天地阴阳所不能全也，故邪**

---

① 国中按："纵"，原文作"从"，属假借字，故改之。

居之。"并"，兼也。

　　故天有精，地有形，天有八纪，地有五理，阴阳之凝结成象者谓之精。五行之委质于地者谓之形。"八纪"，八节之风纪。"五理"，五方之分理。**故能为万物之父母。**言天有精以施化，地有形以成质，序八风之纪于上，而万物资始；列五行之理于下，而万物资生，是天地一大父母也。**清阳上天，浊阴归地，**万物育于天地之间，其清阳之气上升于天，浊阴之质下归于地。**是故天地之动静，神明为之纲纪，故能以生、长、收、藏，终而复始。**言天地动静，惟是神明纲纪于中，故能生化不息。**惟贤人上配天以养头，下象地以养足，中傍人事以养五脏。**上配天以养头，法天之清也，清则耳目聪明；下象地以养足，法地之静也，静则不妄作劳，不病四肢；中傍人事以养五脏，法人事之和也，和则阴之五宫无伤矣。**天通气于肺，**"天气"，风、寒、暑、湿、燥、热也。鼻受无形之天气，故天气通于肺。又，《乾》为金，肺亦为金，同气相求，理之必致也。**地气通于嗌，**"嗌"，音益。"地气"，臊、焦、香、腥、腐也。口受有形之地气，斯皆地之所生，故通于嗌。又，嗌为胃口，胃为土，同类相从，势之必致也。**风气通于肝，**"风"，木气也。肝为木气相感召，故风气通于肝。**雷气通于心，**"雷"，火声也。心为火气相感召，故雷气通于心。**谷气通于脾，**山谷之气，土气也，是为山岚障气，脾土其类也，故谷气通于脾。**雨气通于肾。**"雨"，水也。肾为水，雨其类也，故雨气通于肾。**六经为川，**"六经"，三阴三阳之脉也，流而不息，故为人身之川。**肠胃为海，**肠胃无所不受，若海之无所不容。**九窍为水注之气，**清明者象水之内明，传送者象水之流注。**以天地为之阴阳，**以天地为一体，则以天地为阴阳。**阳之汗，以天地之雨名之；**阳气发泄而为汗，名其为天地之雨，阴阳和而膏泽降也。**阳之气，以天地之急风名之。**阳气急速，呼出吸入，一天地之急风也。**暴气象雷，**"暴气"，暴悍之气也，暴悍之气猝然而起，象天地之雷霆。**逆气象阳**，"阳"，火也，上逆之气，象阳气之升腾。**故治不法天之纪，不用地之理，则灾害至矣**。明于阴阳六气，法天之纪也；明于五方五行，用地之理也。

故邪风之至，急如风雨，"至"，着于人身也。**故善治者治皮毛**，止于萌也。**其次治肌肤**，救其已生。**其次治筋脉**，攻其已病。**其次治六腑**，治其已甚。**其次治五脏**。治其已成。**治五脏者，半死半生也**。神农曰："病势已成，可得半愈。"此之谓也。**故天之邪气，感则害人五脏**；风、寒、暑、湿、燥、热不当其位，是天之邪气也。风气入肝，寒气入肾，暑热之气入心，湿气入脾，燥气入肺，是害人之五脏也。**水谷之寒热，感则害于六腑**；五味贵于中和，寒则阴胜，热则阳胜，阳胜生热，阴胜生寒，皆能害乎肠胃也。**地之湿气，感则害皮肉筋脉**。皮属肺金，肉属脾土，筋属肝木，脉属心火，地气何以害之？盖土贯于四时，通于五行，故皮、肉、筋、脉皆为所害，非若他气各从其类也。

故善用针者，从阴引阳，从阳引阴，以右治左，以左治右，以我知彼，以表知里，以观过与不及之理，见微则过，用之不殆。"见微则过"，言见病之微萌，则责其失。

善诊者，察色按脉，先别阴阳，色与脉皆有阴阳。色之阴阳，阳舒阴惨也。脉之阴阳，太过为阳，不及为阴也。**审清浊而知部分**，色清而明，病在阳分；色浊而暗，病在阴分。又，面部之中有五部，以五行之色推之。**视喘息，听音声，而知所苦**，喘粗气热为有余，喘急气寒为不足，息高者心肺有余，吸弱者肝肾不足。声大而缓者为宫，苦病脾；声轻而劲者为商，苦病肺；声调而直者为角，苦病肝；声和而美者为徵，苦病心；声沉而深者为羽，苦病肾。**观权衡规矩，而知病所主**，权衡所以较轻重，规矩所以范方圆；言病之来必有轻重阴阳，犹之权衡规矩也。治者宜较量之，孰为轻为标，孰为重为本，何者为阴为内，何者为阳为外，而知某病为客，某病为主也。**按尺寸，观浮、沉、滑、涩，而知病所生以治**，尺为阴，寸为阳，浮为表，沉为里，滑为有余，涩为不足，言察脉之阴阳、表里、有余、不足，而知病之所生以施治也。**无过以诊，则不失矣。** "过"，差也。无差于诊视，则其主治不误失矣。

故曰：'**病之始起也，可刺而已**；病之始起，邪气未盛，可刺而止之。**其盛，可待衰而已。**'病邪方盛，则正气微，可待其衰也，刺而止之，则不伤正气。**故因其轻而扬之，**轻者邪气微也，不发扬之，则传变为患，宜从而发扬之，刺中有汗散之法是也。**因其重而减之，** "减"，衰其半。重者不可全去，恐伤正气，则刺而衰而半，余邪养之和之，待正气来复可也。**因其衰而彰之。** "衰"，正气衰也。正气偏衰，则刺者随而济之，调其阴阳，使颜色彰明复故耳。**形不足者，温之以气；精不足者，补之以味。** 形不足，谓瘦其肌肉也；精不足，谓耗其天真也。此二者针刺不能治，须以药物主之。药之为性，气为阳，投之以养阳之品，则形肉温而皮肤充，无不足之形矣；味为阴，投之以益阴之物，则精液足而真元复，无不足之精矣。**其高者，因而越之；** "高"，胸之上也。"越之"，吐之也。此宜于吐，故吐之。**其下者，引而竭之；** "下"，脐之下也。或利其小便，或通其大便，皆是引而竭之。"竭"，尽也。**中满者，泻之于内。** "中满"，腹中满也。此不在高，不在下，故不可越，亦不可竭，但当泻之于内，消其坚满是也。**其有邪者，渍形以为汗；** "渍"，疾赐切。"邪"，外感之邪也。"渍形"，谓天气寒，腠理密，汗不易出，则以辛散之物，煎汤渍其形体，覆而取汗也。**其在皮者，汗而发之；**言发汗之法，不可施于高者下者中满者，但可施于邪气之在皮部者。**其慓悍者，按而收之；** "慓"，必遥切。"悍"，音汗。"慓悍"，猝暴也。"按"，谓按摩也。言猝然

暴痛剽悍之疾，则按摩而收之。"收"，谓定其剽悍也。**其实者，
散而泻之。**表实则散，里实则泻。又，散亦泻也。**审其阴阳，
以别柔刚，**病有阴阳，阴病为柔，阳病为刚。**阳病治阴，阴病
治阳，**刺法有从阴引阳，从阳引阴；汤液有阳盛养阴，阴盛养
阳。皆谓之阳病治阴，阴病治阳。**定其血气，各守其乡。**"定"，
安也。诸经皆有血气，宜安定之，使之各守其位，不得出位乘侮
也。**血实宜决之，**"血实"，邪气凝结于血，血瘀而实也，宜决
破其经而出之。**气虚宜掣引之。**"气虚"，经气虚也。经络之
气，有虚处必有实处，宜掣引其实者济其虚者，刺法有此。

阴阳离合论篇第六

此篇当与《皮部篇》参看。此言"阴阳"，经之阴
阳也。阳表阴里谓之离，一阴一阳相偶谓之合。又，异
者为离，同者为合。

黄帝问曰："余闻天为阳，地为阴，日为阳，月为阴，大
小月三百六十日成一岁，人亦应之。言阴阳、日月、四时、五
行，人皆应之，与天地同也。今三阴三阳，不应阴阳，其故何
也?"言天地只是一阴一阳，今人有三阴三阳，何其不相应也。
岐伯对曰："阴阳者，数之可十，推之可百，数之可千，推之
可万，万之大不可胜数，然其要一也。三"数"字，俱上声。
言阴阳之道，始于一，推之则十百千万不可胜数，然其要则本于
一阴一阳也。**天覆地载，万物方生，未出地者命曰阴处，名曰**

阴中之阴；则①出地者命曰阴中之阳。言天地生物之初，阴阳之判如此。**阳予之正，阴为之主。**"予"，与同。阳正其气，万物乃生。阴为主持，群形乃立。**故生因春，长因夏，收因秋，藏因冬，**"长"，上声。言因于四时之阴阳又如此。**失常则天地四塞，**"塞"，入声。言失其常道，则春不生，夏不长，秋不收，冬不藏，是天地阴阳四塞而不通也。**阴阳之变，其在人者，亦数之可数。**"数"，上如字，下上声。"可数"，可推也。

帝曰："愿闻三阴三阳之离合也。"分者异者为离，配者同者为合。**岐伯曰："圣人南面而立，前曰广明，后曰太冲，**圣人向明治物，故南面而立。阳明在前，冲脉在后。曰广明者，兼额面胸部而言，广乎阳明也。曰太冲者，少阴肾脉与之合而盛大也。**太冲之地，名曰少阴，**言太冲之地，即少阴肾脉也。**少阴之上，名曰太阳，**少阴肾脉行于足小趾之下，太阳膀胱脉行于足小趾之上，相为表里。**太阳根起于至阴，结于命门，名曰阴中之阳；**"至阴"，穴名，在足小趾外侧。《灵枢经》曰："命门者目也。"言太阳膀胱经，根于至阴穴，结于睛明穴，出于阴中，是阴中之阳也。**中身而上，名曰广明，**言所谓前曰广明者，指中身而上言之，中身而下则非也。**广明之下，名曰太阴，**广明之下，中身而下也，是太阴脾土所主，所谓腰以下为地是也。**太阴之前，名曰阳明，**太阴脾经之前，是阳明胃经之脉也，二脉相为表里。**阳明根起于厉兑，名曰阴中之阳；**"厉兑"，穴名，在足大趾次趾之端，阳明经脉根于此穴，出于阴中，故为阴中之阳。**厥阴之表，名曰少阳，**厥阴肝脉行于足里，少阳胆经行于其表，二经相为表里。**少阳根起于窍阴，名曰阴中之少阳。**

---

① 国中按：晚清俞樾《读书余录》云："'则'当作'财'，《荀子·劝学篇》云：'口耳之间，则四寸耳'，杨倞注曰：'则当为财'，与'才'同，是其例也。'则出地者'，犹才出地者，言始出地也，与上文'未出地者'相对。盖既出地，则纯乎阳矣，唯才出地者，乃命之曰：'阴中之阳'也。"

"窍阴"，穴名，在足小趾次趾之端，少阳之脉根于此，以少阳居尽阴之表，故为阴中之少阳。**是故三阳之离合也，太阳为开，阳明为合，少阳为枢。**一行于表，一行于里，谓之离，阴阳配偶谓之合，言以上是三阳之离合也。太阳在表，敷畅阳气，谓之开；阳明在里，受纳阳气，谓之合；少阳在于表里之间，转输阳气，犹枢轴焉，故谓之枢。**三经者，不得相失也，搏①而勿浮，命曰一阳。**"言此三经之脉，宜小大浮沉正等，不可相失。"搏"，脉至也。若脉至勿浮，三经之脉相等，是阳气冲和，无复三阳之别，命曰一阳，所以极言阳气之和也。

　　帝曰："愿闻三阴。"岐伯曰："**外者为阳，内者为阴，三阳脉行于表，三阴脉行于里。然则中为阴，其冲在下，名曰太阴，**"中"，腹中也。腹中为脾，冲脉在脾之下，冲为阴，故脾名曰太阴。**太阴根起于隐白，名曰阴中之阴；**"隐白"，穴名，在足大趾端，太阴脾脉根于此，以太阴居阴，故曰阴中之阴。**太阴之后，名曰少阴，**太阴脾脉行于前，少阴肾脉行于其后。**少阴根起于涌泉，名曰阴中之少阴；**"涌泉"，穴名，在足心下蹻趾宛宛中，少阴肾脉根于此，以少阴居阴，故为阴中之少阴。**少阴之前，名曰厥阴，**厥阴肝脉上踝八寸，交出太阴脾经之后，始行少阴肾经之前，前此则否。**厥阴根起于大敦，阴之绝阳，名曰阴之绝阴。**"大敦"，穴名，在足大趾三毛中，厥阴肝经根于此。"绝"，尽也。三阴三阳至此经为尽处，故为绝阳，又名绝阴。**是故三阴之离合也，太阴为开，厥阴为合，少阴为枢。**三阴行前、行后之不同谓之离，太、少、厥同出于阴谓之合，此三阴自为离合也。太阴居中，敷布阴气，谓之开；厥阴谓之尽阴，受纳绝阴之气，谓之合；少阴为肾，精气充满，则脾职其

---

　　① 国中按："搏"，《太素》作"抟"，当以抟为是。其注云："抟，相得也。相得各守所向，同为一阳之道也。"

开，肝职其合，肾气不充，则开合失常，是少阴为枢轴也。**三经者，不得相失也，搏**①**而勿沉，命曰一阴。**言此三经之脉，亦宜小、大、浮、沉、正等，不得相失，若脉来勿沉，是阴气冲和，无复三阴之别，命曰一阴可也。

　　阴阳霻霻，②**积传为一周，气里形表，而为相成也。"**霻霻，一作冲冲，气之往来也。"积传"，传之不已也。"气里形表"，阴阳交互也。阴阳交相为用，则气血相倚而相成矣。

阴阳别论篇第七

　　　　此篇言阴阳与常论不同，自是一家议论，故曰别论。

　　黄帝问曰："人有四经十二顺③**，何谓?""**四经"，肝木，心火，肺金，肾水也。不言五经者，土贯五行，寄旺于四经也。"十二顺"，十二支也。十二支不复主事，但从顺于四经，故曰十二顺也。**岐伯对曰："四经应四时，十二顺应十二月，十二月应十二脉。**十二脉，手三阴三阳，足三阴三阳，共为十二脉也。

　　脉有阴阳，知阳者知阴，知阴者知阳，言脉有阴阳之别，

---

　　①　国中按："搏"，《太素》作"抟"，其注云："三阴之脉，抟聚而不偏沉，故得三阴同一用也。"

　　②　国中按："冲冲"，原文作"霻霻"，高士宗《直解》云："霻，冲同，往来不绝也。"可见"霻"可以作"冲"。汉代扬雄《法言·问明》云："如庸行瞖治，冲冲而活，君子不贵也。"疏云："冲冲而活，谓行无趋向，随众往来。"

　　③　国中按："顺"，原文作"从"，属避讳字，故改之。后同。

知乎阳者始可知阴，知乎阴者始可知阳，甚言阴阳之难知，觉人之意深矣。**凡阳有五，五五二十五阳。**"阳"，谓阳和之脉，与正脏阴脉相反者也。肝木，心火，脾土，肺金，肾水，有弦、洪、缓、涩、沉之殊，是谓之五。然五脏当旺之时，则又各兼乎五脉，如春时弦而长，弦而洪，弦而缓，弦而涩，弦而沉；夏时洪而弦，洪而大，洪而缓，洪而涩，洪而沉；长夏秋冬互皆如此，谓之五五二十五阳，至和之脉也。**所谓阴者，正脏①也，现②则为败，败必死也。**至不和者谓之阴，与阳和之脉正相反，所谓正脏之脉也。正脏者，肝脉弦急如循刀刃，心脉洪大如操带钩，脾脉缓弱介然不鼓，肺脉浮涩如风吹毛，肾脉沉石来如弹石，全失阳和之脉，下文悬绝急是也。故现此脉者则为脏气败绝，脏气败绝必死也。**所谓阳者，胃脘之阳也。**"胃脘"，犹言胃气，言所谓阳脉者，胃气之阳和也。盖至和之脉，谓之有胃气，有胃气谓之阳和也。**别于阳者，知病处也；别于阴者，知死生之期。**言能别于阳和之脉，则一部不和，便知其部有病，是能知乎病处也。别于正脏之阴脉者，则知其死于克贼，持于相生。如肝病正阴脉现，死于庚辛；心病正阴脉现，死于壬癸。下文肝至悬绝急，十八日死之类皆是也。**三阳在头，三阴在手，所谓一也。**言此阴阳脉法，不独诊乎寸口，即三阳在头，三阴在手，皆以此法诊之，更无二术，所谓一也。古人诊脉，上部天，两额之太阳；上部地，两颊之人迎；上部人，两耳前之耳门。中部天，手太阴之寸口；中部地，手阳明之合谷；中部人，手少阴之神门。两足之间，亦有天地人三部，谓之九候，皆在所

---

① 国中按："正"，原文作"真"，属避讳字，故改之。"正脏"，指五脏，即五脏之脉无胃气所养，谓之正脏脉现，其现生命危矣。后同。

② 国中按："现"，原文作"见"，"见"字古文用有二义，一曰现，二曰见，但均写成"见"，比如《易经·乾·九二》"见龙在田"，当作"现龙在田"。"现"和"见"，在今简体文字中均区别用之，为使读者易识，凡属"现"义者，均改为"现"，全书同。

诊也。**别于阳者，知病忌时，别于阴者，知死生之期**。此复言别于阳和之脉者，一部不和，则知其遇克制之期为病忌。别于正阴脉者，则推其生旺克制之期，知为死生之会耳。**谨熟阴阳，勿与众谋**。"谨熟阴阳"，精于己也。"勿与众谋"，不泄于人也。**所谓阴阳者，去者为阴，至者为阳；静者为阴，动者为阳；迟者为阴，数者为阳**。"数"，音朔。"所谓"，世所谓也。意若曰：此众谋之阴阳，非吾之所谓阴阳也。

　　凡持真脉之脏脉者①**，肝至悬绝急，十八日死；心至悬绝，九日死；肺至悬绝，十二日死；肾至悬绝，七日死；脾至悬绝，四日死。**"悬"，与阳和之脉相去悬异也。"绝"，绝阴无阳也。脉来悬绝急，谓之正脏脉也。十八日者，金木成数之余；九日者，水火生成之余；十二日者，金火生成之余；七日者，水土生数之余；四日者，木生数之余。其意若曰：此正脏之脉法，别之可以知死期，工之所宜谨熟者也。

　　曰：二阳之病发心脾，有不得隐曲，女子不月，曰者，重发立言之端也。二阳，谓足阳明胃，手阳明大肠也。二阳之病发于他者多矣，此则自其发于心脾者言之。俯首谓之隐，鞠躬谓之曲。言心病则上瞧不利，故不得隐；脾病则中瞧胀满，故不得曲。然心为生血之源，脾为运化之脏；若在女子，必不月矣。"不月"，谓经事不下也。**其传为风消，其传为息奔者，死不治**。"传"，日久传变也。"风"，木气也。"消"，瘦削也。"息奔"，息气奔迫也。言脾病日久，则肝木乘其虚而克贼之，脾日亏而肌肉日见消削，名曰风消；心病日久，则传于肺，肺受火邪，则息气不利而奔迫，名曰息奔。脾土虚而受木贼，心火盛而克肺金，皆必不治之症也。

---

　　① 国中按：此句中有衍字，应作"凡持正脏之脉者"，"真"，属避讳字，故改之。又按：上段经文自"谨熟阴阳"至"数者为阳"，应为乱简，非此段应有之文也。

曰：**三阳为病发寒热，下为痈肿，及为痿厥腨㾓**，"腨"，音喘。"㾓"，音狷。"三阳"，谓手太阳小肠，足太阳膀胱也。"为病"，自为己病，不发于他脏也。膀胱为壬，寒水所化也；小肠为丙，热火所化也。一寒一热，故为病则发寒热。水病则凝结，火病则糜烂，凝结为肿，糜烂为痈，故或下而为痈肿也。无力为痿，逆冷为厥，酸疼为㾓。热胜则痿，寒胜则厥，寒热争则腨㾓。"腨"，足腹也。小肠之脉行于手，而此独为病于下部者，身半以下，地气主之，小肠膀胱皆在下部故也。**其传为索泽，其传为㿗疝**。"睾"，音高。"疝"，音讪。"索"，引也。"睾"，肾丸也。"㿗"，顽也。"㿗疝"，肾丸大而不疼，顽然不害者也。言三阳为病，或传而为痛引肾丸，或传而为顽然不害之疝。痛者为火为小肠，不痛者为水为膀胱也。"睾"，旧作泽，僭改此。

曰：**一阳发病，少气，善咳，善泄**，"一阳"，谓手少阳三膲，足少阳胆也。二经发病皆为火，经曰："壮火食气，故少气。"火盛则乘肺金，故善咳。大肠亦从金化，火盛则大肠受克，而失其燥金之令，故善泄。**其传为心掣，其传为隔**。"心掣"，心引而动也。"隔"，塞而不通也。心为天君，不易受邪，在五行为火，胆与三膲之火既炽，则同气相求，必归于心，心引而动，名曰心掣，火结于内，上膲不行，下脘不通，隔塞于中，名曰隔也。

一阴发病主惊骇，背痛，善噫，善欠，名曰风厥。"一阴"，谓手厥阴心主，足厥阴肝也。心主为火，肝为风，风火交作，则为惊骇。心主之脉出属心包，在膺背之间，故背痛。五气所病，心为噫，故善噫。"欠"，曲引肢体之名，木曲之象也。是皆风火逆而为患，故名曰风厥也。**二阴一阳发病，善胀，心满善气。**"二阴"，谓心肾。"一阳"，谓三膲胆也。心肾俱病，则水火不交，火自上而水自下，不交则不通，故善胀。水自下火自上，则水火不济，逆而为心满善气矣。胆与三膲俱病，则上膲不行，下脘不通，亦令善胀心满，甲胆上冲而善气也。**三阳三阴发病，为偏枯痿易**①，**四肢不举**。"三阳"，小肠膀胱也。"三阴"，脾肺也。"偏枯"，半身不遂也。"痿易"，痿弱变常也。"四肢不举"，手足不用也。阳主左，阴主右，三阳为病偏枯于左，三阴为病偏枯于右，此阴阳之分也。然手太阳小肠之脉行于两手，足太阳膀胱之脉行于两足，脾主四肢，肺行诸气，四经俱病，宜其偏枯痿易而四肢不举也。

鼓一阳曰钩，鼓一阴曰毛，鼓阳胜急曰弦，鼓阳至而绝曰石，阴阳相过曰溜。此言五行脉状也。心火为钩，肺金为毛，肝木为弦，肾水为石，脾土为溜。脉来有力为阳，无力为阴。言于有力者而一鼓之则为钩，"钩"，曲锯如钩也；于无力者而一鼓之则为毛，"毛"，浮涩如羽也。鼓阳脉而胜急则为弦，"弦"，长而力也。"胜急"，太过而劲也。鼓阳至而绝曰石。"石"，如弹石也。"阳至"，有力而至也。"绝"，无阴也。阴阳相过曰溜。"溜"，滑也。"相过"，两有余也。

阴争于内，阳扰于外，魄汗未藏，四逆而起，起则熏肺，使人喘鸣。此言阴阳不和之害，阴争于内，五脏之阴争于内也；阳扰于外，六经之阳扰于外也。"争"，为五阴克贼；"扰"，为六阳败绝。故有形之汗未得收藏，四肢逆冷随时而起，四逆起则诸阳陷入阴中而熏肺，使人喘急而鸣。此阴阳离绝，垂死之症也。

阴之所生和②，**本曰和。**"阴"，谓五脏也。言五脏之阴所以相生，而致天真和气者，本于五阴各顺其性，安静而和耳。**是**

---

① 国中按："易"，当作"弛"，属假借字。清代学者孙诒让云："'易'，当读为'弛'。""弛，缓也。"弛同弛，《说文》云："弛，弓解也。"其义作"松懈"，即松缓不收之义。

② 国中按：明代马莳及以后的学者均断句为"阴之所生，和本曰和"，知此，吴氏此处断句似有误。

故，**刚与刚，阳气破散，阴气乃消亡**。此言偏阳之害。"刚"，阳也。"刚与刚"，以火济火也。如此，则阳气亢极，亦必不能久存而破散，阴气亦从以消亡，而阴阳俱绝也。**淖则刚柔不和，经气乃绝**。此言偏阴之害。"淖"，谓阴气太过而潦淖也。如此，则阳刚阴柔不得和平，而经气亦从而败绝也。

死阴之属，不过三日而死；生阳之属，不过四日而死。上文言偏阳偏阴之害，此则决其死期也。火乘金谓之死阴，三日，火生数之余也。木乘火谓之生阳，四日，木生数之余也。**所谓生阳死阴者，肝之心，谓之生阳；心之肺，谓之死阴；**此释上文生阳死阴之义也。**肺之肾，谓之重阴；肾之脾，谓之辟阴，死不治**。肺为太阴，肾为少阴，并为阴气，故曰重阴。"辟"，邪辟也。肾为水，脾为土，土胜水为正，今肾水反侮乎脾，不得其正，故曰辟阴，皆为死症不治者也。肝之心，肺之肾，为子母相传。此谓其死者，以其为偏阴偏阳之害故也。

结阳者，肿四肢；"阳"，手足六阳也，其脉行于四肢之表，若有结邪，则四肢脉气壅滞，故肿。**结阴者，便血一升，再结二升，三结三升；**"阴"，六阴脉也。其脉行于腹里而主阴血，若有结邪，则血受病，故便血一升；既便血一升，则结邪当解，便不解而再结，则为邪盛，故便血二升，若又不解而三结，则其邪益盛，故便血三升。**阴阳结邪①，多阴少阳曰石水，小腹②肿；**言阴阳并结为邪，多阴少阳则为石水，其症必小腹肿，若小腹不肿者，则非石水之症也。**二阳结，谓之消；**胃与大肠俱结阳邪，则为善消水谷之症。**三阳结，谓之隔；**小肠与膀胱皆传化出物之腑，若有结邪，则传化出物之官失用，谓之隔绝升降之

---

①　国中按："邪"，原文作"斜"，属同音借字，故改之。
②　国中按：句中"小腹"，原文作"少腹"，古文中"少、小"通借，"少"是"小"的假借字。清代学者王念孙云："破其假借之字，而读其本字，则涣然冰释。"今改"少"为"小"，令人一目了然，凡本书称"少腹"者，均改作"小腹"。

道也。**三阴结，谓之水**；三阴，脾肺也。脾司水谷，肺行治节者也，若脾肺俱有结邪，则脾不运而肺不降，水谷之水停留不行，谓之水也。**一阴一阳结，谓之喉痹**。"一阴"，谓乎心主及肝；"一阳"，谓胆与三膲也。四经皆从火治，若结火邪而上炎，则必乘其所胜，喉咙者肺之系，金之体也。故作喉痹而痛。

阴搏①阳别，谓之有子；此下论脉也。"阴"，指尺脉而言。"搏"，伏而鼓也。鼓为阳，是阴中别有阳，有子之证也。**阴阳虚，肠澼死**；"阴阳"，指尺寸而言。"虚"，谓脉来浮而无根也。"肠澼"，后泄血沫也。此是阴不藏而阳不固，阴阳绝而死。**阳加于阴，谓之汗**；阳加于阴，谓寸之阳脉，加一倍于尺中之阴，如是则阳实者汗自出，故谓之汗。**阴虚阳搏，谓之崩**。尺脉浮虚谓之阴虚，寸脉弦急谓之阳搏，是为阴血不足，阳邪有余，谓之失血内崩之症。**三阴俱搏，二十日夜半死**；"三阴"，脾肺也。搏为正脏太过之脉，全失阳和也。二十日者，土金成数之余。夜半死者，阴气益盛而为害也。**二阴俱搏，十三日夕时死**；"二阴"，心肾也。十三日者，心肾之成数也。夕时死者，水火俱搏谓之阴阳争，夕时不阴不阳，邪争之会也，故死。**一阴俱搏，十日平旦死**；"一阴"，肝与心主也。十日者，木火生成之数也。平旦死者，木火旺于平旦之时也。**三阳俱搏且鼓，三日死**；"三阳"，小肠与膀胱也。小肠为丙，膀胱为壬，三日死者，水火之生数也。**三阴三阳俱搏，心腹满发尽，不得隐曲，五日死**；"三阴"脾及肺也。"三阳"，小肠及膀胱也。四经皆无阳和之气，故脉来俱见急搏，心病于上，脾病于中，小肠膀胱病于下，故令心腹皆满。"尽"，极也。"发尽"，胀满之极也。故不能俯首而隐，屈身而曲，若此者不过五日死。五日者，五为土

---

① 国中按："搏"，当作"抟"，抟，聚也。杨上善注云："阴抟阳别，阴脉聚，阳脉不聚也。"此字错在王冰所用之古本，吴氏不知，因袭王注，解为"搏击"。后同。

数，万物所归，今四经俱病，三膲俱伤，故不能逃乎五日也。**二阳俱搏，其气溢，死不治，不过十日死**。胃与大肠俱搏，脉已危矣，复现口气臭败，则清阳已绝，必死不治。不过十日者，肠胃之生数尽也。

篇内所论阴阳，称一阴二阴三阴，一阳二阳三阳者：三阴之序，首厥阴，次少阴，次太阴；三阳之序，首少阳，次阳明，次太阳，皆因六气时序而次言之耳。

黄帝内经素问吴注第三卷

灵兰秘典论篇第八①

灵台兰室，黄帝藏书之所。秘典，秘藏典籍也。

黄帝问曰："愿闻十二脏之相使贵贱何如?"岐伯对曰："悉乎哉问也! 请遂言之。十二脏详下文。清者为贵，浊者为贱。"悉"，详尽也。**心者，君主之官也，神明出焉**；心为一身之主，五脏百骸皆听命于心，故为君主之官。心藏神，故曰神明出焉。**肺者，相傅之官，治节出焉**；"相"，去声。位高非君，犹之宰保相傅也；主行营卫，犹之调燮阴阳而赞化理，故曰治节出焉。**肝者，将军之官，谋虑出焉**；肝气急而志怒，故为将军之官。肝为厥阴，未出于阳，潜发未萌，故主谋虑。**胆者中正之官，决断出焉**；刚正果决，直而不疑，故为中正之官，而主决断。**膻中者，臣使之官，喜乐出焉**；"膻"，徒旱切。"使"，去声。"乐"，音洛。两乳之间名曰膻中，主化气而承治节，宣神明者也，是行君相之令，故曰臣使。然膻中气化，则阳气舒而令人喜乐；气不化，则阳气不舒而令人悲愁，是为喜乐之所从出也。**脾胃者，仓廪之官，五味出焉**；脾胃收纳水谷，故称仓廪之官。然脾胃和则知五味，脾胃不和则诸物失味，故云五味出焉。**大肠者，传导②之官，变化出焉**；大肠主出糟粕，传化腐秽者矣。**小肠者，受盛之官，**

---

① 国中按：此篇名为王冰所起，齐梁时代的全元起作《素问训解》，此篇名《十二脏相使》，先秦古名称《阴阳十二官相使》。

② 国中按："导"，原文作"道"，属同音假借字，故改之。

化物出焉；小肠受盛糟粕，乃传入大肠而出。**肾者，作强之官，伎巧出焉**；"伎"，音技。"作强"作用强力也。"伎"，多能也。"巧"，精巧也。盖肾为水脏，水体内明而外暗。内明，故出伎巧；外暗，则徒作强而已。**三膲者，决渎之官，水道出焉**；"决"，开也。"渎"，水道也。上膲不治，水溢高原；中膲不治，水停中脘；下膲不治，水蓄膀胱。故三膲气治，则为开决沟渎之官，水道无泛溢停蓄之患矣。**膀胱者，州都①之官，津液藏焉，气化则能出矣**。三膲水液俱出膀胱，是为都会之地，故曰州都之官，津液藏焉。然津液藏于膀胱，不能自出，必气机传化，则津液出而为尿也。**凡此十二官者，不得相失也**。失则灾害生，故不得相失。**故主明则下安，以此养生则寿，殁世不殆，以为天下则大昌**。"主"，君主之官心也。君主明则无为而化，为之下者，安于无为之治；以此道而养生，则十二官守位禀命，不亢不害，五内和而寿命永，即殁世而不危殆；以此而为天下，则君明臣良，万方承化，天下治而大昌矣。**主不明，则十二官危，使道闭塞而不通，形乃大伤，以此养生则殃，以为天下，其宗大危，戒之戒之！**"使"，去声。"塞"，入声。主不明则君不君，十二官不安其职而自危，将见其身不正，虽令不行，故臣使之道闭塞而不通，形体为之大伤；以此道养生，则或亢或害，五内交贼而遗人夭殃；以为天下，则主暗臣乱，凶逆起于辇下，而宗大危。重言戒之戒之，以见主之不可不明也。

————————

① 国中按："州都"，州者，《礼记·王制》云："二百一十国以为州"，郑玄注云："州，犹聚也。"《周礼·地官·州长》云："五党为州"，郑玄注云："州，二千五百家。"可见人类聚居之处谓之州。都者，《释名·释州国》云："都者，国君所居，人所都会也。"《韩非子·存韩》云："秦必兴兵而围王一都"，王先谦注云："古城邑大者，皆谓之都，不必王所居方为都。"可见人之所聚居之处谓之都。在本经文中，"州都"连用，其义一也，即指津液聚积之处，与十二脏之"君主、相傅、将军、中正、臣使、仓廪等义，一脉相承，属本字本义，均为比喻之词，不宜改为"洲潴"，视为借字。"

至道在微，变化无穷，孰知其原？以上文观之，一身之要本于心，天下之大系于君，是至治之道，初在于微，其间或寿或殃，或昌或危，变化则无穷也，孰知其原始于一君主哉？窘乎哉！消者瞿瞿，孰知其要？闵闵之当，孰者为良？"瞿"，音劬。"窘"，穷也。"乎哉"，叹词。"消者"，消息盈虚之理者也。"瞿瞿"，顾而又顾也。"闵闵"，忧而又忧也。叹息言道穷极乎哉！人之消息其理者，瞿瞿然左右长顾，孰有知其要者乎？闵闵然当其深忧，孰者为最良乎？如上文所言心为一身之主，十二官之要，人孰得而知？主明则下安，主不明则十二官危，或寿或殃，或危或昌，以二者较之，孰为良乎？恍惚之数，生于毫厘，毫厘之数，起于度量，千之万之，可以益大，推之大之，其形乃制。""恍惚"，有之初，似有似无者也。"制"，始定也。言形制之极，始于恍惚之微。喻言君主之明与不明，一则寿，一则殃；一则大昌，一则大危。始则本于一念，终则相睽千里，犹之数生于恍惚，终焉十百千万，不可纪极也。

黄帝曰："善哉！余闻精光之道，大圣之业，而宣明大道，非斋戒择吉日，不敢受也。""光"，明也。"宣"，发也。洗心曰斋，防欲曰戒。黄帝乃择吉日良兆，而藏灵兰之室，以传保焉。

六节脏象论篇第九

"六节"，甲子六周也。"脏"，九脏也。"象"，谓三百六十五节，以象三百六十日，九脏以象九野也。

黄帝问曰："余闻天以六六之节，以成一岁，人以九九制会，计人亦有三百六十五节，以为天地久矣，不知其所谓也?"六六之节者，六甲一周，谓之一节，六节则六六三百六十日以成一岁，此天之度也。九九制会者，黄钟之数，起于秬黍，以九重之，而制律、制度、制量、制衡。"会"，会通也。古者天子巡狩会诸侯，必同其律，同其度，同其量，同其衡，谓之会通，此人之所制也。"计"，约也。"三百六十五节"，谓三百六十五络支节也。"以为天地"，以为同于天地也。**岐伯对曰："昭乎哉问也! 请遂言之。夫六六之节，九九制会者，所以正天之度，气之数也。**"昭"，明也。言六六之节，所以正天之度；九九制会，所以正气之数也。**天度者，所以制日月之行也；气数者，所以纪化生之用也。**"制"，准也。"纪"，记也。言天有度，所以准日月迟速之行；气有数，所以记化生早暮之用。**天为阳，地为阴；日为阳，月为阴。行有分纪，周有道理，日行一度，月行十三度而有奇焉，故大小月三百六十五日而成岁，积气余而盈闰矣。**"行有分纪"，谓日月之行各有分野纪度。"周有道理"，谓日月之周天常有九道条理。"日行一度"，不及天一度也。"月行十三度"，不及天十三度也。"奇"，未尽之余也。周天三百六十五度四分度之一，日行每日不及天一度，积三百六十日，则一周天乃与天并行而更始为一岁。月行每日不及日十二度有奇，积三十日，则一周天乃与日交行而更始为一月。有奇之度谓之气余，积之三年，则气余盈满而成闰矣。**立端于始，表正于中，推余于终，而天度毕矣。**"立端于始"，谓造端为历元，所谓冬至日子之半是也："表正于中"，谓表正斗建于月中；"推余于终"，谓退闰余于积气之盈。若此，则天度虽远，而可尽知矣。

帝曰："余已闻天度矣，愿闻气数何以合之?"岐伯曰："**天以六六为节，地以九九制会，天有十日，日六竟而周甲，甲六复而终岁，三百六十日法也。**前言人以九九制会者，制度会通属于人也。此言地以九九制会者，黄钟为万事之根本，在地则九州九野，皆以九而制会通也。"十日"，谓甲、乙、丙、丁、戊、己、庚、辛、壬、癸。天有三百六十五度四分度之一，岁有三百六十五日，积气盈闰，此气数之合于天度者如此。**夫自古通天者，生之本，本于阴阳，其气九州九窍，皆通乎天气。**言自古及今，形假地生，命惟天赋，奉生之气，实通于天，是何所本哉？本于天地阴阳而已。故其气外通九州，则内生九窍，皆所以通乎天气而奉天也。**故其生五，其气三。**故人之生也，内具五行而运用，外假三元以生成。**三而成天，三而成地，三而成人，**三而成天，《乾》之象也；三而成地，《坤》之象也；三而成人，六子之象，皆三也①。人生父天母地，通乎天气，外而三阳，内而三阴，通内外行阴阳而有三膲，亦若是尔。**三而三之，合则为九，九分为九野，九野为九脏，**"九野"，九州之野。"九脏"，详下文。**故形脏四，神脏五，合为九脏以应之也。**"形脏四：一头角，二耳目，三口齿，四胸中也。神脏五：肝藏魂，心藏神，脾藏意，肺藏魄，肾藏志也。

　　帝曰："余已闻六六之节，九九之会矣，夫子言积气盈闰，愿闻何谓气？请夫子发蒙解惑焉。"岐伯曰："此上帝之所秘，先师传之也。"以物冒目谓之蒙。"发蒙"，去其蔽冒也。"上帝"，古先哲王。"先师"，僦贷季也。**帝曰："请遂闻之。"岐伯曰："五日谓之候，三候谓之气，六气谓之时，四时谓之岁，而各从其主治焉。**每岁有七十二候，二十四气，分为四时，合为一岁也。"各从其主治"者，谓时则春夏秋冬，气则立春雨水次第而周，物生脉应，各从时气而主治也。**五运相袭，而皆治之，终期之日，周而复始，时立气布，如环无端，候亦同**

----

　　① 国中按：《乾》为父，《坤》为母。六子者，《震》长男、《坎》中男、《艮》少男；《巽》长女、《离》中女、《兑》少女。《乾》父统三子于东北，《坤》母统三女于西南，此后天八卦方位，人用者也。

法。"五运"，木、火、土、金、水也。"相袭"，相承袭也。"皆治"，谓候气时岁皆其分治也。终期之日，气候一周，则又复始。时立春夏秋冬，气布立春雨水序次相承，如循环之无端。其七十二候，周而复始，亦同此法。谓如立春之后五日而东风解冻，又五日而蛰虫始震，又五日而鱼陟负冰，每气三候亦是周而复始，故曰候亦同法。**故曰："不知年之所加，气之盛衰，虚实之所起，不可以为工矣"。**"故曰"，古语也。当年运气有加临，有盛衰，有虚实，详在《六元正纪》等篇。

帝曰："**五运终始，如环无端，其太过不及何如？**"岐伯曰："**五气更立，各有所胜，盛虚之变，此其常也。**"言盛虚变现，天之常道也。帝曰："**平气何如？**"岐伯曰："**无过者也。**"不失常候，谓之无过。帝曰："**太过不及奈何？**"岐伯曰："**在经有也。**""经"，谓《天元纪》、《五运行》、《六微旨》、《气交变》、《五常政》、《六元正经》、《至正要论》诸篇。

帝曰："**何谓所胜？**"岐伯曰："**春胜长夏，长夏胜冬，冬胜夏，夏胜秋，秋胜春，所谓得五行时之胜，各以气命其脏。**"春应木，木胜土；长夏应土，土胜水；冬应水，水胜火；夏应火，火胜金；秋应金，金胜木，此其常也。四时之中，加以长夏，故谓得五行时之胜也。所谓长夏者，六月也。土生于火，长在夏中，既长而旺，故云长夏也。以气命脏者，春木合肝，夏火合心，长夏土合脾，秋金合肺，冬水合肾，故曰各以气命其脏。"命"，名也，又天之所界也。帝曰："**何以知其胜？**"岐伯曰："**求其至也，皆归始春。**""至"，气至也。如春至则暖，夏至则热是也。"皆归始春"，谓春为四时之长，始春之气合时而至，则五行无相胜之邪；始春之气不合于时，则五行之气更相胜克，邪僻内生，五脏病矣。**未至而至，此谓太过，则迫所不胜，而乘所胜也，命曰气淫；**四时五行之气，各有所值，若所值之气未应至而先期至，是所值之气有余而为太过，则轻侮其所不胜，而乘其所胜，命曰气淫。淫者，恃其太过而为虐也。**至而不至，此谓不及，则所胜妄行，而所生受病，所不胜迫之也，命曰气迫。**若所值之气应至，乃后期而不至，是所值之气不足而谓不及，则己所胜者无所畏而妄行，生己者遇妄行之克而受病，己所不胜者乘之而迫贼我也，命曰气迫。迫者，因其所不及而众迫之也。**所谓求其至者，气至之时也。**上文所言求其至者，四时之气应至而至之时也。**谨候其时，气可与期，失时反候，五治不分，邪僻内生，工不能禁也。**"言谨候于四时，其温热凉寒可与相期，若所至之气与时相失，与候相反，五运之治，浑然不分，人在气交之中，受此不正之气，则五脏交争，邪僻内生，虽医不能禁也。

帝曰："**有不袭乎？**"言五行之气，有不相承袭者乎？岐伯曰："**苍天之气，不得无常也。气之不袭，是谓非常，非常则变矣。**""变"，谓变易为病。帝曰："**非常而变奈何？**"岐伯曰："**变至则病，所胜则微，所不胜则甚，因而重感于邪则死矣。故非其时则微，当其时则甚也。**"言变常之气至，则人受病，若为时之所胜，则是我克者为微邪；若为时之所不胜，则是克我者为贼邪，害斯甚矣。因而重感于邪，是伤而又伤，则是死症。故非变气得令之时，为害则微；当其得令之时，为害则甚矣。

帝曰："**善！余闻气合而有形，因变以正名，天地之运，阴阳之化，其于万物孰少孰多，可得闻乎？**"岐伯曰："**悉乎哉问也！天至广不可度，地至大不可量，大神灵问，请陈其方。**"气合而有形"，谓阴阳二气交合，而生万物之有形者也。"因变以正名"，谓万物化生各一其形，则各正其名而命之也。"孰少孰多"，言何者阳中之阴，何者阴中之阳，阴阳有多有少也。"神灵"，指天地阴阳而言，言大哉天地阴阳之问也。"陈其方"，言其略也。**草生五色，五色之变，不可胜视；草生五味，**

五味之美，不可胜极。言此以喻五行阴阳之变，犹之五色五味之不可胜极也。**嗜欲不同，各有所通。**五脏各有嗜欲，声色臭味各有所通而入五脏也。**天食人以五气，**"五气"，非徒臊、焦、香、腥、腐而已，此乃地气，非天气也。盖谓风气入肝，暑气入心，湿气入脾，燥气入肺，寒气入肾。当其不亢不害，则能养人，人在气交之中，以鼻受之而养五脏，是天食人以五气也。**地食人以五味。**酸、苦、甘、辛、咸，地之五味也，五脏赖之以养，是地食人以五味也。**五气入鼻，藏于心肺，上使五色修明，音声能彰；**五者之气由鼻而入，藏于心肺之间，心肺得受天之五气，岂徒藏之，入通五脏，生五色而发五音，若人失养于天之五气，则必失色而丧音矣。**五味入口，藏于肠胃，味有所藏，以养五气，**"味有所藏"，谓五味各有所藏，酸入肝，苦入心，甘入脾，辛入肺，咸入肾。五脏得此五味，则以之养乎五气而气从矣。**气和而生，津液相成，神乃自生。"**阳为气，阴为味，气得味，阳得阴也。故气得乎味，味以养气，为阴阳和而生生者也。生生则化津液，五液交相成就，则阴中有阳，阳中有阴，二气五行妙合而凝，神乃自生矣。

帝曰："**脏象何如？**""象"，犹天象之象，可见者也。**岐伯曰："心者，生之本，神之变**①**也，其华在面，其充在血脉，为阳中之太阳，通于夏气；**心为君主之官，百骸系之以存亡，故曰生之本；七神由之以动静，故曰神之变，"变"，谓宰其变也。火气炎上，故其华在面；心主血主脉，故其充养在血脉；心旺于夏，气合太阳，以太阳居夏火之中，故为阳中之太阳，通于夏气也。**肺者，气之本，魄之处也，其华在毛，其充在皮，为阳中之太阴，通于秋气；**肺主气而藏魄，故曰气之本，魄之处也；皮毛者，肺之外候，故其华在毛，其充养在皮也；肺居阳部

---

① 国中按："变"，《太素》作"处"，应以"处"为是。

而旺于秋，故为阳中之太阴，通于秋气。**肾者，主蛰，封藏之本，精之处也，其华在髮，其充在骨，为阴中之少阴，通于冬气**；肾主闭藏，犹蛰虫封闭其户而自藏也，故曰主蛰，封藏之本，然其所藏何物哉？是精之所处也；髮者，脑气所养，肾主脑髓，故其华在髮，其充养在骨也；肾属水而旺于冬，又居阴分，故为阴中之少阴，通于冬气。**肝者，罢**①**极之本，魂之居也，其华在爪，其充在筋，以生血气，其味酸，其色苍，此为阳中之少阳，通于春气**；"罢"，音皮。动作劳甚，谓之罢极。肝主筋，筋主连动，故为罢极之本；肝藏魂，故为魂之居；爪者，筋之余，故其华在爪，其充养在筋也；肝为乙木，行升生之令，故曰以生血气；酸者木之味，苍者木之色，木旺于春，位列于东，又主发生，故为阳中之少阳，通于春气。**脾、胃、大肠、小肠、三膲、膀胱者，仓廪之本，营之居也，名曰器，能化糟粕转味而入出者也**，皆受谷气，转运不息，故曰仓廪之本；营出中膲脾胃之位，故曰营之居也；盛贮水谷，犹夫器物，故名曰器；诸脏为水谷传化之道，能变化糟粕转味而入出也。**其华在唇四白，其充在肌，其味甘，其色黄，此至阴之类，通于土气**。"四白"，唇之四际白肉也。口为脾窍而主肌肉，故其华在唇四白，其充养在肌肉。甘者土之味，黄者土之色。虽然此不独指脾胃而言，大肠、小肠、三膲、膀胱皆在其内也，故曰此至阴之类，类之文义兼六者而言。身半以下地气居之，故曰通于土气。**凡十一脏，取决于胆也**。五脏六腑共为十一脏，脏气所发不能自决，而皆取决于胆，由其中正刚断，故果敢而直行也。

　　故人迎一盛病在少阳，二盛病在太阳，三盛病在阳明，

---

①　国中按："罢"，古字作"罷"，有 bà、pí、pì 三种读音，与"疲"字通借，又可解为"劳、任"诸义。学者们多以此句之"罢"，为"疲"之借字，唯李今庸先生解有不同。先生以为"罢"当作"能"，而"能"与"耐"通借，此处宜作"耐"解，当以"耐极之本"为是。笔者思之，李氏之解最近经义，可从。

四盛已上为格阳；上言六节脏象，此言六节脉象也。此家脉法，法象阳左阴右，自为一家。左手关上为人迎，若脉一盛少阳有余，二盛太阳有余，三盛阳明有余，四盛则阳气过极，谓之格阳。格阳者，食不得入。**寸口一盛病在厥阴，二盛病在少阴，三盛病在太阴，四盛已上为关阴。**右手关上为寸口，若脉一盛，厥阴有余，二盛少阴有余，三盛太阴有余，四盛则阴气过极，谓之关阴。关阴者，不得小便。**人迎与寸口俱盛四倍以上为关格，关格之脉赢①，不能极于天地之精气，则死矣。**阴阳相离不复相营，则俱盛四倍而为关格，一有此脉，则阴阳赢败。"极"，尽也，"精气"，天界之精气，言不能尽其天年而死也。

五脏生成篇第十

　　五脏未病，有相生相成之理；五脏已病，亦有相生
　相成之理。

　心之合脉也，其荣色也，其主肾也；心生血而藏神，脉则血体而神用，故心合脉，其荣采见于颜色，其以之为主而畏者肾也。**肺之合皮也，其荣毛也，其主心也**；肺为金，皮得金之坚，故为之合，其所荣养者毛，其所畏惮而为主者心也。**肝之**

---

　　① 国中按："赢"，他本均作"赢"，宋代林亿新校正云："详'赢'当作'盈'，脉盛四倍以上，非'赢'也，乃盛极也，古文'赢'与'盈'通用。"可见宋时有古本作"赢"，故曰非"赢"也，吴昆此书从"赢"字解，当是从古本而来。

合筋也，其荣爪也，其主肺也；肝为木，木性曲直，筋体象之，故为之合，其发荣在爪，其所畏惮而为主者肺也。**脾之合肉也，其荣唇也，其主肝也；**脾为土，土性敦厚，肉则象之，故为之合，其荣采则发于唇，其所畏惮而为主者肝也。**肾之合骨也，其荣髪也，其主脾也。**肾藏精，骨藏髓，象其蛰封之体，故合骨，其滋荣则在于髮，其所畏惮而为主者脾也。

是故**多食咸，则脉凝涩而变色；**咸为肾水，脉为心火，多食咸则脉为所克，故凝涩而变其色，先赤后黑是也。**多食苦，则皮槁而毛拔；**苦从火化，皮毛为金，多食苦，则火克金，故皮枯槁而毛拔落也。**多食辛，则筋急而爪枯；**辛从金化，筋与爪为木，多食辛则木受其克，故筋急而爪枯。**多食酸，则肉胝皱而唇揭；**"胝"，音抵。"皱"音绉。酸从木化，肉与唇为土，多食酸则土受其克，故肉粗疏胝皱而唇掀揭也。**多食甘，则骨痛而髮落。**甘从土化，骨髮属肾水，多食甘则水受其克，故骨痛而髮落。**此五味之所伤也。**五味各有所伤，所谓阴之五宫伤在五味是也。故**心欲苦，肺欲辛，肝欲酸，脾欲甘，肾欲咸，此五味之所合也。**"合"，谓各有所合也。

五脏之气败，色现青如草滋者死，黄如枳实者死，黑如炲者死，赤如衃血者死，白如枯骨者死，此五色之现死也。"炲"，音苔。"衃"，芳杯切。"草滋"，草得滋养而色益深也。"炲"，积烟所成者。"衃血"，败血也。此五色之现，枯而不泽，故死。"色现"上，旧作"气故"，今改为"气败"。**青如翠羽者生，赤如鸡冠者生，黄如蟹腹者生，白如豕膏者生，黑如乌羽者生，此五色之现生也。**此五色之现，润泽不枯，故生。**生于心，如以缟裹朱；生于肺，如以缟裹红；生于肝，如以缟裹绀，生于脾，如以缟裹栝楼实；生于肾，如以缟裹紫，此五脏所生之外荣也。**"楼"，萎同。"缟"，素帛也。"绀"，青而赤色也。色生而外荣，谓有华采外现，不徒生而已。

　　色味当五脏：白当肺、辛，赤当心、苦，青当肝、酸，黄当脾、甘，黑当肾、咸。"当"，合也。**故白当皮，赤当脉，青当筋，黄当肉，黑当骨。**各合其类也。

　　诸脉者皆属于目，以经脉考之，膀胱之脉起于目内眦，胃之脉交颃中，胆脉起于目锐眦，大肠之脉贯颊，小肠之脉上颊至目锐眦，其支者至目内眦，三膲之脉至目锐眦，又心脉系目系，肝脉连目系，是诸脉属于目也。**诸髓者皆属于脑，**脑为髓海，故诸髓属之。**诸筋者皆属于节，**诸筋过于骨节，必结于节间也。**诸血者皆属于心，**心为生血之源，故血皆属心。**诸气者皆属于肺，**肺藏气，故属之。**此四肢八溪之朝夕也。**"四肢"，两手足也。"溪"，肉之会也。"八溪"，每肢二溪也。"朝夕"，会也，古者君臣朝会谓之朝，夕会谓之夕。谓脉、髓、筋、血、气五者，与四肢八溪相为朝夕而会见也。**故人卧血归于肝，**肝为藏血之脏，人动则血运于诸筋，静则归于肝脏而藏也。**肝受血而能视，**肝开窍于目，肝受血则目有余养，故能视。**足受血而能步，掌受血而能握，指受血而能摄。**人之所以能步、能握、能摄者，虽系于筋，若无血以养筋，则痿弱无力，足不能步，掌不能握，指不能摄矣。**卧出而风吹之，血凝于肤者为痹，凝于脉者为涩，凝于足者为厥。**"痹"，顽痹麻木也。"涩"，血涩不利也。"厥"，足清而冷，不得温也。**此三者，血行而不得反其孔，故为痹厥也。**"孔"，血流之道，谓经隧也。言痹厥而不言涩，痹可以兼涩也。**人有大谷十二分，**"分"，去声，大经所会谓之大谷，十二分，谓十二经脉之部分。**小溪三百五十三名，少十二腧，**小络所会，谓之小溪，三百五十三名者，经穴之名也。"腧"，十二经之腧也。十二腧不在三百五十三名之内，故言少十二腧。古穴总之三百六十五名，以应周天三百六十五度，后世益之，遂多其数。**此皆卫气之所留止，邪气之所客也，**经穴皆卫气之所留止，卫气有亏，则为邪气所客耳，针石缘而去之。"缘"，因也。经穴为邪气所客，针石因而取之，以去邪也。

诊病之始，五决为纪，"五决"谓五脏脉形决人生死也。"纪"，纲纪也。欲知其始，先建其母，"始"，得病之原也。"建"，立也。"母"，应时胃气也。如春脉微弦，夏脉微钩，长夏脉微软，秋脉微毛，冬脉微石，谓之中和而有胃气，土为万物之母，故谓之母也。若弦甚，则知其病始于肝；钩甚，则知其病始于心；软甚，则知其病始于脾；毛甚，则知其病始于肺；石甚，则知其病始于肾。故曰欲知其始，先建其母。所谓五决者，五脉也。"五脉"：春弦，夏钩，长夏软，秋毛，冬石也。以五脉中和为平，甚则决其邪气有余，不及则决其正气不足。

是以头痛颠疾，下虚上实，过在足少阴、巨阳，甚则入肾。头痛颠疾，巨阳经病也。巨阳膀胱之脉，交颠上；其支别者，从颠至耳上角；其直行者，从颠入络脑，还出别下项。"下虚"，少阴肾虚。"上实"，巨阳膀胱经实也。"过"，责其过也。言有上件病症，责其过在少阴、巨阳。盖肾虚不能引巨阳之气，故虚邪上行，而见头痛颠疾也，甚则邪乘肾虚，自入于肾而肾受病矣。眴蒙招尤，目冥耳聋，下实上虚，过在足少阳、厥阴，甚则入肝。"眴"，音眩。"眴"，目动也。目半合谓之蒙，全合谓之冥。"尤"，_肬同。"招尤"，摇动不定也。"耳聋"，耳塞无闻也。"下实"，肝胆自实。"上虚"，经脉虚也。少阳胆经起于目锐眦，上抵头角，下耳后；其支者，从耳后入耳中，出走耳前，至目锐眦。厥阴肝脉连目系，上出颖，与督脉会于颠。故上件诸症，其失在足少阳、厥阴，甚则邪自伤肝而肝病也。"眴"，旧作"徇"，僭改此。腹满䐜胀，支膈胠胁，下厥上冒，过在足太阴、阳明。实谓之满，塞谓之䐜，大谓之胀。"支"，支离而痛也。膈膜谓之膈，胁上谓之胠，胠下谓之胁，言支于膈胠胁三处也。"下厥"，谓气从下逆上也。"上冒"，头目如蒙冒也。

太阴脾脉入腹，属脾络胃。阳明胃脉下膈属胃，其直行者下乳内廉，下夹脐，入气街中；其支者循腹里。故上件诸症，其失在足太阴、阳明也。**咳嗽上气，厥在胸中，过在手阳明、太阴。**声出于肺谓之咳，咳而连声谓之嗽。"上气"，浮肿也。厥在胸中，逆气在胸中也。肺主胸中而为太阴，其脉从肺系横出腋下，阳明大肠之脉络于肺，故上件病症，其失在手阳明、太阴也。**心烦头痛，病在膈中，过在手巨阳、少阴。**"心烦"，热而烦闷也。"头痛"，火痛也。"膈中"，膈上也。手巨阳小肠之脉，入缺盆，络心；其支者循颈上颊，至目锐眦。少阴心脉起于心中，出属心系，下膈。故上件诸症，其失在手巨阳、少阴也。

　　夫脉之小、大、滑、涩、浮、沉，可以指别；脉细谓之小，阔谓之大，溜谓之滑，难谓之涩，表谓之浮，里谓之沉，如此之类可以指别。**五脏之象，可以类推；**五脏发病，其症象合于五行。如心主惊骇，象火也；肝主挛急，象木也；脾主肿满，象土也；肺主声咳，象金也；肾主收引，象水也。凡若此者，可以类推。**五脏相音，可以意识；**"音"，宫、商、角、徵、羽也。"相音"五音相为循环也。如宫之宫，脾家实也；宫之商，则为脾病传肺；宫之角，则为脾病传肝；宫之徵，则为脾病传心；宫之羽，则为脾病传肾。凡若此者，五五二十五音，可以意识。**五色微诊，可以目察。**"五色"，肝青，心赤，脾黄，肺白，肾黑也。其间生克乘侮，则可以目察识。**能合脉色，可以万全。**五脏有病，各显其脉，各现[①]其色，能以脉色二者合而酌之，则治之万全而无失矣。

　　赤，脉之至也，喘而坚，诊曰有积气在中，时害于食，名曰心痹，此示人合脉色之准也。"赤"，心之色也。脉至喘而

---

①　国中按："现"，原文作"见"，"见"古文兼"见、现"二音二义，今为读者易识，改用本字。全书同。

坚，言脉来如喘息之急而又坚，火之象也。脉色相合如此，诊可知矣。"积气"，积而不散之气。"害"，妨也。"痹"，气不流行而凝结也。**得之外疾，思虑而心虚，故邪从之。**"外疾"，用心于外而致疾也。故思虑而心虚，则外邪因而从之矣。**白，脉之至也，喘而浮，上虚下实，惊，有积气在胸中，喘而虚，名曰肺痹，寒热，**"白"，肺之色也。脉至喘而浮，如喘息之急而又浮也。"上虚"，肺自虚也。"下实"，心在肺下而为邪，谓之实也。盖肺金不足，则心火乘其虚而克贼之。"惊"，心实而惊，肺受火邪，失其治节。故有积气在胸中，令人喘而虚也，是名肺痹。寒热者，金火相战，金胜则寒，火胜则热也。**得之醉而使内也。**酒味辛热，益于心火，火盛则金衰，使内则肾虚，肾虚则盗母气以自养，肺益衰矣。火益实而金益衰，故现上件诸症也。**青，脉之至也，长而左右弹，有积气在心下，支胠，名曰肝痹，**"青"，肝之色。脉至长而左右弹，弦长而动也。是为肝实，故有积气在心下，而支离于胠胁，是气不流行而结于所部，名曰肝痹也。**得之寒湿，与疝同法，腰痛，足清，头痛。**寒湿二气皆为阴气，寒甚则令人痛，湿甚则著，故成上件诸症。疝亦寒湿为病，故云与疝同法。肝脉起于足大趾丛毛之际，循股阴，过阴器，又与督脉会于颠，故令人腰疼痛而足清冷，寒则血气凝涩，故头与腰俱痛也。**黄，脉之至也，大而虚，有积气在腹中，有厥气，名曰厥疝，女子同法，**"黄"，脾色也，脉来大而虚，大为邪气实，虚为正气衰，故有积气在腹中。气积于腹，则下膲之气不得上达，郁而始通，是厥气也，名曰厥疝。女子得之亦为同法。**得之疾使四肢，汗出当风。**脾主四肢，胃主四末，疾使四肢，则劳而汗易出。"风"，木气也。风乘土虚，客于其部，故现上件诸症。**黑，脉之至也，上坚而大，有积气在小腹与阴，名曰肾痹，**"黑"，肾色也。脉至上坚而大，肾邪有余也。故有积气在小腹与阴，是肾气不得流行，结于其部为痹也。**得之沐**

浴清水而卧。沐浴则湿，清水则寒，卧则气入于里，寒湿从之而入，同气相求，则归于肾也。

凡相五色之奇脉，面黄目青，面黄目赤，面黄目白，面黄目黑者，皆不死也。"奇脉"，谓与色不相偶合也。凡色现黄皆为有胃气，故不死。**面青目赤，面赤目白，面青目黑，面黑目白，面赤目青，皆死也**"。无黄色而皆死者，以无胃气也。五脏以胃气为本，故无黄色皆死。

五脏别论篇第十一

言五脏别有所论，不在常谈之例也。

黄帝问曰："余闻方士，或以脑髓为脏，或以肠胃为脏，或以为腑。敢问更相反，皆自谓是，不知其道，愿闻其说。" 方士，明悟方术之士。

岐伯对曰："脑、髓、骨、脉、胆、女子胞，此六者地气之所生也，皆藏于阴而象于地，故藏而不泻，名曰奇恒之腑。 "奇恒"，异于常者也。**夫胃、大肠、小肠、三膲、膀胱，此五者天气之所生也，其气象天，故泻而不藏，此受五脏浊气，名曰传化之腑，此不能久留输泻者也。** "输泻"，转输而泻出也。**魄门亦为五脏使，水谷不得久藏。** "使"，去声。"魄门"，肛门也，《难经》曰："下极为魄门是也。居五脏之下，为之传送，若役使然，故曰五脏使。"

所谓五脏者，藏精气而不泻也，故满而不能实。 精气妙神用于无迹，故满而不实。**六腑者，传化物而不藏，故实而不能满也。**水谷化糟粕而有象，故实则传化，不得满也。**所以然者，水谷入口，则胃实而肠虚，**以未下也。**食下，则肠实而胃虚。**水谷下也。**故曰：实而不满，满而不实也。"**

帝曰："**气口何以独为五脏主？**""气口"，即寸口，在鱼际后同身寸之一寸，是其处也，义见下文。岐伯曰："**胃者水谷之海，六腑之大源也。五味入口，藏于胃以养五脏气，气口亦太阴也。**言气口亦是太阴肺经脉气所发。**是以五脏六腑之气味皆出于胃，变现于气口。**五脏六腑之气味，皆出于胃，熏蒸于肺，肺得诸脏腑之气，转输于经，故变现于寸口。**故五气入鼻，藏于心肺，心肺有病，而鼻为之不利也。**"为"，去声。风、暑、湿、燥、寒，天之五气也，无形之气由鼻而入，故不藏于胃而藏于心肺。凡心肺有病，则鼻为气窍，因之不利。

凡治病必察其下，"下"，谓二便也。**适其脉，**诊其气口脉状变现何如也。**观其志意，**求其志意为之施治。如怒伤肝，喜伤心，思伤脾，悲伤肺，恐伤肾，皆志意为病。又如先富后贫，先贵后贱，亦当会其志意而为之处治也。**与其病也。**症有风、寒、暑、湿之异，经络腑脏之殊，皆宜明辨之。**拘于鬼神者，不可与言至德；**德之至者，与天地合其德，与鬼神合其吉凶，拘于鬼神之说者，不知至德，虽与之言，必不见信，故不可与言也。**恶于针石者，不可与言至巧。**"恶"，去声。《灵枢经》曰："手巧而心审谛者，可使行针，若人恶于针石，则不足与言至巧，虽与之言，必不见用故也。"**病不许治者，病必不治，治之无功矣。"**如拘于鬼神，恶于针石，皆病之不许治也，强为之治，功必不成，故曰治之无功矣。

黄帝内经素问吴注第四卷

异法方宜论篇第十二

异法者，治病不同其法。方宜者，五方各有所宜。

黄帝问曰："医之治病也。一病而治各不同，皆愈何也?""不同"，如针石、灸焫、毒药、导引、按跷也。岐伯对曰："地势使然也。地有高下燥湿之势，故治法各有不同。故东方之域，天地之所始生也，东方为春生之始。鱼盐之地，海滨傍水，"鱼盐"，海之利。"滨"，水际也。其民食鱼而嗜咸，皆安其处，美其食，丰其利，故居安；恣其味，故食美。鱼者使人热中，盐者胜血，鱼性温，食之令人热中而发疮疡。盐性咸，食之令人脉凝涩而变色。故其民皆黑色疏理，其病皆为痈疡，血弱而热，宜多痈疡。其治宜砭石，"砭石"，谓以石为针也。《山海经》曰："高氏之山，有石如玉，可以为针，则砭石也。"故砭石者，亦从东方来。今东人犹用之。

西方者，金玉之域，沙石之处，天地之所收引也，西方为收敛引缩者，象秋气也。其民陵居而多风，水土刚强，依于山陵而居，故多风。金气肃杀，故水土刚强。其民不衣而褐荐，华食而脂肥，"不衣"，裸其身也。"褐"，毛布。"荐"，草茵也。"华食"，酥酪之属，以食鲜美，故令体脂肥。故邪不能伤其形体，其病生于内，水土刚强，肤腠肥密，故邪不外伤，而病生于内，如饮食男女过其恣欲也。其治宜毒药，水土刚强，血气厚实，宜毒药以攻其内。故毒药者亦从西方来。今西人犹奉之。

北方者，天地所闭藏之域也，其地高陵居，风寒冰冽，象冬气也。其民乐野处而乳食，脏寒生满病，"乐"，音洛。水寒风冽，故病脏寒，脏寒则中气不化，故令中满。**其治宜灸焫，**"焫"，音热，灼艾也。**故灸焫者亦从北方来。**北方人奉行其法。

南方者，天地所长养，阳之所盛处也，法象夏气。**其地下**①**，水土弱，雾露之所聚也，**地下则水归之，水多故土弱而雾露聚。**其民嗜酸而食腐，**"腐"，熟物也。**故其民皆致理而赤色，其病挛痹，**"致"，直利切。嗜酸，故肉理致密。阳盛之处，故色赤，热甚则筋燥急，故病筋挛。雾露所聚，则湿气外着，故病痹。**其治宜微针，**"微针"，毫针也，所以取痛痹。**故九针者亦从南方来。**针形有九，故云九针，南人之所崇尚也。

中央者，其地平以湿，天地所以生万物也众，象土德之用，故生物繁庶。**其民食杂而不劳，**四方辐辏，万物交归，故民食纷杂而己不劳。**故其病多痿厥寒热，**湿伤筋，则病痿弱。湿伤足，则病下厥，谓逆冷也。中央当南北之冲，水火之所交袭，故病寒热。**其治宜导引按跷，**"导引"，运行经气，不使留滞为病也。手摩谓之按，足蹑谓之跷，所以揉扰筋节，宣通阳气也。**故导引按跷者，亦从中央出也。**中央人用之为调神理气之道。

故圣人杂合以治，各得其所宜，故治所以异而病皆愈者，得病之情，知治之大体也。"

---

①　国中按：地有余于西北，故高山耸立；地陷于东南，故江水东流。中国版图正是先天八卦图，《艮》居西北，大山也；《兑》居东南，泽水也。北京地域也然。

移精变气论篇第十三

移易精神，变化脏气，如悲胜怒，恐胜喜，怒胜思，喜胜悲，思胜恐，导引营卫，皆其事也。

黄帝问曰："余闻古之治病，惟其移精变气，可祝由而已。今世治病，**毒药治其内，针石治其外，或愈或不愈，何也？**"凡人用情失中，五志偏僻，则精神并于一脏，为亢为害，而疾生矣。如怒则气上，恐则气下，喜则气缓，悲则气耗，思则气结，是为气病而生诸疾，古人治者，明见其情，为之祝说病由。言志有所偏，则气有所病，治以所胜，和以所生，移易精神，变化脏气，导引营卫，归之平调而已。岐伯对曰："**往古人居禽兽之间，动作以避寒，阴居以避暑，内无眷慕之累，外无伸宦之形，此恬淡之世，邪不能深入也。故毒药不能治其内，针石不能治其外，故可移精祝由而已。**古人巢居穴处，故云居禽兽之间。"伸宦"，求进于宦也。内无眷慕，外无徼求，谓之恬淡。盖恬淡则天真完固，气血坚实，邪不能入，无事于毒药针石也。移精祝由注见上。今之世不然，忧患缘其内，苦形伤其外，又失四时之顺，逆寒暑之宜，贼风数至，虚邪朝夕，内至五脏骨髓，外伤孔窍肌肤，所以小病必甚，大病必死，故祝由不能已也。""数"，音朔。言今人内伤七情，外逆寒暑，五脏百骸皆伤，病则必死，非祝由变气所能已也。

帝曰："善！余欲临病人，观死生，决嫌疑，欲知其要，如日月光，可得闻乎？" "嫌"，谓色脉之不治者，为可嫌也。"疑"，谓色脉之相类者，当决疑也。岐伯曰："色脉者，上帝之所贵，先师之所传也。上古使僦贷季理色脉而通神明，合之金、木、水、火、土，四时、八风、六合，不离其常，"僦贷季"，上帝之臣，即所言先师也。"理色脉"，求理于色脉也。"通神明"，谓色脉之验，符合于神明也。合之五行、四时、八方之风、六合一理，不异其常，而色脉同也。变化相移，以观其妙，以知其要，欲知其要，则色脉是矣。五行、四时、八风，互有代谢，谓之变化相移，色脉因之而变，是可以观其妙也。人之一身，五脏、六腑、百骸、九窍，何众多也，而惟色脉足以测人死生，是可以知色脉之为要矣。色以应日，脉以应月，常求其要，则其要也。色应日脉应月者，占候之期准于色脉也。常求色脉之差忒，是则平人之诊要也。夫色之变化，以应四时之脉，此上帝之所贵，以合于神明也，所以远死而近生，色应四时之脉，则不逆于四时，是血气冲和，与四时神相合，故上帝贵之，所以远死而近生也。生道以长，命曰圣王。圣王知天下之大系于一身，故先保身，是生道之长，圣王之事也。

中古之治，病至而治之，汤液十日，以去八风五痹之病，病至而治之，未能治于未病也。"八风"《灵枢经》曰："风从东方来，名曰婴儿风，其伤人也，外在于经纽，内舍于肝；风从东南来，名曰弱风，其伤人也，外在于肌，内舍于胃；风从南方来，名曰大弱风，其伤人也，外在于脉，内舍于心；风从西南来，名曰谋风，其伤人也，外在于肉，内舍于脾；风从西方来，名曰刚风，其伤人也，外在于皮，内舍于肺；风从西北来，名曰折风，其伤人也，外在手太阴之脉，内舍于小肠；风从北方来，名曰大刚风，其伤人也，外在于骨，内舍于肾；风从东北来，名曰凶风，其伤人也，外在于胁腋，内舍于大肠。"五痹"，《痹论》曰："以春甲乙伤于风者为筋痹，以夏丙丁伤于风者为脉痹，以秋庚辛伤于风者为皮痹，以冬壬癸伤于风者为骨痹，以至阴遇此者为肉痹。**十日不已，治以草苏草荄之枝，本末为助，标本已得，邪气乃服。**"荄"，古哀切。"不已"，病去不尽也。"草苏草荄"，二药之易得者也。"枝"，干也。"本"，根也。"末"，苗也。"助"，佐也。病有标有本，受病者为本，传变者为标，既得其本，又得其标，则邪气未有不服者也。**暮世之治病也则不然**，又不同于中古也。**治不本四时，不知日月，不审逆顺**，四时之气各有所在，如春气在经脉，夏气在孙脉，长夏气在肌肉，秋气在皮肤，冬气在骨髓，不本其处而治，是反古也。"不知日月"，如日有寒温明暗，月有空满亏盈，皆不知而妄治也。"不审逆顺"，如月生而泻，月满而补，月郭空而治，是谓之藏虚重实，而乱经者也。**病形已成，乃欲微针治其外，汤液治其内，**病形未成，不能使之移精变气祝由而已，迨其病形已成，不可求治，乃欲微针治其外，汤液治其内，言其晚也。**粗工凶凶，以为可攻，故病未已，新病复起。**""粗"，技不精也。"凶凶"，不料事宜之可否也，"故"，旧也。故病未已，新病复起，言不足以去病，适足以增病也。

　　帝曰："愿闻要道。"岐伯曰："治之要极，'勿失色脉'，**用之不惑，治之大则。**"勿失色脉"，谓察之精专，不失病情也。"不惑"，明之至也。"大则"，大法也。**逆顺到行，标本不得，亡神失国。**法有逆治顺治。"到行"，谓不知逆顺而反之也。病有标有本。"不得"，谓不审其标本而失之也。"神"，谓天真元神。"国"，十二官也。**去故就新，乃得真人。**""去故"，去其故日之邪；"就新"，养其新生之气。即移精变气之事也。如此，是得上古真人之道。

　　帝曰："**余闻其要于夫子矣，夫子言不离色脉，此余之所**

知也。”岐伯曰：“治之极于一。”帝曰：“何谓一？”岐伯曰：
“一者，因得之。”“极”，尽也。“因得之”，因问而得之也。帝
曰：“奈何？”岐伯曰：“闭户塞牖，系之病者，数问其情，以
顺其意，“塞”，入声。“数”，音朔。闭户塞牖，不欲人知也。
盖七情之病，有非针砭药石可愈者，故问其情实，以顺其意，则
病者情志舒扬而得愈矣。得神者昌，失神者亡。”神者，心之所
藏，心为君主，十二官奉以周旋者也。若心主明，十二官守位禀
命，谓之得神，如此养生则昌而寿；若心主不明，十二官各逞其
欲，谓之失神，如此养生则夭而亡矣。是精不能移，气不能变，
祝说病由而无益者也。帝曰：“善！”

汤液醪醴论篇第十四

　　　物之可以成汤者，皆名汤液。谷之造作成酒者，皆
　　名醪醴。

　　黄帝问曰：“为五谷汤液及醪醴奈何？”“醪”，音劳。以五
谷冠于汤液醪醴之上者，以五谷为汤液醪醴也。“奈何？”问其造
为之法也。岐伯对曰：“必以稻米，炊以稻薪，稻米者完，稻薪
者坚。”帝曰：“何以然？”岐伯曰：“此得天地之和，高下之
宜，故能至完；伐取得时，故能至坚。”帝曰：“上古圣人作
汤液醪醴，为而不用何也？”岐伯曰：“自古圣人之作汤液醪醴
者，以为备耳，言圣人愍念生灵，先事而防，故为汤液醪醴以备
不虞。夫上古作汤液，故为而弗服也。上古之世，道德浑全，虽

作汤液，乃为备耳，未尝受病，故弗服也。**中古之世，道德稍衰，邪气时至，服之万全。**"道德稍衰，则正气稍坏，精神不能内守，邪气时至而身受之，故服汤液始可万全。**帝曰："今之世不必已何也?**""已"，止也。言用汤液犹不能必已，其故何也?**岐伯曰："当今之世，必齐**①**毒药攻其中，镵石针艾治其外也。**""镵"，沮衔切。言汤液不能治，必如是方可治也。

帝曰："**形弊血尽，而功不立者何?**"言以上文之法治之，复有形坏弊而血耗尽，治功不立者，此何故而然也。**岐伯曰："神不使也。"**言神气弊坏，不能役使毒药镵石针艾而然也。**帝曰："何谓神不使?"岐伯曰："针石，道也。精神不进，志意不治，故病不可愈。**"言用针石者，乃治病之道，"道"，犹法也。若精神不加进，志意不舒展，则徒法不能以自行，故病不可得而愈也。**今精坏神去，营卫不可复收，何者? 嗜欲无穷，而忧患不止，精神弛坏，营涩卫除，故神去之而病不愈也。**"人之一身精神其主也，营卫其用也。精神既伤，营卫斯弊，何以能任病邪耶? 故神去而病不愈。

帝曰："**夫病之始生也，极微极精，必先入结于皮肤，今良工皆称曰病成，名曰逆，则针石不能治，良药不能及也。今良工皆得其法，守其数，亲戚兄弟远近音声日闻于耳，五色日见于目，而病不愈者，亦何暇不早乎?**""极微极精"，言微渺易治之时也。"数"，度也。"远近"，犹言亲疏也。**岐伯曰："病为本，工为标，标本不得，邪气不服，此之谓也。"**天下

---

① 国中按："齐"，王冰认为是"剂"的借字，读之与经义难通。"齐"与"资"也可假借，就此句而言，作"资"似更为易解。但《玉板论》有"其现深者，必齐主治，二十一日已"一语，其上句云："其色现浅者，汤液主治，十日已"; 其下句云："其现大深者，醪酒主治，百日已"。根据上下文之义，"必齐"也当是一种饮药。今人罗石标考证，"必齐"当作"醍齐"，是古代的一种"酱"，此解与经文所指较近，立说较为圆满。

事物皆有标本，以病者与医者论之，则病者为本，医者为标，必病者与医者相得，则邪气易服，若不相得，则邪气难服。古语曰："标本不得，邪气不服。"此之谓也。

帝曰："病有不从毫毛而生，而五脏阳已竭也，津液充郭，其魄独居，孤精于内，气耗于外，形不可与衣相保，此四极急而动中，是气拒于内，而形施于外，治之奈何？""郭"，当作鞟。"不从毫毛生"，言病生于内也。五脏列于三膲，五脏阳已竭，是三膲无阳也。三膲者，决渎之官，水道出焉，三膲既伤，则不能通调水道，故令津液充于皮鞟，阴魄独居，五脏阴精孤于内，五脏阳气耗于外，形体肿大，不可与衣相保。若此者，四肢肿急，喘而动中，是气逆而拒于内，形肿大而施于外，治之之法，奈何而可平也？岐伯曰："平治于权衡，去郁陈莝，微动四极，温衣，缪刺其处，以复其形。开鬼门，洁净府，精以时服，五阳已布，疏涤五脏，故精自生，形自盛，骨肉相保，巨气乃平。""莝"，音剉。"涤"，音迪，言平治之法，当如权衡，阴阳各得其平，勿令有轻重低昂也。积者谓之郁，久者谓之陈，腐者谓之莝，言去其津液水气之陈久而积者也。动则津液流通，故令微动四极。"四极"，四肢也。温则水气易行，阳气易复，故令温衣。左有病而右取之，谓之缪刺，由其经络左右相交，故用缪刺也。腠理谓之鬼门，膀胱谓之净府，"开鬼门"，发汗也。"洁净府"，渗利小便也。津液既调，故阴精时服。由是五阳宣布，疏利五脏，则精血生，形肉盛，骨肉保，大气平矣。帝曰："善！"

玉板论要篇第十五

古之帝王闻一善道，著之方策，以纪其事，谓之玉板。"要"，旨要也。

黄帝问曰："余闻揆度奇恒，所指不同，用之奈何？"岐伯对曰："揆度者，度病之浅深也。奇恒者，言奇病也。请言道之至数五，色脉变，揆度奇恒，道在于一。"度"，入声，"至数五"，谓五行之数极于五也。"色脉变"，谓五色五脉变病也。"一"，下文所谓神转不回是也。**神转不回，回则不转，乃失其机**，"神"，天真元神也。"转"，旋转如斡也。"回"，逆而反也。机"，枢机也。言天真元神旋转如斡，无有反逆，则生生之机无所止息。如木、火、土、金、水次第而周，周而复始，是转而不回也。上文所谓道在于一者此也。若五者之中，一有反逆，则谓之回，回则不得旋转，五行倒置而生理灭矣，是失天真运化之枢机也。**至数之要，迫近以微**，五，至数也。一，要也。以五行之理，归要在于神转不回，是可见至数之要，迫近以微，固非迂远，亦非粗迹也。**著之玉板，命曰合《玉①机》**。"玉

---

① 国中按："玉"，当作"生"，此字错在唐代王冰之本，宋代抄本《太素》即作"生"字，注云："合于养生之机也。"有考见附录。又按：依王冰、吴昆此解，篇名当作"合玉机"，何来"合同于玉机论文也"。命者，名也，命是名的同音借字，当作"名曰合玉机"，即"起个名子叫合玉机"。再者，玉机与玉板何涉，不无牵强附会之嫌。当以《太素》之文，作"合生机"为是。此义可参本书附录《玉机真脏论正名》。

机"，篇名。言以此神转不回之旨著之玉板，合同于《玉机》论文也。

容色现上下左右，各在其要。"容"，面容也。"色"，五色也。"要"，脏气所主之处也。言面容之间，五色外现，或上或下，或左或右，各有其脏主其要处也。**其色现浅者，汤液主治，十日已；**色浅则病微，故但以汤液治之，十日可见。**其现深者，必齐**①**主治，二十一日已；**上文色浅者治以汤液，下文色太深者治以醪酒，此言病色现深，则非浅非太，故必汤液醪醴齐治之，而病已之期又倍于浅者。**其现太深者，醪酒主治，百日已；**色现太深，则脏气已坏，故用醪酒主治，又必百日之久也。**色夭面脱不治，**容色夭而不泽，面形脱而不华，皆在不治。**百日尽已。**言至于百日之期，则命尽而死，**脉短气绝死，**脉来短者，上不至关为阳气绝，下不至关为阴气绝，皆死候也。**病温虚甚死。**病温之人精血虚甚，则无阴以胜温热，故死。

色现上下左右，各在其要。上为逆，下为顺②。色现于上者，伤神之兆也，为逆；色现于下者，病衰之势也，为顺。**女子右为逆，左为顺；男子左为逆，右为顺。**右为阴，故女子左为顺而右为逆；左为阳，故男子右为顺而左为逆。**易，重阳死，重阴死。**若变易常道，女子色现于右，是为重阴，男子色现于左，是为重阳，皆谓之死也。**阴阳反他，治在权衡相夺，奇恒事也，揆度事也。**"反他"，谓不由常道，反而顺逆也。"权衡相夺"，高下失宜也。是奇于恒常之事，当揆度其气，随宜而处疗者。

搏脉痹躄，寒热之交。"躄"，必益切。"搏脉"，脉来搏

---

① 国中按："必齐"有注，见上篇《汤液醪醴论》。
② 国中按："顺"，原文作"从"，属避讳字，故改之。后同。

手也。"痹躄",病痹而足跛倚也。"寒热之交",病因寒热之气交合所为也。**脉孤为消气,虚涩为夺血**。脉来有里无表曰孤,孤阴之谓也,病为消气,言阳气消耗也。脉来有表无里曰虚,虚阳之谓也,虚者必涩,病为夺血。**孤为逆,虚为顺**。天之为道,阳常有余,阴常不足,人与天相似,故孤阴为逆,虚阳为顺。**行奇恒之法,以太阴始**。凡揆度奇恒之法,以气口太阴之脉,定四时正气,然后推步奇恒之气也。**行所不胜曰逆,逆则死**;行所不胜,则克我者也,故逆而死。**行所胜曰顺,顺则活**。行所胜,则我克者也,故顺而活。**八风四时之胜,终而复始**,"八风",八方之风,"四时",春夏秋冬也。"胜",各以所旺之时而胜也。"终而复始"主气不变也,言天之常候如此。**逆行一过,不复可数,论要毕矣**。"过",差也。言八风四时之气,逆常而行,一或过差,其为害有不可胜数者,论要尽于此矣。

诊要经终论篇第十六

> "诊要"者,诊视之旨要;"经终"者,六经败绝而终之症也。

黄帝问曰:"诊要何如?"岐伯对曰:"**正月二月,天气始方,地气始发,人气在肝**;方者,以时方春也,生物方升也,岁事方兴也。"发",发生也。肝为木,受气于春,故人气在肝。**三月四月,天气正方,地气定发,人气在脾**;正方者,以时正

暄也，生物正升也，岁事正兴也。"定发"，一于生发也。脾为
《坤》土，万物资生，天地方以发生为事，故人气在脾也。**五月
六月，天气盛，地气高，人气在头；**盛夏阳升之极，故人气在
头以应之。**七月八月，阴气始杀，人气在肺；**清秋之令，阴，
金气也，故始杀万物。肺为金，故人气在肺。**九月十月，阴气
始冰，地气始闭，人气在心；**去秋入冬，阴气始凝，地气始闭，
阳气在中，人以心为中，故人气在心也。**十一月十二月，冰复，
地气合，人气在肾。**冰复者，冰而复冰，凝寒之极也。"合"，
闭而密也。肾为寒水而主封藏，故人气在肾以应之。

　　故春刺散腧，及与分理，血出而止，"散腧"，背间散布
之腧穴也。"分理"，谓黑白分肉之理。春宜施泄，故必血出乃
止。**甚者传气，间者环也；**"间"，去声，后同。病甚者久
留其针，待其传气，日一周天而止。少差而间者，暂留其针，
伺其经气环一周身而止。**夏刺络腧，现血而止，尽气闭环，
痛病必下；**"络腧"，诸经络脉之腧穴也。夏宜宣泄，故必现
血而止。"尽气"，尽其邪气也。"闭环"，扪闭其穴，伺其经
气循环一周于身，约二刻许，则痛病必下，盖夏气在头，刺之
而下移也。**秋刺皮肤循理，上下同法，神变而止；**"循理"，
以指循其肌肉之分理也。上谓手脉，下谓足脉。"同法，同一
循理之法也。秋气在皮肤则邪气未深，故神色少变即止。**冬刺
腧窍于分理，甚者直下，间者散下。**"腧窍"，络腧孔穴也。
"甚者直下"，言病气甚则直刺而下，不必按而散其卫气也。若
少差而间者，则以指按下，散其表气而后下针，不得直刺而伤
乎卫气也。

　　春夏秋冬，各有所刺，法其所在。言不得妄行刺法也。**春
刺夏分，脉乱气微，入淫骨髓，病不能愈，令人不嗜食，又
且少气；**"分"，去声。"令，平声。后同。春刺夏分则伤心，心
主脉，故脉乱气微。水受气于夏，肾主骨，故入淫骨髓。心火微

则胃土不足，故不嗜食而少气。**春刺秋分，筋挛，逆气环①为咳嗽，病不愈，令人时惊，又且哭；**木受气于秋，肝主筋，故刺秋分则筋挛也。"逆气"者，肝病而气上逆也。"环"，气一周于身也。"咳嗽"，逆气于肺而嗽也。病不愈者，所治之病不得愈也。肝病则心失其母，故时惊哭，肺金受邪而自作声也。**春刺冬分，邪气着②藏，令人胀，病不愈，又且欲言语。**春刺冬分，则虚其肾，故邪气着里而伏藏，藏而不泄，则令人胀，所治之病固不得愈。"又且欲言语"，所以然者，火受气于冬，心主言故也。

　　夏刺春分，病不愈，令人懈惰；肝养筋，肝气不足，故筋力懈惰。**夏刺秋分，病不愈，令人心中欲无言，惕惕如人将捕之；**肺主声，刺秋分而伤肺，故欲无言。惕惕如人将捕之者，恐也。恐为肾，肺金受伤，肾失其母，虚而自恐也。**夏刺冬分，病不愈，令人少气，时欲怒。**肾主吸入，刺冬分而伤肾，则不能吸，故令人少气。怒为肝志，肾水受伤，肝失其母，虚而欲怒也。

　　秋刺春分，病不已，令人惕然，欲有所为，起而忘之；刺春分而伤肝木，则火失其母，心液不足，故欲有所为而即忘之。**秋刺夏分，病不已，令人益嗜卧，又且善梦；**心火主夏，刺夏分而伤心，则神疲而益嗜卧，心虚神不安，故又善梦。**秋刺冬分，病不已，令人洒洒时寒。**肾水主冬，刺冬分而伤肾，则肝木失其养，不能行夫阳和之政，故洒洒时寒。

　　冬刺春分，病不已，令人欲卧，不能眠，眠而有见；刺春

---

　　① 国中按：古文"环、旋"二字通借，义也相通。此句中之"环"，当作"旋"，旋者，顷刻、不久之义。

　　② 国中按："着"，古本作"著"，在此句经文中"著"是"贮"的同音借字，吴氏不知，改"著"为"着"。王冰注云："冬主阳气伏藏，故邪气著藏，肾实则胀，故刺冬分，则令人胀也。"

分而伤肝木，肝主筋，筋力衰，故欲卧。肝病则胁胀，故不能眠。肝为心之母，肝病则心失养，心失养则神不守舍，故眠而有见，所谓脱阳者见鬼是也。**冬刺夏分，病不已，气上，发为诸痹**；刺夏分而伤心火，则脾土失其母，脾虚故气上而为浮肿。脾强则制湿，虚则不能制湿，故为痿痹不仁诸疾。**冬刺秋分，病不已，令人善渴。**刺秋分而伤肺金，则肾水失其母，肾主五液，故善渴。

　　凡刺胸腹者，必避五脏。五脏藏神者也，神去则机息，故戒用针者，必避夫五脏也。**中心者，环**①**死**；"中"，去声，下同。心为天君，不可伤损，刺者误中其心，则经气环身一周而人死矣。凡人一日一夜，营卫之气五十度周于身，以百刻计之，约二刻而经气循环一周也。**中脾者，五日死**；土数五也。**中肾者，七日死**；水成数六，数尽而死，故期以七日。**中肺者，五日死**；金生数四，期以五日者，生数之余也。**中肝者，九日死**；木生数三，成数八，期以九日者，成数之余也。旧无此句，昆僭依上文之义补之。**中膈者，皆为伤中，其病虽愈，不过一岁必死。**五脏之气同主一年，膈伤则五脏之气互相克伐，故不过一岁必死。**刺避五脏者，知逆顺也。所谓顺者，膈与脾肾之处，不知者反之。**膈连于胁际，肾着于脊，脾脏居中，知者为顺，不知者反伤其脏。**刺胸腹者，必以布绞**②**着之，乃从单布上刺，**"绞"，音叫。以布绞着之者，以胸腹近于五脏，遮风寒也。**刺之不愈复刺。**以病愈为度也。**刺针必肃，**必肃静以候针气也。**刺肿摇针，**摇大其窍，所以泻实。**经刺勿摇，**恐泻经气也。**此刺之道也。**"**道**"，要道也。

---

　　① 国中按："环"，当作"旋"，是假借字。《韩非子·外储说》云："虎盼然环其眼。""环"，读旋。《史记·仓公列传》"刺其足心各三所，按之勿出血，病旋已。""旋"，顷刻、立即之义。吴氏不知假借，故有是解。

　　② 国中按："绞"，原文作"缴"，属同音借字，故改之。

帝曰："愿闻十二经脉之终奈何?""终"，败绝也。**岐伯曰："太阳之脉，其终也，戴眼反折，瘛疭，其色黑，绝汗乃出，出则死矣**；"瘛"，音契。"疭"，音纵。"戴眼"，目上视也。"反折"，身反于后而折也。"瘛疭"，手足屈伸也。"黑"，太阳寒水之色也。"绝汗"，阴阳离而绝汗出，出则如珠而不流也。足太阳膀胱经，起于目内眦，上额，又循肩膊，夹脊抵腰中，故戴眼反折。足太阳行于足，手太阳行于手，故令手足瘛疭。**少阳终者，耳聋，百节皆纵①，目环绝系，绝系一日半死，其死也，色先青，白乃死矣**；手足少阳经脉皆入耳，故令耳聋。足少阳为甲木，主筋，筋主连属百节，故百节皆纵弛而不收引。目环者，旋转而视也。盖手足少阳之脉皆至目锐眦，终则牵引于目而目环转旁视也。"绝系"，绝于目系也。盖目系属心，若目系未绝则正视，今目系绝，则无正视，但旁视而环转耳。若此者一日半死，以风行气疾也。"青"，甲木之色。"白"，金色，木之贼也。"环"，旧作寰，僭改此。**阳明终者，口目动作，善惊，妄言，色黄，其上下经盛，不仁则终矣**；手阳明之脉夹口交人中，足阳明之脉夹口交承浆，又皆承于两目之下，故其终也，口目动作。阳明病闻木声则惕然而惊，是善惊也；骂詈不避亲疏，是妄言也。"黄"，为阳明胃土之色。"上下经"，兼手足阳明而言。"盛"，过盛也。是之谓无胃气。"不仁"，不知疼痛，若不仁爱其身者，盖阳明主肌肉，不仁为肉绝也。**少阴终者，面黑，齿长而垢，腹胀闭，上下不通而终矣**；"黑"，少阴肾水之色也。肾主骨，故令齿长而露积垢。少阴肾脉行腹里，故令腹胀。肾开窍于二阴，故令闭。既胀且闭，则上不得食，下不得便，上下不通，心肾隔绝而终矣。**太阴终者，腹胀闭，不得息，善噫善呕，呕则逆，逆则面赤，不逆则上下不通，不通则面**

---

① 国中按："纵"，即"松"字之义，在此可视之同音借字。

黑皮毛焦而终矣；脾主行气于三阴，肺主治节而降下，脾肺病，则升降之气皆不行，故令腹胀而闭塞。凡升降之气一吸一呼谓之一息，腹胀闭则升降难，故不得息。既不得息，则惟噫呕可以通之，故善噫呕，又逆而面赤也。若不逆则否塞于中，肺气在上而不降，脾气在下而不升，上下不相交通，不通则土气实，肾水受邪，故面黑。手太阴为肺，主皮毛，故令皮毛焦。**厥阴终者，中热嗌干，善尿，心烦，甚则舌卷囊上缩而终矣**。手厥阴心主之脉起于胸中，出属心包络，足厥阴肝脉循喉咙之后，故令中热嗌干心烦。又，肝脉循阴股入毛中，过阴器，抵小腹，故令善尿囊上缩。其舌卷者，肝主筋，筋急故令舌卷。又，心主之脉出属心包，舌为心之苗，故亦卷也。**此十二经之所败也**。"手三阴三阳，足三阴三阳，共为十二经。"败"，谓气终尽而败坏也。

黄帝内经素问吴注第五卷

脉要精微论篇第十七

　　"脉要"，脉之切要也。"精微"，言非粗
浅也。

　　黄帝问曰："诊法何如？"岐伯对曰："诊法常以平旦，阴气未动，阳气未散，饮食未进，经脉未盛，络脉调匀，气血未乱，故乃可诊有过之脉。"未动"，静也。"未散"，敛也。"未盛"，平也。"调匀"，和也。"未乱"，治也。"有过"有失也。切脉动静，而视精①明，察五色，观五脏有余不足，六腑强弱，形之盛衰，以此参伍，决死生之分。"切脉"，谓以指切近于脉也。动者为阳，静者为阴。"精明"，目中眸子精神也。"察五色"，察其生克也。又，五脏有余与不足，六腑强弱，形之盛衰，皆参伍斟酌之，以决其死生之分。

　　夫脉者，血之府也。脉以血为府，所谓营行脉中是也。长则气治；短则气病；数则烦心；大则病进；"数"，音朔。长为有余，故气治；短为不足，故气病；数疾为内热，故烦心；洪大为邪盛，故病进也。上盛则气高；下盛则气胀；代则气衰；细则气少；涩则心痛；脉之升者为上，上盛则病气高，"高"，粗也；脉之降者为下，下盛则病气胀；脉来五至一止，或七至一

---

　　①　国中按："精明"，当作"睛明"，"精"是"睛"的同音借字，全文同。吴氏不知，误作精气解。睛者，眸子也，俗称眼珠；明者，目之光也，即眼之神气也。《文选·神女赋》云："眸子炯其精朗兮，瞭多美而可观。"其精朗，即睛朗。

止，更无进退名曰代，代为正气衰乏；脉来减于常脉为细，细则气少；脉往来艰难曰涩，涩为血少，又为愤郁，故心痛。**浑浑革至如涌泉，病进而色弊；绵绵其去如弦绝，死。**"浑浑"，脉浊乱也；"革"，虚大如皮革也；"涌泉"，如泉之始出，涌涌而至也。若此者，病必进，色必弊。"绵绵"，脉有形而不直手也。如弦绝者，脉来忽尔断绝而去，如断弦也。若此者，正气绝也，必死。

夫精明五色者，气之华也。精明现于目，五色显于面，皆为气之光华，宜察视也。**赤欲如白裹朱，不欲如赭；白欲如鹅羽，不欲如盐；青欲如苍璧之泽，不欲如蓝；黄欲如罗裹雄黄，不欲如黄土；黑欲如重漆色，不欲如地苍。五色精微象现，其寿不久也。**"赭"，音者。"重，平声。五色华泽者生，五色枯败者死。生故欲之，死故不欲也。"精微象现"，言真元精微之气，化作色相毕现于外，更无藏蓄，是正气脱也，故寿不久。**夫精明者，所以视万物，别黑白，审短长。以长为短，以白为黑，如是则精衰矣。**言目之精明所以视万物，别白黑，审长短。若视长为短，视白为黑，则失其精明之体，是精气内衰也。

五脏者，中之守也。下文所言五脏者，里气所恃以为守。**中盛脏满，气盛伤恐者，声如从室中言，是中气之湿也；**"中"，腹中。"盛"，大也。"脏满"，脏气壅塞而满也。"气盛"，息高也。"伤"，悲伤。"恐"，惧也。伤为肺志，恐为肾志，盖肺气不利则悲，湿土刑肾则恐也。"声如从室中言"，湿淫于内，吐气难而声不显也。若此者，是中气之湿为患。**言而微，终日乃复言者，此夺气也；**言语轻微，难于接续，俟之终日，乃能复言，惟夺于气者如此。**衣被不敛，言语善恶不避亲疏者，此神明之乱也；**"衣被不敛"，去其衣被无有羞恶也；"言语善恶不避亲疏"，虽亲亦骂詈也。此神明内乱者所为。**仓**

廪不藏者，是门户不要也；"仓廪"，脾胃也。"不藏"，传送太速也。"门户"，幽门、阑门、魄门也。胃之下口为幽门，大小肠交会之处为阑门，肛门为魄门。"不要"，失其禁要也。**水泉不止者，是膀胱不藏也。**"水泉"，小便也。小便时时下注而不止者，是膀胱气绝，失其禁固，不得久藏也。**得守者生，失守者死。**上文五者，得守则脏气冲和，故生；失守，则脏气败绝，故死。

五府者，身之强也。下文所言五府者，乃人身恃之以强健。**头者精明之府，头倾视深，精神将夺矣；**六阳清气上升于头，故头为精明之府。盖七窍皆以神用，故同谓之精明。"视深"，视下也。又，目陷也。"夺"，失也。**背者胸中之府，背曲肩随，府将坏矣；腰者肾之府，转摇不能，肾将惫矣；膝者筋之府，屈伸不能，行则偻附，筋将惫矣；**"惫"，与败同。"偻"，曲其身也。"附"，不能自步，附物而行也。"惫"，坏也。**骨者髓之府，不能久立，行则振掉，骨将惫矣。**"振"，动也。"掉"，摇也。**得强则生，失强则死。**"上文五者，得强则为生道，失强则为死道。

帝曰："脉反四时，阴阳不相应奈何？"此十三字旧无，昆僭补者。岐伯曰："反四时者，有余为精，不足为消。应太过，不足为精；应不足，有余为消。阴阳不相应，病名曰关格。"上二"应"字，平声。"反四时"，谓脉与四时相反也。诸有余，皆为邪气胜精；诸不足，皆为血气消损。阴阳之气不相应合，名曰关格。关格者，阴阳相绝，不得交通之名。

帝曰："脉其四时动奈何？知病之所在奈何？知病之所变奈何？知病乍在内奈何？知病乍在外奈何？请问此五者，可得闻乎？"岐伯曰："请言其与天运转大也。"其"，指脉而言也。万物之外，六合之内，天地之变，阴阳之应，彼春之暖，为夏之暑，彼秋之忿，为冬之怒。四变之动，脉与之上下。

言四时变动不同，脉与之上下相合。**以春应中规，脉来圆滑，中乎规也。夏应中矩，脉来方大，中乎矩也。秋应中衡，脉来平涩，中乎衡也。冬应中权。脉来沉石，中乎权也。是故，冬至四十五日，阳气微上，阴气微下；夏至四十五日，阴气微上，阳气微下。阴阳有时，与脉为期；期而相失，如脉所分；分之有期，故知死时。**"阴阳有时"，有四时也。"与脉为期"，谓春规、夏矩、秋衡、冬权，相期而至也。"期而相失"，谓规、矩、权、衡不合于春、夏、秋、冬也。"如脉所分"，言病至之时，如脉之所分。肝病在春，心病在夏，肺病在秋，肾病在冬，脾病在四季。是所分者有期，故知病死之时。**微妙在脉，不可不察；察之有纪，从阴阳始；始之有经，从五行生；生之有度，四时为宜；**"察之有纪，从阴阳始"，言脉不可泛察，自有统纪，先别何者为阴，何者为阳，是从阴阳始矣。然始之又有经常之道，阴中有五行，阳中亦有五行，是脉从五行生也。然木生于春，火生于夏，金生于秋，水生于冬，土生于四季，是脉生有其节度，与四时为宜，不得过差也。**补泻勿失，与天地如一；**天道亏盈而益谦，地道变盈而流谦，是天地损有余补不足也。若能补其所当补，泻其所当泻，勿失有余不足之宜，则与天地如一矣。**得一之精，以知死生。**与天地如一，惟是致其中和，不使有余，亦不使不足，能得一之精，遇脉求其中和。失其中和，则为病为死；不失中和，则长生永命之道也。**是故声合五音，色合五行，脉合阴阳。**声合宫、商、角、徵、羽，色合木、火、土、金、水，脉合四时阴阳，言此三者皆要中和，不得相失也。

　　是知阴盛则梦涉大水恐惧，"阴盛"，阴脉盛也。水为阴，肾志恐惧，故阴盛梦之。**阳盛则梦大火燔灼，**"阳盛"，阳脉盛也。火为阳，故阳盛梦之。**阴阳俱盛，则梦相杀毁伤；**两盛不相下，故梦相杀毁伤。**上盛则梦飞，下盛则梦堕；**此所谓本乎天者亲上，本乎地者亲下是也。**甚饱则梦予，甚饥则梦取；**有余故予，不足故取。**肝气盛则梦怒，肺气盛则梦哭**；肝主怒，故梦怒。肺主哭，故梦哭。**短虫多则梦聚众，长虫多则梦相击毁伤**。各肖其族也。

是故**持脉有道，虚静为保**。"保"，守而不失也。虚其心，静其志，保其虚静，始终勿失。**春日浮，如鱼之游在波**；象春升之气，未尽出于地也。**夏日在肤，泛泛乎万物有余**；夏日脉来在肤，泛泛然充满于指，象夏时万物之有余。**秋日下肤，蛰虫将去**；秋日阳气下降，故脉来下于肌肤，象蛰虫将去之象也。**冬日在骨，蛰虫周密，君子居室**；冬时阳气潜藏，故脉沉下在于骨分，如蛰虫周密君子居室之象也。**知内者按而纪之**；欲知五内病邪，则重手按之而纪其状。**知外者终而始之**。切脉之道，有终有始，始则浮取之，终则沉取之，浮以候外，沉以候内。"终而始之"，谓既取其沉，复察于浮，浮沉相较，如病邪在外，则脉来浮盛而沉不盛也。**此六者持脉之大法**。"大法"，要法也。

心脉搏坚而长，当病舌卷不能言；"心脉搏坚而长"，肝邪干心也。舌为心之苗，肝主筋，故舌卷。舌为发声之机，卷则不能言矣。**其软而散者，当消环自已**。"软而散"，心脉和也。病当消去，期经行一环而自已。**肺脉搏坚而长，当病唾血**，"搏坚而长"，肝脉也，现于肺部为肝侮肺。肝藏血，故唾血。**其软而散者，当病灌汗，至令不复散发也**。"软而散"，肺气不足之候也。"灌汗"，汗多如灌水也。"不复散发"，不能更任发散也。**肝脉搏坚而长，色不青，当病坠若搏，因血在胁下，令人喘逆**；"肝脉搏坚而长"，肝自病也。色当青，若不青，则非本脏自病，当病坠伤及为搏击所伤，因有血在肝分胁下故也。若此者，肝气不得利达，令人喘逆。**其软而散色泽者，当病溢饮**，溢饮者，渴暴多饮，而易入肌皮肠胃之外也。"易"，去声。软而散则脾湿胜，色泽者，颜色光泽，是有水湿溢于肌皮，故令色泽。**胃脉搏坚而长，其色赤，当病折**

髀；胃脉搏坚而长，肝邪乘胃也。胃病当色黄，今现色赤，是折伤其髀，筋损血伤，故现肝木之脉，心火之色也。**其软而散者，当病食痹。**"软而散"，胃气弱而不充也。"当病食痹"，谓食积痹痛也。**脾脉搏坚而长，其色黄，当病少气；**"脾脉搏坚而长"，肝乘脾也。黄为脾之本色，病故自现。中气受伤，故少气。**其软而散，色不泽者，当病足胻肿，若水状也。**"软而散"，脾之本脉也，若过于软散，为脾气不足。其颜色光泽者为水肿，土不胜水也。今色不泽，则非水肿，当是脾虚气滞，降者多而升者少，故病足胻肿若水状也。盖脾脉上踝内前廉上腨内，循胫骨后，交出厥阴之前，故病足胻肿也。**肾脉搏坚而长，其色黄而赤者，当病折腰；**"肾脉搏坚而长"，肝邪干肾也。肾病色当黑，今色黄而赤，则非肾病，当是伤折其腰，损其肉与脉，肉病故黄，脉病故赤也。**其软而散者，当病少血，至今不复也。**肾脉软而散，肾失封藏也，病当肾脏少精血，至今不得复常也。**肝与肾脉并至，其色苍赤，当病毁伤不现血，已现血，湿若中水也。**"中"，去声。"肝与肾脉并至"，谓搏坚而长又沉石也。其色当苍黑，今现色苍赤，则非肝肾病，当病毁伤不现血。盖筋伤则色苍，脉伤则色赤。若已现血，则其搏坚而长，或为湿饮；其脉沉下，或为水也。此旧在下文"证其脉与五色俱不夺者新病也"下，今次于此。

　　帝曰："诊得心脉而急，此为何病？病形何如？"岐伯曰："病名心疝，小腹当有形也。"凡脉软缓为阳和，急劲为阴惨。心为火，心脉急，寒包热也，故病心疝。余义见下文。帝曰："何以言之？"岐伯曰："心为牡脏，小肠为之使，故曰小腹当有形也。""使"，去声。"牝"，阴也。小肠居于小腹，为之使，相为表里若役使也。帝曰："诊得胃脉病形何如？"岐伯曰："胃脉实则胀，虚则泄。""实"，邪气实也，故胀。"虚"，正气虚也，故泄。

　　帝曰："病成而变奈何?""病成"，邪客之久而病成也。"变"，变易也。**岐伯曰："风成为寒热，**"风"，阳邪也，或并于表，或并于里。并于里则阳虚，阳虚生外寒，故令寒；并于表则阳实，阳实生外热，故令热，是风成而病者也。**瘅成为消中，**"瘅"，都郝切。"瘅"，热邪也。积热之久，善食而饥，名曰消中。**厥成为颠疾，**"厥"，脏气逆也。"颠"，癫同，古通用。气逆上而不已，则上实而下虚，故令忽然癫仆，今世所谓五痫是也。**久风为飧泄，**久风入中则脾胃受之，风为木气，土不胜木，故为飧泄。**脉风成为疠，**"疠"，音赖。"脉风"，脉受风邪也。脉者血之府，脉受风邪之久，则血瘀坏，故为疠。"疠"，癞也。**病之变化，不可胜数。**"数"，上声。言变化多方，不可以数计也。

　　帝曰："诸痈肿筋挛骨痛，此皆安生?""安生"，何以生也。**岐伯曰："此寒气之种，八风之变也。**"种"，类之所生也。八风之变，其伤人也，或在于肌肉，或在于脉，或在于皮，此则为痈肿。若伤人筋纽，则为筋挛，伤及于骨，则为骨痛。

　　帝曰："治之奈何?"**岐伯曰："此四时之病，以其胜治之愈也。**"胜者，木胜土，土胜水，水胜火，火胜金，金胜木，各用其气味也。

　　帝曰："有故病五脏发动，因伤脉色，各何以知其久暴至之病乎?"言有旧病在五脏发动，因伤及于脉色，各何以知久病及新病乎?**岐伯曰："悉乎哉问也！证其脉小色不夺者，新病也；**"证"，验也。前言脉大为病进，则脉宜小矣。色不夺，则神未伤，故为新病。**证其脉不夺其色夺者，此久病也；**脉不夺者，血未坏。色夺者，气先坏也。**证其脉与五色俱夺者，此久病也；**血与气俱坏，此为久病。**证其脉与五色俱不夺者，新病也。**血气未坏，故为新病。

尺内两旁，则季胁也，"尺内两旁"，尺上之两侧也。"季胁"，胁下软肉也。尺外以候肾，尺里以候腹中。"尺外"，外侧也。"尺里"，内侧也。"腹中"，小腹中也。附上，左外以候肝，内以候膈；右外以候胃，内以候脾。"附上"，谓关也。"膈"，膈膜也。上附上，右外以候肺，内以候胸中；左外以候心，内以候膻中。"上附上"，谓寸也。"膻中"，两乳之间，谓之气海。前以候前，后以候后。"前"，诊者指前；"后"，诊者指后。"候前"，候病人之前，谓胸腹之上也；"候后"，候病人之后，谓肩背之后也。上竟上者，胸喉中事也；下竟下者，小腹、腰、股、膝、胫、足中事也。"上竟上"，寸之尽也。"下竟下"，尺之尽也。

粗大者，阴不足阳有余，为热中也。"粗大"，脉来洪大也。来疾去徐，上实下虚，为厥颠疾；来徐去疾，上虚下实，为恶风也。浮者为来，自骨肉之分，出于皮肤之际也；沉者为去，自皮肤之际，还于骨肉之分也。脉自尺部上于寸口为上，自寸口下于尺部为下。言脉浮则急疾，沉则徐缓，上于两寸则实，下于两尺则虚，若此者为厥逆癫仆之疾，盖阳实阴虚，宜厥癫也。如使浮则徐缓，沉则急疾，上于寸口则虚，下于尺中则实，若此者为恶风也，盖阴实阳虚，不任风寒，故令恶也。故中恶风者，阳气受也。风为阳，气亦为阳，同气相求，理势然也。有脉俱沉细数者，少阴厥也；"数"，音朔。"俱"，三部皆然也。少阴属肾水，故主沉细；热则脉数，是阴火逆也，故为少阴厥。沉细数散者，寒热也。沉细为阴，数散为阳，既阴且阳，故为寒热。浮而散者，为眩仆。"眩"，目眩也。"仆"，卧也。脉来浮而不沉，散而不敛，是阴虚而阳孤也，孤阳必败，故目眩而善仆。诸浮不躁者皆在阳，则为热；其有躁者在手。"浮"，阳脉也。其脉在左手人迎谓之在阳，是重阳也，故为热。然此乃指不躁者而言，是足三阳受病也，若脉来浮而躁动，则在手之三阳受病，不在足之三阳也。**诸细而沉者皆在阴，则为骨痛；其有静者在足**。细而沉，阴脉也。其脉在右手寸口谓之在阴，是重阴也，故为骨痛，寒之所生也。若脉来躁动是手三阴受病，其有静而不躁者，则为足三阴受病，不在手之三阴也。**数动一代者，病在阳之脉也，泄及便脓血**。"数"，阳脉也，阴固于外，阳战于内，则脉厥厥摇动，名曰动脉。五来一止，七来一止，不复增减，名曰代，是为阳结，故病为滑泄下利，又为便脓血也。**诸过者切之，涩者，阳气有余也；滑者，阴气有余也**。"过"，脉失其常也。阳有余则血少，故脉涩；阴有余则血多，故脉滑。**阳气有余，为身热无汗；阴气有余，为多汗身寒；阳**有余则阴不足，故身热无汗；阴有余则阳不足，故多汗身寒。**阴阳有余，则无汗而寒**。阳有余则无汗，阴有余则身寒，故阴阳有余，当无汗而寒也。**推而外之，内而不外，有心腹积也**；凡人脉来端直以长，不必推也。或脉来不直，斜向于内，则用指推之使外，若更内而不外，是为心腹积也。**推而内之，外而不内，身有热也**；或脉来不直，斜向于外，则用指推之使内，若更外而不内，是为身热，故脉偏于外也。**推而上之，上而不下，腰足清也**；或用指推而使上，若更上而不下，则为腰足清冷，阳气升而不降，故脉独难于下也。**推而下之，下而不上，头项痛也**。或用指推之使下，若下而不上，则为头项疼痛，阳气滞而不利，故脉独难于上也。**按之至骨，脉气少者，腰脊痛而身有痹也**。"血气有余则脉充大，血气不足则脉衰少，今按之至骨脉气衰少，是以腰脊虚痛而身有痿痹不仁也。盖营气虚则不仁，卫气虚则不用，又有骨痹、筋痹、肉痹、脉痹、皮痹之不同，其因血气衰少则一也。

平人气象论篇第十八

"平人"，气血平调之人。"气"，脉气。"象"，脉形也。

黄帝问曰："平人何如?"问平人脉状何如? 岐伯对曰："人一呼脉再动，一吸脉亦再动，呼吸定息，脉五动，闰以太息，命曰平人。平人者，不病也。"呼"，出气也；"吸"，入气也。"定息"，定气而息，将复呼吸也。"闰"，余也。"闰以太息"，言脉来五动，则可余以太息。**常以不病调病人，医不病，故为病人平息以调之为法。**上"为"，去声。医不病，则呼吸调匀，故能为病人平息以调脉。若医者病寒，则呼吸迟，病人之脉类于数；医者病热，则呼吸疾，病人之脉类于迟，皆不足以调病人脉也。"为法"，为则也。**人一呼脉一动，一吸脉一动，曰少气。**一呼一吸脉二动是为虚寒，故曰少气。**人一呼脉三动，一吸脉三动而躁，尺热曰病温，尺不热脉滑曰病风，脉涩曰痹。**人一呼一吸脉六动而又急躁，若尺部肌肉热，则为病温。盖温病者寒毒入里，积久变为温热，故尺部肌肉热是为温病。其有尺部不热，脉来数躁而又滑者，则为病风。风之伤人也，阳先受之，尺为阴，故不热也。如或脉来六动而躁，兼之以涩，是气有余而血不足，病则为痹。**人一呼脉四动以上曰死，脉绝不至曰死，乍疏乍数曰死。**呼吸脉各四动，是一息脉来八动也，况以上乎? 是谓之脱精也，故死。脉绝不至，则天真已竭；乍疏乍数，则脏气倾危，是皆死之徒也。

平人之常气禀于胃，胃者平人之常气也；胃为中土，得天地中和之气，五脏得胃气则和，不得胃气则偏胜而病，故胃为平人之冲和常气也。**人无胃气曰逆，逆者死。**人失冲和之气，谓之无胃气，是逆其生道也，故死。**春胃微弦曰平**，"弦"，脉引而长若琴弦也。"胃"，冲和之名，春脉宜弦，必于冲和之中微带弦，是曰平调之脉。**弦多胃少曰肝病**，"弦多胃少"，是肝木偏胜而失其冲和之气也，故为肝病。**但弦无胃曰死**；但有弦急之脉，更无冲和之气，是失其生道，故死。**胃而有毛曰秋病**，毛属肺金，秋脉也，春时得之是为贼邪，以有胃气，故至秋而病。**毛甚曰今病。**若脉来毛甚，则无胃气，肝木受伤已深，不必至秋，今即病矣。**脏正散于肝，肝藏筋膜之气也。**"藏"，平声，后皆同。肝气喜散，春时肝木用事，故五脏天真之气皆散于肝。若其所藏，则藏筋膜之气而已。**夏胃微钩曰平**，"钩"，前曲后倨，如带钩也。言夏脉宜钩，必于冲和胃气之中脉来微钩，是曰平调之脉。**钩多胃少曰心病**，"钩多胃少"，是心火偏胜而失其冲和之气也，谓之心病。**但钩无胃曰死**，但有曲倨之脉，更无冲和之气，是绝其生道，故死。**胃而有石曰冬病**，石为肾水，冬脉也，夏时得之是为贼邪，以有胃气，故至冬而病。**石甚曰今病。**若脉来石甚，则无胃气，心火受伤已深，不必至冬，今即病矣。**脏正通于心，心藏血脉之气也。**心气喜通，夏时心火用事，故五脏天真之气皆通于心。若心之所藏，则藏血脉之气耳。**长夏胃微软弱曰平**，"软弱"，脾之脉也。长夏属土，脉宜软弱，必于冲和胃气之中，微带软弱，谓之平调之脉。**弱多胃少曰脾病**，弱多胃少，是脾土偏胜而失冲和之气也，谓为脾病。**但代无胃曰死**，代脉来止而有常，更无进退，如四时更代而不失其常也。盖由脾病之极，阴气不能接续，故代而止，是亡其冲和之气，绝于生道，故死。**软弱有石曰冬病**，"石"，冬脉也，今长夏软弱之中，而现石脉，是肾水先泄其气，至冬无以封藏，故曰冬病。**弱甚曰今病。**若脉来弱甚，是脾气亏损已深，无待移时，今即病矣。**脏正濡于脾，脾藏肌肉之气也。**"濡"，泽也。脾气喜濡泽，长夏之时，脾土用事，故五脏正气，皆濡泽于脾。若脾之所藏，则藏肌肉之气者也。**秋胃微毛曰平，**"毛"，脉来浮涩，类羽毛也。秋脉宜毛，必于冲和胃气之中脉来微毛，是曰平调之脉。**毛多胃少曰肺病，**毛多胃少，是肺金偏胜而失冲和之气也，是曰肺病。**但毛无胃曰死，**但有浮毛之脉，更无冲和胃气，是肺之正脏脉现，生道丧矣，故死。**胃而有弦曰春病，**弦为肝木，春脉也，秋时得之，虽曰我克者为微邪，然肝木实泄其气，至春无以生荣，故曰春病。**弦甚曰今病。**若脉来弦甚而无胃气，则肝木受病已深，不待移时，今即病矣。**脏正高于肺，以行营卫阴阳也。**肺气喜高，秋时肺金用事，故五脏天真之气同高于肺。肺主治节，是行营卫通阴阳，非徒清高而已。**冬胃微石曰平，**"石"，脉来沉实也。冬脉宜石，必于冲和胃气之中脉来微石，是曰平调之脉。**石多胃少曰肾病，**石多胃少，是肾水偏胜而失冲和之气也，故曰肾病。**但石无胃曰死，**但有弹石之脉，更无冲和之气，是肾之正脏脉现，生道灭矣，故死。**石而有钩曰夏病，**钩为心火，夏脉也，冬时得之，是谓己不足则所胜者轻而侮之，然心火实泄其气，至夏无以长养，故曰夏病。**钩甚曰今病。**若脉来钩甚而无胃气，则心火受病已深，不必移时，今即病矣。**脏正下于肾，肾藏骨髓之气也。**肾气喜下，冬时肾水用事，故五脏天真之气同下于肾。若肾之所藏，则藏骨髓之气者也。

胃之大络，名曰虚里，贯膈络肺，出于左乳下，其动应衣，脉宗气也。"宗"，尊也。土为万物之母，故胃为十二经之宗。**盛喘数绝者，则病在中；**"数"，音朔。言病人盛喘，虚里之脉数而绝者，则病由中生，不在外也。**结而横，有积矣；**脉来迟，时一止曰结。"横"，横格于指下也。言虚里之脉结而横，是胃中有积。**绝不至曰死**。虚里之脉绝而不至，则十二经无其宗主，故死。**乳之下，其动应衣，宗气泄也**。宗气宜藏不宜泄，乳下虚里之脉，其动应衣，是宗气失藏而外泄也。

欲知寸口太过与不及，寸口之脉中手短者，曰头痛；寸口脉中手长，曰足胫痛；"中"，去声，下同。短为阳气不足，阳不足则阴凑之，故头痛。长为阴不足，阴不足则阳凑之，故令足胫痛。**寸口脉中手促上击者，曰肩背痛；**脉来数时一止曰促，上部搏手曰上击，是邪居上部，故曰肩背痛。**寸口脉沉而坚者，曰病在中；寸口脉浮而盛者，曰病在外；**沉者为阴，坚则阴之过也，故病在中，浮者为阳，盛则阳之过也，故病在外。**寸口脉沉而弦曰寒热，及疝瘕小腹痛；**"疝"，"山"，去声。"瘕"，音贾。脉沉为阴，弦为阴中之阳，厥阴少阳之脉也。厥阴为肝，乙木也；少阳为胆，甲木也，木有垂枝之象，故脉弦。少阳半表半里，病为寒热。厥阴主下，病为疝瘕小腹痛也。旧作"沉而弱"，昆僭改此。**寸口脉沉而横，曰胁下有积，腹中有横积痛；**沉为在里，横为有积，故主胁下及腹中有积痛。**寸口脉沉而喘，曰寒热。**"喘"，脉来如人之喘急也。沉为阴，喘为阳，故病则为寒热。**脉盛滑坚者，曰病在外；脉小实而坚者，曰病在内。**盛滑为阳，小实为阴，阴病病在内，阳病病在外。**脉小弱以涩，谓之久病；**小为气虚，涩为血少，气虚血少，病久为然。**脉滑浮而疾者，谓之新病。**滑为血足，浮为气全，血足气全，新病然也。**脉急者，曰疝瘕小腹痛。**"急"，弦急也，是为厥阴病脉，故曰疝瘕小腹痛。**脉滑曰风脉，涩曰痹，**滑为阳，阳受病则为风；涩为阴，阴受病则为痹。**缓而滑曰热中，盛而紧曰胀。**脾病则脉缓，滑为阳，是脾家热也，故曰热中。胃病则脉盛，紧为阴阳相搏，是胃受邪也，故令胀。

脉顺阴阳，病易已；脉逆阴阳，病难已。"易"，去声。阴病得阴脉，阳病得阳脉，谓之顺，病为易已。反者为逆，病则难已。**脉得四时之顺，曰病无他；脉反四时及不间脏，曰难已。**春弦、夏钩、秋毛、冬石，谓之顺四时，即有病亦不为危，故曰病无他。若春脉毛，夏脉石，秋脉钩，冬脉软弱，谓之反四时。五脏有病，母子相传为间脏，若不间脏而传，则为克贼乘侮而已，是皆难已者也。**臂多青脉曰脱血。**"青"，肝之色也，肝藏血，肝病则不能藏而令人脱血，故自显其青色也。**尺脉缓涩，谓之懈㑊；**"㑊"，音亦。尺部为阴，缓为气不足，涩为血不足。"懈㑊"，寒不寒，热不热，弱不弱，壮不壮，㑊不可名之名也。**安卧脉盛，谓之脱血；**"安卧"，安于卧也。久卧伤气，气伤则脉应微，今脉盛而不微，是血伤而气无患也，故谓之脱血。若卧不安而脉盛，则非脱血矣。**尺涩脉滑，谓之多汗；**尺部肌肤涩，是皮毛失其津液也，脉来滑则营血无伤，故谓多汗。**尺寒脉细，谓之后泄；**尺主下膲，脉应小腹，肤寒脉细，后泄然也。**尺粗常热者，谓之热中。**"尺粗"，阴液不足也。"常热"，阴火有余也，故谓之热中。

肝现庚辛死，肝为木，庚辛为金，金能克木，故死。**心现壬癸死，**心为火，壬癸为水，水能克火，故死。**脾现甲乙死，**脾为土，甲乙为木，木能克土，故死。**肺现丙丁死，**肺为金，丙丁为火，火能克金，故死。**肾现戊己死，**肾为水，戊己为土，土能克水，故死。**是谓正脏现，皆死。**"是"，指上五句而言。言由其正脏脉现，更无中和胃气，是失生道，故皆死也。

颈脉动喘急①咳，曰水。"颈脉"，谓结喉之旁人迎处也。其脉动盛而喘急咳者，水溢于脉也。**目裹微肿，如卧蚕起之状，曰水。**"目裹"，目眶之内，眼胞是也，脾土所主，若见微肿如

---

① 国中按："急"，原文作"疾"，"疾"有二义，曰疾病，曰疾风，二者用义不同，为与"疾病"之"疾"区别，凡言"急"义者，均用急。全书同。

卧蚕起之状，是水淫于脾土也。**尿黄赤，安卧者，黄疸。** 尿黄
而赤，其人安卧者，黄疸之疾也。**已食如饥者，胃疸。** 已食如
饥，是胃中热盛，善消谷食，胃疸之症也。**面肿曰风。** 六阳之
气聚于面，风之伤人也，阳先受之，故面肿为风。**足胫肿曰水。**
脾胃主湿，肾与膀胱主水，其脉皆行于足胫，故足胫肿者为水。
目黄者，曰黄疸。 热积胸中令人目黄，是曰黄疸。《灵枢经》
云："目黄者，病在胸。"**妇人手少阴脉动甚者，妊子也。** "手
少阴"，心脉也，取掌后锐骨之上，神门穴分也。其脉动甚，是
胎气迫于心经，妊子之证也。"妊"，与孕同。

　　**脉有逆顺四时，未有脏形，春夏而脉瘦，秋冬而脉浮大，
命曰逆四时也。** 逆顺四时，言脉有逆于四时者，亦有顺于四时
者。"未有脏形"，言虽未有正脏之脉形，但春夏生长之时，脉
宜浮大，而反瘦小；秋冬收藏之时，脉宜沉细，而反浮大，是脉
逆于四时也。**风热而脉静，泄而脱血脉实，病在中脉虚，病在
外脉涩坚者，皆难治，命曰反也。** 风热之病，脉宜躁而反静；
泄而脱血，脉宜虚而反实；病在中，脉宜实而反虚；病在外，脉
宜浮滑而反涩坚，皆为难治，命曰脉与症相反也。"反"字下，
旧有"四时"二字，昆僭去之。**人以水谷为本，故人绝水谷则
死，脉无胃气亦死。** 所谓无胃气者，但得正脏脉，不得胃气
也。所谓脉不得胃气者，肝不弦肾不石也。"肝不弦肾不石"，
以其无冲和胃气，肝脉当弦而不弦，肾脉当石而不石也。

　　少阳脉至，乍数乍疏，乍短乍长； 丑寅二月少阳旺，其时
阳气方盛，阴气犹存，故乍数乍长而阳，又乍疏乍短而阴也。**阳
明脉至，浮大而短；** 卯辰二月阳明旺，其时阳气盛而未满，故
脉来浮大而又短也。**太阳脉至，洪大以长。** 巳午二月太阳旺，
其时阳气盛满，故脉来洪大以长。此二句旧在"少阳脉至"之
上，殊为失序，昆僭次此。又，不及三阴，其脱简也。

　　夫平心脉来，累累如连珠，如循琅玕，曰心平， 言脉来积

累如连珠中指，滑利如循琅玕，心之平也。**夏以胃气为本**；夏以冲和胃气为本，不得过甚也。**病心脉来，喘喘连属，其中微曲，曰心病**；"喘喘连属"，言脉来如喘人之息，急促之状也。其中微曲，则不能如循琅玕之滑利矣。是失冲和之气，为心之病也。**死心脉来，前曲后倨①，如操带钩，曰心死**。"前曲后倨"，言脉之前至者曲而不伸，后至者倨而不动，是洪大而不滑利，状如指下操持革带之钩，无复冲和胃气，是心死也。

平肺脉来，厌厌聂聂，如落榆荚，曰肺平，"厌厌聂聂"，翩翩之状，浮薄而流利也。**秋以胃气为本**；肺主秋，脉来亦以冲和胃气为本，不得过于浮毛也。**病肺脉来，不上不下，如循鸡羽，曰肺病**；"不上不下"，则非厌厌聂聂，翩翩流利之形矣。"如循鸡羽"，涩而难也。是伤冲和之气，故病。**死肺脉来，如物之浮，如风吹毛，曰肺死**。"浮"，毛之极，无复冲和胃气，肺之死也。

平肝脉来，软弱招招，如揭长竿末梢，曰肝平，"招招"，犹迢迢，"如揭长竿末梢"，长而柔也，此肝之有胃气者也。**春以胃气为本**；肝主春，以冲和胃气为本，不得过于弦长而伤胃气。**病肝脉来，盈实而滑，如循长竿，曰肝病**；盈实而滑，长而不软，伤其冲和之气，肝之病也。**死肝脉来，急益劲，如新张弓弦，曰肝死**。劲急弦长，无复冲和胃气，肝之死也。

平脾脉来，和柔相离，如鸡践地，曰脾平，"和柔"，和而又柔，无少躁急也。"相离"，脉至不相连属也。"如鸡践地"，缓其步也。**长夏以胃气为本**；脾主长夏，以胃气为本，不得伤

---

① 国中按："倨"，他本有作"居"者，古"居、倨"通借。"居"，直也。《盐铁论·禁耕》云："巨小之用，居句之宜，党殊俗易，各有所便。"《管子·弟子职》云："栉之远近，乃承厥火，居句如矩。"注云："居，直；句，曲。"《太素》杨上善注云："心脉来时，按之指下，觉初曲后直，如操捉带勾，前曲后直，曰心死脉。'居'，直也。"应以《太素》杨注为是。

其冲和也。**病脾脉来，实而盈数，如鸡举足，曰脾病**；脾土备敦厚之体，土气太过，名曰敦厚也，脉来实而盈数，其敦厚可知。如鸡举足，拳而实也，是失其冲和之气，脾家病也。**死脾脉来，锐坚如鸟之喙，如鸟之距，如屋之漏，如水之流，曰脾死。**"喙"，虚畏切。脉来锐坚如鸟之喙，如鸟之距，如屋漏溅而不收，如流水去而不返，脾家无复冲和胃气，故死。

平肾脉来，喘喘累累如钩，按之而坚，曰肾平，"喘喘累累如钩"，心家脉也，肾部有此，是水火相济；"按之而坚"，肾之石也，故为平调之脉。**冬以胃气为本**；肾主冬，以胃气为本，不得失其冲和也。**病肾脉来，如引葛，按之益坚，曰肾病**；形如引葛，不按亦坚也，故按之则益坚矣，是失其冲和也，故病。**死肾脉来，发如夺索，辟辟如弹石，曰肾死。**"辟"，音劈。"夺索"，两人争夺其索，引长而坚劲也。"辟辟如弹石"，石之至也，更无冲和胃气，是其死征也。

黄帝内经素问吴注第六卷

玉机正①脏论篇第十九

> "玉机"，以玉为机，所以象天仪也。至人之言符
> 于天道，命曰玉机，言象天也。正脏论者，论正脏之气
> 外泄，五脏偏胜而危也。

黄帝问曰："春脉如弦，何如而弦？"岐伯对曰："春脉者
肝也，东方木也，万物之所以始生也。故其气来软弱，轻虚
而滑，端直以长，故曰弦。"端"，正也②反此者病。"帝曰：
"何如而反？"岐伯曰："其气来实而强，此谓太过，病在外；
其气来不实而微，此谓不及，病在中。"邪自外入，则病太过；
邪自中生，则病不足。帝曰："春脉太过与不及，其病皆何
如？"岐伯曰："太过则令人善怒，忽忽眩冒而巅疾；其不及
则令人胸痛引背，下则两胁胠痛。"二"令"，平声，后同。肝
志怒，故太过则令人善怒。"忽忽"，恍然忽略人事之意。"眩"，

---

① 国中按："正"，原文作"真"，"真"乃"正"的避讳字，今回改成本字
"正"，详见附录《内经避讳字初探》。后凡"真脏"者，均作"正脏"。又按："玉
机"，当作"生机"。日本学者喜多村直宽在其所著《素问札记》一书中指出："篇
内'名曰玉机'，观《玉板论要》篇，而《太素》并作'生机'，注意亦然，此知
'玉'字当作'生'。此篇内盖论'正脏'与'生机'之异，其意太明，若作'玉
机'，却属无谓矣。"今传《内经》皆王冰校勘之本，而王冰校时，并无古本为证，
不及其前人《太素》之作者杨上善，《太素》之作有他本作证，可互相参校，自然在
王本之上，故其说可信，有考见附录《玉机真脏论正名》。

② 国中按："端"是"正"的避讳字，有辨见附录《内经避讳字初探》。

目前玄也。"冒"，昏昧也。"癫疾"，仆也。肝之经脉上贯膈，布胁肋，注于肺，故不及则令人胸痛引背，又下为两胁胠痛也。

帝曰："善！夏脉如钩，何如而钩？"岐伯曰："夏脉者心也，南方火也，万物之所以盛长也，故其气来盛去衰，故曰钩，"长"，上声。言其脉来盛去衰，如钩之曲也。反此者病。"帝曰："何如而反？"岐伯曰："其气来盛去亦盛，此谓太过，病在外；其气来不盛去反盛，此谓不及，病在中。"脉自骨肉之分，出于皮肤之际，谓之来；脉自皮肤之际，还于骨肉之分，谓之去。是浮者为来，沉者为去也。帝曰："夏脉太过与不及，其病皆何如？"岐伯曰："太过则令人身热而肤痛，为浸淫；其不及则令人烦心，上现咳唾，下为气泄。"夏脉太过，则阳有余，故令人身热，热不得泄越，故肤痛。"浸淫"，热不得去，浸渍而淫，邪热渐深之名，今之蒸热不已是也。夏脉不足，则心气虚，虚则不能自安，故令心烦。虚阳乘于肺则咳，乘于脾则唾，虚阳下陷则为气泄。气泄者，后阴气失也。

帝曰："善！秋脉如浮，何如而浮？"岐伯曰："秋脉者肺也，西方金也，万物之所以收成也，故其气来轻虚以浮，来急去散，故曰浮。阳气在于皮毛，未至沉下，故来急。阴气渐升，阳气将散去，故去散也。反此者病。"帝曰："何如而反？"岐伯曰："其气来毛而中央坚，两旁虚，此谓太过，病在外；其气来毛而微，此谓不及，病在中。"中央坚"，浮而中坚也。帝曰："秋脉太过与不及，其病皆何如？"岐伯曰："太过则令人逆气，而背痛愠愠然；其不及则令人喘，呼吸少气而咳，上气现血，及闻病音。"肺为清虚之脏，不得太过，太过则肺中邪实而气逆，肺系于背，故背痛。"愠愠"，悲伤不乐之貌。其不及则令人气虚而喘，呼吸少气而咳，咳久则气逆面肿，是为上气。气逆则血亦逆，故现血。"病音"，呻吟喘息之声也。"及闻"，旧作"下闻"，僭改此。

帝曰："善！冬脉如营，何如而营？""营"，营垒之营，兵之守者也。冬主闭藏，脉来沉石。"如营"，兵之守也。岐伯曰："冬脉者肾也，北方水也，万物之所以合藏也，故其气来沉以搏，故曰营。《经脉别论》云："搏，言伏鼓也。"沉伏而鼓，是营守乎中之意，故曰营。反此者病。"帝曰："何如而反？"岐伯曰："其气来如弹石者，此谓太过，病在外；其去如数者，此谓不及，病在中。""数"，音朔。"如数"，其实未数也，盖往来急疾，类如数耳。帝曰："冬脉太过与不及，其病皆何如？"岐伯曰："太过则令人懈㑊，脊脉痛而少气不欲言；其不及则令人心悬如病饥，眇中清，脊中痛，小腹满，小便变。""眇"，音渺。"懈㑊"，寒不寒，热不热，弱不弱，壮不壮，㑊不可名之名也。肾脉太过，则相火用事，故令懈㑊。肾脉贯脊，故令脊痛。人之声音修长出于肾，肾之精气伤，故少气不欲言。肾气不及，则肾中真水相火皆衰，真水衰则无以济其君火，故令心悬；相火衰则无以生其脾胃，故令如病饥。"眇中"，腰上肾腧之分，肾气不足，故令眇中清冷。脊中痛者，肾脉贯脊，虚而痛也。肾脉络于膀胱，肾气不足，故令小腹满而小便变。"变"，谓变其常，或为清白，或为癃闭，或为遗沥不尽也。帝曰："善！"

帝曰："四时之序，逆顺之变异也，然脾脉独何主？"言四时之序，脉逆其顺，则变异为病，然春木、夏火、秋金、冬水各有所主，而脾独何所主也？岐伯曰："脾脉者土也，孤脏以贯四旁者也。""孤"，一也。言脾以一脏贯通肝、心、肺、肾，故无定位而专一时也。帝曰："然则脾善恶，可得见之乎？"岐伯曰："善者不可得见，恶者可见。"不专一时，寄旺于四季，善则四脏之善，不见其为脾善也，恶则脉败而可见耳。帝曰："恶者何如可见？"岐伯曰："其来如水之流者，此谓太过，病在外；如鸟之喙者，此为不及，病在中。"帝曰："夫子言脾

为孤脏，中央土以灌四旁，其太过与不及，其病皆何如?" "灌"，溉也，所谓水精四布是也。上文言贯，此言灌，其义并通。**岐伯曰："太过则令人四肢不举；其不及则令人九窍不通，名曰重强。"** "重"，平声。脾主四肢，湿土太过，则备敦阜之化，故四肢沉重不能举动。其不及则无冲和土气，五脏气争而令九窍不通，名曰重强，言邪胜也。**帝瞿然而起，再拜而稽首曰："善! 吾得脉之大要，天下至数五，色脉变①，揆度奇恒，道在于一。"** "瞿然"，芒然张其两目也。"稽首"，首至地也。"奇"，变也。"恒"，常也。帝既善之，又言吾得脉之大要，天下之至数在五，其五色五脉之变病乎，若揆度病之变与常，其道岂众多哉? 在于一而已。"一"，下文所称神转不回是也。**神转不回，回则不转，乃失其机。** 五气循环，不愆其序，是为神气流转而不回返，生生之机也。若却而回返，则逆其常候，而神不得运转，是自失其生机也。**至数之要，迫近以微，** 五为天下之至数，而神转不回，失其要也。然是道也，岂迂远哉? 岂粗迹哉? 乃迫近而微者也。**著之玉板，藏之藏府，每旦读之，名曰玉机②。** 著之玉板，藏之藏府，重至人之言也。"玉机"，以玉为机，象天仪者也。其机斡旋不息，今日神转不回，则亦玉机之斡旋耳，是故名之。

　五脏受气于其所生，传之于其所胜，气舍于其所生，死于其所不胜。病之且死，必先传行至其所不胜，病乃死。 受气所生，谓受病气于己之所生者也；传所胜，谓传于己之所克者也；气舍所生，谓舍于生己者也；死所不胜，谓死于克己者也。**此言气之逆行也，故死。** 五脏顺行则生，五脏逆行则死，上文受气于其所生，是母反受气于其子，故为逆为死。**肝受气于心，**

① 国中按: 此句与上句，他本作"天下至数，五色脉变"，当从。

② 国中按: "玉机"当作"生机"，当依《太素》本为是，与"玉"无涉。

传之于脾，气舍于肾，至肺而死；木遇金克也。心受气于脾，传之于肺，气舍于肝，至肾而死；火遇水克也。脾受气于肺，传之于肾，气舍于心，至肝而死；土遇木克也。肺受气于肾，传之于肝，气舍于脾，至心而死；金遇火克也。肾受气于肝，传之于心，气舍于肺，至脾而死。水遇土克也。此皆逆死也。逆则神机不得运转，故死。一日一夜五分之，此所以占死生之早暮也”肝死于申酉，心死于亥子，脾死于寅卯，肺死于巳午，肾死于辰戌丑未，此一日一夜五分之，所以占死生之早暮也。

黄帝曰："五脏相通，移皆有次；五脏有病，则各传其所胜。五脏之气相通，其脏气输移皆有次序；五脏有病，则各传其所胜以相次也。不治，法三月若六月，若三日若六日，传五脏而当死，是顺传所胜之次。此言顺传所胜之次，即上文气之逆行也。言在所不治者三与六，皆其传次之期当死者也。盖肝、心、脾、肺、肾，即乙、丁、己、辛、癸。假如乙，一也；乙之次是丙，二也；丙之次是丁，三也，是上文受气于所生也，是开不治之端者也。丁之次是戊，四也；戊之次是己，五也；己之次是庚，六也，是至其所不胜之期也，是前篇肝现庚辛死之谓也，故为不治。丁、己、辛、癸，皆如此例推之。三月、六月、三日、六日者，月主一干，日亦主一干也，正脏之脉未现，期之以月；正脏脉现，期之以日也。故曰：'别于阳者，知病从来；别于阴者，知死生之期。' "阳"，至和之脉，有胃气者也。"阴"，至不和之脉，正脏偏胜，无胃气者也。言能别于阳和之脉者，则一部不和，便知其病之从来；别于正脏五阴脉者，则其死生之期，可预知也。言知至其所困而死。肝现庚辛死，心现壬癸死之类，皆至其所困而死也。

是故风者，百病之长也。"长"，上声。风气善行数变，百病莫能先之，故为长也。今风寒客于人，使人毫毛毕直，皮肤闭而为热，"客"，风寒袭人，如客之至之不常有也。"毕直"，尽直也。毫毛得风则燥，得寒则劲，故令毕直。皮肤者卫气所居，阳之分也，风为阳邪，皮肤受风，是为重阳，故令发热。寒为阴邪，皮肤受寒，则卫外之阳无所施泄，亦拂郁为热也。**当是之时，可汗而发也**；邪在皮肤，汗之则已。**或痹不仁肿痛**，"痹"，顽痹，肌肉失常之名。"不仁"，不柔和也。风寒伤血则肿，伤气则痛，所谓气伤痛，形伤肿也。**当是之时，可汤熨及火灸刺而去之**。"汤"，洗也。"熨"，烙也。"火灸"，灼艾也。"刺"，针也。**弗治，病入舍于肺，名曰肺痹，发咳上气**；皮毛为肺之合，故弗治则邪入舍于肺，名曰肺痹。盖肺气不利之名也，故令有声而发咳，息高而上气。**弗治，肺即传而行之肝，病名曰肝痹，一名曰厥，胁痛出食**，失而弗治，肺即传其所胜而行之肝，病名曰肝痹，又名曰厥。"胁痛"，肝痹之症。"出食"，厥之症也，盖肝木之气上升，气逆而厥，食故因而出也。**当是之时，可按若刺耳；弗治，肝传之脾，病名曰脾风，发瘅，腹中热，烦心出黄**，"按"，按摩也。脾受肝之风热，故曰脾风。"瘅"，热中之名，所谓瘅成为消中是也。腹中热，烦心而出黄，亦详瘅之为症耳。**当此之时，可按、可药、可浴；弗治，脾传之肾，病名曰疝瘕，小腹郁①热而痛，出白，一名曰蛊**，"疝瘕"，聚气而痛之名。"郁热"，烦热也。"白"，淫浊也。一名曰蛊，虫蚀阴血之名。虫蚀阴血，令人多惑而志不定，名曰蛊惑。故女感男亦谓之蛊，言其害深入于阴也。此名曰蛊，其亦病邪深入，令人丧志之称乎！**当此之时，可按、可药；弗治，肾传之心，病筋脉相引而急，病名曰瘈**，"瘈"，音异，后世作瘛。心主血脉，心病则血燥，血燥则筋脉相引而急，手足拘挛，病名曰瘈。**当此之时，可灸、可药；弗治，满十日，法当死**。

---

① 国中按："郁"，原文作"冤"，"冤"与"宛"通借，而"宛"与"郁"通借，属同音借字。"郁"，积也，闷也。

满十日则天干一周，五脏生意皆息，故死。**肾因传之心，心即**
复反传而行之肺，发寒热，法当三哕死，言肾传之心，心又复
传而行之肺，金火交争，金胜则寒，火胜则热，故发寒热。然心
为脾之母，肺为脾之子，心肺气争，脾不自安，发声为哕。当五
脏气衰之时，三哕则死。下篇言七诊之病，脉候败者，其死必哕
噫是也。"三哕"，旧作三岁，僭改此。**此病之次也。**言此五脏
相传，是风寒客人为病之次第也。**然其猝发者，不必治于传；**
言其仓猝即发者，随经为患，不以次而入，亦不必依次治其相传
也。**或其传化有不以次，不以次入者，忧、恐、悲、喜、怒，**
令不得以其次，故令人有大病矣。二"令"，平声。五志之发
无常，故病亦不以次。**因而喜大虚，则肾气乘矣**，喜则气缓，
故过于喜令心大虚，虚则肾气乘之，水胜火也。**怒则肝气乘矣，**
怒则肝气自伤，而胜气乘之矣。**悲则肺气乘矣**，悲则肺气自伤，
胜气乘肺矣。**恐则脾气乘矣**，"恐"，肾志也。恐则肾志自伤，
脾土必因其虚而乘之。**忧则心气乘矣**，心之变动为忧，忧则心
气自伤，胜气乘其虚矣。**此其道也。**此其不次相传之常道也。
故病有五，五五二十五变，反其传化。五脏相乘，而各五之，
五五二十五变，反其传化之常，不必以次相及也。**传，乘之名**
也。言传者亦是相乘之异名尔。

　　大骨枯槁，大肉陷下，胸中气满，喘息不便，其气动形，
期六月死，正脏脉现，乃予之期日；"予"，与同。五脏气完者
能周一岁，今大骨枯槁，则肾坏矣；大肉陷下，则脾坏矣；胸中
气满喘息不便，则肺坏矣。脏气不能相接，远求报气，故令耸肩
动形，是五脏已伤其半，何以能周一岁乎？故不过六月半岁之期
当死。若正脏脉现，则生克可推，乃与之期日。**大骨枯槁，大**
肉陷下，胸中气满，喘息不便，内痛引肩项，期一月死，正
脏现，乃予之期日；内痛引肩项，心脏又坏矣，所未坏者惟厥
阴，厥阴主血，阴血之生死，期于月魄，故期以一月。**大骨枯**

槁，大肉陷下，胸中气满，喘息不便，内痛引肩项，身热，脱肉破䐃，正脏现，十日之内死；"䐃"，渠殒切。"身热"，阴气衰败，孤阳独灼也。"脱肉"，肌肉消尽如脱去也。"䐃"，肘膝髀厌高起之处。病人为阴火所灼，昼夜不安，其身转侧多，则䐃肉磨裂，若正脏脉现，则不能天干一周，故十日之内死。"十日"，旧作"十月"，僭改此。大骨枯槁，大肉陷下，肩髓内消，动作益衰，正脏未现，期一岁死，现其正脏，乃予之期日；"大骨枯槁，大肉陷下"，肾与脾之阴气坏也。"肩髓内消，动作益衰"，心与肺之阳气坏也。阴阳俱衰，则无偏胜，如老人五脏齐衰，犹可持久，故远期以一岁死。若现正脏之脉，则有偏胜之脏，乃以五行生克推之，与之期其死日也。"未见"，旧作"来现"，僭改此。大骨枯槁，大肉陷下，胸中气满，腹内痛，心中不便，肩项身热，破䐃脱肉，目眶陷，正脏现，目不见人，立死，其见人者，至其所不胜之时则死。肾主骨，骨枯者肾水衰也。脾主肉，肉陷者脾土衰也。肺主气，气满者肺金衰也。脾主腹内，腹内痛者土败木贼也。心中不便，肩项身热，心火亢也。破䐃者，转侧多而䐃裂。脱肉者，疾苦久而肉消。诸脉者皆属于目，目眶陷下，是诸经败绝。目不见人，神水灭也，故立死。若能见人，则神水犹持，遇不胜之时则死。

　　急虚，身中猝至，五脏绝闭，脉道不通，气不往来，譬如堕溺，不可为期。"中"，去声。"急虚"，暴绝也。"中"，邪气深入之名。"猝至"，猝然而至，不得预知之也。"绝"，脏气绝也。"闭"，九窍塞也。"脉道不通"，脉不至也。"气不往来"，呼吸泯也。上件皆暴死之候，譬如陷溺，何以为期。其脉绝不来，若人一息五六至，其形肉不脱，正脏虽不现，犹死也。脉绝不来，真阳绝也；一息五六至，真阴绝也，故死。一说，诸虚猝中之病，脉绝不来，忽然一息五六至，必死也。

正①肝脉至，中外急，如循刀刃，责责然如按琴瑟弦，色青白不泽，毛折乃死；正心脉至，坚而搏，如循薏苡子累累然，色赤黑不泽，毛折乃死；正肺脉至，大而虚，如以毛羽中人肤，色白赤不泽，毛折乃死；正肾脉至，搏而绝，如指弹石辟辟然，色黑黄不泽，毛折乃死；正脾脉至，弱而乍数乍疏，色黄青不泽，毛折乃死。诸正脏脉现者，皆死不治也。""折"，音舌。"中"，去声。"辟"，音劈。"数"，音朔。五脏偏胜，无复冲和胃气，各现脏脉，兼胜色，是正脏气衰，贼来乘我也。率以毛折死者，皮毛得卫气而充，毛折则卫气败绝，是为阴阳衰极，故死不治。

黄帝曰："现正脏曰死，何也？"岐伯曰："五脏者皆禀气于胃，胃者五脏之本也。土为万物之母，故五脏皆禀气于胃而母之，是胃为五脏之本也。脏气者不能自致于手太阴，必因于胃气乃至于手太阴也。诸脏不得胃气，不能自致其气于寸口，得胃气始为冲和之脉现于寸口。故五脏各以其时，自为而至于手太阴也。"为"，去声。言五脏失其胃气，则不能自致其气于寸口，乃各以其时，自为而至于寸口，是其正脏独现，无复冲和胃气者如此也。故邪气胜者，精气衰也，故病甚者，胃气不能与之俱至于手太阴，故正脏之气独现，独现者病胜脏也，故曰死。"邪正不能两立故也。帝曰："善！"

黄帝曰："凡治病，察其形气色泽，脉之盛衰，病之新故，乃治之，勿后其时。后时则病患日深，故戒人勿后其时。形气相得，谓之可治；形与气，阴与阳也。形气相得，是阴阳相等，无有偏胜之弊，故为可治。色泽以浮，谓之易已；"易"，

---

① 国中按："正"，原文作"真"，属避讳之字，故改之。又按："正"，纯正无杂也。其脉无丝毫胃气，纯是肝脏之脉现，谓之正肝脉至。后之"正心、正脾、正肺、正肾"均同。又按：文中之"搏"，应作"抟"，是古本传误，吴氏从之。

去声，下同。天生五气，人以鼻食之，入通五脏而生五色。"泽"，润泽也。有色而又有泽，是气血相营，故云易已。**脉顺四时，谓之可治；**脉来春弦、夏钩、秋毛、冬石，顺四时也。是五脏通于天气，生之徒也。**脉弱以滑，是有胃气，命曰易治，取之以时。**脉弱以滑则不偏于弦、钩、毛、石，是有冲和胃气，命曰易治也。"取之以时"，如春刺散腧，夏刺络腧，秋刺皮肤，冬刺腧窍于分理之类也。**形气相失，谓之难治；**形气相失，是阴阳不等，两者偏胜，则生克贼，故为难治。**色夭不泽，谓之难已；**天之五气生人五色，既失其色，又不润泽，是气血皆坏，充养之难也，故难已。**脉实以坚，谓之益甚；**"脉实以坚"，正脏之类也，殊失冲和，是病益甚。**脉逆四时，为不可治。**阴阳四时者，万物之根本也，逆之则灾害生，故不可治。**必察四难而明告之。**"四难"，上四事也。

所谓逆四时者，**春得肺脉，夏得肾脉，秋得心脉，冬得脾脉，其至皆悬绝沉涩者，命曰逆四时。**"悬"，脉来悬异也。"绝"，阴阳偏绝也。无复冲和之气，但现正脏脉来也。沉为绝阳，涩为绝阴。**未有脏形，于春夏而脉沉涩，秋冬而脉浮大，名曰逆四时也。**上言其至皆悬绝，是有脏形也。此言未有正脏脉形，但于春夏生长之时，脉反沉涩；秋冬收藏之时，脉反浮大，是与四时相失，亦名曰逆四时者也。

病热脉静，泄而脉大，脱血而脉实，病在中脉实坚，病在外脉不实坚者，皆难治。"此言脉不独逆四时为难治，脉与症相失，亦为难治也。"病热脉静"，阳症得阴脉也。"泄而脉大，脱血而脉实"，真气衰尽，而邪益进也。病在中，脉宜不及，而反实坚，是正脏形也；病在外，脉宜太过，而脉反不实坚，是真阳不足以鼓也。皆难治。

黄帝曰："余闻虚实以决死生，愿闻其情。"岐伯曰："五实死，五虚死。"帝曰："愿闻五实五虚。"岐伯曰："脉盛，皮热，腹胀，前后不通，闷瞀，此谓五实。"瞀"，音务。"实"，邪气实也。心主脉，脉盛，心实也；肺主皮毛，皮热，肺实也；脾主腹，腹胀，脾实也；肾主二便，前后不通，肾实也；肝之经脉贯膈布肋，上连目系而开窍焉，则闷瞀者，肝家实也。**脉细，皮寒，气少，泄利前后，饮食不入，此谓五虚。**"虚"，正气虚也。"脉细"，心虚也；"皮寒"，肺虚也；"气少"，肝虚也；"泄利前后"，肾虚也；"饮食不入"，脾虚也。**帝曰："其时有生者何也？"岐伯曰："浆粥入胃，泄注止，则虚者活；**胃土为五脏之母，粥浆入胃，泄注止，则母气犹存，五虚可回也。**身汗，得后利，则实者活，此其候也。**身汗则表实除，得后利则里实去。表实除，则脉和而皮热解；里实去，则腹胀消，二便利而闷瞀已也。五实悉罢，宁有不活者哉？

决死生论篇第二十

"决死生"，辨决孰为死，孰为不死也。王太仆改为《三部九候论》，兹复古焉。

黄帝问曰："愿闻天地之至数，合于人形血气，通决死生，为之奈何？"此上旧有冗文九十九字，僭删去。旧云："余闻九针于夫子，众多博大，不可胜数，余愿闻要道，以属子孙，传之后世，著之骨髓，藏之肝肺，歃血而受，不敢妄泄，令合天道，必有终始，上应天光，星辰历纪，下副四时五行，贵贱更立，冬阴夏阳，以人应之奈何？愿闻其方。"岐伯对曰："妙乎哉问也！此天地之至数。"**岐伯曰；"天地之至数，始于一，终于九焉**。五行生成之数，始于一终于九故也。一曰天，二曰地，三曰人，因而三之，三三者九，以应九野。"一"，奇也，阳也，故应天。"二"，偶也，阴也，故应地。"三"，参也，和也，故应人。"九野"，九州之分野。**故人有三部，部有三候，以决死生，以处百病，以调虚实，而除邪疾。**""三部"，上、中、下也。"三候"，天、地、人也。隆①古诊脉，不独寸口，于诸经之动脉皆诊之，此云三部九候是也。详见下文。

帝曰："何谓三部？"岐伯曰："有上部，有中部，有下部，部各有三候。三候者，有天、有地、有人也，必指而导之，乃以为质。"质"，实也。**上部天，两额之动脉；**足少阳胆经脉气所行，太阳穴分也。**上部地，两颊之动脉；**足阳明胃经脉气所行，巨髎分也。**上部人，耳前之动脉。**手少阳三膲经脉气所行，耳门分也。**中部天，手太阴也；**肺经脉气所行，寸口是也。**中部地，手阳明也；**大肠经脉气所行，合谷分也。**中部人，手少阴也。**心经脉气所行，神门分也。**下部天，足厥阴也；**肝经脉气所行，五里分也，在气冲下三寸，动脉应手。女子取太冲，在足大趾本节后二寸陷中是。**下部地，足少阴也；**肾经脉气所行，内踝后太溪分也。**下部人，足太阴也。**脾经脉气所行，在鱼腹上，越两筋之间，动脉应手，箕门分也。候胃气则取足跗上之冲阳。**故下部之天以候肝，地以候肾，人以候脾胃之气。**"帝曰："中部之候奈何？"岐伯曰："**亦有天，亦有地，亦有人。天以候肺，地以候胸中之气，人以候心。**"帝曰："上部何以候之？"岐伯曰："**亦有天，亦有地，亦有人。天以**

---

① 国中按："隆"，上也。《易·大过》云："栋隆吉"，东汉虞翻注云："隆，上也。"隆古，即上古也。

候头角之气，地以候口齿之气，人以候耳目之气。各以其位相近故也。三部者，各有天，各有地，各有人。三而成天，三而成地，三而成人。三而三之，合则为九，九分为九野，九野为九脏。此合天地之至数也。**故神脏五，形脏四，合为九脏。**言上文九候，候神脏者五，候形脏者四。肝藏魂，心藏神，脾藏意，肺藏魄，肾藏志，神脏五也；一头角，二耳目，三口齿，四胸中，形脏四也。合之为九脏。**五脏已败，其色必夭，天必死矣。**"败"，遇其克贼而败也。五脏已败，则各现其夭然不泽之色，夭则必死矣。

帝曰："**以候奈何？**""候"，谓候其虚实而施治也。岐伯曰："**必先度其形之肥瘦，以调其气之虚实，实则泻之，虚则补之。**"度"，音铎。气之虚实，谓诸脏之气，各有虚实，实者泻，虚者补，是调之也。**必先去其血脉而后调之，**去其血脉，谓去其瘀血之在脉者，以针决而出之是也。盖瘀血壅塞脉道，必先去之，而后能调其气之虚实也。**勿问其病，以平为期。**"勿问其病之浅深新故，但以血气平调为期也。

帝曰："**决死生奈何？**"言辨决死生奈何？岐伯曰："**形盛脉细，少气不足以息者危；**此下皆辨决死生也。形气相得为阴阳相等，生之徒也。若人形体肥盛，而脉反细，气反少不足以息，是阴有余阳不足，阳不足则无以行生长之令，故危。**形瘦脉大，胸中多气者死。**若人形体消瘦，而脉反大，胸中反多气，是阳有余阴不足，阴不足则孤阳不能独留，故死。**形气相得者生；**"形"，阴也。"气"，阳也。形气相得，是阴阳相停，无所偏胜克贼，故生。**参伍不调者病，**"不调"，少有相失，不得调和也。"参伍不调"，言于三部九候，或有一二不调者参伍其中，亦为愆和有病。**三部九候皆相失者死。**三部九候皆相失，则无一不病者矣，故死。**上下左右之脉相应，如参舂者病甚；**"上"，头部也。"下"，足部也。"左右"，两手也。"参春"，大而有力，与参春同等之，是为太过之脉，故病甚。**上下左右相失，不可数者死**。"数"，上声。"不可数"，谓脉来十至以上，不可以数计也，故为死。**中部之候虽独调，与众脏相失者死**；上部下部已不相应，中部独调，固非能久也。**中部之候相减者死**；减于上下，是中部气衰也，亦死。**目内陷者死**；诸脉者皆属于目，故五脏之精人目而结五轮。又，太阳之脉注于目上，少阳之脉注于目侧，阳明之脉承于目下，故目内陷者，是诸经之气皆绝，必死之候也。**足太阳气绝者，其足不可屈伸，死必戴眼**；足太阳经起于睛明吊睛，下合腘中，以下贯腨内，出外踝之后，循京骨至小趾外侧端。故太阳气绝者，死必戴眼而上视，又其两足不可屈伸也。此节旧在下文"正脏脉现者胜死"下，僭次于此。**瞳子高者太阳不足，戴眼者太阳已绝。此决死生之要，不可不察也。**"太阳膀胱之脉上注于目，瞳子高者，乃太阳不足，故牵引上视而瞳子高也。"戴眼者"，瞳子高而又高，如戴其眼于颠顶之上也，是为太阳已绝。此辨决死生之要，恶可以不察。此节旧在后文"以见通之"之下，僭次于此。

帝曰："何以知病之所在？"岐伯曰："**察九候独小者病，独大者病，独疾者病，独迟者病，独热者病，独寒者病，独陷下者病**。此七诊之脉也。"陷下"，沉伏也。言九候之中，现此七诊，病之所在也。**以左手于病者足上，上去踝五寸按之，以右手取病者足，当踝而弹之**，"踝"，胡瓦切。旧无"于病者、取病者"六字，昆僭增之。下"以"字，旧作"庶"，僭改以。足上去内踝五寸，足三阴之脉也。**其应过五寸以上，蠕蠕然者不病；其应疾，中手浑浑然者病；中手徐徐然者病**；"蠕"，音软。"中"，去声。"蠕蠕"，虫动貌，谓动而适乎中者也。"浑浑"，动之过。"徐徐"，动而不及者也。**其应上不能至**

五寸，**弹之不应者死**；阴气绝，故不应。**是以脱肉身不去者死**①；"脱肉"，消瘦也。"身不去"，筋弱骨痿不能步也。**中部乍疏乍数者死**。"数"，音朔。"乍疏乍数"，虚阳明灭之象也。**其脉代而钩者，病在络脉**。"代"，止而有常也。"钩"，夏脉也。夏气在络，故脉代而钩者病在络脉，络脉受邪，则经气留滞不能承续，故脉代。**九候之相应也，上下若一，不得相失**。言小大迟疾贵相等也。**一候后则病，二候后则病甚，三候后则病危。所谓后者，应不俱也**。"应不俱"，言脉来应手不皆同也。**察其腑脏，以知死生之期**，察其病之或在脏或在腑，皆有死生之期，遇其克贼则死，遇其旺气则生，可以推而知也。**必先知经脉，然后知病脉**，"经脉"，经常不病之脉。"病脉"，腑脏受病之脉。**正脏脉现者胜死**。"正脏脉者，上篇"正肝脉至，中外急如循刀刃责责然，如按琴瑟弦"之类是也。"胜死"，遇其胜己者则死，肝现庚辛死之类是也。

　　帝曰："**冬阴夏阳奈何？**"言死时也。岐伯曰："**九候之脉皆沉细悬绝者为阴，主冬，故以夜半死；躁盛喘数者为阳，主夏，故以日中死**。"数"，音朔。以阴遇阴，以阳遇阳，各助其邪，故咸死也。**是故寒热病者，以平旦死**；寒病死于夜半，热病死于日中，以时之阴阳助邪也，则夫寒热交作之病，其死以

①　国中按：马继兴先生《出土亡佚古医籍研究》一书中，第267页有现藏法国国立图书馆编号为P. 3287的敦煌出土的医药残卷，卷中录有一段《黄帝内经素问》的佚文，与此段经文一致，但文字表述略胜此文，今引来与读者共识。

　　"以左手去足内踝上五寸，指微按之。以右手指当踝上微而弹之。其脉中气动应过五寸以上，蠕蠕者，不病也；〔蠕蠕者，来有力。〕其气来疾，中手悍悍然者，病也；〔悍悍者，来无力也。〕其气来徐徐，上不能至五寸，弹之下应手者，死也；〔徐徐者，似有似无也。〕其肌肉身充，气不去来者，亦死。〔不去来者，弹之全无。〕"

　　以上括号内的文字均为原卷子之注文。宋代林亿在校王冰《素问》时引全元起注文云："内踝之上，阴交之出，通于膀胱，系于肾，肾为命门，是以取之，以明吉凶。"

平旦矣。盖平旦之际，昏明始判之时，阴阳交会之期也，故寒热交作之病以斯时死。**热中及热病者，以日中死**；阳极助邪也。**病风者，以日夕死**；厥阴主风，日夕厥阴助邪，故死。**病水者，以夜半死**；亥子为水，助其邪也。**其脉乍疏乍数，乍迟乍疾者，日乘四季死**；乍疏乍数，乍迟乍疾，脾绝之脉也。日乘四季，辰戌丑未也，助其土邪，故令死耳。**形肉已脱，九候虽调犹死**；脾主形肉，而为五脏之母，若形肉已脱，是母气大坏，即使九候虽调，犹死也。**七诊虽现，九候皆顺者不死。**"七诊"，独大、独小、独迟、独疾、独寒、独热、独陷下也。言此脉虽现，若九候皆顺，则不死。"顺"，言顺乎四时也。如少阳之至，乍大乍小之类，则皆顺从之脉，不得谓死。**所言不死者，风气之病，及经月之病，似七诊之病而非也，故言不死**。风之伤人也，头先受之，则上部之脉当独大、独疾、独热也。经月之病，血行之余，下部之脉不足，当独小、独迟、独寒、独陷下也，是皆似七诊之脉病而非也，故言不死。**若有七诊之病，其脉候亦败者死矣**。言有七诊之病，脏腑既偏胜矣，其脉候亦败，而现偏胜偏弱者，死之属也。**必发哕噫**。胃气作声谓之哕，心气作声谓之噫，然胃为百骸之母，心为一身之主，垂死必发哕噫者，既伤其母，又伤其主也。

必问其所始病，与今之所方病，必原其始而要其终，欲得病之标本也。**而后各切循其脉，视其经络浮沉，以上下逆顺循之**，"各切"，各于九候切之也。以指亲其脉谓之切，以指由其脉谓之循。脉之径行者为经，支横者为络，浮而可见者为孙络。脉在表为浮，在里为沉；高者为上，卑者为下；以指迎之为逆，随之为顺。**其脉疾者不病，其脉迟者病**，此所谓疾，谓脉往来速也；此所谓迟，谓脉往来缓也。速则气强盛，故不病；迟则气衰弱，故病。**脉不往来者死**，脉之出者谓之往，脉之入者谓之来，一往一来，阴阳之屈伸也。脉不往来，是阴阳乖戾，故死。

皮肤著者死。”“著”，着同。干槁而皮肤着于骨也，是血液尽亡，营卫不充，故死。

　　帝曰：“其可治者奈何？”问七诊之病，可治者奈何？**岐伯曰：“经病者，治其经**；脉之直行者，谓之经。经病者治其经，谓即其经而刺之也。**孙络病者，治其孙络血**；脉之浮于皮肤可见者，谓之孙络。“病”，谓孙络之中，波陇高起，瘀血留止也。如是则刺其孙络，出其瘀血。**血病身有痛者，治其经络**。言血病之人身有痛者，察其何经何络，从而治之。**其病者在奇邪，奇邪之脉则缪刺之**；“奇邪”，奇经之邪，谓冲、督、任、带、阳跷、阴跷、阳维、阴维也，病在此八脉者，则不拘于十二经矣，宜缪刺之。“缪刺”，谓奇经八脉各有所会，求其经穴而刺之，上下左右不拘其常，世之八法针，盖其遗教也。**留瘦不易，节而刺之**；“瘦”，《论语》“人焉廋哉”之“廋”，匿也。言病邪留匿而不移，则节累刺之，以病去为度也。“廋”，旧作瘦，僭改此。**上实下虚，切而顺之，索其结络脉，刺出其血，以现通之**。三部之脉宜相等，不得有虚实也，若上部实而下部虚，此络脉结邪也，则切其脉而顺其经，索求其结络之脉，刺出其瘀壅之血，以现血为通也。**手指及手外踝上，五指留针**。”此上部气实之刺法也。言血实于上者，既求结络之脉，刺出其血，若气实者当何如？宜于手指之端，及手外踝上，刺之以泄其气，不必出血，但于五指之端，久留其针，则气从针泄，实者平矣。此节旧本以为错简，昆僭注此。

黄帝内经素问吴注第七卷

经脉别论篇第二十一

言经脉别有所论，出于常谈之外也。

黄帝问曰："人之居处动静勇怯，壮者谓之勇，弱者谓之怯。脉亦为之变乎？"岐伯对曰："凡人之惊、恐、恚、劳、动、静，皆为变也。"为"，去声。"恚"，音秽。"恚"，小怒也。"变"，变易常候而病也。**是以夜行则喘出于肾，淫气病肺**；此下四条言喘，后五条言汗，气血之分也。肾受气于亥子，故夜行则劳骨损阴，喘出于肾。"淫气"，气有余而偏胜为患也。"病肺"，肾少阴之脉上入肺中，喘气上逆，肺苦之也。**有所堕恐，喘出于肝，淫气害脾**；堕伤筋，筋属于肝，故堕恐喘出于肝。"淫气害脾"，木传土也。**有所惊恐，喘出于肺，淫气伤心**；惊则神越，气乱于胸中，故喘出于肺。心藏神，神乱则邪入，故淫气伤心。**渡水跌仆，喘出于肾与骨**。湿气通于肾，跌仆伤于骨，故喘出焉。当是之时，**勇者气行则已，怯者则着而为病也**。"气行"，淫气流行也。"着者"，淫气不得流行，着于一处而为病也，壮弱不同，病否判然矣。故曰：'**诊病之道，观人勇怯骨肉皮肤，能知其情，以为诊法也。**'勇可以知有余，怯可以知不足，骨可以知肾，肉可以知脾，皮肤可以知肺，又可以知卫气，情病之所由来也。

故饮食饱甚，汗出于胃；此下五条，言过用者之损阴也。"汗"，阴液也。言饮食本以养胃，若其饱甚而汗，则汗为胃液，非平人阴阳和而汗出也。**惊而夺精，汗出于心**；"夺精"，精神将散，若有所夺去之意，盖惊气入心，故惊而夺精者，汗从心出也。**持重远行，汗出于肾**；持重远行，则骨疲极，肾主骨，故汗出于肾。**疾走恐惧，汗出于肝**；肝主筋而藏魂，疾走则伤筋，恐惧则伤魂，肝受其伤，故汗出于肝。**摇体劳苦，汗出于脾**；摇体劳苦，用力勤作也，脾主四肢，故汗出于脾。**故春秋冬夏，四时阴阳，生病起于过用，此为常也**。五脏受气，各有常分，过用而耗其真，则生病矣。

　　食气入胃，散精于肝，淫气于筋；"精"，五谷之精也。"淫气"，浸淫滋养之气也。肝主筋，故淫气于筋。**食气入胃，浊气归心，淫精于脉**；"浊气"，上膲氤氲之气也，归于心则为血，淫其精者于脉，是为十二经也。**脉气流经，经气归于肺，肺朝百脉，输精于皮毛**；言脉气流于诸经，经气上归于肺，肺居诸脏腑之上，为百脉之所朝宗，其精者输之于皮毛也。**毛脉合精，行气于玄府**；毛属肺气，脉属心血，毛脉合其精，则行气于玄府，是为卫气。"玄府"，腠理也。旧无"玄"字，昆僭增之。**府精神明，留于四脏，气归于权衡**；玄府之表，精明神气，常留止于四脏。"四脏"，形之四脏，一头角，二耳目，三口齿，四胸中也。气归于权衡，言其平等而无低昂也。**权衡以平，气口成寸，以决死生**。又持权衡之法，以取平于气口，分其三部，成其尺寸，以决病之死生。**饮入于胃，游溢精气，上输于脾**；"游"，流行也。"溢"，涌溢也。《灵枢》所谓"中膲如沤"是也。"精气"，饮之精气也。"输"，转输传运之名也。**脾气散精，上归于肺；通调水道，下输膀胱**；脾虽具《坤》静之德，而有《乾》健之运，既得水谷精气，则散而升之，上归于肺，《灵枢》所谓"上膲如雾"是也。肺虽为清虚之脏，而有治节之司，主行营卫，通阴阳，故能通调水道，下输膀胱，《灵枢》所谓"下膲如渎"是也。**水精四布，五经并行，合于四时**

五脏阴阳，揆度以为常也。夫既上升下降，由是水谷之精，四散而布，五经之气，一机流行，合于四时寒暑，符于五脏阴阳，揆度于造化盈虚，用为常道也。

太阳脏独至，厥喘虚气逆，是阴不足阳有余也，"独至"，谓失其冲和之脉，独现太阳脉象，下文"象三阳而浮"是也，故病厥逆而喘，虚气上冲，是少阴肾水不足，而太阳膀胱独有余也。**表里当俱泻，取之下腧。**"下腧"，谓束骨、太溪二穴也。虚者亦泻之，谓其为邪之所凑也。**阳明脏独至，是阳气重并也，当泻阳补阴，取之下腧。**阳明之脉独至，下文"象大浮"是也。"阳气重并"，谓阳经现阳症，重阳无阴也，故当泻阳补阴。"下腧"，谓陷谷、太白二穴也。**少阳脏独至，是厥气也，跷前猝大，取之下腧，**少阳脉独至，下文"滑而不实"是也。少阳为甲木，其性上行，故病则为厥气。"跷"，足踝也。少阳胆脉下出外踝之前，病故跷前猝然肿大。"下腧"，谓临泣也。**少阳独至者，一阳之过也。**"一阳"，少阳也。"过"，谓太过也。**太阴脏搏①者，用心省正。**"搏"，下文"伏鼓"是也。言手太阴之脉伏而鼓，或是悬绝而搏，谓之正脏，或是阴中别阳，谓之有子，是宜用心省正，不可忽也。**五脉气少，胃气不平三阴也，**"五脉"，五脏之脉也。"气少"，脉来无力也。"胃气"，冲和谷气也。"不平"，不调也。"三阴"，谓脾也。言五脏之脉气少者，是冲和谷气不调于脾，而偏胜于脾也。盖脾为《坤》土，有母道焉。五脏皆受气于脾而后治，若胃气不调于脾，则诸脉皆失其母，无以受气，故气少也。**宜治其下腧，补阳泻阴。**"下腧"，陷谷、太白二穴。补者谓其虚，泻者谓其实也。**一阳独啸，少阳厥也。**"一阳"，足少阳胆，手少阳三膲也。"啸"，耳鸣也。

---

① 国中按："搏"，《太素》作"抟"，抟者，聚也，当以"抟"为是。"用心省真"，《太素》无"心"字。"真"，当作"正"，是避讳字，"省真"，即审察区别"真脏之脉"，即"正脏脉也。"

二经之脉皆入耳，故耳鸣，谓其经气厥逆也。**阳并于上，四脉争张，气归于肾，**肝、心、脾、肺四脉争张，而阳并于上者，是肾气不足，一水不能胜五火，过宜归于肾也。**宜治其经络，泻阳补阴。**脉之直者为经，支者为络，泻阳所以去火，补阴所以益水。**一阴至，厥阴之治也，正①虚痟心，厥气留迫②，发为白汗，调食和药，治在下腧。**"痟"，音狷。"和"，平声。"一阴"，手厥阴心主，足厥阴肝也。"至"，《难经》所谓沉短而敦也。"治"，主治也。"正虚"，正气虚。"痟心"，心酸痛也。盖手厥阴之脉出属心包络，足厥阴肝脉上贯膈，宜其痟心也。"厥气"，逆气也。"留迫"，留而不散，与正气相迫也。发为白汗者，邪实于里则表虚，表虚汗出，故曰白汗。白汗者，气为阳，其色白也。调食者，不得有余，不得不足，以调为节也。和药者，不得过凉，不得过热，以和为节也。"下腧"，谓太冲也。

　　帝曰："太阳脏何象?"问其脉象也。**岐伯曰："象三阳而浮也。"**经言太阳脉至洪大而长，洪为阳，大为阳，长为阳，是其象有三阳也。太阳主表，故脉浮。**帝曰："少阳脏何象?"岐伯曰："象一阳也，一阳脏者，滑而不实也。"**滑为阳，滑而不实，故谓之一阳。**帝曰："阳明脏何象?"岐伯曰："象大浮也。**大为阳，浮为阳，大而浮，阳明之脉象也。**太阴脏搏，言伏鼓也。**上言太阴脏搏者，用心省真，此释其搏字之久，是伏而鼓也。**二阴搏至，肾沉不浮也。"**言二阴搏至云者，是肾沉不浮也。上文无二阴搏至之句，而此释之，盖阙之也。

　　此篇自"太阳脏独至"以下，言经脉症象，自是一家，故云别论。

---

① 国中按："正"，原文"真"，是避讳字，故改之。正者，指"正气"而言。
② 国中按："迫"，原文作"薄"，属同音借字，故改之。

脏气法时论篇第二十二

言五脏之气法象于时也。

黄帝问曰："合人形以法四时五行而治，何如而顺？何如而逆？得失之意，愿闻其事。"岐伯对曰："五行者，金、木、水、火、土也，更贵更贱，以知死生，以决成败，而定五脏之气，间甚之时，死生之期也。""间"，去声。五行之道，当其旺时则贵，非其旺时则贱。

帝曰："愿卒闻之。""卒"，如字。岐伯曰："肝主春，以应木也。足厥阴少阳主治，厥阴肝，乙木也；少阳胆，甲木也。二经相为表里，皆行于足。其日甲乙，甲为阳木，乙为阴木。肝苦急，急食甘以缓之；肝为将军之官，志怒而急，急则自伤而苦之矣，宜食甘以缓之，则急者可平也。心主夏，以应火也。手少阴太阳主治，少阴心，丁火也；太阳小肠，丙火也。二经相为表里，皆行于手。其日丙丁，丙为阳火，丁为阴火。心苦缓，急食酸以收之；心以长养为令，志喜而缓，缓则心气散逸，自伤其神矣，急宜食酸以收之。脾主长夏，"长夏"，谓六月也，脾气主之以应土。足太阴阳明主治，太阴脾，己土也；阳明胃，戊土也。二经相为表里，皆行于足。其日戊己，戊为阳土，己为阴土。脾苦湿，急食苦以燥之；脾以制水为事，喜燥恶湿，湿胜则伤脾土，宜食苦以燥之。肺主秋，以应金也。手太阴阳明主治，太阴肺，辛金也；阳明大肠，庚金也。二经相为表里，皆行于手。**其曰庚辛**，庚为阳金，辛为阴金。**肺苦气上逆，急食苦以泄之**；肺为清虚之脏，行降下之令，若气上逆，则肺苦之，急宜食苦以泄肺气。**肾主冬**，以应水也。**足少阴太阳主治**，少阴肾，癸水也；太阳膀胱，壬水也。二经相为表里。皆行于足。**其曰壬癸**，壬为阳水，癸为阴水。**肾苦燥，急食辛以润之，开腠理，致津液，通气也**。肾者水脏，喜润而恶燥，若燥，则失润泽之体而苦之矣，宜食辛以润之。盖辛者金之味，能开腠理而泄其燥，能致津液而使之润，又能通气而令气化也。

　　病在肝，愈于夏，子能制贼也，盖火能平金，金为肝之贼。**夏不愈，甚于秋**，子休而贼旺也。**秋不死，持于冬**，贼气休，而得母气以养之也。**起于春**，自逢生旺之时，故复起。**禁当风**；风气通于肝，故禁之勿犯。**肝病者，愈在丙丁**，丙丁之火，能制胜己之金，**丙丁不愈，加于庚辛**，逢其胜己者。**庚辛不死，持于壬癸**，遇其生己者。**起于甲乙**；自逢其旺也。**肝病者，平旦慧，下晡甚，夜半静**；"平旦"，寅卯也，时当木旺，故爽慧。"下晡"，申酉也，时当金旺，故甚。"夜半"，子也，时为母旺，故静。**肝欲散，急食辛以散之**，肝木喜条达而恶抑郁，散之则条达，故食辛以散之。**用辛补之，酸泻之**。顺其性为补，反其性为泻，肝木喜辛散而恶酸收，故辛为补而酸为泻也。

　　病在心，愈在长夏，长夏不愈，甚于冬，冬不死，持于春，起于夏，例如肝也。**禁温食热衣**；温热则助病邪，故禁止之。**心病者，愈在戊己，戊己不愈，加于壬癸，壬癸不死，持于甲乙，起于丙丁**；例亦犹肝也。**心病者，日中慧，夜半甚，平旦静**；"日中"，午也，时当火旺，故爽慧。"夜半"，子也，时当水旺，水能胜火，故甚。"平旦"，寅卯也，时当木旺，木为火之母，故静。**心欲软，急食咸以软之**，万物之生心皆柔软，故心欲软，心病则刚燥矣，宜食咸以软之。盖咸从水化，故能济其刚燥使软也。**用咸补之，甘泻之**。心火喜软而恶缓，故咸为补，甘为泻也。

病在脾，**愈在秋，秋不愈，甚于春，春不死，持于夏，起于长夏**，义如肝例。**禁湿食饱食，湿地濡衣**；"湿食"，水果之类。饱食过其分量，适足以伤脾也。湿能病脾，故湿地濡衣皆在所禁。**脾病者，愈在庚辛，庚辛不愈，加于甲乙，甲乙不死，持于丙丁，起于戊己**；上以一岁之五行推之，此推以一旬之五行也。**脾病者，日昳慧，日出甚，下晡静**；"昳"，音迭。此以一日之五行推也。"日昳"，戌也，时当土旺，故爽慧。"日出"，寅卯也，时当木旺，木能克土，故病甚。"下晡"，申酉也，时当金旺，能平其贼邪，故静。**脾欲缓，急食甘以缓之**，脾以温厚冲和为德，故欲缓，病则失其缓矣，宜急食甘以缓之。**用苦泻之，甘补之**。脾喜甘而恶苦，故苦为泻而甘为补。

病在肺，**愈在冬，冬不愈，甚于夏，夏不死，持于长夏，起于秋**，例同肝也。**禁寒饮食寒衣**；形寒饮冷则伤肺，故禁寒饮食寒衣。**肺病者，愈在壬癸，壬癸不愈，加于丙丁，丙丁不死，持于戊己，起于庚辛**；病轻则以岁月期之，上文是也。重则以旬日期之，此文是也。垂死则以旦暮计之，下文是也。**肺病者，下晡慧，日中甚，夜半静**；"下晡"，申酉也，时当金旺，故爽慧。"日中"，午也，时当火旺，火能克金，故甚。"夜半"，子也，时当水旺，水能克火，是制其贼邪也，故静。**肺欲收，急食酸以收之**，肺以收敛为德，行秋令者也，故欲收，病则失其政矣，宜食酸以收之。**用酸补之，辛泻之**。肺金喜酸收而恶辛散，故酸为补而辛为泻也。**病在肾，愈在春，春不愈，甚于长夏，长夏不死，持于秋，起于冬**，义例如初。**禁犯焠㷒热食温灸衣**；"焠"，音翠。"㷒"，音埃。肾恶燥，故禁之。**肾病者，愈在甲乙，甲乙不愈，甚于戊己，戊己不死，持于庚辛，起于壬癸**；义如前注。**肾病者，夜半慧，四季甚，下晡静**；"夜半"，子也，时当水旺，故爽慧。"四季"，辰戌丑未也，时当土旺，土能克水，故甚。"下晡"，申酉也，时当金旺，金能生水，故静。**肾欲坚，急食苦以坚之，**肾以寒水为象，坚劲为德也，病则失其坚矣，宜食苦以坚之，盖苦物气寒以滋肾也。**用苦补之，咸泻之，**苦能坚之，故谓补。咸能软坚，故谓泻。

　　夫邪气之客于身也，以胜相加，"邪气"，不正之气也。"客"，对主而言，以正气为主，则邪气为客也。以胜相加者，六淫得时之胜，则加人为病也。**至其所生而愈，**谓己所生之气也。**至其所不胜而甚，**谓克己之气也。**至其所生而持，**谓生己之气也。**自得其位而起。**逢己之旺也。**必先定五脏之脉，乃可言间甚之时，死生之期也。**"间"，去声。定五脏之脉者，定其正脏之脉也，谓肝弦、心钩、肺毛、肾石、脾代，脉来过甚，更无冲和胃气也。五者之脉有一现焉，是胃气已绝，乃可言其病间与甚之时，又可以决其死生之期，如上文之所论是也。

　　肝病者，两胁下痛引小腹，令人善怒；此肝之实邪为病也。肝脉布胁肋，抵小腹，病实则两胁下痛引于小腹；肝志怒，故善怒。**虚则目䀮䀮无所见，耳无所闻，善恐如人将捕之。**"䀮"，音荒。肝脉入颃颡，连目系，目为肝之窍，耳窍内通颃颡，今肝血气虚，故令目䀮䀮无所见，耳无所闻。肝藏魂，魂不安则善恐，如人将捕之。**取其经，厥阴与少阳，**厥阴肝与少阳胆，表里脏腑也，未有脏病而腑不病者。又，少阳经脉循胁里，绕毛际，起目锐眦，入耳中，亦为上件诸病，故并取其经穴之宜刺者，而酌其补泻焉。**气逆则头痛耳聋不聪颊肿。**气逆而上则上实，故头痛耳聋颊肿。亦以厥阴肝脉与督脉会于颠，下颊里；少阳胆脉入耳中，加颊车，病故如此。**取血者。**取其在经血者刺而出之，所以泻实也。

　　心病者，胸中痛，胁支满，胁下痛，膺背肩甲间痛，两臂内痛；手少阴心脉出腋下，循臂内后廉。手心主之脉起于胸中，循胸出胁，下腋三寸，上抵腋下，行臂内两筋之间。又，心与小肠为脏腑表里，其经脉绕肩胛，交肩上，病故有上件诸症。支满者，两胁支离而满也。**虚则胸腹大，胁下与腰相引而痛。**心主之脉起于胸中，下膈历络三膲，其支者循胸出胁，故令胸腹大，胁下与腰相引而痛也。**取其经，少阴、太阳，**并取太阳小肠者，以小肠为心之府也。**舌下血者。**心开窍于舌，故取舌下血以泻其实。**其变病，刺隙中血者。**"变病"，如笑不休之类，凡心经实邪发病皆是。"隙中"，阴隙穴也，为手少阴之隙，在手掌后脉中，去腕五分，刺血所以泻实。

　　脾病者，善饥肉痿，身重，足不收，行善瘈，脚下痛；脾主消磨饮食，脾强则令善饥；脾主肌肉，脾病则令肉痿；脾象土之敦厚，病故身体沉重。足不能收，步而行瘈，手足抽掣也。脾主四肢，故令瘈。脚下痛者，脾之经脉起足大趾之端，循趾内侧白肉际，过核骨后，上内踝前廉，上膲内，循胫骨后，故令脚下痛也。**虚则腹满肠鸣，飧泄食不化。**脾虚则失其健运之用，而中气失治，故腹满肠鸣，飧泄而食物不变。**取其经，太阴、阳明、少阴血者。**阳明胃与太阴脾相为表里脏腑，故并取之。取少阴血者，以有上文脚下痛故取之，盖少阴肾脉起于小趾之下，斜趋足心。足心，脚下也。

　　肺病者，喘咳气逆，肩背痛，汗出，尻、阴、股、膝、髀、腨、胻、足皆痛；"尻"，苦刀切。肺主气，病故喘咳气逆；肺系肩背而腧在焉，故肩背痛；肺主皮毛，病则皮毛疏泄，故汗出。此肺之常候也。若尻、阴、股、膝、髀、腨、胻、足皆痛者何哉？肺为清虚之脏，主呼出而升阳，肺病则清阳陷于下部，不能自升，邪气实而为痛耳。**虚则少气不能报息，耳聋嗌干。**肺主气，虚则气衰，故少气不能报入息也。耳者肾之窍，肾水为肺金之子，母病则子失养，故耳聋。"嗌"，喉咙也，是为肺系，肺虚则津液不足以润系，故令嗌干。**取其经，太阴、足太阳之外、厥阴内血者。**"太阴"，肺之本经也，故取而刺之。更取足太阳膀胱经于足外，取厥阴肝经于足内者，前件尻、阴痛属太阳，股、膝、髀、腨、胻、足皆痛，外属太阳，内属厥阴也。取血所以泻实。

肾病者，腹大胫肿，喘咳，身重，寝汗出，憎风；肾少阴之脉，上腨内，夹脐，循腹里，入肺中，病故腹大胫肿而喘咳也；肾主骨，肾病则骨痿，故身重；肾虚之人，寝则卫外之阳凑入于阴中，则表疏而汗自泄。憎风者，汗多亡阳，卫气虚而不固，故遇风而憎也。**虚则胸中痛，大腹小腹痛，清厥意不乐。**"乐"，音洛。肾脉注胸中，故胸中痛。肾脉上自幽门，下至横骨，夹腹中行两旁各半寸，是其脉夹脐循腹里也，故大腹小腹皆痛。"清厥"，清冷而四末厥逆也。盖四末之阳气受于胸腹，胸腹既病，则阳气不宣于四末，故清厥也。意不乐者，胸腹连膻中，膻中者臣使之官，喜乐出焉，胸腹痛故意不乐也。**取其经，少阴、太阳血者**。少阴肾之经，太阳经少阴之表，肾之府也，故兼取而调之。血者，所以泻实。

肝色青，宜食甘，粳米、牛肉、枣、葵皆甘；肝苦急，急食甘以缓之是也。**心色赤，宜食酸**，小豆、犬肉、李、韭皆酸；心苦缓，急食酸以收之是也。**肺色白，宜食苦**，麦、羊肉、杏、薤皆苦；肺苦气上逆，急食苦以泄之是也。**脾色黄，宜食咸**，大豆、豕肉、栗、藿皆咸；脾苦湿，咸能泄湿，故食之。瓜果肉菜得盐而湿出，理可知矣。**肾色黑，宜食辛，黄黍、鸡肉、桃、葱皆辛**。肾苦燥，急食辛以润之是也。**辛散，酸收，甘缓，苦坚，咸软**。此释五味之用也。**毒药攻邪**，"药"，金、石、草、木、鱼、虫、鸟、兽之类，皆可以祛邪养正者也。然辟邪安正，惟毒为能，故通谓之毒药也。**五谷为养**，养正气也。**五果为助**，助其养也。**五畜为益**，言有补益也。**五菜为充**，充实于脏腑也。**气味合而服之，可以补精益气**。经曰："形不足者温之以气，精不足者补之以味。"又曰："气归精，味归形，故合而服之，可以补精益气。"**此五者，有辛、酸、甘、苦、咸，各有所利，或散或收，或缓或急，或坚或软，四时五脏，病随五味所宜也。**"详在上文。

宣明五气篇第二十三

"宣"，发也。五气，木、火、土、金、水也。言五气有入、有病、有并、有恶、有液、有禁、有发、有乱、有邪、有藏、有主、有伤、有应，是篇皆发明之。

五味所入：酸入肝，辛入肺，苦入心，咸入肾，甘入脾，是谓五入。五味所入，各以类从，《易》所谓"同气相求"也。

五气所病：心为噫，心不受邪，噫而出之，象火上炎，烟随焰出也。**肺为咳，**邪击于肺，故为咳，象金坚劲，叩之有声也。**肝为语，**语之再三，象木之枝条委曲也。**脾为吞，**脾主味，故为吞，象土之包容，为众物所归。**肾为欠、为嚏，**"嚏"，音帝。"欠"，曲引其身之名，水性下流而主收引，欠则象其收引也。"嚏"，鼻出声之名，嚏喷是也。鼻为肺之窍，肾病何以有之？盖肾之经脉，贯肝膈，入肺中，肺得其循经之邪，输之于窍，则令人连声而嚏也。**胃为气逆、为哕、为恐，**胃中热则气上逆，胃中寒则为哕。恐为肾志，胃病何以有之？盖胃为土，肾为水，土实则刑乎水，故令恐。**大肠小肠为泄，**大肠小肠为变化出物之官，中和则治，偏于寒固泄，偏于热亦令泄也。**下膲溢为水，**下膲为分注之所，气窒不泻，则溢而为水。**膀胱不利**

为癃，**不约为遗尿，**膀胱为水注之腑，若邪实膀胱，不得通利，则谓之癃。若下膲气弱，不能约束膀胱以固津液，则为遗尿。**胆为怒，**胆为中正之官，无偏无党，其性刚决，故为怒也。**是谓五病。**心、肺、肝、脾、肾，五脏病也。胃、大肠、小肠、膀胱、胆，五腑病也。

　　五精所并：精气并于心则喜，并于肺则悲，并于肝则忧，并于脾则畏，并于肾则恐。"五精"，五脏之精气也。"并"，合而入之也。五脏精气各藏其脏则不病，若合而并于一脏，则邪气实之，各显其志，心则喜，肺则悲，肝则忧，脾则畏，肾则恐也。**是谓五并，虚而相并者也。**言由本脏之虚，故他脏乘其虚而并入之，所谓邪之所凑，其气必虚是也。

　　五脏所恶：心恶热，肺恶寒，肝恶风，脾恶湿，肾恶燥，"恶"，俱去声，下同。热伤心，故心恶热；寒伤肺，故肺恶寒；风伤肝，故肝恶风；湿伤脾，故脾恶湿；燥伤肾，故肾恶燥。**是谓五恶。**

　　五脏化液：心为汗，肺为涕，肝为泪，脾为涎，肾为唾，心主血，汗者血之余，故汗为心液；涕出于鼻，肺之窍也，故为肺液；泪出于目，肝之窍也，故为肝液；涎出于口，脾之窍也，故为脾液；唾出于廉泉二窍，二窍夹舌本，少阴肾脉循喉咙，夹舌本，故唾为肾液。**是谓五液。**

　　五味所禁：辛走气，气病勿多食辛；"辛"，阳也；"气"，亦阳也。同气相求，故辛走气。辛主发散，气弱者食之，则气益虚耗矣，故在所禁。**咸走血，血病勿多食咸；**"咸，阴也；"血"，亦阴也。同气相求，故咸走血。血得咸则凝结而不流，故血病禁咸也。**苦走骨，骨病勿多食苦；**"苦"，阴也；"骨"，亦阴也。气同则入，故苦走骨。骨得苦则阴益甚，骨重而难举矣，故骨病禁苦。**甘走肉，肉病勿多食甘；**"甘"，土也；"肉"，亦土也。相从以类，故甘走肉。肉得甘则病肤肿肉胀者滋甚矣，故肉病禁甘。**酸走筋，筋病勿多食酸**。"酸"，木也；
"筋"，亦木也。以类相从，故酸走筋。筋得酸则病拘挛收引者
益加矣，故筋病勿多食酸。**是谓五禁，勿令多食**。"令"，平声。

五病所发：**阴病发于骨**，骨属阴也。**阳病发于血**，血生于
心而主夏令，故阳病发于血。**阴病发于肉**，肉属至阴故也。**阴
病发于夏**，火炎水干之象也。**阳病发于冬**，水盛火灭之象也。
是谓五发。

五邪所乱：**邪入于阳则狂**，"邪"，阳邪也。阳邪入于阳，
是重阳也，故令狂。**邪入于阴则痹**，"邪"，阴邪也。"痹"，
《痹论》所谓五脏痹也。阴邪入于阴，是重阴也，则为五脏痹。
抟①阳则为颠疾，"抟阳"，邪气抟于阳部也，是为上实下虚，
故为颠顶疾。**抟阴则为喑**，"喑"，读作音，又烟，入声。"抟
阴"，邪气抟于阴脉也。"喑"，痖也。盖太阴脾脉夹咽，连舌
本，散舌下；少阴肾脉循喉咙，夹舌本；厥阴肝脉循喉咙之后，
邪正相抟于此三阴之脉，则喉咙闭塞，舌本不利，令失音而痖。
又，肺为太阴而主气，故肺病令人声喑。传曰："言者心之声。"
故惊气入心，令人失声，皆抟阴为喑之意也。**阳入之阴则静**，
阳入之阴，则阴实而阳虚，阳虚生外寒，阴实生内寒，内外皆
寒，是故静也。**阴出之阳则怒**，阴出之阳，则阳实而阴虚，阴
虚生内热，阳实生外热，内外皆热，是故躁而怒也。**是谓五乱**。

五邪所现：**春得秋脉，夏得冬脉，长夏得春脉，秋得夏
脉，冬得长夏脉**，此皆胜己之脉，故谓之邪。**名曰阴出之阳，
病善怒不治**，言五邪之脉，名为正脏之阴脉，出于阳和脉之上，
病不善怒则可治，若善怒是肝木已燥，东方生生之本已亡矣，故
不治。**是谓五邪。皆同，死不治**。此又决言其同，是死症也。

五脏所藏：**心藏神，肺藏魄，肝藏魂，脾藏意，肾藏志**，

---

① 国中按："抟"，原文作"搏"，属古人传抄之误，故改之。抟者，聚也。

是谓五脏所藏。情之所主谓之神，并精而出入者谓之魄，随神而往来者谓之魂，心之意念谓之意，专意不移谓之志。

五脏所主：**心主脉，肺主皮，肝主筋，脾主肉，肾主骨**。谓之主者，存亡以之，治乱以之，各有所主，以为依归也。**是谓五主**。

五劳所伤：**久视伤血**，损于心也。**久卧伤气**，损于肺也。**久坐伤肉**，损于脾也。**久立伤骨**，损于肾也。**久行伤筋**，损于肝也。**是谓五劳所伤**。

五脉应象：**肝脉弦**，象木之垂枝也。**心脉钩**，象带钩之曲而倨也。**脾脉代**，象四时之更代也。**肺脉毛**，象羽毛之轻涩也。**肾脉石**，象石之沉实也。**是谓五脏之脉**。

血气形志篇第二十四

篇内论血气之多少，形志之苦乐，故以名篇。

夫人之常数，太阳常多血少气，少阳常少血多气，阳明常多气多血，少阴常少血多气，厥阴常多血少气，太阴常多气少血，此天之常数。诸经之血气多少，乃天之常数然也。故用针之道，常泻其多。大凡外疾，当分其经之血气多少而为补泻也。

足太阳与少阴为表里，少阳与厥阴为表里，阳明与太阴为表里，是为足阴阳也。手太阳与少阴为表里，少阳与心主为表里，阳明与太阴为表里，是为手之阴阳也。足太阳，膀胱也；足少阴，肾也；足少阳，胆也；足厥阴，肝也；足阳明，胃也；足太阴，脾也。此足之六经，阳行于足之表，则阴必行于足之里，相为隅对，故曰表里。手太阳，小肠也；手少阴，心也；手少阳，三膲也；手心主，包络也；手阳明，大肠也；手太阴，肺也。此手之六经，其为表里，犹夫足之隅对也。**今知手足阴阳所苦，凡治病必先去其血，乃去其所苦，伺之所欲，然后泻有余补不足。**"先去其血"，谓见血脉波隆独异于常者乃去之，不谓常刺必先去其血也。"伺之所欲"，如风、寒、暑、湿、燥、火，病人有恶之者，有欲之者，伺察其所欲，则知其病在何经矣。

　　欲知背腧，先度其两乳间，中折之，更以他草度去半已，即以两隅相拄也，乃举以度其背，令其一隅居上，齐脊大椎，两隅在下，当其下隅者，肺之腧也；"度"，音铎。"拄"，知庚切。"令"，平声。"度"，量也。言以草量其乳间中折之，更以他草度此草去半已。使与中折之草拄为三隅，以上隅齐脊大椎，则两隅下当肺腧也。**复下一度，心之腧也；复下一度，左角肝之腧也，右角脾之腧也；复下一度，肾之腧也。是谓五脏之腧，灸刺之度也。**"度"，如字。此取五脏腧法，与《甲乙经》不合，盖古人别为一家者也。"腧"，输同。五脏血气于此转输传布也。

　　形乐志苦，病生于脉，治之以灸刺；"乐"，音洛，下同。形乐则筋骨不劳而无病，志苦则经脉之气不利而脉病矣。脉病者宜治以灸刺，视其虚实而施补泻也。**形乐志乐，病生于肉，治之以针石；**形乐则无筋骨之劳，志乐则无血脉之滞，但过于膏粱而已。膏粱之变能生痈肿，故病生于肉，宜治之以针石，决其大脓也。**形苦志乐，病生于筋，治之以熨引；**形劳而苦，故病生于筋；志逸而乐，则血脉未尝受病。故治之以熨烙导引，使血脉营养于筋，则就安矣。**形苦志苦，病生于咽嗌，治之以甘**

药；"咽"，音烟。"嗌"，音益。万事劳其形，形苦也。百忧感其心，志苦也。若是者，则有血气痰饮之病生于咽嗌，是宜治以甘药也。"甘"，旧作"百"，今依《灵枢·九针》论改此。**形数惊恐，经络不通，病生于不仁，治之以按摩醪药。**"数"，音朔。形数惊恐则志不扬，志不扬则经络之血气滞而不通，故病手足不仁而顽痹也，是宜治以按摩醪药，得血气宣通，则不仁之病愈矣。**是谓五形志也。**结上文。

　　刺阳明，出血气；刺太阳，出血毋①气；刺少阳，出气毋血；刺太阴，出气毋血；刺少阴，出气毋血；刺厥阴，出血毋气也。出者，由其天数之多。毋者，由其天数之少也。

---

　　① 国中按："毋"，原文作"恶"，属同音借字，故改之。毋者，不要、不宜之谓。

黄帝内经素问吴注第八卷

宝命全形论篇第二十五

"宝命",珍重其所赋之命。"全形",保合其所成之形。

黄帝问曰:"天覆地载,万物悉备,莫贵于人,人以天地之气生,四时之法成。大哉《乾》元,万物资始;至哉《坤》元,万物资生,是以天地之气生也。因春、夏、秋、冬之四气,调肝、心、肺、肾之脏神,是以四时之法成也。君王众庶,尽欲全形,贵贱虽殊,好生一也。形之疾病,莫知其情,留淫日深,着于骨髓,心私虑之,余欲针除其疾病,为之奈何?""为",去声。"淫",六气过盛而为邪也。岐伯对曰:"夫盐之味咸者,其气令器津泄;"令",平声。此下三条,《诗》之比也,岐伯承帝之问,而答以病深者虽针药无所施也。"盐",水化也。有酸、苦、甘、辛之味以调之,则木、火、土、金、水不偏于一,而相成相济。今曰盐之味咸者,则浑无酸、苦、甘、辛以杂之矣,味既偏于一,则其水化独行,而令器津泄者势也。喻言肾中有木、火、土、金之气,则肾气冲和,不偏于一;若正脏用事,无木、火、土、金以和之,则肾独行施泄之令,而遗精、寝汗、咳血之疾纷然矣,犹夫盐之偏咸,而令器津泄也。弦绝者,其音嘶败;凡弦之绝者,音必嘶败。以人喻之,人之有肺,譬则琴也,五脏之脉循于肺,譬则琴之有五弦也。心脉从心系却上肺,故心病火胜,肺变其音;脾脉上膈夹咽,故脾病湿胜,肺变其音；肝脉贯膈上注肺，故肝病木胜，肺变其音；肾脉贯肝膈入肺中，故肾病水不胜火，肺变其音；又，肺之本经自病，亦令变音，犹之弦绝而音嘶败也。**木敷者，其叶发；**造化之道，有生长必有收藏，若偏于生长而废收藏，则木一于敷布生发矣，喻肝胀也。**病深者，其声哕。**"病深"，上文三者病邪深入于里也。"哕"，胃逆作声也。胃为中土，万物所归，故病邪深入，必归于胃，邪盛胃绝，其声必哕。**人有此三者，是谓坏府，**"府"，中宫。人有上文三者之病，入深而哕，则中气败矣，谓之坏府。**毒药无治，短针无取，**言其必死，非药可愈针可治也。**此皆绝皮伤肉，血气争黑。**"绝皮伤肉"，形脱也。"血气争黑"，色败也。此言形色皆不可治。

帝曰："**余念其痛，心为之乱惑，反甚其病，不可更代，百姓闻之，以为残贼，为之奈何？**"二"为之"之"为"，去声。"更代"，更易时月也。"残贼"，残忍其死，而贼害不仁也。岐伯曰："**夫人生于地，命悬于天，**人生于地，则可治者，淫邪伤形也；命悬于天，则不可治者，天真离散也。**天地合气，命之曰人。**一阴一阳之谓道，故天地合气而成形，命之曰人也。**人能应四时者，天地为之父母，**人能应四时和气而养生者，则天地恒生之，是为之父母也。**知万物者，谓之天子。**知周万物，则能参天地赞化育，是天之子也。**天有阴阳，人有十二节；**天有六阴六阳，人亦有六阴六阳以应之。**天有寒暑，人有虚实。**寒暑者，天之阴阳消长也；虚实者，人之阴阳消长也。**能经天地阴阳之化者，不失四时；**言能经理天地阴阳之造化，则不失四时，而与万物浮沉于生长之门也。**知十二节之理者，圣智不能欺也；**知六阴六阳进退消长之理，则与圣智为一，讵能欺乎？**能存八动之变，五胜更立；能达虚实之数者，独出独入，呿吟至微，秋毫在目。**"呿"，祛遮切。"存"，存心也。"八动"，八风也。"变"，变病也。"五胜"，五行也。"立"，旺也。

"达"，明达也。"数"，微甚之差也。"独出独人"，独知而贯通也。言能存心八风之变，及五胜更旺，又能达于虚实之差，是独知之而贯通矣，则虽呿吟之声，至微之疾，犹秋毫之在于目，察之无难也。

帝曰："人生有形，不离阴阳，天地合气，别为九野，分为四时，月有小大，日有短长，万物并至，不可胜量，虚实呿吟，敢问其方？""虚实呿吟"，谓五脏虚实，各有呿吟也。岐伯曰："木得金而伐，火得水而灭，土得木而达，金得火而缺，水得土而绝，万物尽然，不可胜竭。言万物莫不各有胜克之理，不可胜竭而数，要之可以类推也。**故针有悬布于天下者五，黔首**①**共余食，莫知之也。**"黔"，音钳。"五"，下文所详是也。"黔首"，黑髮之民。"余食"，犹言备食。**一曰治神，**专一精神，心无他务，所谓神勿营于众物是也。**二曰知养身，**知所以治身，则知所以治人。**三曰知毒药为真，**知之真则用之当。**四曰制砭石小大，**砭石小大，各有所宜，故酌而制之。**五曰知**

---

① 国中按："黔首"，即黑首，指百姓。《史记·秦始皇本纪》云："二十六年……分天下以为三十六郡，郡置守、尉、监，更名民曰黔首。"黔首即黑头，百姓之代名词，故《吕氏春秋·振乱》云："当今之世浊甚矣，黔首之苦不可以加矣。"秦始皇为何称自己的百姓为黑头呢？《本纪》有云："始皇推终始五德之传，以为周得火德，秦代周德，从所不胜。方今水德之始，改年始，朝贺皆自十月朔。衣服旄旌节旗皆尚黑，数以六为纪，符、法冠皆六寸，而舆六尺，六尺为步，乘六马。更名河曰德水，以为水德之始。刚毅戾深，事皆决于法，刻削毋仁恩和义，然后合五德之数。于是急法，久者不赦。"读此可知"黔首"之来原。《河图》北方为水，其数六，其色黑，其象阴。秦始皇认为周朝为火德，今我战胜，取而代之，实乃以水克火，故称自己为水德。即为水德，其色必尚黑，其数必用六，甚者改民为黑头，故一切政令，均因"水德"为本而设。此"黔首"之出处也。明此，可知此段文字当属秦代之文。

又按："黔首共余食"，"余食"，宋本新校正云："按全元起本'余食'作'饱食'，注云：'人愚不解阴阳，不知针之妙，饱食终日，莫能知其妙益。'又，《太素》作'饮食'，杨上善注云："黔首共服用此道，然不能得其意。"杨氏之说，得其义理。"黔首共饮食，莫知之也"，用孔子的一句话，最为贴切，即"百姓日用而不知也。"

腑脏血气之诊。腑脏血气多少天数不同，所当知者，而病邪在腑、在脏、在血、在气，尤不可不知其诊。**五法俱立，各有所先。**各有所宜先者。今末世之刺也，**虚者实之，满者泄之，此皆众工所共知也。若夫法天则地，随应而动，和之者若响，随之者若影，道无鬼神，独来独往。**"法则天地，则非末世众工之刺矣。随应而动，言其效也；若响若影，效之捷也；道无鬼神，言其道足以补化工，无复鬼神之能事矣。来者为神，往者为鬼，夫既道无鬼神，则往来者独惟我耳。

帝曰："愿闻其道。"岐伯曰："**凡刺之正，必先治神**，"正"，要也。"治神"，专其精神也。**五脏已定，九候已备，后乃存针**，先定五脏之脉，备察九候之诊，得其太过不及之差，然后存意于用针之法。**众脉不现，众凶弗闻，外内相得，勿以形先**，"众脉不现"，无正脏死脉也；"众凶弗闻"，无五脏绝败也。是外症内脉相得，非徒以察形而已，故曰勿以形先。**可玩往来，乃施于人**。"玩"，玩弄精熟也。"往"，谓病源。"来"，谓变病。言精熟往时之病源，及将来之变病，乃可施针于人。**人有虚实，五虚勿近，五实勿远**，"远"，去声。针道难补而易泻，故五脏天真已虚，戒人勿近；五邪相乘而实，戒人勿远。**至其当发，间不容瞬**。"间"，去声。"瞬"，音顺。"发"，施针也。言施针有时不可以瞬息误也。**手动若务，针耀而匀**，"动"，用针也。"务"，专一也。"耀"，针形光净也。"匀"，甲乙皆同也。**静意视义**，静己之意，视针之义。**观适之变**，"适"，针气所至也。"变"，形气改易也。**是谓冥冥，莫知其形**，"冥冥"，未判之天也，既在未判，恶睹其形，言众人未足以知此也。**现其乌乌，现其稷稷，从**①**现其飞，不知其谁**，"乌乌"，言其气之袭针如乌合也。"稷稷"，言其针之卓立如树禾也。从是而现其

---

① 国中按："从"，当作"纵"，古"纵、从"通借。

经气飞腾，有莫知其所以然者，盖言其道费而隐者有如此。**伏如横弩，起如发机。**"伏"，经气不至而针倾伏也。"横"，不正也。言经气不至而针倾伏者，虽为之施治，有如横置其弩不能中的者势也。"起"，经气至而针卓立。若此者为经气至而不虚，其效当如发动弩之机牙，捷莫如之者亦势也。

帝曰："何如而虚？何如而实？"问治虚实之定法。**岐伯曰："刺虚者须其实，刺实者须其虚，言以气至而效为则，不必守夫留呼常法也。经气已至，慎守勿失，**言经气已至而袭针，则慎守之勿得失也。**深浅在志，**肉厚者宜深，肉薄者宜浅；秋冬宜深，春夏宜浅；病在筋骨宜深，在经脉皮肤宜浅。**远近若一。**穴在四肢者为远，穴在腹背者为近，取气一也。**如临深渊，**恐其有失而倾陷也。**手如握虎，神勿营于众物。"**握虎者壮其力，神不暇及乎其他，此欲用针者壮其力而专志，故云手之运针，当如壮士握虎，专一其精神，不得营于众物，交乱其中而致失事也。刺虚者须其实至此，经有《针解》。

八正神明论篇第二十六

"八正"，八风正气。"神明"，谓日之寒温，月之虚盈，时之浮沉，皆神明之所宰，用针当审趋避也。

黄帝问曰："用针之服①，必有法则焉，今何法何则？"

---

① 国中按："服"字，《太素》云："服，学习也，学用针之法。"王冰云："服，事也。"以后，张志聪《集注》、高士宗《直解》均从王注，释"服"为"事"。

"服"，事也。"法"，法象。"则"，准则也。岐伯对曰："法则天地，合以天光。""天光"，日月星辰也。帝曰："愿卒闻之。"岐伯曰："凡刺之法，必候日月星辰，四时八正之气，气定乃刺之。"气"，如温与寒，天之气也；明与阴，日之气也；月之生满郭空，月之气也；躔候度数，星辰之气也；寒暑温凉，四时之气也；八节之风，朝于太一，八正之气也。"气定"，定其所宜也。是故天温日明，则人血淖液而卫气浮，故血易泻，气易行；天寒日阴，则人血凝涩而卫气沉。凝则难泻，沉则难行。"易"，去声。"凝则难泻，沉则难行"二句，旧本无，昆僭补此。月始生，则血气始精，卫气始行；月郭满，则血气实，肌肉坚；月郭空，则肌肉减，经络虚，卫气去，形独居。是以因天时而调血气也。"形"，形骸也。是以天寒勿刺，天温勿凝①，月生勿泻，月满勿补，月郭空勿治，是谓得时而调之。"得时"，得天也。因天之序，盛虚之时，移光定位，正立而待之。日移其光，气易其舍，宜因时定位，南面正立而调之。故曰：'月生而泻，是谓脏虚；月满而补，血气扬溢，络有留血，命曰重实；"重"，平声。"脏虚"，脏其虚而受邪也。"留血"，留止瘀血也。月郭空而治，是谓乱经。'阴阳相错，正邪不别，沉以留止，外虚内乱，淫邪乃起。""乱经"，紊乱经气也。"阴阳相错，正邪不别"，乃乱经之实，"沉以留止"，邪气沉着留止不去也。外虚其经，内乱脏志，未有淫邪不起者也。

帝曰："星辰八正何候？"岐伯曰："星辰者，所以制日月之行也。"星"，谓二十八宿。"辰"，躔度之次也。"制"，裁度也。所以裁度日月之行，次于某宿某度也。盖二十八宿经于天，

---

① 国中按："勿"，原文作"无"，属同音假借字，故改之，全段同。"凝"，古本均作"疑"，贯通上下文义，当以作"疑"为是，即天气温和，不需多虑，从容施针。

昼夜异象，四时异现，人身营卫，昼行于阳，夜行于阴，日月之行，或以主昼，或以主夜，其象同也。日月有躔度，营卫有气舍，故用针者，知日月之行度，则能候营卫之气舍而取之矣。**八正者，所以候八风之虚邪以时至者也。**"八正"，八方之位也，辨八方之位，所以候八风之气，时至而朝太一者也。虚邪者，八风迭为孤虚旺相，当其虚方来，名曰虚邪也。**四时者，所以分春秋冬夏之气所在，以时调之也。**"所在"，如正月二月，人气在肝；三月四月，人气在脾；五月六月，人气在头；七月八月，人气在肺；九月十月，人气在心；十一月十二月，人气在肾。经中言气之所在不能尽同，此其一也。**八正之虚邪，避之勿犯。**八正之气从其冲后虚之向来者，宜深居以避之，勿得犯也。"避"字上旧一"而"字，"犯"字下旧一"也"字，昆儓去之。**以身之虚，而逢天之虚，两虚相感，其气至骨，入则伤五脏，**此言犯虚邪者，以虚感虚，同气相应也。**工候救之，弗能伤也。**工知而救治之，故弗能伤也。**故曰：'天忌不可不知也。'"**

　　帝曰："善！其法星辰者，余闻之矣，愿闻法往古者。"岐伯曰："**法往古者，先知《针经》也。**言知《针经》是法往古。**验于来今者，**先知日之寒温，月之虚盛，四时气之浮沉，而调之于身，观其立有验也。候气不差，故立有验。**观于冥冥者，**言形气营卫之不形于外，而工独知之，"不形"，虚实未判也。以日之寒温，月之虚盛，四时气之浮沉，参伍相合而调之，工常先见之，**然而不形于外，故曰观于冥冥然。**以通于神明，故能观于冥冥未判之天也。**通于无穷者，可以传于后世也，是故工之所以异也。**古称医谓之工，工者，上下一贯之谓也，故通于无穷，传于后世，所以为异。**然而不形现于外，故俱不能见也。**"俱"，众人也。**视之无形，尝之无味，故谓冥冥，若神仿佛。**工能先见于冥冥罔觉之天，故仿佛乎神也。

虚邪者，八正之虚邪气也。言是八正虚向所来之邪气也。正邪者，身形若用力汗出，腠理开，逢其风，其中人也微，故莫知其情，莫见其形。"八邪'，谓八风正气之邪。"逢其风"，旧作"逢虚风"，僭改此。上工救其萌芽，必先见三部九候之气，尽调不败而救之，故曰上工。当其不败而救之，乃所以救其萌芽也。下工救其已成，救其已败。救其已成者，言不知三部九候之相失，因病而败之也。已成已败，不可救药者也，工不察而治之，是败之也。知其所在者，知诊三部九候之病脉处而治之，故曰守其门户焉，莫知其情而见邪形也。"守其门户，所谓猝然逢之，早遏其路也。虽众莫知其情实，而九候病脉已现，是先见其邪形也。自"法往古"至此，凡九释，率皆古语，因问而详及者也。

帝曰："余闻补泻，未得其意。"岐伯曰："泻必用方，方者，以气方盛也，以月方满也，以日方温也，以身方定也，以息方吸而纳针，乃复候其方吸而转针，乃复候其方呼而徐引针，故曰泻必用方，其气易行焉。"气方盛"，时之阳气方盛也。"身方定"，身之阳气不扰也。"气易行"，谓经气易得流行，而无凝涩沉滞之患也。补必用圆，圆者行也，行者移也，"行"，谓宣不行之气，令之流行。"移"，谓移未复之脉，俾之平复。刺必中其营，复以吸排针也。"中"，去声。"营"，血也。"排"，谓经气既至，则纳其针，如排拥而入也。故圆与方，非针也。言非是论针形也。故养神者，必知形之肥瘦，营卫血气之盛衰。血气者，人之神，不可不谨养。"以形体而言，名曰血气；以神用而言，名曰营卫。故血气者人之神，失养则失神矣，是不可不谨养者。

帝曰："妙乎哉论也！合人形于阴阳四时，虚实之应，冥冥之期，其非夫子孰能通之。然夫子数言形与神，何谓形？何谓神？愿卒闻之。"岐伯曰："请言形，形乎形，言病形中又杂以形也。**目冥冥**，言目中善恶未判，有冥然罔觉者。**问其病由**，言必参之以详问。**索之于经**，又必取于诸经三部九候之脉。**慧然在前**，由是慧然开悟，若病形昭于目前。**按之不得，不知其情**，然是所以然之理，有非按之可得，不易知其情实也。**故曰形。**"故吾数言形也。帝曰："何谓神?"**岐伯曰："请言神，神乎神。**言精神一而神自解也。**耳不闻**，精神一则耳不他闻。**目明心开而志先，慧然独悟**，此神解也。**口弗能言**，妙不可以言传也。**俱视独见**，真是众人俱视而已独见。**适若昏，昭然独明**，"若昏"，非实昏也。言所适用处若昏昧者所为，实则昭然独明不昏昧也。**若风吹云**，犹之清风之拂太虚，日丽中天，无障蔽也。**故曰神。**故吾数言神也。**三部九候为之原，九针之论不必存也。**"言刺者察于三部九候以为原本，则诸经之寒热虚实，皆得于心，无遁情矣。九针之论不过言其粗耳，虽不存亦可也。

离合正邪论篇第二十七[①]

　　"正"，正气也。"邪"，外邪也。外邪入于正气，名曰合。刺之泻去其邪，名曰离。

　　黄帝问曰："余闻九针九篇，夫子乃因而九之，九九八十

　　① 国中按：此篇名原作"离合真邪论"，今改"真"为"正"者，"真"乃"正"之避讳之字，故改之，详见附录《内经避讳字初探》。

一篇，余尽通其意矣。**经言气之盛衰，左右倾移，以下调下，以左调右，有余不足，补泻于荥、腧，十二经皆有荥、腧，所流为荥，所注为腧。余知之矣。此皆营卫之倾移，虚实之所生，非邪气从外入于经也。**言是营卫之气偏胜倾移，一虚一实之所生，非八风邪气外入之病也。**余愿闻邪气之在经也，其病人何如？取之奈何？**"岐伯对曰："**夫圣人之起度数，必应于天地，故天有宿度，地有经水，人有经脉。**"宿"，谓二十八宿。"度"，谓三百六十五度。"经水"，谓泾、渭、湖、沔、江、淮、汝、漯、漳、济、河、海也，以其内合经脉，故名经水。经脉者，手足三阴三阳十二经脉也。**天地温和，则经水安静；天寒地冻，则经水凝涩；天暑地热，则经水沸溢；猝风暴起，则经水波涌而隆起。**先言天地之经水因时而变，所以起下文。**夫邪之入于脉也，寒则血凝涩，暑则气淖泽，虚邪因而入客，亦如经水之得风也，经之动脉，其至也亦时隆起，其行于脉中循循**①**然，**"至"，动脉之至也。"脉中"，指不动之脉而言。"循循"，隆起顺动也。**其至寸口中手也，时大时小，大则邪至，小则平，其行无常处，在阴在阳，不可为度，从而察之，三部九候，猝然逢之，早遏其路。**"中"，去声。用针者必察于三部九候，始为详尽无失。早遏其路，所谓迎而夺之是也。**吸则纳针，勿令气忤；**令病人吸入而纳针，勿使针与息气相为忤逆也。**静以久留，勿令邪布；**"令"，平声。"静"，静其针也，言静久以留止其针，勿得转摇使邪气布散。**吸则转针，以得气为故；**"邪气或至布散，则泻之不尽，复令病人吸入以转针，以经气袭针谓之得气。"故"，常法也。**候呼引针，呼尽乃去；**"引针"，引退其针。"去"，针离其穴也。**大气皆出，故命曰泻。**"

---

　　①　国中按："循循"，原文作"輶輶"，依王冰本改之。循，顺也，与吴氏自注"隆起顺动也"义同，故改之。

"大气"，大邪也。

帝曰："不足者补之奈何？"岐伯曰："**必先扪而循之，切而散之，推而按之，弹而怒之，抓而下之，通而取之，外引其门，以闭其神。**"扪"，音门。"抓"，侧交切。此未刺之先事也，不足者刺之，恐伤经气，故先扪循、切散、推按其处，使经气散布；经气既散，又恐他气不聚，故弹怒抓下，使肌肤肿赤，则他气通达其处，然后取定其穴。凡所以为此者，外引致气之门，以闭夫正经往来之神也。**呼尽纳针，静以久留，以气至为故；**"呼"，出气也，使病人呼出既尽，然后纳针，既入其针，则静以久留，候经气袭针，是为气至，以之为故也。**如待所贵，不知日暮；**如气未至，则留之又留，如待贵人，不知日暮也。**其气已至，适而自护，**"适"，顺适也。"护"，爱护也。言经气袭针，是气已至，宜顺适调护，不得轻易转摇其针，令气走泄也。**候吸引针，气不得出，各在其处；**候病人吸入，然后渐次引退其针，针不转摇，故气不得出，各在其处也。**推合其门，令神气存；大气留止，故命曰补。**"令"，平声。推合其门，以指扪实其针痏也，乃所以令神气存而大气留止也，故名曰补。

帝曰："**候气奈何？**"谓候可取之气。岐伯曰："**夫邪去络入于经也，舍于血脉之中，其寒温未相得，如涌波之起也，时来时去，故不常在。**盖流行十二经中，故无常在也。**故曰方其来也，必按而止之，止而取之，**"止之"，使不得他适也。"取之"，取其血者是也。**勿逢其冲而泻之。**"冲"，谓经气已过其处，虚之乡也，若又刺之而泻其处，是谓重虚，故戒人勿逢其冲而泻之也。**正气者，经气也，经气太虚，其来不可逢，此之谓也。**此明勿逢其冲而泻之之义也。言人之正气者何？即经气也，古语云："经气太虚，其邪之来，不可逢其虚而取之。"盖恐更伤其经气也，正此云"勿逢其冲"之谓。**故曰候邪不审，大气已过，泻之则正气脱，脱则不复，邪气复至，而病益蓄，**

"大气"，人气也，人气应乎水刻，详在《灵枢》。"已过"，已应
而过经也。顺而泻之，是失其寇而反诛无罪也，故经气脱而不
复，邪气乘虚复至，病益蓄积矣。**故曰：'其往不可追'，此之**
谓也。"往"，邪气过经也。"追"，谓刺其冲后，泻其虚之乡也。
不可挂以髪者，待邪之至时而发针泻矣，若先若后者，血气
已尽，其病不可下。此上必有阙文，此两释其义耳。"发针"，
施针也。"下"，服也。言取邪之时，不可毫髪间差，所谓不可
挂以髪者，待邪适至之时而施针，则邪泻去矣。若先之则邪未
至，后之则虚其正，待令血气衰尽，病邪不能降服而下也。**故**
曰：'知其可取如发机，不知其取如扣椎'；"机"，弩牙也。
"椎"，木瘤也。言刺者知其可取而取之，其效之速如发机；不
知其义而取其所不当取，则如扣及木椎，即竭力施针，无能乎机
之一发也。**故曰：'知机道者，不可挂以髪，不知机者，扣之**
不发'，此之谓也。"不可挂以髪，言机之易发也；扣之不发者，
言非机之所在，扣之亦为无益。

帝曰："取血奈何？"岐伯曰："**此攻邪也，疾出以去盛**
血，而复其正气，邪正不容两立，盛血既去，正气自复。**此邪**
新客，溶溶未有定处也，推之则前，引之则止，逆而刺之，
温血也，"溶"，音容。"逆"，迎也。"温血"，毒血也。**刺出其**
血，其病立已。"毒血既去，其病立除。

帝曰："**善！**"然正邪以合，波隆不起，候之奈何？"岐伯
曰："**审扪循三部九候之盛虚而调之，**盛者泻之，虚者补也。
察其左右上下相失及相减者，审其病脏以期之。审其病在某
脏，以水刻期之而施刺也。**不知三部者，阴阳不别，天地不**
分。阴阳不别，则不知脏腑之邪；天地不分，则不知清浊之判。
地以候地，天以候天，人以候人，调之中府，以定三部。"地
以候地"，谓足之三部候足也；"天以候天"，言头之三部候头
也；"人以候人"，言手之三部候中身之疾也。"中府"，胃也，

土主中宫，故曰中府。调之中府者，言三部九候皆以冲和胃气调息之，太过者为实为邪，不及者为虚为正也，是所以定三部。**故曰刺不知三部九候病脉之处，大过且至，工不能禁也。**"大过"，大邪为过也。**诛罚无过，命曰大惑，**征诛刑罚，所以待有过，若诛罚及于无过，则惑甚矣。**反乱大经，正不可复；用实为虚，以邪为正，用针无义，反为气贼，夺人正气；以顺为逆，营卫散乱，正气已失，邪独内着，绝人长命，予人夭殃。不知三部九候，故不能久长。**"予"，与同。此甚言不知三部九候之弊，觉人之意深矣。**因不知合之四时五行，因加相胜，释邪攻正，绝人长命。**此又觉人奉天时也。**邪之新客来也，未有定处，推之则前，引之则止，逢而泻之，其病立已。**"重言之者，勉人治之宜早也。

通评虚实论篇第二十八

"通"，普也，言普论病脉之虚实也。

黄帝问曰："**何谓虚实？**"岐伯对曰："**邪气盛则实，精气夺则虚。**""夺"，失也。帝曰："**虚实何如？**"岐伯曰："**气虚者肺虚也，气逆者足寒也，非其时则生，当其时则死。**""时"，当旺之时也。如夏月人皆气虚，冬月人皆足寒，皆非肺旺之时也，故生。若秋月有气虚足寒之症，则当肺旺时也，是犯大禁，故死。**余脏皆如此。**"心、肝、脾、肾四脏，当其旺时不可衰弱，例皆同也。

帝曰："何谓重实？"岐伯曰："所谓重实者，言大热病，气热脉满，是谓重实。""重"，平声，后同。症脉皆实，是重实也。帝曰："经络俱实何如？何以治之？"直行曰经，横注曰络。岐伯曰："经络皆实，是寸脉急而尺脉紧也，皆当治之。寸口是肺之经脉，尺中是肺之络脉，急与紧皆为太过，故曰实。"皆当治之"，言并宜泻也。"紧"，旧作"缓"，昆僭改此。**滑则顺，涩则逆也。**言有重实之病，脉滑利者为顺，涩者逆也。旧有"故曰"二字，昆去之。**夫虚实者，皆从其物类始，故五脏骨肉滑利可以长久也。"**物之生则滑利，物之死则枯涩，故人类肖之。

帝曰："络气不足，经气有余，何如？"岐伯曰："络气不足，经气有余者，脉口热而尺寒也。秋冬为逆，春夏为顺，治主病者。"秋冬收藏之时，尺当有余，寸当不足，反者为逆；若在春夏长养之时，则为顺矣。"主病"，谓察其病邪为何脏所主，则顺而治之。帝曰："经虚络满何如？"岐伯曰："经虚络满者，尺热满，脉口寒涩也，此春夏死秋冬生也。"逆乎时故死，顺乎时故生。帝曰："治此者奈何？"岐伯曰："络满经虚，灸阴刺阳；经满络虚，刺阴灸阳。"此以络主阴而经主阳，灸为泻而刺为补也。

帝曰："何谓重虚？"岐伯曰："脉虚、气虚、尺虚，是谓重虚。"症脉皆虚，是曰重虚。旧作"脉气上虚尺虚"，今依《甲乙经》改作"脉虚气虚尺虚"，方与下文所答符合。帝曰："何以治之？"岐伯曰："所谓气虚者，言无常也；上虚为气虚，气虚者言语轻微无常也。**尺虚者，行步恇然；"恇"，音匡。尺虚为阴虚，阴虚者筋骨无力，故行步恇然却进也。**脉虚者，不象阴也。**脉者血之府，脉虚者亡血可知，故云不象阴也。**如此者，滑则生，涩则死也。"**滑则血未亡，故生；涩则无血，故死。

帝曰："**寒气暴上，脉满而实何如？**"此伤寒尺寸俱紧之脉也。岐伯曰："**实而滑则生，实而逆则死。**""逆"，涩也。滑则阴血不亏，故生。涩则阴血亏损，何以任其大寒乎？帝曰："**脉实满，手足寒，头热，何如？**"岐伯曰："**春秋则生，冬夏则死；**春秋者，阴阳升降之时，二气未有定位，人有此症，为应时也，故生。夏则纯阳，冬则纯阴，症脉相失，为逆时也，故死。**脉浮而涩，涩而身有热者死。**"涩为无血，浮而身热为邪盛，为孤阳，此不必问其四时而皆死也。帝曰："**其形尽满何如？**"岐伯曰："**其形尽满者，脉急大坚，尺涩而不应也。**""形"，四形脏也。"满"，邪气实也。"脉"，寸部脉也。若头角、耳目、口齿、胸中皆邪气满实，则上部寸脉必急大而坚，下体无病，故尺脉涩而不应于寸也。**如是者，顺则生，逆则死。**"帝曰："**何谓顺则生，逆则死？**"岐伯曰："**所谓顺者，手足温也；所谓逆者，手足寒也。**"上部为阳，四形脏皆在上部，是阳病也。阳病者，手足温为顺，故生；手足寒为逆，故死。

帝曰："**乳子而病热，脉悬小者何如？**""乳子"，乳下婴孩也，病热而脉来悬绝而小，是谓之阳症得阴脉也，为大禁。岐伯曰："**手足温则生，寒则死。**"伤寒以阳为主，而乳子又为纯阳，故手足温者生，寒者为逆而死。帝曰："**乳子中风热，喘鸣肩息者，脉何如？**"岐伯曰："**喘鸣肩息者，脉实大也，缓则生，急则死。**"缓为有胃气，故生；急为正脏脉，故死。

帝曰："**肠澼便血何如？**""肠澼"，滞下也，利而不利之谓。"便血"，赤利也。岐伯曰："**身热则死，寒则生。**"身热则血败而孤阳独存，故死；寒则营气未绝，故生。帝曰："**肠澼下白沫何如？**"岐伯曰："**脉沉则生，脉浮则死。**"此论白利也，白为气为金，故病属于大肠，沉则阴气无伤，浮则无阴而虚阳外达耳，此死生之判也。帝曰："**肠澼下脓血何如？**"岐伯曰：

"脉悬绝则死，滑大则生。""脓血"，赤白并下也。"悬绝"，搏而无胃气也，故死；滑为阴血，大为阳气，气血两存，故生。**帝曰："肠澼之属，身不热，脉不悬绝何如？"岐伯曰："滑大者生，悬涩者死，以脏期之。"**"悬涩"，异常涩也。此肠澼之久，大肠庚金之气将绝，故自显其正脉耳。以脏期之，则丙丁午未其期也。

　　帝曰："癫疾何如？"岐伯曰："脉搏大滑，久自已；脉小坚急，死不治。""搏"，过于有力也，此为肝实，大为气有余，滑为血有余，故久自已。若脉来小而坚急，则肝之正脏脉也，全失冲和而无胃气，故死不治。**帝曰："癫疾之脉，虚实何如？"岐伯曰："虚则可治，实则死。"**虚则邪气微，故生；实则邪气盛，故死。

　　帝曰："消瘅虚实何如？""消瘅"，消中而热，善饮善食也。**岐伯曰："脉实大，病久可治；脉悬小坚，病久不可治。"**脉实大则正气未离，虽久可治；脉悬小坚则胃气已绝，病久则死。

　　帝曰："形度、骨度、脉度、筋度，何以知其度也？"岐伯论阙，备见《灵枢》。**帝曰："春亟治经络，夏亟治经腧，秋亟治六腑，冬则闭塞，闭塞者，用药而少针石也。**"亟"，音棘。"塞"，入声。"闭塞"，气门闭塞也。**所谓少针石者，非痈疽之谓也，痈疽不得顷时回。**言冬时气户闭塞，宜少针石者，是谓杂病非谓痈疽也。盖痈疽不得顷时迟回，能令人内烂筋骨，穿通脏腑，为患不可胜言者矣。**痈不知所，按之不应手，乍来乍已，刺手太阴旁三痏，与缨脉各二。**"痏"，音贿。"手太阴"，肺经也。"旁"，经之侧处也。"痏"，针痏也。"缨脉"，结缨两旁之脉，不言其经者，约而言之，不必拘其经也。盖痈不知所，按之不应手，乍来乍已者，皆气病而血未病也，故刺手太阴之旁与缨脉以泻气，气泻而痈肿去矣。**腋痈大**

热，刺足少阳五，刺而热不止，刺手心主三，，刺手太阴经
络者，大骨之会各三。足少阳胆经行于两胁，故腋肿刺之。
若五刺而热不止，则刺手心主与手太阴，盖二经俱出腋下故
也。复刺大骨之会者，恐其为手阳明别络遗热也。**暴痈筋软，
随分而痛，魄汗不尽，胞气不足，治在经腧。**"暴痈"，暴患
之痈。"筋软"，毒出于肝而筋柔软也，乃随其分之所在而痛。
若其人阴汗不尽者，是阴胞之气不足，太阳失卫，故汗不止
也，宜治在本经腧穴。

　　腹暴满，按之不下，取太阳经络者，胃之募也，"胃募"，
谓中脘也。《甲乙经》云："手太阳、少阳，足阳明所生。"**少阴
腧去脊椎三寸旁五，用圆利针。**肾者，胃之关，故又取少阴腧，
去脊椎三寸旁五者，两旁穴各五痏也。《灵枢》云："用圆利针，
所以取暴气。"**霍乱，刺腧旁五，足阳明及上旁三。**邪在中，
则既吐且泻，手挥霍而目瞭乱，名曰霍乱，是为阳明病者。"腧
旁五"，谓背腧两旁去脊中行三寸之穴各五痏，又刺足阳明之上
旁三痏，所以和胃而定霍乱也。**刺痫惊脉五，**下文其五也。**手
太阴各五，刺经太阳五，刺手少阴经络旁者一，足阳明一，
上踝五寸刺三针。**凡言其经而不及其穴者，本经皆可取，不必
拘其穴也。著某经旁者，非经非穴，取其孙络也；著其所在相去
分寸而不及经穴者，略其穴名也。

　　**凡治消瘅、仆击、偏枯、痿厥、气满发逆，肥贵人则膏
梁之疾也。**"仆击"，暴仆为物所伤也。"偏枯"，半身不遂也。
"痿"，痿弱无力也。"厥"，寒其四末也。"气满"，气急而粗也。
"发逆"，发为上逆也。言此诸病若是肥贵人，则膏梁之味所变
病耳。**隔塞闭绝，上下不通，则暴忧之病也。**若隔而闭绝，使
上下水谷不得通利，则暴忧之所为也。**暴厥而聋，偏塞闭不通，
内气暴迫也。**"塞"，入声。"暴厥"，暴气上逆也。"聋"，耳
聋。"偏"，偏枯也。"闭塞不通"，出纳不利也。言此者由内气

暴迫所为。"迫"，雷风相薄之迫，击荡之称也。**不从内外中风之病，故廋**①**留着也。**"风"，动物也，善行而数变，不着于一处者，凡病不从内外风邪所致，则廋匿留着无变异也。"廋"，旧作"瘦"，僭改此。**蹠跛，寒风湿之病也。**"蹠"，音只。"跛"，波，上声。足前点步谓之蹠，一足偏引谓之跛，此寒、风、湿三者为病也。

黄帝曰："**黄疸暴痛，癫疾厥狂，久逆之所生也。**言由经气久逆，故生上件诸病。**五脏不平，六腑闭塞之所生也。**脏腑之脉互相络属，故六腑闭塞，能令五脏不平。**头痛耳鸣，九窍不利，肠胃之所生也。**"阳明胃脉上耳前，循髪际，至额颅，故头痛耳鸣为肠胃之所生。又，肠胃之脉，或循鼻，或夹鼻，或交人中，或交承浆，或承目下，或过耳前，是上之七窍，皆肠胃之脉所交贯者，若下而二阴，则又肠胃传送之道，故九窍不利者，病由于肠胃之所生也。

太阴阳明论篇第二十九

"太阴"，谓脾脉；"阳明"，谓胃脉。

黄帝问曰："**太阴、阳明为表里，脾胃脉也，生病而异者何也?**"岐伯对曰："**阴阳异位，更虚更实，更逆更顺，或从内，或从外，所从不同，故病异名也。**"帝曰："**愿闻其异状**

---

① 国中按："廋"，音 sōu，其义为"隐藏"。

也。"岐伯曰："阳者，天气也，主外；阴者，地气也，主内。
"更"，平声。此所谓阴阳异位也。故阳道实，阴道虚；阴道
实，阳道虚。此所谓更虚更实也。旧无"阴道实，阳道虚"二
句，昆僭补此。故犯贼风虚邪者，阳受之；食饮不节，起居不
时者，阴受之。此所谓或从内或从外也。阳受之则入六腑，阴
受之则入五脏。入六腑则身热不时卧，上为喘呼；入五脏则
膜满闭塞，下为飧泄，久为肠澼。"塞"，入声。此所谓所从不
同，病故异名也。故喉主天气，咽主地气。喉咙为肺系，受气
于鼻，故纳无形之天气。咽为胃系，受气于口，故纳有形之地
气。故阳受风气，阴受湿气。"风"，阳气也，故阳受之。
"湿"，阴气也，故阴受之。《易》曰："同气相求"是也。故阴
气从足上行至头，而下行循臂至指端；阳气从手上行至头，
而下行至足。《灵枢》云："手之三阴从脏走手，手之三阳从手
走头；足之三阳从头走足，足之三阴从足走腹。"此之谓也。故
曰阳病者上行极而下，阴病者下行极而上。此所谓更逆更顺
也。故伤于风者，上先受之；伤于湿者，下先受之。"风为阳
气，故上先受；湿为阴气，故下先受，同气相求故也。

　　帝曰："脾病而四肢不用何也?"岐伯曰："四肢皆禀气于
胃，而不得至经，必因于脾，乃得禀也。今脾病不能为胃行
其津液，四肢不得禀水谷气，日以衰，脉道不利，筋骨肌肉
皆无气以生，故不用焉。""为"，去声。"不利"，不滑利也。
帝曰："脾不主时何也?"岐伯曰："脾者土也，治中央，常以
四时长四脏，各十八日寄治，"长"，上声。辰、戌、丑、未，
四季之月，各寄旺十八日。不得独主于时也。脾脏者，常著①
胃土之精也，"著"，彰显于外也。土者生万物而法天地，故上

---

　　① 国中按："著"，当作"贮"，是同音借字，吴氏不知，故解为"彰显于外"。
贮者，藏也，存也，聚也，积也，纳也。

下至头足，不得主时也。"土者，万物之所资生，是生万物也，脾具《坤》静之德，而有《乾》健之运，是法天地也。故上至头，下至足，无不主治。土贯五行，故不得独主时也。

帝曰："脾与胃以膜相连耳，而能为之行其津液何也？"岐伯曰："足太阴者三阴也，其脉贯胃、属脾、络嗌，故太阴为之行气于三阴。"为"，去声，下皆同。"为之"，为胃也。"三阴"，太、少、厥也。脾为胃行气于三阴，运阳明之气入于诸阴也。**阳明者表也，五脏六腑之海也，亦为之行气于三阳**。"表"，阳明为太阴之表也。"为之"，为脾也。"行气于三阳"，运太阴之气入于诸阳也。**脏腑各因其经而受气于阳明**，"其"，指脾也。**故为胃行其津液，四肢不得禀水谷气，日以益衰，阴道不利，筋骨肌肉无气以生，故不用焉。**"阴道不利，血道不滑利也，此复明脾主四肢之义也。

阳明脉解篇第三十

"解"，释也。此篇皆所以释阳明脉为病之义。

黄帝问曰："足阳明之脉病，恶人与火，闻木音则惕然而惊，钟鼓不为动，闻木音而惊何也？愿闻其故。""恶"，去声，下皆同。"脉"，经也，兼表里而言。岐伯对曰："阳明者，胃脉也；胃者，土也。故闻木音而惊者，土恶木也。"恶其克贼也。帝曰："善！其恶火何也？"岐伯曰："阳明主肉，其脉血气盛，多气多血故也。邪客之则热，热甚则恶火。"帝曰：

"其恶人何也?"岐伯曰："阳明厥则喘而惋①，惋则恶人。""惋"，乌贯切。"惋"，热郁于内而不自安也。帝曰："或喘而死，或喘而生者何也?""喘，气逆而上，令人喘急也。岐伯曰："厥逆连脏则死，连经则生。"逆气连于经脉，则未至大伤，故生；连于五脏，则伤其正矣，故死。

帝曰："善！病甚则弃衣而走，登高而歌，或至不食数日，逾垣上屋，所上之处，皆非其素所能也，病反能者何也?"岐伯曰："四肢者，诸阳之本也，阳盛则四肢实，实则能登高也。""实"，阳邪实也。帝曰："其弃衣而走者何也?"岐伯曰："热盛于身，故弃衣欲走也。""弃衣"，裸尽其衣也。帝曰："其妄言骂詈，不避亲疏而歌者何也?"岐伯曰："阳盛则使人妄言骂詈，不避亲疏而歌也。""阳盛"，阳邪盛也。阳邪既盛，则入心为言，入肝为呼、为骂詈，入脾为歌。旧本"而"字下作"不欲食"，不欲食故妄走也，昆僭改为"歌也"二字。

---

① 国中按："惋"，《甲乙经》作"闷"，《太素》作"悗"，杨上善注云："悗，武樊反，此经中为'闷'字。"可见当以"闷"字为是。王冰本作"惋"，解为"惋热内郁，故恶人耳。"吴昆从其解，故曰"惋，热郁于内而不自安也"。

黄帝内经素问吴注第九卷

热论篇第三十一

冬时中于寒邪，即病者，名曰伤寒；不即病者，寒毒藏于肌肤，至春变为温病，至夏变为热病，此热病之辨也。篇首言热病者，皆伤寒之类，故以名篇。若篇内岐伯之所对，则谓即病之伤寒，篇终乃有温与暑之论。

黄帝问曰："今夫热病者，皆伤寒之类也，或愈或死，其死皆以六七日之间，其愈皆以十日以上者何也？不知其解，愿闻其故。"热病始于伤寒，症治大同小异，故曰皆伤寒之类。岐伯对曰："巨阳者，诸阳之属也，"巨阳"，太阳。言其统摄诸阳，为诸阳之所宗属也。其脉连于风府，"风府"，穴名，在脑后入髮际一寸，大筋内宛宛中，疾言其肉立起，言休其肉立下，督脉阳维之会。故为诸阳主气也。"为"，去声。"风府"，督脉也，总督诸阳，故为诸阳主气。人之伤于寒也，则为病热，热虽甚不死；寒毒迫①于肌肤，阳气不得发越而反拂郁，故为病热。其两感于寒而病者，必不免于死。"一脏一腑表里俱受寒邪，谓之两感。

帝曰："愿闻其状。"谓伤寒病热及两感之状。岐伯曰："伤寒一日，巨阳受之，以其脉经头项循腰脊，"以其"下九字，旧本无，昆僭补者。故头项痛腰脊强；二日阳明受之，阳

---

① 国中按："迫"，原文作"薄"，属同音借字，故改之。后同。

明主肉，其脉夹①鼻络于目，故身热目疼而鼻干，不得卧也；
阳明主肉，是以身热，身热是以不得卧。三日少阳受之，少阳
主胆，其脉循胁络于耳，故胸胁痛而耳聋。三阳经络皆受其
病，而未入于腑者，故可汗而已。"腑"，旧作"脏"，昆脔改
此。"已"，止也。言未及腑者，可汗而已，则夫已入于腑者，
为不可汗，又可知也。四日太阴受之，太阴脉布胃中络于嗌，
故腹满而嗌干；五日少阴受之，少阴脉贯肾络于肺，系舌本，
故口燥舌干而渴；六日厥阴受之，厥阴脉循阴器而络于肝，
故烦满而囊缩。三阴经络者皆受病，已入于腑，可下而已。
"嗌"，音益。"三阴"以下十六字，旧本无，昆脔补者。言已入
于腑，可下而止，则夫未入于腑，为不可下，又可知也。三阴
三阳，五脏六腑皆受病，营卫不行，五脏不通，则死矣。所谓
其死皆六日之间者如此。

　　其不两感于寒者，七日巨阳病衰，头痛稍②愈；八日阳明
病衰，身热稍愈；九日少阳病衰，耳聋微闻；十日太阴病衰，
腹减如故，则思饮食；十一日少阴病衰，渴止不满，舌干已
而嚏；十二日厥阴病衰，囊纵小腹微下，大气皆去，病日已
矣。"嚏"，音帝。所谓其愈皆十日以上者如此。

　　帝曰："治之奈何？"岐伯曰："治之各通其脏脉，病日衰
已矣。言随六经之病，通其脏脉，去其寒邪，则病日止矣。其
未满三日者，可汗而已；其满三日者，可泄而已。此言其传经
之邪，自表入里，如上文言者。若其寒邪传不以次，与夫专经
不传，表里变易，则随症脉处治，吐、下、汗、和、早暮异
法。"此三十二字，旧本无，昆脔补之，欲人通变云尔。

────────

　　①　国中按："夹"，原文作"侠"，属同音借字，故改之。全书同。又有作
"挟"者，文义没错，但不如"夹"易识易解，况且"夹、侠、挟"，三字通借，故
今均改作"夹"。

　　②　国中按："稍"，原文作"少"，属同音借字，故改之。后同。

　　帝曰："热病已愈，时有所遗者何也?""遗"，邪气衰去不尽，如遗之在人也。岐伯曰："诸遗者，热甚而强食之，故有所遗也。若此者，皆病已衰而热有所藏，因其谷气相迫，两热相合，故有所遗也。""强"，上声。"迫"，两物摩荡之名。帝曰："善! 治遗奈何?"岐伯曰："视其虚实，调其逆顺，可使必已矣。"虚实有差等，孰为逆，孰为顺，皆宜调之，则可使必止也。帝曰："病热当何禁之?"岐伯曰："病热稍愈，食肉则复，多食则遗，此其禁也。"天产作阳，厚味发热，故食肉则复其旧病；食入于阴，长气于阳，故多食则热有所遗。

　　帝曰："其病两感于寒者，其脉应与其病形何如?"岐伯曰："两感于寒者，病一日，则巨阳与少阴俱病，则头痛口干而烦满;"头痛"，巨阳症。"口干烦满"，少阴症。二日则阳明与太阴俱病，则腹满身热，不欲食，谵言;"谵"，音占。"谵言"，妄缪无序也。"身热谵言不欲食"，阳明症。"腹满"，太阴症。三日则少阳与厥阴俱病，则耳聋囊缩而厥。水浆不入，不知人，六日死。""耳聋"，少阳症。"囊缩而厥"，厥阴症。

　　帝曰："五脏已伤，六腑不通，营卫不行，如是之后，三日乃死何也?"岐伯曰："阳明者，十二经脉之长也，其血气盛，故不知人三日，其气乃尽，故死矣。""长"，上声。"故不知人三日"六字为句。

　　凡病伤寒而成温者，先夏至日为病温，后夏至日为病暑。所谓冬时寒毒藏于肌肤，至春变为温病，至夏变为暑病者，热极重于温也，正此之谓。暑当与汗皆出，勿止。"暑邪在表，令人自汗，自汗则暑邪当与汗皆出，勿得止之，恐蓄邪为患也。

刺热论篇第三十二

此篇论刺诸经之热。

肝热病者，小便行黄，腹痛、多卧、身热；肝脉环阴器，故小便黄；抵小腹，故腹痛。肝主筋，筋痿故多卧。病基于热，故病身热，**热争则狂言及惊，胁满痛，手足躁，不得安卧**；热甚则与脏气相薄，邪正分争，气并于肝则肝实，令人狂言及发惊骇。肝脉布胁肋，故令胁满痛。手足躁者，风淫末疾之象，不得安卧，亦其宜也。**庚辛甚，甲乙大汗，气逆则庚辛死**。庚辛为金，克肝木也，故甚。甲乙为木，肝当旺也，故大汗，汗则阴阳和矣。逆为邪胜脏，故遇庚辛死。**刺足厥阴、少阳**。从其经而泻之，少阳为其表也。**其逆则头痛圆圆，脉引冲头也**。肝脉与督脉会于颠，故其逆也，令人头痛圆圆，脉引冲头也。"圆圆"，小痛貌。

心热病者，先不乐，数日乃热；"乐"，音洛。心和则乐，不和则不乐。先不乐者，热之先兆也，故数日乃热。**热争则猝心痛，烦闷善呕，头痛面赤，无汗**；热与心脏正气分争，心气不舒，故猝然心痛而烦闷；心火炎上，故善呕逆而头痛面赤也；汗为心液，心热则液亡，故无汗。**壬癸甚，丙丁大汗，气逆则壬癸死**。壬癸为水，克心火也，故甚。丙丁为火，心当旺也，故大汗。逆则壬癸死者，心火败绝而邪气胜也。**刺手少阴、太阳**。少阴为经，太阳为表，故并刺之。

脾热病者，先头重颊痛，烦心颜青，欲呕身热；此条兼阳明症者，脾胃相为脏腑表里也。阳明脉循髪际至额颅，故头重；其脉循颊车，故颊痛。脾脉注心中，故烦心；颜青者，脾病而肝乘之，故现青色；欲呕者，脾胃俱病，不能吞纳，欲作逆也；脾与阳明主肌肉，故身热。**热争则腰痛不可用俯仰，腹满泄，两颔痛**；"颔"，胡感切。胃脉合于气街，腰之前也。又，脾胃为土，土病者先注于腰，湿流《坎》之义也。腰为屈伸之机，痛故不可俯仰。脾胃主腹，故满而泄。胃脉循颐后下廉出大迎，故两颔痛。**甲乙甚，戊己大汗，气逆则甲乙死**。甲乙为木，克脾胃者也，故甚。戊己为土，脾当旺也，故大汗。气逆则甲乙死者，脾土败绝，而肝木乘而戕贼也。**刺足太阴、阳明**。刺其经以去其热。

肺热病者，先淅然厥，起毫毛，恶风寒，舌上黄，身热；"淅"，先历切。肺主皮毛，故热中之，则先淅然厥，恶风寒起毫毛也；肺脉起中膲，循胃口，肺热入胃，胃热上升，故舌上黄而显土色；肺合皮毛，故身热。**热争则喘咳，痛走胸膺背，不得太息，头痛不堪，汗出而寒**；热争则肺为热扰，为喘为咳；肺气失其治节，故痛走胸膺背，不得太息也；肺主降下之令，浊邪不降而冒于上，故头痛不堪；肺为太阴金，金体寒，肺为热乘，真液外泄，故汗出而寒。**丙丁甚，庚辛大汗，气逆则丙丁死**。丙丁为火，肺之贼也，故甚。庚辛为金，肺旺之候也，故大汗。气逆而肺金衰绝，则遇丙丁死。**刺手太阴、阳明，出血如大豆，立已**。刺其盛者出血。"已"，止也。

肾热病者，先腰痛胻酸，苦渴数饮，身热；"数"，音朔。腰者肾之府，故先腰痛；肾脉循内踝之后，别入跟中，以上腨内，故胻酸；肾者水脏，当火炎水干之时，故口渴而数饮；肾与太阳为表里，太阳之脉从头走足，故身热。**热争则项痛而强，胻寒且酸，足下热，不欲言**。肾脉循喉咙，夹舌本，故项痛而强；邪正既争，肾阴胜则令胻寒，邪热胜则令胻痠而足下热；肾主吸入，肾病则吸微，故令不欲言也。**其逆则项痛圆圆澹澹然**；肾脉循喉咙，又太阳脉别下项，故令项痛。"圆圆澹澹"，皆微痛也。**戊己甚，壬癸大汗，气逆则戊己死**。戊己为土，肾之畏也，故甚。壬癸为水，肾之旺也，故大汗。气逆则肾水败绝，故遇戊己死。**刺足少阴、太阳**。从其经而调之。**诸汗者，至其所胜日汗出也**。总结上文。

　　肝热病者，左颊先赤；心热病者，颜先赤；脾热病者，鼻先赤；肺热病者，右颊先赤；肾热病者，颐先赤。此以五行之位合之。"颜"，额也。**病虽未发，现赤色者刺之，名曰治未病**。此所谓迎而夺之也。**热病从部所起者，至期而已**；"至期"，至其旺日也，如肝病则甲乙是矣。**其刺之反者，三周而已**；"反"，谓泻其虚而补其实也。六经传尽为一周，三周而已者，由其治之反，故其愈之迟也。**重逆则死**。"重逆"，谓反之又反，邪益深而正益散，宜其死也。**诸当汗者，至其所胜日，汗大出也**。重言之，所以致叮咛之意也。

　　诸治热病者，以饮之寒水乃刺之，必寒衣之，居止寒处，身寒而止也。水足以胜火，寒足以胜热，故用寒水、寒衣、寒处以胜之。"止"，止其刺也。

　　热病先胸胁痛，手足躁，刺足少阳，补足太阴，足少阳之脉下胸中，循胁里，故胸胁痛责之少阳，从而刺之以泻其实者宜也。足太阴脾主四肢，脾土不足而少阳甲木乘之，则风淫末疾而手足躁动，从而补之以济其虚者亦宜也。**病甚者为五十九刺**；《水热穴论》岐伯曰："头上五行行五者，以越诸阳之热逆也；大杼、膺腧、缺盆、背腧，此八者，以泻胸中之热也；气街、三里、巨虚、上下廉，此八者，以泻胃中之热也；云门、髃骨、委中、髓孔，此八者，以泻四肢之热也；五脏腧旁五，此十者，以泻五脏之热也。"此五十九刺孔穴，详注在彼。**热病始手臂痛**

者，刺手阳明太阴而汗出止；**热病始于头首者，刺项太阳而汗出止；热病始于足胫者，刺足阳明而汗出止**；不言孔穴而混言其经者，取穴不泥于一，但在其经酌之可也。汗出止者，经气和也。**热病先身重骨痛，耳聋好瞑，刺足少阴**，少阴肾主骨，身重骨痛，肾热而骨痿。耳者肾之窍，病故耳聋。仲景云："少阴之为病，但欲寐也。"即好瞑之谓，故刺少阴。**病甚为五十九刺**；重出。**热病先眩冒而热，胸胁满，刺足少阴、少阳**。目前黑，谓之眩；目如蒙，谓之冒。少阴肾主骨，骨之精为瞳子。少阴热，故令眩冒。又，少阳之脉起于目锐眦，循胁里，故热病先眩冒而热胸胁满者，取足少阴、少阳而刺之。

太阳之脉，色荣颧骨，热病也，"荣"，华采之称，赤色是也。太阳之脉起于目内眦上额，若额与内眦有赤色荣于颧骨之上者，是为热病，盖太阳之热随经涌入于脉，故令赤色自额眦之分荣于颧也。**营未交，曰今且得汗，待时而已**。"营"，阴血也，以其营守于中，如军之中营也，故曰营。"交"，交泰之交，和之谓也。"已"，止也。此是言既刺之后，热邪虽去，阴血为热所灼，未能交泰，但谓之曰今且得汗，以去其热，待营血复生，阴阳交泰时可止也。**与厥阴脉争现者，死期不过三日**，《伤寒例》云："尺寸俱微缓者，厥阴受病也。""争现者"，谓表现阳热之色，里现厥阴之脉。法曰"阳症得阴脉者死"，故死期不过三日。**其热病内连肾，少阳之脉色也**。"色"，肾之黑色也。言热病内连于肾脏者，则少阳脉所循之处，现其肾色而令黑也。少阳之脉出走耳前，至目锐眦，今人热病内连肾，此处黎黑是也。**少阳之脉，色荣颊前，热病也**，言少阳之脉所循之处，有赤色荣于颊前者，热病所致也。**营未交，曰今且得汗，待时而已**，解见上。**与少阴脉争现者，死期不过三日**。《伤寒例》云："尺寸俱沉者，少阴受病也。"表现阳热之色，里现少阴之脉，阴与阳争现也，是阳症得阴脉矣，其两感之症乎，故死期不过三日。

热病气穴：三椎下间主胸中热，四椎下间主膈中热，五椎下间主肝热，六椎下间主脾热，七椎下间主肾热，营在骶也。首冠以"热病气穴"四字者，言是热病则如此刺之，非是热病则不如此也。脊节谓之"椎"，陷中谓之"下"，所在谓之"间"，盖谓脊之中行穴法也。脊凡二十一椎，此独刺上之七椎，而不及其下者，盖以上之七椎阳分也，故主热病；下之七椎阴分也，所以主营血，刺之则虚其阴，故曰营在骶也，有不可伤之意。项上三椎，陷者中也。此风府穴也。言有取项上三椎者，则陷中为是。颊下逆颧为大瘕，下牙车为腹满，颧后为胁痛，颊上者膈上也。此言面部所主，兼形色而言，欲人观外以知内也。

评热病论篇第三十三

详论谓之评，又言得其平也。以篇首评热，故名篇。后则论劳风、肾风耳。

黄帝问曰："有病温者，汗出辄复热，而脉躁疾不为汗衰，狂言不能食，病名为何？"岐伯对曰："病名阴阳交，交者死也。"发热而脉躁，病温者之症。汗出而复热，脉躁不为汗衰，则汗非阳邪，乃阴液交出于阳耳。而狂言不能食，是又阳邪交入于阴，是邪益深而正益负，故为死症也。帝曰："愿闻其说。"岐伯曰："人所以汗出者，皆生于谷，谷生于精，言谷气变化为阴精，泄之于表为汗出耳。今邪气交争于骨肉而得汗者，是邪却而精胜也，**精胜则当能食而不复热**。若果是精胜邪却，则当能食不复发热。**复热者邪气也，汗者精气也，今汗出而辄复热者，是邪胜也，不能食者，精无俾也**，"俾"，使也。精衰无以役使运化，故不能食。**病邪留者，其寿可立而倾也**。言病邪留而不去，必至损命也。**且夫《热论》曰：'**古书篇名。**汗出而脉尚躁盛者死。'**凡汗后脉当迟静。今脉不与汗相应，此不胜其病也，其死明矣。不胜其病，精气不胜病热也。**狂言者是失志，失志者死**。志舍于精，精不胜其邪，则志无其居舍而失矣，若此者死之徒也。**今现三死，不现一生，虽愈必死也**。"虽或稍愈，犹必死也。

　　帝曰："**有病身热，汗出烦满，烦满不为汗解，此为何病？**"岐伯曰："**汗出而身热者风也，汗出而烦满不解者厥也，病名曰风厥。**""风"，热邪也。"厥"，气上逆也。帝曰："**愿卒闻之。**"岐伯曰："**巨阳主气，故先受邪，少阴与其为表里也，得热则上从之，从之则厥也。**"言其厥是少阴气逆也。帝曰："**治之奈何？**"岐伯曰："**表里刺之，饮之服汤。**"表谓太阳，里谓少阴。刺所以治风厥，服汤所以和营卫。

　　帝曰"**劳风为病何如？**""劳风"，劳而受风也。岐伯曰："**劳风法在肺下**，言劳风之病，其受邪由于肺下，盖四椎、五椎、六椎之间也，劳则召风成热。**其为病也，使人强上瞑视**，"强上"，不能俯首也。盖肺受风热熏蒸，为喘为逆，不能俯首，是以强上。瞑视者，风热既盛，令人羞明，故瞑目而视也。**唾出若涕，恶风而振寒，此为劳风之病。**"肺中津液为风热蒸灼稠粘，故唾出若鼻中之涕。肺主皮毛，肺既受伤，则脏正之气不足以充皮毛，故恶风而振寒也。帝曰："**治之奈何？**"岐伯曰："**以救俯仰**，盖肺下有风热膜胀，俯与仰皆不利，故必救其俯仰，能俯仰则肺下治矣。**巨阳引精者三日，中年者五日，不精者七日**，巨阳与少阴肾为表里，肾者精之府。"精"，阴体也，不能自行，必巨阳之气引之，乃能施泄，故曰巨阳引精。是为少壮人也，水足以济火，故三日可愈；中年者，精虽未竭，比之少壮则弱矣，故五日可愈；年老之人，天癸竭矣，故云不精，不精者真阴衰败，水不足以济火，故治之七日始愈。**咳出青黄涕，其状如脓，大如弹丸，从口中若鼻中出，不出则伤肺，伤肺则死也。**"此言劳风之病，失而不治，或治不如法，则如此。

　　帝曰："**有病肾风者，面胕庞然壅，害于言，可刺不？**""不"，否同。肾者水脏，故水邪居之，水邪又协风热，名曰肾风。"胕"，肿也。面胕庞然壅者，肾风并于上而令壅塞也，故害于言。岐伯曰："**虚不当刺，不当刺而刺，后五日其气必至。**"帝曰："**其至何如？**"岐伯曰："**至必少气时热，时热从胸背上至头。汗出手热，口干苦渴，小便黄，目下肿，腹中鸣，身重难以行，月事不来，烦而不能食，不能正偃，正偃则咳，病名曰风水，论在《刺法》中。**"今风水病，论在《水热穴论》中。

　　帝曰："**愿闻其说。**"岐伯曰："**邪之所凑，其气必虚，阴虚者阳必凑之，故少气时热而汗出也。小便黄者，小腹中有热也；不能正偃者，胃中不和也；正偃则咳甚，上迫肺也；诸有水气者，微肿先现于目下也。**""正偃"，仰卧也。帝曰："**何以言？**"岐伯曰："**水者阴也，目下亦阴也，腹者至阴之所居，故水在腹者，必使目下肿也。正气上逆，故口苦舌干，卧不得正偃，正偃则咳出清水也。诸水病者，故不得卧，卧则惊，惊则咳甚也；腹中鸣者，病本于胃也，迫脾则烦不能食；食不能下者，胃脘隔也；身重难以行者，胃脉在足也；月事不来者，胞脉闭也。胞脉者，属心而络于胞中，今气上迫肺，心气不得下通，故月事不来也。**""正气"，正脏气也。迫脾，邪气搏激于脾也。帝曰："**善！**"

逆调论篇第三十四

逆调者，逆于调摄而病，兹乃论其致疾之由也。

　　黄帝问曰："人身非常温也，非常热也，此言肌表不常温热。为之热而烦满者何也？"问有时热而烦满为何。岐伯对曰："阴气少而阳气胜，故热而烦满也。"言是阴虚阳盛，故有时热而烦满。

　　帝曰："人身非衣寒也，中非有寒气也，寒从中生者何？"言不知何由而有中寒也。岐伯曰："是人多痹气也，阳气少，阴气多，故身寒如从水中出。"痹气者，气不流畅而痹着也。

　　帝曰："人有四肢热，逢风寒如炙如火者何也？""如炙"，自苦其热如熏炙也。"如火"，人探其热如探其火也。岐伯曰："是人者阴气虚，阳气盛。四肢者阳也。两阳相得而阴气虚少，少水不能灭盛火，而阳独治，独治者不能生长也，独胜而止耳。""独治"，独旺也。"不能生长"，谓偏阳不能生阴也，安得阳生而阴长哉？但独胜而止耳。逢风而如炙如火者，是人当肉烁也。""肉"，阴体也，阳盛则阴消，故令肌肉消烁。

　　帝曰："人有身寒，汤火不能热，厚衣不能温，然不冻慄，是为何病？"岐伯曰："是人者，素肾气胜，以水为事，太阳气衰，肾脂枯不长，一水不能胜两火，肾者水也，而生于骨，肾不生则髓不能满，故寒甚至骨也。"长"，上声。"骨"，阴也；"髓"，阴中之阳也，故髓不满者寒至骨。所以不能冻慄者，肝一阳也，心二阳也，肾孤脏也，一水不能胜二火，故不能冻慄，病名曰骨痹，是人当挛节也。"肾脂枯则髓不满，髓不满则筋干缩，故当挛节。

帝曰："人之肉苛者，虽近衣絮，犹尚苛也，是谓何疾?""苛"，胡歌切。"苛"，麻木不仁也。岐伯曰："营气虚，卫气实也。"营"，阴血也；"卫"，阳气也，阴主内，如军之中营，故曰营；阳主外，如军之外卫，故曰卫，乃阴阳表里气血之辨也。"营"，亦作荣，谓阴血有余，令人颜色华采，如草木之荣也，故二字通用，义则各有攸当耳。营气虚则不仁，卫气虚则不用，营卫俱虚，则不仁且不用，肉如故也。"不仁"，麻木顽痹也。"不用"，手足痿弱不运用也。人身与志不相有曰死。"志不足以帅形气，人虽犹存，失其生理矣，死其一肢一肉，是为死之徒也。

帝曰："人有逆气不得卧，而息有音者；有不得卧，而息无音者；有起居如故，而息有音者；有得卧，行而喘者；有不得卧，不能行而喘者；有不得卧，卧而喘者。皆何脏使然?愿闻其故。"问此六者，各以何脏使然。岐伯曰："不得卧而息有音者，是阳明之逆也，足三阳者下行，今逆而上行，故息有音也。阳明者胃脉也，胃者六腑之海，其气亦下行，阳明逆不得从其道，故不得卧也。《下经》曰：'胃不和则卧不安。'此之谓也。阳明之脉夹于鼻，故息有音。《下经》，上古经也。有不得卧而息无音者，阳明实也，阳明主肌肉，热盛于肌肉，故不得卧，然以经气不逆，故息无音也。此条旧本阙，昆偣补此。夫起居如故而息有音者，此肺之络脉逆也，络脉不得随经上下，故留经而不行，络脉之病人也微，故起居如故而息有音也。肺之络脉逆，谓肺朝百脉，凡脉络于肺者皆是，非谓列缺为络也。有得卧，行而喘者，此阴气虚也，阴气虚，故得卧。行而劳其四肢，则虚阳上逆，肺苦气上逆，是以喘也。此条旧本阙，昆僭补此。有不得卧不能行而喘者，此肺与阳明病也。邪居于肺，肺布叶举，故不得卧，卧而喘也。阳明行于足，阳明虚，则水谷之气居之，令足重而不能行。肺脉循胃口，胃中水谷之邪，循经上逆于肺，是为肺邪也，是不能行而喘也。此亦昆所僭补者。夫不得卧，卧则喘者，是水气之客也，夫水者，循津液而流也。肾者，水脏，主津液，主卧与喘也。"帝曰："善！"肾脉入肺中，以故主乎喘也。

黄帝内经素问吴注第十卷

疟论篇第三十五

　　疟病之至也，如水之寒，如火之热，如风雨之不可
当，居然酷虐之政也，故曰疟。

　　黄帝问曰："夫痎疟皆生于风，其蓄作有时者何也?"
"痎"，音皆。"痎"，亦疟也，夜病者谓之痎，昼病者谓之疟，
方言书夜市谓之痎市，本乎此。旧注，"痎"，老也。予著《医
方考》时犹从之，今觉非矣。"蓄"，病息邪伏也。"作"，病发
邪动也。**岐伯对曰："疟之始发也，先起于毫毛，伸欠乃作，
寒慄鼓颔，腰脊俱痛，寒去则内外皆热，头痛如破，渴欲冷
饮。"**"起于毫毛"，谓始于毫毛竖立也。"伸"，纵其筋骨肢体
也。"欠"，引其筋骨肢体也。
　　**帝曰："何气使然? 愿闻其道。"岐伯曰："阴阳上下交
争，虚实更作，阴阳相移也。**阳气者下行极而上，阴气者上行
极而下，与邪相遇，则上下交争。阳虚则外寒，阳实则外热，阴
虚则内热，阴实则内寒，更实更虚而作，则阴阳相移易也。**阳并
于阴，则阴实而阳虚。**"并"，一也，言阳尽入于阴也。**阳明
虚，则寒慄鼓颔也；**阳虚则外寒，故令寒慄。阳明之脉循颊车，
故令鼓颔。**巨阳虚，则腰背头项痛；**巨阳之脉抵腰中，夹脊背，
上额交颠下项，故所过者皆痛。**三阳俱虚，则阴气胜，阴气胜
则骨寒而痛；**阴主骨，寒主痛。**寒生于内，故中外皆寒。**阳虚
则外寒，阴实则内寒，此中外皆寒也。**阳盛则外热，阴虚则内**

热，外内皆热则喘而渴，故欲冷饮也。此阴并于阳，故令如此。此皆得之夏伤于暑，热气盛，藏于肌肤之内，肠胃之外，此营气之所舍也。"营气"，阴气也。"舍"，谓居也。此令人汗孔疏，腠理开，此字指暑气言，盖阳气主疏泄万物故也。因得秋气，汗出遇风，及得之以浴，水气舍于皮肤之内，与卫气并居；卫气者，昼日行于阳，夜行于阴，此气得阳而外出，得阴而内迫，内外相迫，是以日作。"夏伤于暑，阳邪也。秋气、水气，阴邪也。阴阳相迫，寒热相移，是以疟作。

帝曰："其间日而作者何也？""间"，去声，下同。"间"，隔也。岐伯曰："其气之舍深，内泊①于阴，阳气独发，阴邪内着，阴与阳争不得出，是以间日而作也。"邪正不相值，故间日而作。帝曰："善！其作日晚与其日早者，何气使然？"岐伯曰："邪气客于风府，循膂而下，"风府"，穴名，在项上陷者中。夹脊曰膂。"下"，下行至骶也。卫气一日一夜大会于风府，其明日日下一节，故其作也晚，此先客于脊背也。每至于风府则腠理开，腠理开则邪气入，邪气入则病作，以此日作稍愈②晚也。"节"，脊节也。邪气远则逢会迟，故日作稍晚也。其出于风府，日下一节，二十五日下至骶骨，二十六日

---

①　国中按：此句中之"泊"原文作"薄"。《老子》三十八章云："夫礼者，忠信之薄而乱之首"，又云："是以大丈夫处其厚，不居其薄"。此二句之"薄"字，在马王堆出土的西汉帛书中，均作"泊"，可见二字古人通用。《文选》谢灵运《登池上楼诗》云："薄霄愧云浮"，其《富春渚诗》又云："赤亭无淹薄。"在此二句之下，李善注云："王逸《楚词注》曰：'泊'，止也。'薄'与'泊'同，古字通。"今考《内经》此句之"薄"，也当为"泊"，故其文接下云："阴邪内着"。马蒔云："此阴邪附着于内。"可见此"薄"当为"泊"。后高士宗《直解》也遵从此义，云："阴邪内着矣，不能与卫气俱行。"因此改"薄"为"泊"。

②　国中按："愈"，原文作"益"，是假借字，故改之。《吕氏春秋·赞能》云："目益明，耳益聪"；《务本》云："欲安而益危"；《怀宠》云："故说义而王公大人益好礼矣，士民黔首益行义矣。"诸句改"益"为"愈"，其义自明。"稍愈晚"，"稍"，逐渐也。

入于脊内，注于伏膂之脉，风府至大椎有三节，大椎至骶骨有二十一节，连骶骨是二十五节。伏膂之脉，伏行夹脊膂间之脉，盖冲脉之上行者也。其气上行，九日出于缺盆之中，其气日高，故作日愈早也。气上行无关节之窒，故九日出于缺盆。其间日发者，由邪气内迫于五脏，横连募原也，其道远，其气深，其行迟，不能与卫气俱行，不得皆出，故间日乃作出。"

"募原"，膈①膜之原系也。

帝曰："夫子言卫气每至于风府，腠理乃发，发则邪气入，入则病作。今卫气日下一节，其气之发也不当风府，其日作者奈何？"岐伯曰："此邪气客于头项循膂而下者也，故虚实不同，邪中异所，则不得当其风府也。故邪中于头项者，气至头项而病；中于背者，气至背而病；中于腰脊者，气至腰脊而病；中于手足者，气至手足而病。"中"，皆去声。下篇各以邪居之所刺之，以斯故也。卫气之所在，与邪气相合，则病作。故风无常府，卫气之所发，必开其腠理，邪气之所舍，则其府也。"上文邪客风府之论，似乎拘泥，故虚实不同，邪中异所。至此其论风无常府，邪之所舍则其府也，始为活泼无弊。

帝曰："善！夫风之与疟也，相似同类，而风独常在，疟得有时而休者何也？""风"，外受风邪也，受风病作则无休时，疟则有时而休，何同类而病异也？岐伯曰："风气留其处，故常在，疟气随经络沉以内泊，故卫气应乃作。""内泊"，内侵也。"应"，相值也。

帝曰："疟先寒而后热者何也？"岐伯曰："夏伤于大暑，其汗大出，腠理开发，因遇夏气凄沧之小寒，藏于腠理皮肤之中，秋伤于风，则病成矣。此言其受病之由也。"小"，旧作

---

① 国中按："膈"，原文作"鬲"，古文中"鬲、隔、膈"，三字通借，此处当作"膈"，故改之。

"水"，僭改此。**夫寒者阴气也，风者阳气也，先伤于寒而后伤于风，故先寒而后热也，病以时作，名曰寒疟。**"此言先寒后热之故。**帝曰："先热而后寒者何也？"岐伯曰："此先伤于风而后伤于寒，故先热而后寒也，亦以时作，名曰温疟。**此言先热后寒之故。**其但热而不寒者，阴气先绝，阳气独发，则少气烦闷，手足热而欲呕，名曰瘅疟。""瘅"**，都赧切。"阴气"，谓寒也。"阳气"，谓风也。"先绝"，先解也。"烦闷"，烦热不安也。"瘅"，阳亢之名。

**　帝曰："夫经言有余者泻之，不足者补之，今热为有余，寒为不足。夫疟者之寒，汤火不能温也，及其热，冰水不能寒也，此皆有余不足之类。当此之时，良工不能止，必须其自衰乃刺之，其故何也？愿闻其说。"**问其所以然之故。**岐伯曰："经言勿**①**刺熇熇之热，勿刺浑浑之脉，勿刺漉漉之汗，故为其病逆，未可治也。"熇"**，音稿。"漉"，音鹿。"为"，去声。"经"，《灵枢·逆顺篇》，下同。"浑浑"，脉来无端绪也。**夫疟之始发也，阳气并于阴，当是之时，阳虚而阴盛，外无气，故先寒慄也。**阳虚则外寒，阴盛则内寒，故寒慄。外无气，谓卫气并入于阴而表虚也。**阴气逆极，则复出之阳，阳与阴复并于外，则阴虚而阳实，故后热而渴。**阳实则表热，阴虚则里热，故热而渴。"后"，旧作"先"，昆改之也。**夫疟气者，并于阳则阳胜，并于阴则阴胜，阴盛则寒，阳胜则热。**此论疟邪寒热之故。**疟者，**风寒之气不常也，或里或表，无定在也。**病极则复。**病发之极，则复常也。**至病之发也，如火之热，如风雨不可当也。**言其为病之暴如此。**故经言曰：'方其盛时必毁，因其衰也，事必大昌。'此之谓也。**言病邪方盛，刺之必毁伤正气，因其衰止刺之，则邪去而正气大昌。**夫疟之未发也，阴**

未并阳，阳未并阴，因而调之，正①气得安，邪气乃亡。故工不治其已发，为其气逆也。"阴阳二气，不循其常，谓之逆。

帝曰："善！攻之奈何？早晚②何如？"岐伯曰："疟之且发也，阴阳之且移也，必从四末始也。阳已伤，阴顺之，故先其时坚束其处，令邪气不得入，阴气不得出，审候见之，在孙络盛坚而血者皆取之，此正往而未得并者也。"紧束其处，谓臑上也。取血之法，今北人行之。"正"，正邪也。

帝曰："疟不发，其应何如？""应"，当也。岐伯曰："疟气者，必更盛更虚，当气之所在也，病在阳则热而脉躁，在阴则寒而脉静，阴静阳躁，脉亦由之。极则阴阳俱衰，卫气相离，故病得休，卫气集则复病也。"病作之极，则阴血阳气皆已衰败，其邪与卫气相离，故病得休。休之日许，则卫气复集，正不容邪，故病复。

帝曰："时有间二日或至数日发，或渴或不渴，其故何也？"岐伯曰："其间日者，邪气客于六腑，而有时与卫气相失，不能相得，故休数日乃作也。人之营卫之气，昼行阳分二十五度，夜行阴分二十五度，一日一夜五十度周于身。邪气在分肉之间，与之相遇则病，如邪气客于六腑，不得相遇，谓之相失，相失则休数日乃作也。"与卫气"三字，旧在"邪气"下，

---

① 国中按："正"，原文作"真"，属避讳字，故改之。
② 国中按："早晚"，古本《内经》中有作"早晏"者，有作"蚤晏"者，前人只知"蚤"是"早"的假借字，故改"蚤"为"早"。殊不知"晏"字在此也是"晚"的假借字。《吕氏春秋・禁塞》云："早朝晏罢，以告制兵者。"其《勿躬》篇云："蚤入晏出，犯君颜色……臣不如东郭牙。"屈原《离骚》云："及年岁之未晏兮，时亦犹其未央。"其《山鬼》云："留灵修兮憺忘归，岁既晏兮孰华予？"《淮南子・天文训》云："（日）至于曲阿，是谓旦明；至于曾泉，是谓蚤食；至于桑野，是谓晏食。"以上举例中之"晏"，均应为"晚"，故改本字"晚"。《内经》诸篇中也有直书"早晚"者，当是古人易"蚤晏"为"早晚"者，依此，不仅全书统一，且词义易明，今从之。

昆改此。**疟者，阴阳更胜也，或甚或不甚，故或渴或不渴。"**
阳甚则渴，阴甚阳不甚则不渴。

　　帝曰："论言夏伤于暑，秋必病疟，今疟不必应者何也？"
"论"，《生气通天论》、《阴阳应象大论》也。**岐伯曰："此应四**
时者也。其病异形者，反四时也。"反四时"，谓春时应暖而反
大凉，夏时应热而反大寒，秋时应凉而反大温，冬时应寒而反大
热，疟病异形，职①由此也。异形详下。**其以秋病者寒甚，**金气
胜。**以冬病者寒不甚，**阳气潜伏于内也。**以春病者恶风，**木气
为患也。**以夏病者多汗。"**夏气施泄也。

　　帝曰："夫病温疟与寒疟，而皆安舍？舍于何脏？""舍"，
去声。"舍"，居也。**岐伯曰："温疟者，得之冬中于风寒，气**
藏于骨髓之中，至春则阳气大发，邪气不能自出，因遇大暑，
脑髓烁，肌肉消，腠理发泄，或有所用力，邪气与汗皆出，
此病藏于肾，其气先从内出之于外也。上"中"，去声。肾主
冬，冬主骨髓，故冬时受病，藏之骨髓。**如是者，阴虚而阳盛，**
阳盛则热矣，阴先受邪，故阴气虚而先热。**衰则气复反入，入**
则阳虚，阳虚则寒矣，故先热而后寒，名曰温疟。""入"，谓
入于阴也。

　　帝曰："瘅疟何如？"岐伯曰："瘅疟者，肺素有热气盛于
身，厥逆上冲，中气实而不外泄，因有所用力，腠理开，风
寒舍于皮肤之内，分肉之间而发，发则阳气盛，阳气盛而不
衰则病矣。此言瘅疟受病之由。**其气不及于阴，故但热而不**
寒，此言不寒但热之故。**气内藏于心而外舍于分肉之间，令人**
消烁脱肉，故命曰瘅疟。"此复言瘅疟得名之故。**帝曰："善！"**

---

　　① 国中按："职"，在此句中作"当"解。

刺疟篇第三十六

此篇论疟有六经五脏不同，刺法因之以异。

足太阳之疟，令人腰痛头重，寒从背起，先寒后热，熇熇暍暍然，热止汗出，难已，刺隙中出血。"令"，平声，后皆同。"暍"，音谒。头背腰，太阳经之所行也。先并于阴故先寒，后复之阳故后热。热止汗出，是邪气胜正，故难已。"隙中"，腘中也，太阳经脉所过。太阳多血，故出血。

足少阳之疟，令人身体懈㑊，寒不甚，热不甚，恶见人，见人心惕惕然，热多汗出甚，刺足少阳。"恶"，去声。"寒不甚，热不甚"，即懈㑊也。邪并于里则寒甚，并于表则热甚。少阳为半表半里，故寒热皆不甚也。少阳以胆为腑，胆受邪则失其中正之职，故惕惕然而恐也。"热多"，热盛也。"少阳"，甲木也，主升达发越，故汗出甚。刺少阳者，于少阳经穴刺之也。

足阳明之疟，令人先寒，洒淅洒淅，寒甚久乃热，热去汗出，喜见日月光火气乃快然，刺足阳明跗上。"洒淅"，寒慄也。阴明受阳邪者，恶日与火，今阳明受阴邪胜，故喜见日月光，得火气乃快然也。"跗上"，谓冲阳穴。

足太阴之疟，令人不乐，好太息，不嗜食，多寒热，汗出，病至则善呕，呕已乃衰，即取之。"乐"，音洛。"好"，去声。脾脉病则不运，不运则膻中之气不化，故不乐；气塞于膻中，必嘘出之而后利，故好太息；气不化则不饥，故不嗜食；太阴主里，邪不易解，故多寒热；脾脉络胃夹咽，病故呕。呕者，有声无物之称。"取"，取其经穴也。

足少阴之疟，令人呕吐甚，多寒热，热多寒少，欲闭户牖而处，其病难已。 肾脉上贯肝膈，循喉咙，故令呕吐甚；病邪入深，故多寒热；肾部水衰，命火独治，故热多寒少。欲闭户牖而处者，肾恶躁而喜静也；邪入之深，故难已。不言刺者，世远经残而阙耳。

足厥阴之疟，令人腰痛小腹满，小便不利如癃状，非癃也，数便，意恐惧，气不足，腹中悒悒，刺足厥阴。 "癃"，音隆。"数"，音朔。"悒"，音邑。肝脉过阴器抵小腹，故腰痛小腹满，小便不利也。不得小便谓之癃，数便所以明其非癃也。"意恐惧"，肝不足也，盖肝有余则怒，不足则恐，故承之曰气不足。"悒悒"，不快之意。宜刺其经以去邪气也。

肺疟者，令人心寒，寒甚热，热间善惊，如有所见者，刺手太阴阳明。 "间"，去声。肺金清肃而心近之，病故心寒。热间善惊者，心血为热所耗，神不自安也，是以如有所见耳。刺手太阴而又刺阳明者，相为表里故也。

心疟者令人烦心甚，欲得清水，反寒多，不甚热，刺手太阴。 心为火，火实于心，故烦心甚而欲得清水也。反寒多不甚热者，言其表症又寒也。盖阳并于里而烦心欲得清水，则阴出之表，无肌热而外寒。"手少阴"，心之经也。

肝疟者，令人色苍苍然，太息，其状若死者，刺足厥阴见血。 肝为木，故色苍苍然；木喜条达，故太息。天地之生意始于木，木生则火、土、金、水次第生矣，今肝病逆其生意，故其状若死。厥阴多血，故取其血以泻实邪。

脾疟者，令人寒，腹中痛，热则肠中鸣，鸣已汗出，刺足太阴。 "令人寒"，令人先寒也。脾为中土，故腹中痛，痛者邪气实也。"热则肠中鸣"，脾气行也。"鸣已汗出"，邪气达于表也。"刺足太阴"，泻其经也。

肾疟者，令人洒洒然，腰脊痛，宛转大便难，目眴眴然，手足寒，刺足太阳少阴。"眴"二音，县、舜。"洒洒"，恶寒貌。肾系腰脊，故腰脊痛。"宛"，似也。"转"，传送也。言似乎传送大便难出也，盖肾主二便，故然耳。"眴眴"，目欲瞑也，仲景云："少阴之为病，但欲寐也。"亦是目眴眴然之意。手足寒者，阳并于里，故阴出之四末也。太阳与少阴为表里，故两刺之。

胃疟者，令人且病善饥而不能食，食而支满腹大，刺足阳明、太阴横脉出血。胃热脾虚，故善饥而不能食，食而支满腹大也，是以兼刺太阴。"横脉"，谓二经孙络之横者。

疟发身方热，刺跗上动脉，开其孔，出其血，立寒。阳明之脉多血多气，热盛气壮，故开其孔出其血立寒。**疟方欲寒，刺手阳明太阴、足阳明太阴。**刺手足阳明者，使阳气不内并也。刺手足太阴者，使阴气不外并也。阴阳两不并，疟何由而作乎？皆迎而夺之之法也。

疟脉满大急，刺背腧，用中针，旁五胠腧各一，适肥瘦出其血也。满大急，阳脉有余者也。背为诸阳之府，故刺背腧，宜用中针。又"旁五胠腧各一"，谓魄户、神堂、噫嘻、膈关、魂门也。适肥瘦出血者，谓瘦者浅刺少出血，肥者深刺多出血也。**疟脉小实急，灸胫少阴，刺指井。**脉小实急，阳入之阴而邪实也。阴实者生内寒，灸胫少阴，所以治寒。"井"，指端穴也，刺指井者，所以宣其实也。**疟脉满大急，刺背腧，用五胠腧背腧各一，适行于血也。**"胠"，去鱼切。"满大急"，阳实也。背为阳，故刺背腧以泻阳实。五胠腧背腧各一刺，其浅深之法，在适其肥瘦，但行其血而已。"五胠腧"，五穴之近胠胁者。"背腧"，背上夹脊腧也。**疟脉缓大虚，便宜用药，不宜用针。**药能补虚，针则有泻而无补，故不宜于针。

凡治疟，先发如食顷乃可以治，过之则失时也。先时邪气未并，故可以治，并而治之，则伤乎正气矣。

诸疟而脉不现，刺十指间出血，血去必已，先视身之赤如小豆者，尽取之。脉不现者，阳亢而脉反伏也，故刺十指间以泻阳。**十二疟者，其发各不同时，察其病形，以知其何脉之病也。**察其形症，十二疟判然殊矣。**先其发时如食顷而刺之，一刺则衰，二刺则知，三刺则已；不已，刺舌下两脉出血；**释具下文。**不已，刺隙中盛经出血，又刺项已下夹脊者，必已。**"隙中"，委中也。"项已下夹脊"，谓背腧之夹脊者。舌下两脉者，廉泉也。释上文，其穴在舌本下。

刺疟者，必先问其病之所先发者，先刺之。先头痛及重者，先刺头及两额两眉间出血；此随其实而泻之也。**先项背痛者，先刺之；先腰脊痛者，先刺隙中出血；先手臂痛者，先刺手少阴阳明十指间；先足胫痠痛者，先刺足阳明十趾间出血。**皆以经脉所过处刺之。

风疟者，疟发则汗出恶风，刺三阳经背腧之血者。"三阳"，太阳也。**胻痠痛甚，按之不可，名曰附髓病，必镵针针绝骨出血，立已。**"胻"，洪苻切。"镵"，锄御切。《灵枢》云："镵针之形，头大末锐，以泻阳气。""绝骨"在足外踝上三寸，足少阳胆经穴也。**身体小痛，刺至阴诸阴之井，勿出血，间日一刺。**"小痛"，邪气微也，故刺至阴穴并诸阴之井，勿令出血。"至阴"，在足小趾外侧端，足太阳井也。诸井皆在趾端。间日一刺者，邪气虽微，不能骤泻，故间日节刺之。**疟不渴，间日而作，刺足太阳；渴而间日作，刺足少阳。**太阳在表，故不渴；少阳近里，故渴。**温疟汗不出，为五十九刺。"**先热后寒，谓之温疟。汗不出者为表实，故为五十九刺以泻表实。

气厥论篇第三十七

"厥",逆也。气不顺其常道,转相移并,逆而为患也。

黄帝问曰:"五脏六腑,**寒热相移者何?**"岐伯曰:"**肾移寒于脾,痈肿少气**;移者,脏气转移相并也。寒与热皆能为痈毒,寒为阴毒,热为阳毒。此云肾移寒于脾,肾主寒水之化,而合于骨,脾主肌肉,寒毒移于骨肉之间,壅塞营卫,或先肿后痛,或先痛后肿,皆曰痈肿。少气者,肾以阴气吸纳,今肾之阴气移而并于脾,则肾之阴气微矣,无以吸纳,故少气。"脾",王冰作"肝",《甲乙经》、全元起皆作脾,今改此。**脾移寒于肝,痈肿筋挛**;脾移寒毒于肝,其为痈肿,则令筋拘挛,盖肝主筋故也。**肝移寒于心,狂,隔中**;肝移并阴气于心,心主火而藏神,神为寒气所迫,迫则乱,故狂隔中。**心移寒于肺,肺消,肺消者饮一溲二,死不治**;寒非外感之寒,乃心藏之阴气也。心既属火,则其阴气亦是火矣。火能克金,故令肺消。肺消者,善饮水,但饮一溲二,不能消其来饮耳。火金相刑,故不治。**肺移寒于肾,为涌水,涌水者,按腹不坚,水气客于大肠,疾行则鸣濯濯,如囊裹浆,水之病也**。此肺之阴气降下,肾受其移并之气则实,实则不能通调,故为涌水之症。"涌水",积水也。"濯濯",水声也,水客大肠不输膀胱故耳。

脾移热于肝,则为惊衄;上言移寒,此下皆言移热。脾热不移，则为自病，若移热于肝，则为惊衄。盖肝主风，热为火，风火交作则生惊。肝脉与肾脉会于颠，颠通于鼻，肝得移热，经脉皆为邪实，故血从颠出于鼻而为衄也。**肝移热于心则死；**心为天君，身之主也，不轻受邪。肝为将军之官，气之急疾，猛于风火。若肝木上逆，移其热邪上并于心，心受其邪，则身失其主，故死。**心移热于肺，传为膈消；**肺属金，其化本燥，心又以热移之，则传为膈消。膈消者，膈上膲烦，饮水多而善消也。**肺移热于肾，传为柔痓；**"痓"，音炽。"柔"，多汗也。"痓"，强劲也。气骨皆热，则阴日消，故令多汗强劲，谓之柔痓也。此与《伤寒论》"汗多痓"同。《伤寒》注"痓"字乃"痉"字之误也。**肾移热于脾，传为虚，肠澼死，不可治；**肾移邪热于脾，脾之阴液为热所耗则虚，脾虚则不磨，热甚则大肠庚金受克，故令肠中下汁沫不禁，名曰肠澼，是阴不闭藏，阳不禁固，阴阳将绝，故为死不可治。**胞移热于膀胱，则癃尿血；**"胞"，阴胞也，在男则为精室，在女则为血室。膀胱者，便尿所注之胞也。言阴胞移热于膀胱，则小便不利，名之曰癃。又，甚则为尿血。**膀胱移热于小肠，隔肠不便，上为口糜；**"糜"，武悲切。小肠之脉抵胃循咽，又循颈上颊。今膀胱移热，隔塞于肠，不得便利，其热熏蒸发越于上，则令口内生疮，谓之口糜。糜者，烂也。**小肠移热于大肠，为伏瘕，为沉；**小肠之热移于大肠，丙火刑其庚金，则为隐伏秘匿之瘕，极其痛苦，奔注如火之灼，痛止则如不病之平人，为患深沉不易求也。**大肠移热于胃，善食而瘦，又谓之食㑊；**大肠移热于胃，胃土燥，故善消水谷。阳明主肌肉，阳明燥而病，故瘦。谓之食㑊者，虽食而亦瘦也。**胃移热于胆，亦曰食㑊；**胃为戊土，胆为甲木，土为百骸之母，木为生物之始。胃与胆病，则百骸失其母，生物无其始，故虽食而亦瘦也。**胆移热于脑，则辛頞鼻渊，鼻渊者，浊涕下不止也，**胆脉上抵头角，头角通于颠，颠通于脑，脑通于頞，頞通于鼻。惟脑受其热，故令颊中辛辣，鼻液如渊之流，无止息也。**传为衄衊瞑目**。"衊"，莫结切。鼻中出血，谓之衄衊，盛者为衄，微者为衊。失血既多，目无所养，又以移热灼其阴精，故令瞑目。瞑目者，羞明恶日，而喜瞑合也。**故得之气厥也**。"总结一篇之义。

咳论篇第三十八

有声之谓咳，连声之谓嗽。不言嗽者，省文也。

黄帝问曰："肺之令人咳何也?""令"，平声。岐伯对曰："五脏六腑皆令人咳，非独肺也。"此二句，一篇之大旨。帝曰："愿闻其状。"岐伯曰："皮毛者，肺之合也，皮毛先受邪气，邪气以从其合也。"邪"，寒邪也。其寒饮食入胃，从肺脉上至于肺则肺寒，肺寒则内外合邪，因而客之，则为肺咳。所谓"饮冷形寒则伤肺"是也。**五脏各以其时受病，非其时，各传以与之**。如春时肝用事，则肝先受邪，若是寒邪，则传以与肺。**人与天地相参**，故五脏各以时治，时感于寒则受病，微则为咳，甚则为泄为痛。上文言外内合邪，故为病亦兼内外。"咳"，外症也，"泄"，里症也。寒在表则身痛，寒在里则腹痛，是兼乎内外者也。**乘秋则肺先受邪，乘春则肝先受之，乘夏则心先受之，乘至阴则脾先受之，乘冬则肾先受之**。"此所谓五脏各以其时受病也。曰先受之，则次传及乎肺而为咳矣。

帝曰："何以异之?"言何以明其五脏之不同也。岐伯曰："**肺咳之状，咳而喘息有音，甚则唾血**；喘息有音，肺自病也，甚则肺络逆，故唾血。**心咳之状，咳则心痛，喉中介介如梗状，甚则咽肿喉痹**；心脉起于心中，出属心系，上夹于咽，故病喉中梗介，咽肿喉痹也。"介介"，坚梗而有防碍之意。"喉痹"，喉肿而痛也。**肝咳之状，咳则两胁下痛，甚则不可以转，转则两胠下满**；肝脉布胁肋，故病如是。"胠"，亦胁也。**脾咳之状，咳则右胠下痛，阴阴引肩背，甚则不可以动，动则咳剧**；脾主右，故右胠下痛者属脾；脾脉上膈夹咽，故阴阴痛引肩背；脾为《坤》土，静其体也，故甚者不可以动，动则增剧。**肾咳之状，咳则腰背相引而痛，甚则咳涎。**"肾系于腰背，其脉贯脊，故腰背痛；肾主五液，故咳涎。

帝曰："六腑之咳奈何？安所受病？"岐伯曰："五脏之久咳，乃移于六腑。**脾咳不已，则胃受之，胃咳之状，咳而呕，呕甚则长虫出**；脾与胃合，邪乘于胃，胃不能容则逆而呕。胃中旧有长虫，呕甚则随之而出。**肝咳不已，则胆受之，胆咳之状，咳呕胆汁**；肝与胆合，邪移于胆，胆受其邪，则咳而呕出苦汁。**肺咳不已，则大肠受之，大肠咳状，咳而遗屎**；肺与大肠合，邪移于大肠，故咳而遗屎。**心咳不已，则小肠受之，小肠咳状，咳而失气，气与咳俱失**；心与小肠合，邪移于小肠，故咳而失气也。**肾咳不已，则膀胱受之，膀胱咳状，咳而遗尿**；肾与膀胱合，邪移于膀胱，则膀胱气弱，不能禁固，故遗尿。**久咳不已，则三膲受之，三膲咳状，咳而腹满，不欲食饮。此皆聚于胃，关于肺，使人多涕唾，而面浮肿气逆也。**"三膲皆元气之所充周，久咳不已，则伤元气，故三膲受邪而令咳，且腹满不欲食饮。所以然者，三膲火衰不足以生胃土也。胃土既虚，则三膲虚邪皆聚于胃，所谓万物归乎土也。肺为脏腑之华盖，诸脏腑有病，无不熏蒸之，所谓肺朝百脉也，故曰关于肺，言关系于肺也。胃虚则土不能制五液，故令多涕唾；肺衰则金不能施降下，故令浮肿气逆也。

帝曰："治之奈何?"问刺之法也。岐伯曰："治脏者治其腧，治腑者治其合，浮肿者治其经。"诸脏腧者，皆脉之所注，由四末数起，阴经第三穴是也；诸腑合者，皆脉之所入，由四末数起，阳经第六穴是也；诸经者，皆脉之所起第五穴，若阴经则在第四穴也。盖一为井，二为荥，三为腧，四为原，五为经，六为合。阴经无原，以腧为原，故在第四。出《灵枢·本腧篇》。帝曰："善!"

黄帝内经素问吴注第十一卷

猝痛论篇第三十九^①

　　猝痛者，猝然而痛也，旧作"举痛"，误之矣，今从王注改此。

　　黄帝问曰："余闻善言天者，必有验于人；善言古者，必有合于今；善言人者，必有厌^②于己。如此，则道不惑而要数极，所谓明明也。人生与天地相似，故善言天者，必证验于人；古今惟一理，故善言古者，必符合于今；人己无二道，故善言人者，必厌足于己。如此则道不疑惑，而要数至极，所谓明之明者也。今余问于夫子，令言而可知，视而可见，扪而可得，令验于己，如发蒙解惑，可得而闻乎？"二"令"，平声。以物冒首目曰蒙，发蒙者，去其蒙蔽也。岐伯曰："何道之问也？"帝曰："愿闻人之五脏猝痛，何气使然？"岐伯对曰："经脉流行不止，环周不休，寒气入经而稽迟，涩而不行，客于脉外则血少，客于脉中则气不通，故猝然而痛。"此言猝痛之故也。

　　帝曰："其痛或猝然而止者，或痛甚不休者，或痛甚不可

---

　　① 国中按：王冰本宋代林亿新校正云："按全元起本在第三卷，名《五脏举痛》。所以名'举痛'之义未详，按本篇乃黄帝问五脏猝痛之疾，疑'举'乃'猝'字之误也。"此说可从。
　　② 国中按："厌"，合也。《国语·周语下》云："克厌帝心"，韦昭注云："厌，合也。"东汉许慎《说文解字》也云："厌，一曰合也。"《苍颉篇》云："符合人心曰厌。"

按者，或按之而痛止者，或按之无益者，或喘动应手者，或心与背相引而痛者，或胁肋与小腹相引而痛者，或腹痛引阴股者，或痛宿昔而成积者，或猝然痛死不知人少间复生者，或痛而呕者，或腹痛而后泄者，或痛而闭不通者，凡此诸痛，各不同形，别之奈何？"问上十四痛分辨奈何？岐伯曰："寒气客于脉外则脉寒，脉寒则缩蜷，缩蜷则脉绌①急，绌急则外引小络，故猝然而痛，得炅则痛立止。"绌"，丁骨切。"炅"，音炯。此明其痛或猝然而止者。"炅"，热也。因重中于寒，则痛久矣。"重"、"中"，俱去声。此明痛甚不休者，寒气重盛，不易解散，故痛久。寒气客于经脉之中，与炅气相迫则脉满，满则痛而不可按也；此明痛甚不可按者。"迫"，摩荡也。满者为邪实，故不可按。寒气稽留，炅气从上，则脉充大而血气乱，故痛甚不可按也；此重明痛甚不可按者，充大为实邪，故不可按。寒气客于肠胃之间，膜原之下，血不得散，小络急引，故痛，按之则血气散，故按之痛止；此明按之痛止者。"膜原"，膈膜之原系也。寒气客于夹脊之脉，则深按之不能及，故按之无益也；此明按之无益者。寒气客于冲脉，冲脉起于关元，随腹直上，寒气客则脉不通，脉不通则气因之，故喘动应手矣；此明痛而喘动应手者。冲脉者，奇经之一。"关元"，穴名，在脐下三寸。"气因之"，气从之也，气为阳而主动，故喘动应手。寒气客于背腧之脉则脉涩，脉涩则血虚，血虚则痛，其腧注于心，故相引而痛，按之则热气至，热气至则痛止矣；此明心与背腧相引而痛者。"腧"，输也。五脏之气至此而输转传运，故云腧注于心。寒气客于厥阴之脉，厥阴之脉者，络阴器，系于肝，寒气客于脉中，则血涩脉急，故胁肋

---

① 国中按："绌"，当作"屈"，属借字，古有"收、聚"之义；"急"者，紧也。此句当作"缩蜷则脉收紧"。

与小腹相引痛矣；此明胁肋与小腹相引痛者。**厥气客于阴股，寒气上及小腹，血涩，上下相引，故腹痛引阴股**；此明腹痛引阴股者。旧作"在下相引"，昆改"上下"。**寒气客于小肠膜原之间，络血之中，血涩不得注于大经，血气稽留不得行，故宿昔而成积矣**；此明痛宿昔而成积者，以寒气凝结，故成积耳。**寒气客于五脏，厥逆上泄，阴气竭，阳气未入，故猝然痛死不知人，气复返则生矣**；此明猝然痛死不知人少间复生者。"上泄"，吐涌也，涌逆既甚，阴气必竭，是以猝然痛死不知人，气复则生矣。**寒气客于肠胃，厥逆上出，故痛而呕也**；此明痛而呕者。厥逆之气上行而出，故呕。**寒气客于小肠，小肠不得成聚，故后泄腹痛矣**。此明腹痛而后泄者。**热气留于小肠，肠中痛，瘅热焦渴，则坚干不得出，故痛而闭不通矣。"** 此明腹痛而闭不通者。

帝曰："**所谓言而可知者也，视而可见奈何？**" 谓察色也。岐伯曰："**五脏六腑面尽有部**，谓面间有分部。旧作"固尽有部"，今改"面"字。**视其五色，黄赤为热，白为寒，青黑为痛**，中有热则色黄赤。阳气不着于颜，故色白。血凝涩则色青黑，故为痛。**此所谓视而可见者也。**"

帝曰："**扪而可得奈何？**" "扪"，以手循摹也。岐伯曰："**视其主病之脉，坚而血及陷下者，皆可扪而得也。**" 主病之脉，为病之脉也。"坚而血"，谓如坡垄之起是也。"陷下"，谓如沉伏之类是也。起者为阳，陷者为阴。

帝曰："**善！余知百病之生于气也，怒则气上，喜则气缓，悲则气消，恐则气下，寒则气收，炅则气泄，惊则气乱，劳则气耗，思则气结，九气不同，何病之生？**" 问九气生病之故。岐伯曰："**怒则气逆，甚则呕血，食而气逆，故气上矣**；"怒"，肝志也，肝藏血，怒则气逆于肝，气逆则血亦逆，阳唱阴随之道也，故呕血。食入于阴，长气于阳，故食而气逆。"**食**

而气逆”，旧作“及飧泄”，今依《甲乙经》改此。**喜则气和志达，营卫通利，故气缓矣**；此言气缓之故。**悲则心系急，肺布叶举，而上膲通营卫散，热气在中，故气消矣**；此言气消之故。悲由心生，故心系急。悲为肺志，故肺布而叶举。凡人悲者，小则慨叹，大则啼号，故上膲通营卫散，热气在中而气消去矣。旧作“上膲不通，营卫不散”，昆僭去二“不”字。**恐则精却，却则上膲闭，闭则气还，还则下膲胀，故气下行矣**；此言气下之故。“却”，却步之却，退也。“故气下行矣”，旧作“不行”，昆僭改此。**寒则腠理闭，气不行，故气收矣**；此言气收之故。“腠”，汗孔也。“理”，肉纹也。“气”，营卫表气也。**炅则腠理开，营卫通，汗大泄，故气泄矣**；此言气泄之故。“炅”，热气也。**惊则心无所倚，神无所归，虑无所定，故气乱矣**；此言气乱之故。**劳则喘息汗出，外内皆越，故气耗矣**；此言气耗之故。“耗”，损也。**思则心有所存，神有所归，正气留而不行，故气结矣**。此言气结之故。“结”，不散也。

腹中论篇第四十

篇内所论者皆腹中之事，故以名篇。

黄帝问曰：“有病心腹满，旦食则不能暮食，此为何病？”岐伯对曰：“名为鼓胀。”虚大而急，是以名之。帝曰：“治之奈何？”岐伯曰：“治之以鸡屎醴，一剂知，二剂已。”上言旦食不能暮食，是朝宽暮急，其病在营血可知矣。“鸡屎”，秽物也，秽从阴化，可以入营血；又，其气悍，可以杀蛊虫。"知"，效之半也。"已"，效之全也。**帝曰："其时有复发者何也?"** 愈而又病也。**岐伯曰："此饮食不节，故时有病也**。腹满之病，责于太阴脾，故饮食不节，时有复其病者。**虽然其病且已时，故当病气聚于腹也。"** 言虽是饮食不节，时有病者，但此病且已之后，时有自然病者，此由病气聚于腹，未尽已也，病根未拔，故亦复发焉。

　　帝曰："有病胸胁支满者，妨于食，病至则先闻腥臊臭，出清液，先唾血，四肢清，目眩，时时前后血，病名为何?何以得之?" 支满者，支分而满也。肺气作腥，肝气作臊，肺不能平肝，而肝反以侮肺，故先闻其藏气也。由是出清冷鼻液者，肺中无胃气以和之，故肺金清肃之液出耳。先唾血者，肝病不能藏血也。又以木性上行，故先唾血。四肢清冷者，阳气不行于四末，反并于里，里之阴气反出于四肢也。目前玄，谓之眩，此由失血多而肝窍失明。时时前后血者，阴失其守，阳失其固，故令崩脱如此也。**岐伯曰："病名血枯，此得之年少时，有所大脱血，若醉入房，中气竭，及伤肝也，肝伤，故月事衰少不来也。"** "血枯"，今之血崩也，言此病源有二：一则年少之时，有所大脱血；一则醉以入房，气竭肝伤。二者皆令损阴气，故阴血失守，而时时前后下也。且肝伤之初，即令月事衰少不来，盖肝主乎藏血，肝伤故令衰少或不来也。"及伤肝也"，旧本误在下文"利肠中"之下，昆僭改次此。**帝曰："治之奈何?复以何术?"** 岐伯曰："以四乌贼骨，一藘茹，二物并合之，丸以雀卵，大如小豆，以五丸为后饭，饮以鲍鱼汁，利肠中。"乌贼鱼骨"，涩物也，可以止血。"藘茹"，即茜茹，味苦气芳，是阴中之阳也，故入血而升阳，阳升则有止血之义矣。"雀卵"，益元阳，元阳益则能固血。"后饭"，先药后饭也。"鲍鱼"，腐物也："汁"，厚味也。腐气走下，厚味益阴，故能就下而利肠中。"利"，益也。

帝曰："病有小腹盛，上下左右皆有根，此为何病。可治不?""根"，病之所穷止也①。"不"，古"否"字②。岐伯曰："病名曰伏梁。""伏梁"，言如潜伏之桥梁，为患深着之名。此与《难经》论伏梁不同，彼为心积，是脏之阴气也；此为聚脓血，是阳毒也。帝曰："伏梁何因而得之?"岐伯曰："裹大脓血，居肠胃之外，不可治，治之每切按之致死。"谓以手切近而按之，则致人死。帝曰："何以然?"岐伯曰："此下则因阴，必下脓血，上则迫胃脘，生膈夹胃脘内痈③，此久病也，难治。"内痈"，内溃之痈，不显于外也。居脐上为逆，居脐下为顺。"脐上"，胃之分也。胃，土也，万物资生，是为百骸之母，胃气受伤，则五脏百骸无以受气而失其养，未有不危者也，故为逆；脐下之分，小大肠膀胱之所部也，皆能受伤，即脓血穿溃，而不系人之生死，故为顺。勿动亟夺。"亟"，音气。"动"，动胃气也，动大便也。"亟"，数也。"夺"，土郁夺之之夺，谓下之也。言勿得动胃气，行大便，而数夺之也。论在《刺法》中。"今亡。

帝曰："人有身体髀股胻皆肿，环脐而痛，是为何病?"岐伯曰："病名伏梁，此风根也。言由风毒根于中也，风毒根

---

① 国中按：此句注文，原在"病名伏梁"句后，据原文应在此句之前，故改之。

② 国中按：此句注文，原无"不"字，只存"古否字"，读来不知所云，现存诸本皆无。今据文义实遗"不"字，何以知之? "不"与"否"古之通用。如《战国策·齐策六》："齐多智，而解此环不?"《韩非子·内储说上》："昭侯以此察左右之诚不。"二文句末之"不"字，均读foǔ，同"否"。《广韵》"不"作"方久切"。《说文解字注》云："不者，事之不然也；否者，说事不然也。故音义皆同。"据此而知，所遗当为"不"字，故补之。

③ 国中按：此句中之"生"，张琦《素问释义》认为是"至"的误写。"夹"是"使"的误写，全句为"上则迫胃脘至膈，使胃脘内痈。"可从。

于中，故环脐而痛，脐为人身之枢，枢病则不能斡旋阴阳之气，故身体髀股胻皆肿。**其气溢于大肠而着于肓，肓之原在脐下，故环脐而痛也。不可动之，动之为水尿涩之病。**"肓"，音荒。"其"，指风而言。"气"，风气也。风之始入也通于肝，同气相求也。肝为乙木，乙与庚合，相为夫妇者，故其气溢于大肠。"着"，实也，腔中无肉空腋之处名曰肓。"原"，源也。"脐下"，气海也，一名脖胦。《灵枢》曰："肓之原名曰脖胦。"此之谓也。"动"，下之而动其便也。"水尿"，小便也。言不可下之而动其便，动其便则邪乘其虚而为水尿涩之病矣。盖乙庚化金，金性涩也。

帝曰："**夫子数言热中消中，不可服膏粱、芳草、石药，石药发癫，芳草发狂。**"数"，音朔。多饮谓之热中，多食谓之消中。**夫热中消中者，皆富贵人也。今禁膏粱，是不合其心；禁芳草石药，是病不愈。愿闻其说。**"膏粱"，美味也。"芳草"，芬香之草。"石药"，煅炼之药，盖石药必经煅炼故也。三者皆足以生内热。岐伯曰："**夫芳草之气美，石药之气悍，二者其气急疾坚劲，故非缓心和人，不可以服此二者。**"坚"，刚也。帝曰："**不可以服此二者，何以然？**"岐伯曰："**夫热气剽悍，药气亦然，二者相遇，恐内伤脾。**"剽悍"，急疾也。"伤脾"，热伤脾。**脾者土也而恶木，服此药者，至甲乙日更论。**"恶"，去声。"甲乙"，木也。至此日更论者，虑其为病益甚也。

帝曰："**善！有病膺肿颈痛，胸满腹胀，此为何病？何以得之？**"岐伯曰："**名曰厥逆。**"言由气逆所生也，微者为厥，甚者为逆。帝曰："**治之奈何？**"岐伯曰："**灸之则喑，石之则狂，须其气并乃可治也。**"喑"，失音也。"石"，谓以砭石刺之也。帝曰："**何以然？**"岐伯曰："**阳气重上，有余于上，灸之则阳气入阴，入则喑；石之则阳气虚，虚则狂。**"重"，平声。"重上"，厥逆也。"有余"，肿满痛胀也。"入阴"，入内也。"阳气虚"，真阳虚也，真阳虚则邪胜，故狂。**须其气并而治之，可使全也。**"气并于一，则邪有所归，为之施灸石，自无喑与狂之患，是可使两全无失也。

帝曰："善！何以知怀子之且生也?"岐伯曰："**身有病而无邪脉也。**"身有病，谓身有所不安也，若是者当有邪脉，今无邪脉，是知其为怀子且生也。生者，无后患之意。

帝曰："病热而有所痛者何也?"岐伯曰："病热者，阳脉也，言是阳脉受病也。以三阳之动也。"动"，脉来动甚也，病则为痛。**人迎一盛少阳，二盛太阳，三盛阳明，未入阴也。夫阳始入于阴，故病在头与腹，乃膜胀而头痛也。**"帝曰："善！"左手关上为人迎，盛，谓盛于左手之脉也，阳道左行，故于人迎以候三阳，此病邪未入于阴之脉也。若阳邪始入于阴，去表未尽，故表有头痛，里有腹胀，此热病有所痛之义也。"未"、"始"二字旧本无，昆僭补此。

刺腰痛论篇第四十一

此篇皆论刺腰痛之法。

足太阳脉令人腰痛，引项脊尻背如重状，"令"，平声，后同。"尻"，音敲。"尻"，臀也。足太阳之脉下项循肩膊内，夹脊抵腰中，下贯臀，故令人腰痛，引项脊尻背如重状也。**刺其郄中，太阳正经出血，春勿现血。**"郄中"，委中也，在膝后约纹中。"太阳"，壬水也，旺于冬，衰于春，故春勿现血也。

少阳令人腰痛，如以针刺其皮中，循循然不可以俯仰，不可以顾，"少阳"，木也，主于发越，故如以针刺其皮中。"循循"，渐也，言渐次不可以俯仰也。少阳行于身之两侧，故俯仰皆不利；又，其经下耳后，循颈入缺盆，其支别者抵于頄，下颊车，下颈合缺盆，故不可以顾。"顾"，回视也。**刺少阳成骨之端出血，成骨在膝外廉之骨独起者，夏勿现血。**"成骨之端"，阳关穴也。夏勿现血者，少阳甲木至夏而衰故也。

阳明令人腰痛，不可以顾，顾如有见者，善悲，阳明之脉循颐后下廉，出大迎，循颊车，其支者从大迎前下人迎，循喉咙，入缺盆，故令不可以顾，如有见者，仲景所谓如见鬼状是也。善悲者，阳明热甚而神消亡也，经曰："神有余则笑不休，不足则悲。"此之谓也。**刺阳明于胻前三痏，上下和之出血，秋勿现血。**阳明之脉下循胻外廉，故于此刺之三痏，所以然者，乃上中下和之也，是宜出血。但于秋时，则胃土退气，勿令现血也。

足少阴令人腰痛，痛引脊内廉，足少阴之脉贯脊，故其痛引脊内廉。此前亡足太阴腰痛症，并刺太阴法，盖自晋皇甫士安集《甲乙经》已无存矣。**刺少阴于内踝上二痏，春勿现血，出血太多，不可复也。**少阴之脉循内踝之后，以上腨内，故刺二痏，春时肾水衰，故勿现血，血多则不可复也。

厥阴之脉令人腰痛，腰中如张弓弩弦，厥阴之脉抵小腹，属肝，肝主筋，肝病则筋急，故令腰中如张弓弩弦。**刺厥阴之脉，在腨踵鱼腹之外，循之累累然，乃刺之，**"腨"，足腹也。"腨踵"，足腹尽处也。"鱼腹"，腨之形类鱼腹也。"外"，表也，所谓去内踝一寸，上踝八寸，交出厥阴之后是也。"累累"，邪之所结，如波陇在络者。**其病令人善言，默默然不慧，刺之三痏。**"言"，自言也。善言者，不问而自多言也。默默不慧者，问之则默然若不明慧者也。仲景曰："实则谵语，善言之谓也。发则不识人，默默不慧之谓也。"宜泻其邪气作实，故刺厥阴三痏。

　　解脉令人腰痛，痛引肩，目睆睆然，时遗溲，"解脉"，足太阳支别之脉也，其脉循肩膊内，从膊内左右别，故痛而引肩；又起于目内眦，故目睆睆然而不清；又属于膀胱，故令遗溲也。**刺解脉，在膝筋肉分间隙外廉之横脉出血，血变而止。**"隙"，腘中横纹也。"廉"，棱也。"出血"，出黑血也。"血变"，变赤血也。**解脉令人腰痛，如引带，常如折腰状，善恐，**复言解脉者，谓太阳支脉从腰中下夹脊，贯臀入腘中者也，故其痛如引带，如折腰也。太阳之脉络于肾，肾志恐，故善恐。**刺解脉，在隙中结络如黍米，刺之血射以黑，现赤血而已。**"已"，亦止也。

　　同阴之脉令人腰痛，痛如小锤居其中，怫然肿，刺同阴之脉，在外踝上绝骨之端，为三痏。同阴之脉未详，然曰刺外踝绝骨之端，则足少阳之脉所抵耳，故王冰注为少阳之别络。

　　阳维之脉令人腰痛，痛止怫然肿，刺阳维之脉，脉与太阳合腨下间，去地一尺所。"阳维"，奇经之一脉也，阳脉相维交会处，命曰阳维。"腨"，足腹也。

　　衡络之脉令人腰痛，不可以俯仰，仰则恐仆，得之举重伤腰，横络绝，恶血归之，刺之在隙阳筋之间，上隙数寸，横居①，为二痏出血。"横络"，乃太阳脉之循膂络肾者也。"隙阳"，浮隙、委阳二穴也。"上隙数寸"，上于委中数寸也。"横居"，令病人平坐也。"出血"，出其恶血也。

---

　　①　国中按："横居"，据马莳、张介宾所言，均指穴位所在位置，与"平坐"、"横卧"无涉。马莳云："刺之者，在隙中外筋之间，上隙数寸，横居之穴曰委阳、殷门者，为二痏出血。"对下段经文"横居"，张介宾云："跷为阳跷，即申脉也，隙即委中也。此脉上之穴，在跷之上，隙之下，相去约五寸，而横居其中，则承筋穴也。"

会阴之脉令人腰痛，痛上漯漯然汗出，汗干令人欲饮，饮已欲走，刺直阳之脉上三痏，在蹻上郄下五寸，横居，视其盛者出血。"会阴"，在大便前，小便后，两阴之间，任脉之别络也。任脉为阴，故多汗液，汗多则液亡，故欲饮；饮多则喜散，故欲走。"直阳"，太阳之脉直下者。"横居"，令病人横卧也。

飞阳之脉令人腰痛，痛上怫怫然，甚则悲以恐，刺飞阳之脉，在内踝上五寸，少阴之前，与阴维之会。"飞阳"，足太阳之脉别走少阴者，少阴之脉从肺出络心，故令悲。肾志恐，少阴者肾也，故令恐。"阴维"，奇经脉也。

昌阳之脉令人腰痛，痛引膺，目䀮䀮然，甚则反折，舌卷不能言，刺内筋为二痏，在内踝上，大筋前太阴后，上踝二寸所。"昌阳"，穴名，又名伏流①，足少阴经之所出。少阴之脉属肾，故腰痛；其脉注胸中，故痛引膺；肾主瞳子，故目䀮䀮然；少阴合于太阳，故反折；肾脉循喉咙，故舌卷不能言。

散脉令人腰痛而热，热甚生烦，腰下如有横木居其中，甚则遗溲，刺散脉，在膝前骨肉分间，络外廉，束脉为三痏。"散脉"，阳明别络之散行者也。阳明之脉至气街而合，故令遗溲；阳明之脉下膝膑中，循胫外廉，故刺其处。束脉者，以绳坚束之，视其波陇为痏。

肉里之脉令人腰痛，不可以咳，咳则筋缩急，刺肉里之脉为二痏，在太阳之外，少阳绝骨之后。肉里之脉未详，或曰分肉之里，少阳经之所行也。少阳主筋膜，咳则相引而痛，故不可以咳，咳则筋缩急也。

腰痛夹脊而痛至头几几②然，目䀮䀮欲僵仆，刺足太阳郄

---

① 国中按："伏流"，原文作"复溜"，是同音借字，故改之。后同。
② 国中按："几几"，当作"紧紧"，属同音借字，吴氏不知，故有是解。

中出血。"几几"，伸颈之貌。"晥晥"，目前乱也。此皆太阳症，故刺隙中出血。

腰痛上寒，刺足太阳、阳明；上热，刺足厥阴；腰痛而皮肤上寒，是为寒包热，宜泻其表，故刺足太阳、阳明；腰痛而皮肤上热，是为热实而达于表，宜泻其里，故刺足厥阴。**不可以俯仰，刺足少阳**；少阳之脉行于身之两侧，故俯仰皆不利。**中热而喘，刺足少阴，刺隙中出血**。少阴肾虚，水不足以制火，故中热；少阴之脉贯膈入肺中，故喘。少阴之隙，水泉穴也，在足内踝下，详《甲乙经》。

腰痛上寒不可顾，刺足阳明；阳明之脉循于喉之两侧，故不可左右顾；上寒属表有寒，以不可顾，知其属阳明也，故刺足阳明。**上热，刺足太阴**；上热者，热自内出里症也，故刺足太阴。**中热而喘，刺足少阴**；重出。**大便难，刺足少阴**；肾主五液，液亡，故大便难，刺少阴以泻其热。**小腹满，刺足厥阴**；厥阴肝脉抵小腹，是以取之。**如折不可以俯仰，不可举，刺足太阳**；"如折"，腰痛也；"不可以俯仰"，颈痛也；"不可举"，委中痛也，皆足太阳之所过，故取之。**引脊内廉，刺足少阴**。有上件如折，不可以俯仰，不可举，而其痛又引及脊之内廉，是太阳络肾之脉病也，故刺足少阴。

腰痛引小腹控䏚，不可以仰，刺腰尻交者，两髁肿上，以月生死为痏数，发针立已，"䏚"，音秒。"胂"，音申。此邪客厥阴之络也。"控"，通引也。"䏚"，季胁下之软处也。不可以仰者，以曲身为利也。腰尻交者，以斯脉左右相交故云也。"两髁"，腰下两旁之髁骨；"髁肿"，髁上高起之肉也。以月生死为痏数者，月生一日一痏，二日二痏，渐多之；十五日十五痏，十六日十四痏，渐少之。"已"，止也。**左取右，右取左**。以其脉左右交结于尻骨之中故也。

黄帝内经素问吴注第十二卷

风论篇第四十二

篇内所论皆是风邪为患之症。

黄帝问曰："风之伤人也，或为寒热，或为热中，或为寒中，或为疠，或为不仁，或为疠风，或为偏枯，或为风也。其病各异，其名不同，或内至五脏六腑，不知其解，愿闻其说。""疠"，利、赖二音。旧无"或为疠、或为不仁"二句，昆因下文有其对，敢僭补之。岐伯对曰："风气藏于皮肤之间，内不得通，外不得泄；此言其受风之始，邪在分肉之间。风者善行而数变，腠理开则洒然寒，闭则热而闷。"数"，音朔。"风"，阳气也，能疏泄诸物，故令腠理开。腠理开则失其卫气，故洒然寒；闭则风邪内壅，故热而闷。其寒也，则衰食饮；其热也，则消肌肉。故使人怢慄而不能食，名曰寒热。寒则胃气凝滞，故衰少食饮。热则津液燥涸，故消瘦肌肉。"怢慄"，犹战慄也。此上明风为寒热之故。风气与阳明入胃，循脉而上，至目内眦，其人肥则风气不得外泄，则为热中而目黄；"眦"，音咨。此明风为热中之故。人瘦则外泄而寒，则为寒中而泣出。此明风为寒中之故。风气与太阳俱入，行诸脉腧，散于分肉之间，与卫气相干，其道不利，故使肌肉愤䐜而有疡。此明风为疡毒之故。"分肉"，肉之分理也。"干"，犯也。"道"，脉道也。"不利"，逆也。"愤䐜"，肿起也。"疡"，痈毒也。所谓营气不顺，逆于肉理，乃生痈肿是也。卫气有所凝而不行，故其肉有不仁也。此明风为不仁之故。疠者，有营气热腐，其气不清，故使鼻柱坏而色败，皮肤疡溃，风寒客于脉而不去，名曰疠风，或名曰寒热。"溃"，胡对切。"溃"，破也，此明风为疠风之故。"以春甲乙伤于风者为肝风"六句，旧在此下，今次于后。

风中五脏六腑之腧，亦为脏腑之风，各入其门户，所中则为偏风；"中"，去声，后同。此明风为偏枯之故。风气循风府而上，则为脑风；风入系头，则为目风眼寒；"风府"，穴名，入项髮际一寸，大筋内宛宛中。"脑风"，脑痛也。"目风"，目痛也。饮酒中风，则为漏风；"漏"，汗出多也。入房汗出中风，则为内风；今人遗精、咳血、寝汗、骨蒸，内风之所致也。新沐中风，则为首风；"沐"，濯首也。久风入中，则为肠风飧泄；"中"，如字。久风则传变入里，为肠风下血，为飧泄，而水谷不化也。外在腠理，则为泄风。"泄风"，汗出也。自风气循风府而上至此，所以明风之为病各异，其名不同也。

以春甲乙伤于风者，为肝风；以夏丙丁伤于风者，为心风；以季夏戊己伤于风者，为脾风；以秋庚辛中于邪者，为肺风；以冬壬癸中于邪者，为肾风。此明风内至五脏之故。旧在"疠风"条下，昆改次于此。

故风者，百病之长也，至其变化，乃为他病，无常方，然致自风气也。"长"，上声。"方"，所也。

帝曰："五脏风之形状不同者何？愿闻其诊，及其病能①。""诊"，人诊之也。"能"，病自形也。岐伯曰："肺风之状，多汗恶风，色皏然白，时咳短气，昼日则瘥，暮则甚，诊在眉上，其色白。"皏"，音骈。风能疏泄，故多汗。既伤于

---

① 国中按："能"，吴氏解作"能"，不对，古代"能"、"態"不分，通借，当知此"能"，当作"態"，即今简体字之"态"。

风，故恶风。肺色白，在变动为咳，故色白而时咳。肺主气，风伤之故短气。昼日起则肺叶垂而顺，故病瘥；暮而卧则肺叶壅而逆，故病甚。肺为五脏华盖，其位高，故诊之亦在眉上。**心风之状，多汗恶风，焦绝，善怒吓，赤色，病甚则言不可快，诊在口，其色赤。**"焦"，喉舌燥也。"绝"，唇口裂也。火风相扇而搏，故善怒吓。怒为肝志而属风，吓为心声而属火。病甚则舌本强，故言不可快。口为胃窍，心风之状而曰诊在口者，二五妙合以来，土非顽然块物，其中包乎木、火、金、水也。心主火，故色赤。**肝风之状，多汗恶风，善悲，色微苍，嗌干，善怒，时憎女子，诊在目下，其色青。**肝病则心失其母，心虚故善悲。肝脉循喉咙之后，故嗌干。肝志怒，故善怒。肝脉环阴器，肝气治，则悦色而欲女子；肝气衰，则恶色而憎女子。肝脉支者从目系下颊里，故诊在目下。肝主木，故色青。**脾风之状，多汗恶风，身体怠惰，四肢不欲动，色薄微黄，不嗜食，诊在鼻上，其色黄。**土具敦厚之性，故身体怠惰，四肢不欲动，皆象土也；土主湿，风木乘之，故色薄；土奠位于中，故色黄。脾病则不能运化水谷，故不嗜食。鼻居面之中，土象也，故诊在鼻，其色黄。**肾风之状，多汗恶风，面庞然浮肿，脊痛不能正立，其色炲，隐曲不利，诊在肌上，其色黑。**"炲，音台。肾主吸入，肾受风邪，则失其吸入之令，气之升者上而不下，故令面庞然浮肿。肾脉贯脊属肾，故令脊痛不能正立。"炲"，黑色也。肾主北方水，故色炲。俯首谓之隐，鞠躬谓之曲，肾脉入肺中循喉咙，故不利于隐，隐则喉痛也；肾脉贯脊，故不利于曲，曲则脊痛也。肌肉属脾，肾病而曰诊在肌上者，水病而侮乎土也，故其色黑。**胃风之状，颈多汗，恶风，食饮不下，隔塞不通，腹善满，失衣则䐜胀，食寒则泄，诊形瘦而腹大。**胃脉从大迎前下人迎，循喉咙入缺盆，故胃风者令颈多汗；胃主受纳水谷，胃受风则气上涌，故食饮不下，隔塞不通。胃脉循腹里，故善满，失衣则风寒助邪，脉益凝涩，故令䐜胀；食寒则胃气虚衰，不能运化而腐熟之，故令泄。胃主肌肉，故形瘦，风热蓄积于胃故腹大。**首风之状，头面多汗恶风，当先风一日则病甚，头痛不可以出内，至其风日，则病少愈。**风客头面，则头面之皮腠疏，故多汗恶风。人身之气外合于天，故当先风一日则病甚，头痛不可以出所居之内；以先风甚，故亦先衰，是以至其风日则病少愈。**漏风之状，或多汗，常不可单衣，食则汗出，甚则身汗喘息恶风，衣常濡，口干善渴，不能劳事。**以多汗，故不可以单衣，单衣则恶风甚也。食入于阴，长气于阳，故汗出，甚则肺气益实而益不利，故身汗喘息。汗既外濡于衣，则津液内亡，故口干善渴。不能劳事者，一则风热伤其筋，一则汗多而衰弱也。**泄风之状，多汗，汗出泄衣上，口中干，上渍，其风不能劳事，身体尽痛则寒。**"上渍"，半身之上汗多如浸渍也，风之伤人也，头先受之，故上渍。汗出多则无液以养筋，故身体尽痛；汗多亡阳，故令寒。昆按：此不及脑风、目风、内风、肠风、飧泄者，古亡之也，言胃风而上文未尝及者，亦上文亡之也。

　　帝曰："善！"

痹论篇第四十三

篇内悉详诸痹之症。

　　黄帝问曰："痹之安生？"问痹何由而生。岐伯对曰："风、寒、湿三气杂至，合而为痹也。其风气胜者，为行痹；

寒气胜者，为痛痹；湿气胜者，为着痹也。"着者，着于一处而不移也。帝曰："其有五者何也？"岐伯曰："以冬遇此者，为骨痹；以春遇此者，为筋痹；以夏遇此者，为脉痹；以至阴遇此者，为肌痹；以秋遇此者，为皮痹。""此"字，指风、寒、湿三气而言，冬主骨，春主筋，夏主脉，长夏主肌，秋主皮，故其为痹各不同如此。

帝曰："内舍五脏六腑，何气使然？""舍"，邪入而居之也。岐伯曰："五脏皆有合，病久而不去者，内舍于其合也。故骨痹不已，复感于邪，内舍于肾；筋痹不已，复感于邪，内舍于肝；脉痹不已，复感于邪，内舍于心；肌痹不已，复感于邪，内舍于脾；皮痹不已，复感于邪，内舍于肺。所谓痹者，各以其时重感于风、寒、湿之气也。"舍"，俱去声。"重"，平声。"时"，当旺之时也。

凡痹之客五脏者。肺痹者，烦满喘而呕；风入肺则烦，湿入肺则满，寒入肺则喘。肺脉还循胃口，故呕。呕者，有声无物之名也。心痹者，脉不通，烦则心下鼓，暴上气而喘，嗌干，善噫，厥气上则恐；心主脉，心痹故脉不通。风胜则烦而心下鼓，湿胜则上气，寒胜则喘。嗌干者，风热所为。心气病故善噫，经曰："五气所病，心为噫"是也。厥气上者，肾气逆上也。心火衰则肾水乘之，故令恐。肝痹者，夜卧则惊，多饮，数小便，上为引如怀；"肝"，阴脏也，故主夜；肝藏魂，魂不安，故令惊；肝脉循喉咙，风胜则喉咙亡液，故多饮；湿胜则土不能克制，故数小便；寒胜则筋缩急，故上下牵引，如有所怀也。肾痹者，善胀，尻以代踵，脊以代头；"尻"，音敲。肾者胃之关，关不利，则胃气不能输展，故善胀，善胀者，湿之象也。肾主骨髓，其脉起于足心之下，上腨内，出腘内廉，上股内后廉，贯脊，其直行者，从肾上贯肝膈，入肺中，循喉咙，夹舌本，风寒伤其脉，引其筋，风胜则拘挛，寒胜则缩急，故身体牵拘，足不能伸而令尻以代踵，头不能举而令脊以代头。**脾痹者，四肢懈惰，发咳呕汁，上为大塞**；"塞"，入声。脾主四肢，故令四肢懈惰无力。脾脉上膈夹咽，风气乘之，故发咳；寒气乘之，故发呕；湿气乘之，故涌出涎汁，上为大塞不通也。**肠痹者，数饮而不得出，中气喘争，时发飧泄**；"数"，音朔。内有风热，故渴而数饮，风热甚则气不化，故不得出。寒在肠中，故中气喘争；湿在肠中，故时发飧泄。**胞痹者，小腹膀胱按之内痛，若沃以汤，涩于小便，上为清涕**。"胞"，精室也，女人谓之血室，故于小腹膀胱之处，按之内痛，若浅而近外，则不痛也。若沃以汤者，风热作实也，惟其风热，是以涩于小便。上为清涕者，脑为髓海，精室与髓海相为流通，风热既甚于精室，则髓海日以空虚，寒湿之气乘之，而为清冷液涕也。

淫气喘息，痹聚在肺；淫气忧思，痹聚在心；淫气遗尿，痹聚在肾；淫气乏竭，痹聚在肝；淫气肌绝，痹聚在脾。气失其平谓之淫气。痹聚者，风、寒、湿三气凝聚也。"尿"，小便也。"乏竭"，精血乏竭也。"肌绝"，肌肉断裂也。邪淫于中，症现于外，各有所主如此。此节之上，旧有"阴气者静则神藏"五句，移入《生气通天论》中。**诸痹不已，亦益内也**。诸痹气在表者，不能治而去之，则日内而为患深矣。**其风气胜者，其人易已也**。"风"，动物也，行而不留，故易已。

帝曰："**痹，其时有死者，或疼久者，或易已者，其故何也？**"岐伯曰："**其入脏者死，其留连筋骨间者疼久，其留皮肤间者易已**。"入脏者死，伤元神也；筋骨疼久，邪深入也；皮肤易已，为患浅也。

帝曰："**其客于六腑者何也？**"岐伯曰："**此亦其饮食居处为其病本也**。水谷之寒热感，则害人六腑，饮食为患之谓也。所居有寒、温、燥、湿之不同，六腑因之以变病，居处为患之谓也。**六腑亦各有腧，风、寒、湿气中其腧，而食饮应之，循腧**

而入，各舍其腑也。""腧"，背腧也。外感内伤相为表里，故邪乘其虚而入舍其腑也。

帝曰："以针治之奈何？"岐伯曰："五脏有腧，六腑有合，循脉之分，各有所发，各随其过，则病瘳也。"此所谓腧，在经之腧也。诸经有腧有合，所注为腧，所入为合，各循行其脉之部分，各有脉气所发，各随其经之所过者而刺之，则病愈矣。

帝曰："营卫之气亦能令人痹乎？"岐伯曰："营者，水谷之精气也，和调于五脏，洒陈于六腑，乃能入于脉也，故循脉上下，贯五脏，络六腑也。"令"，平声。此言荣之所以为荣也。《正理论》云："谷入于胃，脉道乃行；水入于经，其血乃成。"与此义互相发者。卫者，水谷之悍气也，其气剽疾滑利，不能入于脉也，故循皮肤之中，分肉之间，熏于肓膜，散于胸腹。"肓"，音荒。此言卫之所以为卫也。"肓"，腔中空虚无肉之处也。"膜"，膈膜也。逆其气则病，顺其气则愈。不与风、寒、湿气合，故不为痹。""其"，指营卫而言。

帝曰："善！痹或痛，或不痛，或不仁，或寒，或热，或燥，或湿，其故何也？"岐伯曰："痛者，寒气多也，有寒故痛也；寒气多则汁沫凝聚，气不得通，故痛。其不痛不仁者，病久入深，营卫之行涩，经络时疏，故不痛；营卫之行涩，则非不通矣，况又经络时疏乎，故不痛。"不仁"详下文。皮肤不营，故为不仁；"营"，血也，皮肤之间无营血充养，则皮顽不知有无，名曰不仁。其寒者，阳气少，阴气多，与病相益，故寒也；"阳气"，风也。"阴气"，寒与湿也。其热者，阳气多，阴气少，病气胜，阳乘阴，故为痹热；风气胜，谓之阳气多；寒湿之气微，谓之阴气少。"乘"，因其虚而入之也。旧作"阳遇阴"，未当，今依《甲乙经》改"阳乘阴"，为近理。其多汗而濡者，此其逢湿甚也，阳气少，阴气盛，两气相感，故汗出而濡也。"湿得阳气蒸之，故汗出而濡。

帝曰："夫痹之为病，不痛何也?"岐伯曰："痹在于骨则重，在于脉则血凝而不流，在于筋则屈不伸，在于肉则不仁，在皮则寒，故具此五者，则不痛也。"具"，备有之也。凡痹之类，逢寒则急，逢热则纵。"帝曰："善!"寒则助其阴气，故筋挛而急，热则助其阳气，故筋弛而纵。"急"，旧作"虫"，误也，今依《甲乙经》改"逢寒则急"。①

痿论篇第四十四

篇内悉详诸痿之病，故以名焉。

黄帝问曰："五脏使人痿何也?""痿"，与萎同，弱而不用之意。岐伯对曰："肺主身之皮毛，心主身之血脉，肝主身之筋膜，脾主身之肌肉，肾主身之骨髓。所主不同，故痿亦异。故肺热叶焦，则皮毛虚弱急薄，着则生痿躄也；"躄"，必亦切。"着"，留而不去也。"躄"，足不用也。肺主气，气病则不能充周于身，故令手痿足躄。心气热，则下脉厥而上，上则下脉虚，虚则生脉痿，枢析挈，胫纵而不任地也；心主脉，心气热则下脉皆厥逆上行以从心，故下虚；下虚则枢纽关节之处，或折或挈，足胫纵弛而不任地也，名曰脉痿。肝气热，则胆泄口苦筋膜干，筋膜干则筋急而挛，发为筋痿；胆为肝之府，肝脉又络于胆，故肝气热则胆汁溢而口苦。脾气热，则胃干而渴，

---

① 国中按："急"，紧也；"纵"，松也。改之甚是，有辨见附录。

肌肉不仁，发为肉痿；脾脉络于胃。又，脾胃以膜相连，故胃干。口者，胃之窍，故口渴。脾主肌肉，肌肉不仁，名曰肉痿。**肾气热，则腰脊不举，骨枯而髓减，发为骨痿。**"腰者肾之府，其脉贯脊，其主骨髓，故肾气热而现症若此，名曰骨痿。

帝曰："何以得之？"岐伯曰："**肺者，脏之长也，为心之盖也。**"长"，上声。肺位乎高，长之谓也；覆乎心上，盖之谓也。**有所失亡，所求不得，则发肺鸣，鸣则肺热叶焦，乃生痿躄。**有所失亡，失其肺金清肃之政也；所求不得者，求其清肃之气不得复其旧也。如是则发喘鸣，鸣则肺热叶焦，气无主矣，故令手足痿躄。"乃生痿躄"，旧本无，昆嗣补之，以足文义。**故曰：'五脏因肺热叶焦，发为痿躄。'此之谓也。**"故曰"以下，古语也，后同。肺主治节，肺热叶焦，则非清净之体矣，五脏失其清净之气，则手足无力举动，由是发为痿躄也。**悲哀太甚，则胞络绝，胞络绝则阳气内动，发为心下崩，数溲血也。**"胞"，精室也，在女人为血海。"胞络绝"，胞之络脉绝也。"阳气"，虚阳也。"内动"，内发也。"心下崩"，心血下注如崩也。盖悲哀太甚，则志逆而胞之络脉绝。《评热论》云："胞脉者，属心而络于胞中。"故胞之络脉绝，则心血下崩，令人数溲其血也。**故《本病》曰：'大经空虚，发为肌痹，传为脉痿。'**《本病》，古经论篇名也。大经空虚，则血不足以灌渗肌肤，发为肌肉顽痹，传变而为脉痿也。**思想无穷，所愿不得，意淫于外，入房太甚，宗筋弛纵，发为筋痿，及为白淫。**思想无穷，所愿不得，意淫于外则伤脾；入房太甚，宗筋弛纵则伤肝。肝伤则无血以养筋，故发为筋痿；脾伤则土不足以胜湿，故发为白淫。"白淫"，今之浊带也。**故《下经》曰：'筋痿者，生于疾使内也。'**"《下经》"，古经也。"疾"，速也。"使内"，入房也。旧作"肝使内也"，昆嗣改"肝"为"疾"。**有渐于湿，以水为事，若有所留，居处相湿，肌肉濡渍，痹而不仁，发为肉痿。**

"渐"，近也。"以水为事"，有事于水也。"留"，久留于水也。"相"，伴也。言居处之间，或伴乎湿也。受湿如此，则肌内渍润，痹而不仁，发为肉痿也。故《下经》曰：'**肉痿者，得之湿地也**。'肉应脾土，故湿伤肉。**有所远行劳倦，逢大热而渴，渴则阳气内伐，内伐则热舍于肾，肾者水脏也，今水不胜火，则骨枯而髓虚，故足不任身，发为骨痿**。阳气内伐，谓阳气内戕其阴也。"任"，胜任也。故《下经》曰：'**骨痿者，生于大热也**。'"热甚则骨枯，故骨痿生于大热。

帝曰："何以别之？"岐伯曰："**肺热者，色白而毛败；心热者，色赤而络脉溢；肝热者，色苍而爪枯；脾热者，色黄而肉蠕动；肾热者，色黑而齿槁**。""蠕"，音软。此以五脏之色与症，而明别之也。

帝曰："如夫子言之可矣，论言治痿者独取阳明何也？""论"，亦古论也。岐伯曰："**阳明者，五脏六腑之海，广纳水谷**，故以海名。**主闰宗筋，宗筋主束骨而利机关也**。"闰"，润同。"宗筋"，身中之大筋也。"束"，管摄也。"机关"，屈伸之会也。**冲脉者，经脉之海也**，"冲脉"，奇经之一脉也，受十二经之血，为女子月事，故为经脉之海。**主渗灌溪谷，与阳明合于宗筋**，肉之大会为谷，小会为溪。"合"，二脉并而为一也。**阴阳总宗筋之会，会于气街，而阳明为之长，皆属于带脉，而络于督脉**。"长"，上声。"气街"，一名气冲，在横骨两端鼠溪上一寸，动脉应手。"长"，犹主也。"属"，受其管束也。"络"，支别之脉贯通也。带脉、督脉，奇经之二脉也。带脉起于季胁，回身一周，如束带焉。督脉起于小腹之下，贯脊属肾。**故阳明虚则宗筋纵，带脉不引，故足痿不用也**。"阳明主润宗筋，束骨而利机关者也。故阳明虚则宗筋纵弛，带脉不能收引，而令足痿不用也。

帝曰："治之奈何？"岐伯曰："**各补其荥而通其腧，调其**

虚实，和其逆顺，筋脉骨肉，各以其时受气，则病已矣。"帝
曰："善!"十二经有荥有腧，所流为荥，所注为腧。"补"，致
其气也。"通"，行其气也。夫既调其虚实，和其逆顺，病邪散
去而天真之气不能骤复，如筋病则以春时受气，脉病则以夏时受
气，骨病则以冬时受气，肉病则以长夏受气，所谓各以其时受
气，则病已也。旧作"各以其时受月"，昆嗣改"月"为"气"。

厥论篇第四十五

篇内悉论诸厥之症。

　　黄帝问曰："厥之寒热者何也?""厥"，谓气逆上也。岐
伯对曰："阳气衰于下，则为寒厥；阴气衰于下，则为热厥。"
"阳"，足之三阳脉也。"阴"，足之三阴脉也。
　　帝曰："热厥之为热也，必起于足下者何也?""足下"，
内也。阳主外而厥在内，故问焉。岐伯曰："阳气起于足五趾
之表，阴脉者集于足下而聚于足心，故阳气胜则足下热也。"
言阳盛阴虚，则阳乘阴位，而令足心内热也。
　　帝曰："寒厥之为寒也，必从五趾而上于膝者何也?"阴
主内而厥在外，故问之。岐伯曰："阴气起于五趾之里，集于
膝下而聚于膝上，故阴气胜则从五趾至膝上寒，其寒也，不
从外，皆从内也。"言阴盛阳衰则阴起于下，而令五趾至膝
上寒。
　　帝曰："寒厥何失而然也?"岐伯曰："气因于中。前阴

者，宗筋之所聚，太阴阳明之所合也。"气因于中"，言寒厥之气，因于在中之阳气衰也。宗筋夹脐而下聚于阴器，为太阴阳明二经之合。"气因于中"，旧在下文"邪气因顺之而上也"之下，昆僭次此。**春夏则阳气多而阴气少，秋冬则阴气盛而阳气衰。**言天之常道如此，人亦应之也。**此人者质壮，以秋冬夺于所用，下气上争不能复，精气溢下，邪气因顺之而上也。**"质"，形也。"秋冬"，阴盛阳衰之时也。"夺于所用"，多欲而数夺其阴也。"下气"，身半以下之气也。上争者，阳搏阴激，身半以下之气亦引而上争也。"不能复"，谓不能复归其经也。精气溢下者，阴精之气涌溢泄出而下也。"邪气"，阳气也，以其失所，目之为邪。顺之而上者，因中部虚衰，顺之而上乘其虚也。**阳气衰，不能渗营其经络，阳气日损，阴气独在，故手足为之寒也。**"四肢者诸阳之本，衰则俱衰，故合手足言之也。

帝曰："热厥何如而然也?"问热厥之所从来。岐伯曰："**酒入于胃，则络脉满而经脉虚，脾主为胃行其津液者也，阴气虚则阳气入，阳气入则胃不和，胃不和则精气竭，精气竭则不营其四肢也。**"为"，去声。此言酒之为患如此。络与经不能两实，故络脉满则经脉虚。"阴"，五脏之阴；"阳"，四肢之阳。"精气竭"，阴气竭也。"营"，充养也。**此人必数醉，若饱以入房，气聚于脾中不得散，酒气与谷气相迫，热盛于中，故热遍于身，内热而尿赤也。夫酒气盛而剽悍，肾气自衰，阳气独胜，故手足为之热也。**"数"，音朔。"剽悍"，强暴也。"肾气"，阴气也。

帝曰："**厥或令人腹满，或令人暴不知人，或至半日远至一日乃知人者，何也?**""令"，平声。"暴"，猝然也。岐伯曰："**阴气盛于上则下虚，下虚则腹胀满。**下虚则下气并入于腹，故腹胀而满。**阳气盛于上，则上气重上而邪气逆，逆则阳气乱，阳气乱则不知人也。**"重"，平声。"重"，并也。"邪气"，气失其常之名也。阳气乱则神明亦乱，故不知人。**逆之微者半日复，逆之甚者一日复，复则知人矣**。"复"，谓阳升阴降，复其常也。此十九字，旧本无，昆因上文帝有其问，故僭补之。

帝曰："善！**愿闻六经脉之厥状病能①也**。"岐伯曰："**巨阳之厥，则肿首头重，足不能行，发为眩仆**；"能"，犹形也。"巨阳"，太阳也。其脉起目内眦，上额交颠上；其支别者，从颠至耳上角；其直行者从颠入络脑，还出别下项，故厥则肿首头重。又，其脉下合腘中，贯腨内，故足不能行。"眩"，目眩乱也。"仆"，颠仆也。**阳明之厥，则癫疾欲走呼，腹满不得卧，面赤而热，妄见而妄言**；"阳明"，胃脉也。邪气并入于胃腑则邪气实，故为癫疾欲走而呼。其脉循腹里，故令腹满。胃不和则卧不安，此不得卧之义也。阳明之脉行于面，故面赤而热；阳盛则神明内乱，故妄见而妄言。**少阳之厥，则暴聋颊肿而热，胁痛，胻不可以运**；少阳之脉入耳中，故暴聋；加颊车，故颊赤；下腋过季胁下，故胁痛；下出膝外廉，故胻不可以运。**太阴之厥，则腹满䐜胀，后不利，不欲食，食则呕，不得卧**；太阴之脉，入腹络脾，故厥则腹满䐜胀。脾虚则泄，实则秘，今邪气厥而作实，故后便不利，且令不欲食，食则呕逆而不受也。脾病则亡《坤》静之化，故不得卧。**少阴之厥，则口干尿赤，腹满心痛**；少阴之脉，循喉咙，夹舌本，故口干；属肾络膀胱，故尿赤；循腹里，故腹满；络于心，故心痛。**厥阴之厥，则小腹肿痛，腹胀，泾溲不利，好卧屈膝，阴缩肿，胻内热**。厥阴之脉，抵小腹夹胃，故厥则小腹肿痛而腹胀；其脉环阴器，故泾溲不利，阴缩肿；厥阴主筋，病则筋衰，故好卧屈膝；胻内为厥阴所过，故胻内热。**盛则泻之，虚则补之，不盛不虚，以经取之**。"盛"，邪气盛也；"虚"，正气虚也。《难经》曰："实者泻

---

① 国中按："能"，当作"态"，属假借字，吴氏注为"犹形也"，也通。

其子，虚者补其母，当先补之，然后泻之。"不盛不虚，以经取之者，是正经自病，不中他邪也，当自取其经，正此谓也。"经"，经穴之所行者。**太阴厥逆，胻急挛，心痛引腹，治主病者**；太阴之脉，循胻骨后，故胻急挛；入腹注心中，故心痛引腹。"主病"，谓所宜刺之穴，如井、荥、腧、原、经、合，各有所宜，审而治之可也，下同。**少阴厥逆，虚满呕变，下泄清，治主病者**；"少阴"，肾也，肾间命门之火虚衰，不足以生脾土，故令虚满。虚满者，中虚而满也。呕变者，水谷已变，犹呕逆而出，盖少阴在下，故食至下膲，其色已变犹呕也。"泄清"，下泄澄澈清冷也。**厥阴厥逆，挛腰痛，虚满前闭谵言，治主病者**。厥阴主筋，故病挛急；其脉抵小腹，故腰痛；其脉夹于胃，木盛则土虚，故虚满。厥阴之脉环阴器，故前闭；其支者，下颊里环唇内，故谵言；或曰肝藏魂，魂失其守，故谵言也。**三阴俱逆，不得前后，使人手足寒，三日死**。"前闭"，厥阴主之；"后闭"，太阴主之；少阴则主二便者也。故三阴俱逆，不得前后也。手足寒而三阴绝，岂能永有天命哉？故三日死。**太阳厥逆，僵仆善衄，治主病者**；太阳脉起目内眦，络脑，夹脊循膂，下腘中，故反僵而仆；以其脉络脑，故厥逆则血从鼻窍而出为善衄。旧本"僵仆"之下有"呕血"二字，义不相蒙，昆僭去之。**少阳厥逆，机关不利，机关不利者，腰不可以行，项不可以顾**，"机关"，屈伸要会也。少阳之脉，循颈过季胁，下合髀厌中，故腰项俱病也。**发肠痈不可治，惊者死**；少阳之脉，循胁里，出气街，发肠痈则经气绝，故不可治。惊则毒气入心，故死。**阳明厥逆，喘咳身热，善惊衄呕血**。阳明之脉，循喉咙，入缺盆，故喘咳；阳明主肌肉，故身热；其脉循膈中，故善惊；阳明之脉，起于鼻，鼻中燥故衄，胃热甚故呕血。**手太阴厥逆，虚满而咳，善呕沫，治主病者**；此下言手之六经厥逆也。肺主治节，行降下之令，肺病则不能降，故虚满而咳。虚满之久，必有留沫，故呕沫。**手心主少阴厥逆，心痛引喉，身热死，不可治**；手厥阴心主之脉，起于胸中，出属心包络，手少阴心之脉，从心系上夹咽，故令心痛引喉。少阴主脉，脉经于身，故身热。心为一身之主，坚不受邪，今受邪矣，故死不可治。**手太阳厥逆，耳聋泣出，项不可以顾，腰不可以俯仰，治主病者**；手太阳小肠之脉，至目锐眦，却入耳中；其支者，至目内眦，故厥则耳聋泣出；其支者，从缺盆循颈，故项不可以顾；其脉属于小肠，小肠系腰之部分，故腰不可以俯仰。**手阳明、少阳厥逆，发喉痹嗌肿，痉，治主病者**。"手阳明大肠之脉，从缺盆上颈；手少阳三膲之脉出缺盆，上颈系耳后，故其厥逆也，发喉痹嗌肿。二经皆行于手表，故发痉，谓两手与颈强直也。

黄帝内经素问吴注第十三卷

病态^①论篇第四十六

篇内论诸病态为诊状，故以名篇。

黄帝问曰："人病胃脘痈者，诊当何如？"吸门之下，奔门之上，受纳水谷之脘，名曰胃脘。"痈"，毒也。**岐伯对曰："诊此者当候胃脉，其脉当沉细，沉细者气逆**，"胃脉"，右手关上之动脉，所谓右外以候胃是也。沉细者，气逆常也，盖阳明多血多气，不当沉细，今现沉细，故知气逆于常也。**逆者人迎甚盛，甚盛则热**，"人迎"，左手关前之脉也。"甚盛"，大三倍于右手也，所谓三盛病在阳明是也，为病则热。**人迎者，胃脉也**。言左手关前人迎之脉，胃脉所在也。**逆而盛，则热聚于胃口而不行，故胃脘为痈也。"**"逆而盛"，谓人迎三盛，是逆常而盛也，为热聚于胃口不能行散，故结为痈。

帝曰："善！人有卧而有所不安者何也？"岐伯曰："**脏有所伤，及精有所倚，则卧不安，故人不能悬其病也。"**

---

① 国中按："态"，原文作"能"，属假借字，故改之。吴氏注为"诊状"，也病之形态之义也。清代胡澍《素问校义》云："澍按：'能'读为'态'……《病能论》，即《病态论》也。"后世学者，多认同此解，吴氏解释文义虽对，但不知"能、态"通借，也非确解。又按：何以知此篇当为《病态论》，篇中黄帝发问，均以病态为论，如"人有卧而有所不安者何也？人之不得偃卧者何也？有病厥者，诊右脉沉而紧，左脉浮而迟，不然，病主安在？有病颈痈者，或石治之，或针灸治之，而皆已，其正安在？有病怒狂者，此病安生？有病身热懈惰，汗出如浴，恶风少气，此为何病？"均问有此病态者，其病如何？治之何法？故此篇谓之《病态论》。

"脏"，阴也，主静。故脏有伤损，则有不足之患，阴精有所偏倚，则有亢甚之害，均之令人夜不安也。故有病即有害，不能悬其病于空，使之不我疾也。旧作"精有所之寄则安"，僭改此。

帝曰："人之不得偃卧者何也？""偃卧"，仰卧也。岐伯曰："肺者，脏之盖也，肺居四脏之上，犹华盖也。肺气盛则脉大，脉大则不得偃卧，"盛"，邪气作实也，故令脉大；偃卧则喘急，故在所不能也。论在《奇恒阴阳》中。"篇今亡矣。

帝曰："有病厥者，诊右脉沉而紧，左脉浮而迟，不知病主安生？""厥"，气逆也。右脉左脉，皆主两尺言。"不知"，旧作"不然"，僭改此。岐伯曰："冬诊之，右脉固当沉紧，此应四时；左脉浮而迟，此逆四时。皆言两尺之脉也。"沉紧"，寒水之象，故应冬。"浮迟"，秋金之象，故应肺。在左当主病在肾，颇关在肺，当腰痛也。""关"，关系也。帝曰："何以言之？"岐伯曰："少阴脉贯肾络肺，今得肺脉，肾为之病，故肾为腰痛之病也。""浮"，肺脉。肾为之病，"之"字指肺言，谓肾为肺病也。

帝曰："善！有病颈痈者，或石治之，或针灸治之，而皆已，其正安在？""正"，正治之法也。岐伯曰："此同名异等者也。夫痈气之息者，宜以针开除去之；"息"，腐肉也。"针"，铍针也，所以去腐肉。夫气盛血聚者，宜石而泻之；"石"，砭石也，为针以去大脓。肤顽内陷者，宜灸以引之。"顽"，坚而不痛也。"内陷"，平而不起也，是为阴毒，故宜灸至痛而止。此十字旧本无，以上文有其问，故僭补之。此所谓同病异治也。"

帝曰："有病怒狂者，此病安生？""怒狂"，善怒而狂，如骂詈不避亲疏而妄走是也。岐伯曰："生于阳也。"帝曰："阳何以使人狂?"歧伯曰:"阳气者,因暴折而难决,故善怒也,病名阳厥。"阳气宜于升达,若暴折而抑之,不得剖决,则令善怒而狂,乃逆其阳气所致也,故病名曰阳厥。帝曰:"何以知之?"歧伯曰:"阳明者常动,巨阳少阳不动,不动而动太疾,此其候也。"阳明者常动,谓巨髎动于两颊,人迎动于喉之两侧,冲阳动于足跗也。巨阳、少阳不动,谓巨阳有委中、昆仑,少阳有悬钟、听会,其脉皆不甚动,于其不甚动者反动太疾,此阳厥善怒而狂之候。帝曰:"治之奈何?"歧伯曰:"夺其食即已。夫食入于阴,长气于阳,故夺其食即已。"长",上声。食少则气衰,故夺去其食,则厥逆之阳自已。使之服以生铁落①为饮,夫生铁落者,下气疾也。""生铁落",生铁液也,寒而镇重,故下气速,气下则不厥逆矣。又,怒为肝志,木欲实金当平之,是又言外之旨也。

帝曰:"善!有病身热懈惰,汗出如浴,恶风少气,此为何病?"歧伯曰:"病名酒风。""恶",去声。麴糵热药所成,故病则令身热,湿热伤筋,筋纵而不收持,故懈惰;湿得热而蒸,故汗出如浴;汗多则卫气虚,故恶风;卫虚则食气于里,故少气。帝曰:"治之奈何?"歧伯曰:"以泽泻、术各十分,麋衔五分,合以三指撮,为后饭。"撮",子括切。泽泻味甘寒平,能渗利湿热;术味苦温平,能补中燥湿;麋衔一名薇衔,能治风湿筋痿。"合",修合也。"三指撮",言如三指宽一撮也。饭后药先,谓之后饭。

所谓深之细者,其中手如针也,摩之切之,聚者坚也,博者大也。《上经》者,言气之通天也;《下经》者,言病

---

① 国中按:"落",原文"洛",是同音借字,故改之。明代缪希雍《本草经疏》云:"铁落是锻家烧铁赤沸,砧上煅之,如皮甲落下者。本出于铁,不离金象,体重而降,故《素问》有生铁落饮,以疗病狂怒者,云生铁落下气急也。又,狂怒属肝气暴升,故取金气以制之也。"

之变化也;《金柜》者,决死生也;《揆度》者,切度之也;《奇恒》者,言奇病也。所谓奇者,使奇病不得以四时死也;恒者,得以四时死也。所谓揆者,方切求之也,言切求其脉理也;度者,得其病处,以四时度之也。""度"俱音铎。此皆释经文未明之义,然有见于经者,有不见于经者,皆残编也。

奇病论篇第四十七

奇病,特异于常之病也。

黄帝问曰:"人有重身,九月而喑,此何为也?""重",平声。"喑",音音;又,烟,入声。"重身",谓身中有身而怀孕也。"喑",失音也。岐伯曰:"胞之络脉绝也。""胞",子室也。"络脉",支络之脉也。帝曰:"何以言之?"岐伯曰:"胞络者系于肾,少阴之脉,贯肾系舌本,故不能言。""胞络",谓子室中之支络也。"系",根系也。胞之络脉绝,则不得上系舌本,故不能言。帝曰:"治之奈何?"岐伯曰:"勿治也,当十月复。十月子生,胞之络脉复通,少阴之脉上行,则言复矣。《刺法》曰:'勿损不足益有余,以成其疹,然后调之。'"疹",病也,"然后调之",谓又从而救其失也。所谓勿损不足者,身羸瘦勿用锋石也。"锋",针名。"石",砭石。勿益其有余者,腹中有形而泄之,泄之则精出而病独擅中,故曰疹成也。""腹中有形",有余也。真精泄出而病独擅中,是益其有余也。

帝曰："病胁下满气逆，二三岁不已，是为何病？"岐伯曰："病名曰息积，此不妨于食，不可灸刺，积为导引服药，药不能独治也。""息积"，即息贲，肺积也，不关于胃，故不妨食，肺金畏火，故不可灸；病不在经，故不可刺，刺之徒伤经气。"积"，累也，宜积累导引服药以治之。所以然者，药不能独治，必兼用夫导引之术也。

帝曰："人有身体髀股胻皆肿，环脐而痛，是为何病？"岐伯曰："病名曰伏梁，此风根也。其气溢于大肠而着于肓，肓之原在脐下，故环脐而痛也。不可动之，动之为水尿涩之病也。"注见《腹中论》，此重出。

帝曰："人有尺脉数甚，筋紧①而现，此为何病？""数"，音朔。"尺脉数甚"，肾水虚也。水不足以养木，故身之大筋劲紧而现。岐伯曰："此所谓疹筋，是人腹必紧，白色黑色现，则病甚。""疹筋"，病筋也。腹为宗筋所径，故腹必紧。筋病而现白色，金克木也；肾病而现黑色，脏气脱也。

帝曰："人有病头痛以数岁不已，此安得之？名为何病？"岐伯曰："当有所犯大寒，内至骨髓，髓者以脑为主，脑逆故令头痛齿亦痛，病名曰厥逆。"帝曰："善！""内至骨髓"，凡身之骨髓也，然皆以脑为主，故寒逆于上则痛。

帝曰："有病口甘者，病名为何？何以得之？"岐伯曰："此五气之溢也，名曰脾瘅。""瘅"，徒干切。"五气"，腥、焦、香、臊、腐也。土贯五行，故脾受五气。"溢"上溢也。"瘅"，热也。夫五味入口，藏于胃，脾为之行其精气，津液在脾，故令人口甘也。"为"，去声。"精气"，气之清而美者。此肥美之

---

① 国中按："紧"原文作"急"，古文二字互训，后世则区别用之。"紧"，收缩也。在此可视"急"为"紧"的借字，改之则文义易明，故改之。

所发也，此人必数食甘美而多肥也，肥者令人内热，甘者令人中满，故其气上逆，传为消渴。"数"，音朔。既热而满，故其气上溢而为口甘。"传"，日久传变也。"消渴"，饮水善消而渴不已也。治之以兰，除陈气也。"兰"，香草也，性平。言口甘当治之以兰者，以其能除肥美不化之陈气也。

帝曰："有病口苦者，病名为何？何以得之？"岐伯曰："病名曰胆瘅。"瘅"，热也。胆热则汁上溢，故口苦。夫肝者，中之将也，取决于胆，咽为之使。"咽"，音烟。"使"，去声。肝主谋虑，胆主决断，胆脉行于颈，故咽为之使。此人者，数谋虑不决，故胆嘘气上溢，而口为之苦，治之以胆募腧。"数"，音朔。"嘘气"，气上出也，凡谋虑不决者，必嘘出其气。旧作"虚"，失之也。"胆募"，日月穴也。"胆腧"，在脊第十椎下两旁各一寸五分。论在《阴阳十二官相使》中①。"即《灵兰秘典》所论也。"论"，旧作"治"，误也，今改此。

帝曰："有癃者，一日数十溲，此不足也；身热如炭，颈膺如格，人迎躁盛，喘息气逆，此有余也；太阴脉细如髮者，此不足也。其病安在？名为何病？""癃"，不得小便也。"溲"，得小便也。癃而一日数十溲者，由中气虚衰，欲便则气不能传送，出之不尽，少间则又欲便，而溲出亦无多也。"格"，拒也。"人迎"，左手关上脉也。"太阴"，右手关上脉也，即谓之寸口。岐伯曰："病在太阴。以上文"一日数十溲"，及"太阴之脉细如髮"言之，是脾气不足也。其盛在胃，上文身热如炭，胃主肌肉故也。颈膺如格，胃脉循喉咙下乳内廉故也。人迎躁盛，是所谓人迎三盛，病在阳明是也。颇在肺，以其喘息气逆故也。病名曰厥，死不治。"厥"，逆也，言其病逆常，死不

---

① 国中按：《阴阳十二官相使》即《灵兰秘典》的先秦古名，是被唐代王冰所改易，但内容上已非先秦古貌，即有脱文，又有其它文义的掺杂，或许因乱简所致。

可治。此所谓得五有余，二不足也。"帝曰："何谓五有余二
不足？"岐伯曰："所谓五有余者，五病之气有余也；二不足
者，亦病气之不足也。今外得五有余，内得二不足，此其身
不表不里，亦正死明矣。"外得五有余者：一身热如炭，二颈膺
如格，三人迎躁盛，四喘息，五气逆也。内得二不足者：一癃而
一日数十溲，二太阴脉细如髮也。故泻其在表，则内有二不足；
补其在里，则外有五有余。表里相为违逆，亦正死也无疑矣。

帝曰："人生而有病癫疾者，病名曰何？安所得之？""癫
疾"，癫痫也。百病皆生于风雨寒暑，阴阳喜怒，始生未犯外邪，
即有癫疾，故从而问之。旧作"颠"，僭改此，下同。岐伯曰：
"病名为胎病，此得之在母腹中时，其母有所大惊，气上而不
下，精气并居，故令子发为癫疾也。""令"，平声，惊则气乱，
故阴精阳气并而为痫也。

帝曰："有病庞然如有水状，切其脉大紧，身无痛者，形
不瘦，不能食，食少，名为何病？""庞然"，浮肿貌。脉大为
阴虚，脉紧为寒。岐伯曰："病生在肾，名为肾风。"肾风"，
肾受风也。肾主骨，肾病则骨亦病，骨与肉不相保，故庞然浮
肿，如有水状；肾阴虚故脉大，正脏现故脉紧；以其病不系于
表，故身无痛。肾风而不能食，善惊，惊已心气痿者死。"肾
风而不能食者，邪风伤乎肾之真气，则命门火衰，不足以生胃
土，故不能食。肾邪凌心，令人善惊，若惊已而心气犹壮，是谓
神旺，生之徒也；惊已而心气痿者，是谓神亡，死之属也。帝
曰："善！"

大奇论篇第四十八

前有《奇病论》，此言《大奇论》者，扩而大
之也。

肝满、肾满、肺满皆实，即为肿。"满"，脉气满于外也；
"实"，脉形实于内也。三脏皆不当满而实，如肝脉弦而和，肾
脉软而滑，肺脉浮而涩，此其常也。今谓之满是表实矣，谓之实
是里实矣，阴阳过实，血气两塞之象也，故为壅肿。肺之雍，
喘而两胁满；"雍"，壅同，气滞而不流也。肺主气，故令喘；
肺叶布两胁，故令两胁满。此"雍"字并下二"雍"字，《甲乙
经》作"痈"，未善。肝雍，两肤满，卧则惊，不得不便；肝
脉布胁肋，络胆，故肝气雍而不利者，令两肤满；卧则两肤实，
其气由络而干于胆，故卧则惊；又，其脉循阴器抵小腹，故不得
小便。肾雍，肤下至小腹满，"肤下"，胁下也。肾脉络膀胱，
贯肝膈，肝叶布肤胁，故肾气雍而不利者，令人肤下至小腹皆
满。胫有大小，髀胻大跛，易偏枯。言凡人足胫有大小之殊，
或髀胻骤大，日久能令人偏跛变易其常，或偏枯半身不遂。

心脉满大，痫瘛筋挛；肝脉小急，痫瘛筋挛；"痫"，音
酣。"瘛"，音异。"挛"，音鸾。心脉满大，火有余也。火盛则
风生，故令痫而仆，瘛而引，筋挛而踡。肝脉小急，木不足也，
木不足则虚风生，故亦令人痫瘛筋挛也。肝脉鹜暴，有所惊骇，
"鹜"，音务。"鹜"，驰鹜，脉来疾也；"暴"，强暴，脉来猛也。

若是者，有所惊骇使然。**脉不至若喑，不治自已。**"脉不至"，在诸病为危剧。若其人暴喑失声，则是肝木厥逆，气雍不流，故脉不至耳，不必治之，厥还当自止。**肾脉小急，肝脉小急，心脉小急，不鼓皆为瘕。**小而急，阴象也，不鼓者，无阳也，故皆为瘕。"瘕"，寒而气痛之名。

肾肝并沉为石水，"沉"，脉行肌肉之下也。石水者，水凝不流，结于小腹，其坚如石也。肾肝在下，居小腹之分，脉沉为在里，故肾肝俱沉，为石水之象。**并浮为风水，**"浮"脉行肌肉之上也。肝主风，肾主水，肾肝俱浮，当病风热水蓄。**并虚为死，**"虚"，脉来有表无里也。肾为五脏之根，肝为生生之始，故肾肝之脉并虚者，死之徒也。**并小弦欲惊。**肾肝之脉并小而弦，是肝独旺，肝旺则生心火，故欲惊。欲者，萌而未然也。

肾脉大急沉，肝脉大急沉，皆为疝。脉大为阳，急为阴，沉为里，是阴包阳而又沉陷于里也，故为疝。"疝"，内痛也。**心脉搏滑急为心疝，肺脉沉博为肺疝。**"搏"与"急"，皆阴也；"滑"，阳也。阳内阴外，现于心部则为心疝。"沉"与"搏"，皆阴也，现于肺部则肺气病，故为肺疝。

三阳急为瘕，三阴急为疝，"三阳"，手足太阳也，受寒而气聚则为瘕。"三阴"，手足太阴也，受寒而血聚则为疝。**二阴急为痫厥，二阳急为惊。**"二阴"，手足少阴也，其脉来急为癫仆厥逆。"二阳"，手足阳明也，其脉来急为热盛，令人善惊。

脾脉外鼓沉为肠澼，久自已。外鼓者，脉形向外而鼓也。"沉"，脉来沉下也。沉为在里，故为肠澼。外鼓有出表之象，故不必危之，久当自止也。**肝脉小缓为肠澼，易治。**"澼"，音辟。"易"，去声，肠中数下澼沫，由土弱不能制湿，湿热为患也。若肝脉大而急，是木胜也，土败木贼，何以能堪。今肝脉小而缓，是肝木柔和，土无贼害，易治明矣。**肾脉小搏沉为肠澼下血，**"小"，脉来一丝也"；"搏"，脉来中手有力也；"沉"，

脉行肌肉之下也。如此者，若为肠澼，必下血。盖搏脉为阴中伏
阳，阳激其阴，故下血。**血温身热者死**。血温身热，必阴气衰
败，故死。**心肝澼亦下血**，心为生血之源，肝为藏血之脏，故
心肝移热于肠而为肠澼，亦主下血。**二脏同病者可治**，心火肝
木，子母道也，有相生之义，故云可治。**其脉小沉涩，为肠澼**，
"小沉涩"，皆阴也，阴胜无阳以和之，是为寒澼。**其身热者死，
热现七日死**。肠澼下血而身热者，为阴气内绝，虚阳外脱也，
故死。期之七日者，六阴消尽故也。

　　胃脉沉鼓涩，胃外鼓大，心脉小坚急，皆隔偏枯。凡脉贵
于中和。胃脉沉鼓涩，偏于阴也；外鼓大，偏于阳也。心脉小坚
急，亦偏于阴也。"隔"，阴阳闭绝也。"偏枯"，手足不用也，
以其阴阳偏胜，故为症亦偏绝也。**男子发左，女子发右**，男子
阳也，故发左。女子阴也，故发右。不喑舌转可治，三十日起；
偏枯之病，喑而舌不能转者，为邪气连脏，在所难治。若不喑而
舌能转者，为邪气在经，是为可治，期三十日起也。**其顺者喑，
三岁起；**"顺"，谓男子发左，女子发右，为顺从也。病顺而喑，
是表里受邪，不易治者，故远期以三岁起。所以必以三岁起者，
长不可助，化不可违也。**年不满二十者，三岁死**。以血气方盛
之年，而有偏枯鬲绝之疾，是早衰也，故不过三岁死矣。

　　脉至而搏，血衄身热者死；脉来中手太过名曰搏。血衄阴
虚，脉不宜搏，今得搏脉而又身热，是正脏脉现，而元阳脱也，
故死。**脉来悬、钩、浮，为常脉；**不浮不沉，中取而得者谓之
悬，如物之悬空，不高不下也，是为胃气之脉；曲者为钩，钩为
心脉；浅者为浮，浮为肺脉，皆平人不病常脉也。**脉至如喘，
名曰暴厥，**如喘者，如喘人之息，有出无入也，为气逆暴厥。
暴厥者不知与人言。气逆而上，则神明皆为壅蔽，故不知与人
言。**脉至如数，使人暴惊，**"数"，音朔，下同。"如数"，实未
数也。言此脉时现，能使人暴惊，盖以象火故也。**三四日自已。**

火性随起随灭，故不治自已。

脉至浮合，浮合如数，一息十至以上，是经气予不足也，微现九十日死；"浮合"，如浮波之合，后至者凌乎前也。一呼一吸谓之一息。"予"，与同。"微现"，始现也，言始现此脉，便期九十日死。若现此脉已久，则不必九十日也。所以必九十日，若时更季易，天道变于上，人道亦从而变也。**脉至如火新燃，是心精之予夺也，草干而死；**"新燃"，火之初燃，或明或灭也。"夺"，失也。"草干"，冬也。草干而死者，寒水之令行，火受其克也。**脉至如散叶，是肝气予虚也，木叶落而死；**"散叶"，飘零不定之状。木遇金而败，遇秋而凋，故深秋则死。**脉至如省客，省客者脉塞而鼓，悬去，是肾气予不足也，枣花而死；**"省客"，省问之客。"塞"，阻也。"悬去"，旋复去也。枣至夏而花，肾水休绝之时也，故死。"悬去"二字，旧在"是肾气予不足也"之下，僭改此。**脉至如丸泥，是胃精予不足也，榆荚落而死；**"丸泥"，脉形圆大而涩也。榆荚至春深而落，木旺之时也。胃土受戕，故死。**脉至如横格，是胆气予不足也，禾熟而死；**"横格"，脉来如横木格于指下也。"禾熟"，秋金当旺之时，甲胆之所畏也，故死。**脉至如弦缕，是胞精予不足也，病善言，下霜而死，不言，可治；**"弦缕"，脉来细而直也。"胞"，精室地。胞之脉络于肾，肾之脉夹舌本。今胞气不足，当不能言，今反善言，是真气内绝，去肾外出于舌也，故死。所以必于下霜之时者，胞为子户，生人之本也，有甲乙之象，故惧霜之殒已也。**脉至如交①漆，交漆者，左右傍至也，微现三十日死；**"交"，当作绞。"绞漆"，阴阳乱也。始现此脉，便期其三十日死，盖月魄之生死，以三十日为盈虚，故阴气

---

① 国中按："交"，当作"搅"，即搅拌之意。在此"交"是"搅"的同音借字，因吴氏有注，故存之。

衰者，不能过其期也。**脉至如涌泉，浮鼓肌中，太阳气予不足也，少气味，韭英而死；**"涌泉"，言如泉之涌出也。"少气"，气不足也。"少味"，液不足也。韭至长夏而英，长夏属土，太阳壬水之所畏也，故死。**脉至如颓土之状，按之不得，是肌气予不足也，五色先现黑，白垒发死；**"颓土"，颓败之土，虚大无力也。土贯五行，故现五色。"垒"，瘾疹之高起者。北方黑色主收藏，西方白色主杀物，故死。**脉至如悬雍，悬雍者浮揣无力，切之益大，是十二腧之予不足也，水凝而死；**"揣"，初委切。"悬雍"，吸门垂下肉乳也。"腧"，输同，背腧也。六阴六阳之气由之转输传送，故名曰腧。是知腧气流行则生，息则死。冬而水凝，则经气亦凝而息矣，何以能输？故死。"无力"二字旧本无，僭补者。**脉至如偃刀，偃刀者浮之小急，按之坚大急，五脏郁①熟，寒热独并于肾也，如此其人不得坐，立春而死；**"郁"，积也。"熟"，热之深而五脏坏也。"寒热"，寒变为热也。以其按之深而脉坚大急，故知其并于肾也。"不得坐"，臀肉消也。五脏之真皆竭，至春无以升生，故死。**脉至如丸滑不值手，不值手者，按之不可得也，是大肠气予不足也，枣叶生而死；**"直"，值同。"大肠"，庚金也。枣叶生于夏，火所旺也，火旺则金衰，故死。**脉至如花者，令人善恐，不欲坐卧，行立常听，是小肠气予不足也，季秋而死。**"如花"，虚弱之意。"小肠"，丙火也。火衰则水乘之，故善恐。"丙火"，阳火也，喜动，故不欲坐卧。小肠之脉入耳中，故行立常听。季秋死者，金旺水生之时，丙火退熄，故云然也。

---

① 国中按："郁"，原文作"菀"，属同音借字，故改之。

脉解篇第四十九

以"脉解"名篇者，所以解古脉论也，故每条皆有"所谓"字者字在首。

太阳所谓肿腰脽痛者，正月太阳寅，寅太阳也，正月阳气出于上而阴气盛，阳未得自次也，故肿腰脽痛也；"脽"，音疽。"脽"，臀肉也。正月三阳生而建寅，三阳谓之太阳，故曰寅太阳也。"次"，序也。阳未得自序，故人病亦应之也。病偏虚为跛者，正月阳气冻解，地气出也，所谓偏虚者，冬寒颇有不足者，故偏虚为跛也；"跛"，音波。"冻解"。解冻也。太阳脉循行两足，故偏虚为跛。"地气下"旧有"而"字。僭去之。所谓强上引背者，阳气大上而争，故强上也；太阳之脉，从脑出，别下项背，今阳气过盛，大上而争，故强上引背也。所谓耳鸣者，阳气万物盛上而跃，故耳鸣也；阳盛则鼓，是以耳鸣。所谓甚则狂颠疾者，阳尽在上而阴气从下，下虚上实，故狂颠疾也；太阳之脉交颠上，故令头痛颠疾狂躁也。狂颠疾者，狂躁而颠顶痛也。所谓浮为聋者，皆在气也；浮为阳，故主气。气胜而壅听户，聋之故也。所谓入中为喑者，阳盛已衰，故为喑也。"喑"，音音。声为阳，阳盛者声大，阳劣者声微，故阳盛已衰，则为喑也。内夺而厥，则为喑俳，此肾虚也，"内"，谓房劳也。"夺"，耗其阴也。"俳"，阳事痿也。房劳耗其真阴，令虚阳上逆为喑，阳既厥于上，则下痿矣，此肾虚所致也。**少阴不至者，厥也。**"少阴"，肾脉也。若少阴之脉不至，是厥逆于上而下衰也。

少阳所谓心胁痛者，言少阳盛也，盛者心之所表也。少阳之脉下胸中，循胁里，故心胁痛者，为少阳盛。所以盛者，少阳为木，木能生火，今少阳既盛，心火因之表著也。**九月阳气尽而阴气盛，故心胁痛也；**火墓于戌，九月建戌，是阳气尽而阴气盛也。阳气尽则伤其和，阴气盛则令人痛，此心胁痛之象也。**所谓不可反侧者，阴气藏物也，物藏则不动，故不可反侧也；**此言不可反侧之象。**所谓甚则跃者，九月万物尽衰，草木毕落而堕，则气去阳而之阴，气盛而阳之下长，故谓跃。**"气盛"，气盛于阴也。"之，往也。""下"，下体也。"阳之下"，谓阳气往下，如少阳之脉出膝外廉，行于两足是也。"长"，生长也。阳为动物，长于两足，故令跃。

阳明所谓洒洒振寒者，阳明者午也，五月盛阳之阴也，阳盛而阴气加之，故洒洒振寒也；五月阳盛以明，故云阳明。夏至一阴气上，故云加。**所谓胫肿而股不收者，是五月盛阳之阴也，阳者衰于五月，而一阴气上，与阳始争，故胫肿而股不收也；**阳明之脉下髀关，抵伏兔，下膝膑中，下循胫外廉，下足跗，故令胫肿而股不收也。**所谓上喘而为水者，阴气下而复上，上则邪客于脏腑间，故为水也；**"脏"，肺脏。"腑"，胃腑。胃土不能制湿，故上入于肺而为水喘。**所谓胸痛少气者，水气在脏腑也。**水者阴气也。阴气在中，故胸痛少气也；"脏腑"，解见上。阳主生，阴主杀，故阴气在中，令人胸痛，且中气衰少也。**所谓甚则厥，恶人与火，闻木音则惕然而惊者，阳气与阴气相搏，水火相恶，故惕然而惊也；**"搏"，摩荡也。所谓欲闭户牖而处者，阴阳相搏[1]也，阳尽而阴盛，故欲独闭户牖而居；阳尽而阴盛者，阳邪去表入里而里盛也。所谓病至则欲登[2]高而歌，弃衣而走者，阴阳复争，而外并于阳，故使之弃衣而走也；外并于阳则身热，故弃衣而走。所谓客孙脉则头痛鼻鼽腹肿者，阳明并于上，上者，则其头之孙络腹之太阴也，故头痛鼻鼽腹肿也。"头之"、"腹之"四字，旧本无，僭补者。盖以阳邪并于上，壅于孙络则头痛，而阳明之脉又络于脾也。

太阴所谓病胀者，太阴子也，十一月万物气皆藏于中，故曰病胀；十一月阴气太盛，故云太阴。以其脉入腹属脾络胃，故病胀。所谓上走心为噫者，阴盛而上走于阳明，阳明络属心，故曰上走心为噫也；五气所病，心为噫，象火之炎上也。《甲乙经》曰："足阳明之正，上至髀，入于腹里，属于胃，散之脾，上通于心。"此言阳明络属心走心为噫者以此。所谓食则呕者，物盛满而上溢，故呕也；"呕"，声逆之名。所谓得后与气则快然如衰者，十一月阴气下衰，而阳气且出，故曰得后与气则快然如衰也。"后"，谓大便，"气"，谓嗳气。

少阴所谓腰痛者，少阴者肾也，十月万物阳气皆伤，故腰痛也；伤者，抑而不扬之意。所谓呕咳上气喘者，阴气在下，阳气在上，诸阳气浮，无所依从，故呕咳上气喘也；阳根于阴，阴根于阳，互为依从者也。若阴气在下而衰乏，则诸阳气

---

① 国中按："搏"，原文作"薄"，属同音假借字，故改之。后同。搏者，交争之义，故《太素》杨上善注云："阴阳相争更胜。"

② 国中按"登"字，原文作"乘"，古代"乘、升、登"三字可通借。《列子·黄帝篇》云："遂与商丘开俱乘高台。"其释文云："'俱乘'一本作'俱升'，'乘'，登也。"《易·同人》云："升其高陵"，汉帛书本"升"作"登"。《楚词·九怀》云："车登兮庆云。"《考异》云："'登'，一作'升'。"先秦此列甚多，不胜枚举。在本句中，"乘"改"升"，义还不明，且非本字本义，改"登"，当是本字本义，一目而了然，故改之。

浮无所依从矣，故呕咳上气喘也。**所谓悒悒不能久立，久坐起则目䀮䀮无所见者，万物阴阳不定未有主也，秋气始至，微霜始下，而方杀万物，阴阳内夺，故目䀮䀮无所见也；**“悒悒”，愁苦不堪之貌，旧作“色色”，僭改此。**所谓少气善怒者，阳气不治，阳气不治则阳气不得出，肝气当治而未得，故善怒，善怒者名曰煎厥；**阳气不治者，阳气不舒也。肝气当治而未得者，木性不得条达也。肝志怒，故善怒。煎厥者，怒志煎热厥逆也。**所谓恐如人将捕之者，秋气万物未有毕去，阴气少，阳气入，阴阳相搏，故恐也；**“恐”，肾志也，阳邪入搏于肾，故善恐。**所谓恶闻食臭者，胃无气，故恶闻食臭也；**胃无气，胃气败也。胃气所以败者，肾间相火不足以生胃土也。胃土败，故恶闻食臭。**所谓面黑如地色者，秋气内夺，故变于色也；**“秋气”，杀万物者也。秋气内夺，万物变色，肾病面黑如地，其象同也。**所谓咳则有血者，阳脉伤也，阳气大盛于上而脉满，满则咳，故血现于鼻也。**阳脉者，以其脉行乎身半以上也。肾脉上贯肝膈，入肺中，故令咳。鼻为肺窍，故血现焉。

厥阴所谓癞疝，妇人小腹肿者，厥阴者辰也，三月阳中之阴，邪在中，故曰癞疝小腹肿也；“癞”，音颓。厥阴之脉，循阴股入毛中，环阴器，抵小腹，故病癞疝小腹肿也。**所谓腰脊痛不可以俯仰者，三月一振，荣华万物，一俯而不仰也；**“振”，物性鼓动也。**所谓癞癃疝肤胀者，由阴亦盛而脉胀不通，故曰癞癃疝也；**阴亦盛者，言阳固盛而阴亦盛也。阳内阴外，壅于厥阴，不能相和，故为癞、为癃、为疝、为肤胀，诸病如此也。**所谓甚则嗌于热中者，阴阳相搏而热，故嗌干也。**“嗌”，间益。厥阴之脉，循喉咙之后，阴阳相搏而热，故令嗌干。

黄帝内经素问吴注第十四卷

刺要论篇第五十

"要"，至约之理也。

黄帝问曰："愿闻刺要。"岐伯对曰："病有浮沉，刺有浅深，各至其理，勿①过其道。"理"，肉分也。"道"，当然之道也。过之则内伤，不及则生外壅，壅则邪从之。过之内伤，虚其不病之分也；不及则生外壅，益其在表之气也。浅深不得，反为大贼，内动五脏，后生大病。上文内伤外壅是为大贼也，下文五伤为病，则后生大病之谓也。故曰：病有在毫毛腠理者，有在皮肤者，有在肌肉者，有在脉者，有在筋者，有在骨者，有在髓者。毛之长者，谓之毫；肌之有文者，谓之理。是故刺毫毛腠理勿伤皮，皮伤则内动肺，肺动则秋病温疟，泝泝然寒慄；"泝"，音素。肺主皮，皮气被伤，则先秋已丧其真矣，故至秋无以奉收而病温疟，令人泝泝然寒慄也。刺皮勿伤肉，肉伤则内动脾，脾动则七十二日四季之月，病腹胀烦不嗜食；脾土寄旺四季，每季之末各得十八日，共成七十二日。脾主中宫，故腹胀；脾气不运，则中气不化，故令烦；脾病则不磨，故令不嗜食。刺肉勿伤脉，脉伤则内动心，心动则夏病心痛；心合脉而旺于夏。脉伤心动，则夏月无以奉长，故心痛。刺脉勿伤筋，筋伤则内动肝，肝动则春病热而筋弛；肝合筋而旺于

---

① 国中按："勿"，原文作"无"，属同音借字，故改之。全书统改。

春，筋伤肝动，则春月无以升生，故虚阳内热而筋纵弛。**刺筋勿伤骨，骨伤则内动肾，肾动则冬病胀腰痛；**肾合骨而旺于冬。骨伤动肾，则冬月无以奉藏，而病胀与腰痛矣。**刺骨勿伤髓，髓伤则销铄胻酸，体懈㑊然不去矣。**①　"㑊"，音亦。销铄者，骨髓日减，如五金遇火而销铄也，髓不育，故令胻酸。懈㑊者，热不热，寒不寒，弱不可名之意。"不去"，不能行步也。

刺齐论篇第五十一

　　齐者，刺之各有所宜。浅深虽殊，其理齐也。

　　黄帝问曰："愿闻刺浅深之分。""分"去声。"分"，限也。岐伯对曰："刺骨者勿伤筋，刺筋者勿伤肉，刺肉者勿伤脉，刺脉者勿伤皮，刺皮者勿伤肉，刺肉者勿伤筋，刺筋者勿伤骨。"帝曰："余未知其所谓，愿闻其解。"岐伯曰："刺

---

　　① 国中按：本篇《刺要论》与下篇《刺齐》在先秦古本中，似当属同一篇文章。先秦古籍均为竹简，一捆一捆的，《内经》一书涉及天道、地道、人道，内容丰富，篇章众多，决非十捆八捆，可囊括全书。在历经灭秦、楚汉争霸的战乱中，《内经》已经有所遗失，汉代学者在重新整理此书时，为凑足《素问》九卷八十一篇，有一分为二者。仅以《刺要论》和《刺齐》言之，也可见其一般。《刺要论》篇首黄帝问曰："愿闻刺要？"岐伯对曰："病有浮沉，刺有浅深……。"《刺齐论》篇首黄帝问曰："愿闻刺浅深之分……。"显然，从内容陈述逻辑上，这两篇内容是在同一时间的一问一答，是彼此相连续的，两篇的文字内容也是同一问题的不同角度阐述。它们各自为篇，则显单薄突兀；合而为一，则含蓄厚重。故笔者私见，以为此乃古人一分为二者也。

骨勿伤筋者，针至筋而去，不及骨也；刺筋勿伤肉者，至肉而去，不及筋也；刺肉勿伤脉者，至脉而去，不及肉也；刺脉勿伤皮者，至皮而去，不及脉也。王冰曰："是皆谓遣邪也。筋有寒邪，肉有风邪，脉有湿邪，皮有热邪，则如是遣之。"此语必有师授。所谓刺皮勿伤肉者，病在皮中，针入皮中，勿伤肉也；刺肉勿伤筋者，过肉中筋也；刺筋勿伤骨者，过筋中骨也。此之谓反也。"后二"中"，去声。"反"，犹逆也。

刺禁论篇第五十二

"禁"，谓刺之有害者宜禁之，不得刺也。

黄帝问曰："愿闻禁数。"岐伯对曰："脏有要害，不可不察。下文即详其要害也。肝生于左，象《巽》之位乎东也。肺藏于右，象《兑》之位乎西也。心部于表，象阳之主乎外也。肾治于里，象阴之主乎内也。脾为之使，五脏受气于胃，不能自至也，必脾气运动而后能至，是脾为之使也。胃为之市。胃为水谷所归，无物不有，犹之市也。膈肓之上，中有父母，"膈"，膈膜也。"肓"，膈上无肉空处也。阳气谓之父，万物之所资始也；阴血谓之母，万物之所资生也。肺主气，心主血，父母之象也。七节之旁，中有小心。脊共二十一节，此言七节，下部之第七节也。其旁乃两肾所系，左为肾，右为命门，命门者，相火也，相火代心君行事，故曰小心。顺之有福，逆之有咎。"顺"，谓顺其令，全其真也。"逆"，谓反其令，丧其真也。

心者，人之所生，神之所舍，顺之而全其真，则永有天命，福之道也；逆之而丧其真，则生理永绝，咎之道也。

刺中心，一日死，其动为噫；"中"，去声，下同。心为一身之主，故伤之则一日死。"动"，变动也。**刺中肝，五日死，其动为语；**"为语"，妄为答述也。**刺中肾，六日死，其动为嚏；**肾主髓，脑其海也，脑衰则虚，阳淫于鼻，故令嚏。**刺中肺，三日死，其动为咳；**"咳"，有声无唾之名也。**刺中脾，十日死，其动为吞；**脾伤而引涎自救，故为吞。此论中五脏皆同，而死期有远近者。人生以阳为主，心肺在上，阳也，故伤之者其死速。然心为阳中之阳，肺为阳中之阴，故中心则死尤速，而期以一日；中肺则稍延，而期以三日也。肝肾在下，阴也，故伤之者其死迟，肾以六日，肝以五日也。脾为阴中之至阴，故尤迟，而期以十日。**刺中胆，一日半死，其动为呕；**"胆"，甲木也，为清静之所，为东方发生之始，伤之则失其生生之令，故一日半死。甲为少阳，为升生之气，故变动为呕。**刺跗上，中大脉，血出不止死；**人之所以生者，胃气养之也。若刺跗上大脉血出不止，则胃气无所依附，亦暴毙矣。**刺面，中流①脉，不幸为盲；**"流脉"，流入于目之脉，刺之不幸，则失其血，无以养目，故令目盲。**刺头，中脑户，入脑立死；**"脑户"，穴名，在枕骨上，通于脑中。脑为髓海，宜封闭，不宜疏泄，泄则真阳漏矣，故立死。**刺舌下，中脉太过，血出不止为喑；**"舌"，声之机也。中脉太过，血出不止，则伤之矣，故为喑。**刺足下布络，中脉，血不出为肿；**足下象地，浊邪之所归也，刺之者宜出污血。"布络"，浮浅散现之络，中脉则过于深矣，若此，则反引邪入里，血不得出，反为肿，盖邪不外出则内入故也。**刺隙中大脉，令人仆，脱色；**"隙中"，委中也，足太阳脉所发，宜浮

---

① 国中按："流"，原文作"溜"，属同音借字，故改之。

浅出血，若中其大脉，则令人仆，且脱其色。盖太阳为诸 阳之会，故令如此。**刺气街，中脉，血不出，为肿鼠仆**""气街"，穴名，一名气冲，在小腹两旁，去中行四寸动脉应手，足阳明少阳之所经也。刺之中脉，血不得出，则为肿如鼠仆焉。**刺脊间中髓，为伛**；伛谓伛偻，曲而不伸也，中髓则伤其脊，故如此。**刺乳上，中乳房为肿根蚀**；"乳上"、"乳房"，皆阳明胃脉也，误刺乳房，邪气乘之，故为肿，且生脓根而内蚀。**刺缺盆中内陷，气泄，令人喘咳逆**；"缺盆"，穴名，在肩上横骨陷者中，乃胃、大肠、三膲、小肠、胆五脉之所经也，刺之中内陷，则过深而泄肺气，令人喘而咳逆也。**刺手鱼腹，内陷为肿**。"鱼腹"，鱼际以上高起之肉也。其肉坚厚。刺之不幸，则反致邪而为肿。

　　勿刺大醉，令人气乱；酒过多则乱人气血，刺之是益其乱。**勿刺大怒，令人气逆**；大怒则气本逆，刺者犯之则益甚。**勿刺大劳人**；劳则气耗，刺之益伤其真，故在所禁。**勿刺新饱人**；新饱之人，谷气未化，中气未和，刺之泄其经气，则脾胃不磨，反生病矣。**勿刺大饥人**；大饥则中气不足，刺之益伤其中，故在禁。**勿刺大渴人**；大渴则亡液，亡液则经气之行涩，故在禁。**勿刺大惊人**。惊则气乱，刺之则神荡矣，故勿刺。

　　刺阴股中大脉，血出不止死；脾、肾、肝三脉皆行于阴股，刺者中之，血出不止，皆令人死。**刺客主人内陷中脉，为内漏为聋**；"客主人"，穴名，又名上关，在耳前上廉起骨开口有孔，手少阳、足阳明之会也。 "内漏"，脉气他泄而漏也。"聋"，耳无闻也。以其脉内入耳中，今刺伤其脉，则脉气他泄，令失其聪而为聋。**刺膝髌出液，为跛**；"髌"，音牝。"跛"，音波。膝为筋府，伤之出液，则筋无所养，故为跛。**刺臂太阴脉，出血多立死**；臂太阴，肺脉也，肺主治节，行营卫，通阴阳，今出血过多，则营卫阴阳绝矣，故立死。**刺足少阴脉，重虚出血，为舌难以言**；"重"，平声。足少阴脉循喉咙，夹舌本，重虚出血，则无水以济火，故舌强难以言。**刺膺中陷中肺，为喘逆仰息**；下"中"，去声。"仰息"，不得隐也。**刺肘中内陷，气归之，为不屈伸**；肘中内陷，尺泽穴也，气归之则壅肿，故不得屈伸。**刺阴股下三寸内陷，令人遗尿**；"令"，平声，下同。肝肾之脉皆循阴股，肝脉过阴器抵小腹，肾脉络膀胱，故刺之伤其经气则气不固，令人遗尿。**刺腋下胁间内陷，令人咳**；肺脉横出腋下，刺内陷而伤之则令人咳。**刺小腹中膀胱尿出，令人小腹满**；"中"，去声，脐下谓之小腹，刺之中膀胱，则胕气伤而不能固，故尿出。中宫之气乘其败而归之，故小腹满。**刺腨肠内陷，为肿**；"腨"，足腹也，肉厚而气归之，不能运散，故为肿。**刺眶上陷骨中脉，为漏为盲**；"中"，去声。"眶"，目眶也。肝脉入颃颡，连目系，刺之中其脉，脉伤而绝，则其脉内漏，不营于目，故令盲而无见。**刺关节中液出，不得屈伸。**诸筋皆属于节而根焉，液出则筋失其润养，故不得屈伸。

虚实要论篇第五十三

旧作"刺志论"，今以篇内之言无当，昆僭改为"虚实要论"。

黄帝问曰："愿闻虚实之要。"岐伯对曰："气实形实，气虚形虚，此其常也，反此者病；"反"，气与形虚实相反也。谷盛气盛，谷虚气虚，此其常也，反此者病；"谷"，纳谷也，谓饮食。脉实血实，脉虚血虚，此其常也，反此者病。""脉"，血之府也，故虚实相应为无病。

帝曰："何如而反？"岐伯曰："**气盛身寒，此谓反也；气虚身热，此谓反也。**"气盛身寒，此谓反也。"旧本无，今据下文释词补此。**谷入多而气少，此谓反也；**乃脾胃气强，肝肾气弱。**谷不入而气多，此谓反也。**邪并肺胃则有此。**脉盛血少，此谓反也；脉小血多，此谓反也。**脉盛血少则无阴，脉小血多则无阳。

气盛身寒，得之伤寒；气虚身热，得之伤暑。此释上文之词也。寒伤形，故气盛身寒；暑伤气，故气虚身热。**谷入多而气少者，得之有所脱血，湿居下也；**"有所脱血"，则阴虚阳盛，谷入则胃燥而善消。"湿居下"，则肝肾之相火不壮，故气不修永而少也。**欲入少而气多者，邪在胃及肺也。**邪在胃则不能食，故谷入少；邪在肺则息不利，故令气多。"及"字下旧有"与"字，僭去之。**脉小血多者，饮中热也；**有痰饮者，脉来弦小；有中热者，血出必多。**脉大血少者，脉有风气，水浆不入，此之谓也。**有风气，故脉大；水浆不入，则血无所养，故血少。此上皆释"反者为病"之词。

夫实者，气入也；虚者，气出也。言实者，是邪气入而实；虚者，是正气出而虚。**气实者，热也；气虚者，寒也。**阳盛则阴不足，故热；阳虚则阴有余，故寒。**入实者，右手开针孔也；入虚者，左手闭针孔也。**"此言刺家补泻法也。凡刺，右手持针，左手捻穴。故气实者，右手开针孔以泻之；气虚者，左手闭针孔以补之。

针解篇第五十四

此篇皆明解他篇所言用针之义。

黄帝问曰："愿闻九针之解，虚实之道。"岐伯对曰："刺虚则实之者，针下热也，气实乃热也；满而泄之者，针下寒也，气虚乃寒也。二"者"字下皆解也，后同。郁陈则除之者，出恶血也。"郁"，积也。"陈"，久也。络脉中有积久恶血，则宜除之。邪盛则虚之者，出针勿按也。不按针孔，所以虚其在经之盛邪也。徐而急则实者，徐出针而急按之；急而徐则虚者，急出针而徐按之。针下得气，徐出针而急按其穴，经气不泻，乃实之也；针及于经，急出针而徐按其穴，邪气得泄，乃虚之也。言实与虚者，寒温气多少也。寒为虚，温为实；气少为虚，气多为实。若无若有者，急不可知也。言针下气至若无若有者，气至急速，难于知也。察后与先者，知病先后也。先后有标本之辨，故察之。为虚与实者，工勿失其法。勿失虚补实泻之法。若得若失者，离其法也。妄为补泄，若有得若有失者，不能守其法而离之也。虚实之要，九针最妙者，为其各有所宜也。"为"，去声。泻阳气者宜镵针，泻分气者宜圆针，致脉气者宜镝针，发痼疾者宜锋针，取大脓者宜铍针，取暴气者宜圆利针，取痛痹者宜毫针，取远痹者宜长针，泻机关之水者宜大针，此其各有所宜也。补泻之时者，与气开合相合也。气当时刻谓之开，已过未至谓之阖。时刻者，水下一刻，人气在太阳；水下二刻，人气在少阳；水下三刻，人气在阳明；水下四刻，人气在阴分；水下不已，谨候其时之所在而刺之，此谓补泻之时也。自篇首至此，文出《灵枢经·小针解》，既已解之，此又互相发明也。**九针之名，各不同形者，针穷其所当补泻也。**九针者，一曰镵针，长一寸六分，头大末锐，以泻阳气；二曰圆针，长一寸六分，针如卵形，揩摩分间，不得伤肌肉，以泻分气；三曰锝针，长三寸半，锋如黍米之锐，主按脉勿陷以致其气；四曰锋针，长一寸六分，刃三隅，以发痼疾；五曰铍针，长四寸，广二分半，末如剑锋，以取大脓；六曰圆利针，长一寸六分，大如牦，且圆且锐，中身微大，以取暴气；七曰毫针，长三寸六分，尖如蚊虻喙，静以徐往，微以久留之，而养以取痛痹；八曰长针，长七寸，锋利身薄，可以取远痹；九曰大针，长四寸，尖如挺，其锋微圆，以泻机关之水也。此九针名、形不同，穷极补泻之微也。

　　刺实须其虚者，留针，阴气隆至，针下寒，乃去针也；刺虚须其实者，阳气隆至，针下热，乃去针也。"针下寒"旧本无，昆僭补者。**经气已至，慎守勿失者，**勿变更也；既得经气，则慎守之，勿用变法。**浅深在志者，**知病之内外也；病在内，深刺之；病在外，浅刺之。知病之内外，则刺之浅深皆在志矣。**远近如一者，**深浅其候等也。四肢孔穴，与胸背之孔穴，虽有远近不同，其浅深取气则一也。**如临深渊者，不敢堕**①也；"堕"，失其补泻之法也。**手如握虎者，**欲其壮也；"壮"，持针坚而定也。**神勿营于众物者，**静志观病人，勿左右视也。神不营于众物，则志一而无失。从"刺实须其虚"至此，文见《宝命全形论》，此为之解也。**义勿邪下者，**欲端以正也；"下"，下针也。**必正其神者，**欲瞻病人目，制其神，令气易行也。

―――――――――――――――――

　　① 国中按："堕"，吴注解为"失其补泻之法也"，似有不妥，"堕"，当是"惰"的同音借字，惰者，懈怠之义。即战战兢兢，如临深渊，如履薄冰，不可有丝毫懈怠，小心谨慎，持针而施也。

"令"，平声。"易"，去声。"目"，神窍也。瞻病人目，则制其神，而气之行易矣。**所谓三里者，下膝三寸也**；三里穴有二，此则足三里也，在膝下三寸，胻之外廉，足阳明脉气所入也。**所谓拊之者，举膝分易见也**；"易"，去声。"拊"，重按也。拊之者，以物重按于三里分也。盖三里跌阳，一脉相通，重按其三里，则跌阳之脉不动。其穴易辨，故曰举膝分易见也。"拊"，旧作"蹹"，昆僭改此。**巨虚者，蹻足胻独陷也**；"蹻"，举也。举足见胻间独陷者谓之巨虚。**下廉者，陷下者也**。"陷上为巨虚上廉，陷下为巨虚下廉，上下相去三寸。

帝曰："余闻九针，上应天地四时阴阳，愿闻其方，今可传于后世以为常也。""方"，略也。岐伯曰："夫一天、二地、三人、四时、五音、六律、七星、八风、九野，身形亦应之。针各有所宜，故曰九针。"九针"，注上文。人皮应天，无物不包，天之象也。人肉应地，温柔博厚，地之象也。人脉应人，内营外卫，人在气交之中之象也。人筋应时，长短大小，四时盈虚之象也。人声应音，清浊长短，五音之生也。人阴阳合气应律，六阴六阳以合天气，十二律之象也。人齿面目应星，森罗悬布，星之象也。人出入气应风，呼吸出入，风之象也。人九窍三百六十五络应野。形骸之表，野之象也。故一针皮，二针肉，三针脉，四针筋，五针骨，六针调阴阳，七针益精，八针除风，九针通九窍，除三百六十五节气，此之谓各有所主也。总结上文。人心意应八风，八风当其位者，为正为实；冲后之乡，为邪为虚。人之心意所在，则气实；意所不在，则其真气虚。如意在怒，则肝实而肾虚；意在喜，则心实而肝虚；意在思，则脾实而心虚；意在悲，则肺实而脾虚；意在恐，则肾实而肺虚，是人之心意应乎八风之虚实也。**人气应天**，人身之气，应乎阴阳、风雨、晦明。**人髪齿耳目五声应五音六律**。髪齿耳目五声，各应五音六律。**人阴阳脉血气应地**，人之十二脉，外合十二水，血以象阴，水之类也，气以呴之，血以濡之，脉行而不已，水流而不息，是其应地者也。

　　人肝目应之九九窍三百六十五人一以观动静天二以候五色七星应之以候发毋泽五音一以候宫商角徵羽六律有余不足应之一地一以候高下有余九野一节腧应之以候关节三人变一分人候齿泄多血少十分角之变五分以候缓急六分不足三分寒关节第九分四时人寒温燥湿四时一应之以候相反一四方各作解。此一百二十九字，蠹简残经，无义可据，不敢强为之注。

　　国中按：此段烂文，乃唐代王冰整理《内经》时保留，其云："此一百二十四字，蠹简烂文，义理残缺，莫可寻究，而上古书故且载之，以伫后之具本也。"又按：宋代林亿校正《内经》此段时云："详王氏一百二十四字，今有一百二十三字，又亡一字。"而吴昆此书却云："此一百二十九字，蠹简残经，无义可据，不敢强为之注。"其中比王冰多五字，比林亿多六字。笔者考查，吴氏将经文"人肝目应之九"六字并入烂文，而此句文字、王冰、马莳、张志聪均有注解，被列入正文之中。王冰注云："肝气通目，木生数三，三而三之，则应之九也。"马莳注云："人肝目亦应之九，盖木生于三，三而三之，则为九矣。"只述王注，无有新见。张志聪注云："肝开窍于目，九窍之一也。一之九者，九而九之，九九八十一也。"张注似有其理，目为九窍之一，故云"人肝目应之九"。但细思等于《内经》此句什么也没说，是费话。可见诸家所解均不对。国中有一解，似也可通，即：《离》卦属目，《离》数九，目为肝之窍，故云"人肝目应之以九"。乍听也可通，细思也是歪解。故笔者认为，应尊从吴注，将此句列入烂文，因其也是残缺之句，故无人解得明白。

　　又按：自"九窍三百六十五"至本文结束，王冰云："此一百二十四字，蠹简烂文，义理残缺，莫可寻究，而上古书，故且载之，以伫后之具本也。"新校正云："详王氏云一百二十四字，今有一百二十三字，又亡一字。"此段文字，王冰所据之本，已经"蠹简烂文"，不可阅读，而比王冰早近百年的杨上善之《黄帝内经太素》，也存此段文字，记一百二十三字，与王冰所据之本文字大体相同，不仅如此，杨上善又对这段文字加以注解，使之略见端倪，但也称其"章句难分，但指句而已也。"笔者以为，其晦涩难明者，多因断简缺失而成，恐自汉代以降，已是如此。今将杨氏《太素》中此段经文及注解，附录于下，以飨读者，可供揣摩品味。

人心意应八风，人邪气应天地，

心意邪气，应天地之中八风也。

人面应七星，人髪齿耳目五声应五音六律，人阴阳脉血气应地，人肝目应之九，九窍三百六十五。

肝主于目，在天为日月，其数当九，故九窍合九野三百六十五数也。

人一以观动静，

九数各有九分义，故人之一分法动静也。

天二以候五色，七星应之以候髪田泽也。

天之二分之义候五色，七星分髪皆天之合。

五音一以候宫、商、角、徵、羽，

五音一分之义，以候人之五声也。

六律有余不足应之，

六律升降，以候虚实。

二地一以候高下有余，

地之一分之义，以候高下有余也。

九野一节腧应之以候闭，

九野一分之义，候三百六十五节气，腧穴闭之不泄也。

三人变一分候齿，泄多血少，

人九变一分之义，候齿及泄多血少。

十分角之变，

九数各九之，此言十分，未详，或字误，十分之义，角音之变也。

五分以候缓急，

五分之义，以候缓急也。

六分不足，

六分以候不足。

三分寒关节，

三分以候寒关节也。

人九分四时节人寒温燥湿，

人第九之分，以候四时节，寒温燥湿也。

四时一应之，以候相反一，

四时一分，以候相反。

四方各作解。

四时一分，以候四方作解。此之九数，一一各有九分，取之作解，多少不等，或取一，或取二三四等，章句难分，但指句而已也。

长刺节论篇第五十五

"长刺"，长于刺者也。"节论"，犹要论也。

刺家不诊，听病者言。言刺家不必泥于诊法，但听病者言其所苦而刺之。**在头头疾痛，为针之**，如言病在头而头疾痛，则为之针头。**刺至骨，病已止**。病已止者，头痛已而后止其刺也。**勿伤骨肉及皮，皮者道也**。"伤"，非言损伤，既是刺至骨，何得勿伤骨肉及皮乎？盖言勿得妄为提按动摇，而伤骨分、肉分、皮分之正气也。"道"，路也，言皮是刺入之路，勿得伤之。

阴刺，入一旁四，处治寒热。动者为阳，静者为阴。阴刺者，刺入而不摇动旋转也。"入一旁四"，谓刺百会一，前后两旁相去寸者各一也，皆用阴刺，以处治寒热。**深专者，刺本脏**，寒热之气深而专于一脏者，求其本脏而刺之。**迫脏刺背，背腧也**，所谓刺本脏者，谓迫近其脏而刺背也。背者何，腧之所在是也，以五脏之腧皆在于背，故云然也。**刺之迫脏，脏会**，刺腧之迫脏者，以其为脏气所会集也。**腹中寒热去而止**。勿问其数，以寒热去为期也。**与刺之要，发针而浅出血**。言凡与刺五脏腧者，其要在发针而浅出血也，血出则深专之病除矣。

治腐肿者，刺腐上，视痈小大深浅刺，"腐肿"，内腐外肿也。大为阳毒，其患浅；小为阴毒，其患深。刺者亦视其小大深浅而刺之也。**刺大者多血**，痈大则患浅，宜多血以泄其毒。**小者深之，必端内针为故止**。"内"，纳同。"端"，直也。"为故"，犹言为则也。止者，无他术之意也。

病在小腹有积，刺皮骺以下至小腹而止，刺夹脊两旁四椎间，刺两髂髎季胁肋间，导腹中气热下已。"骺"，音括。"髂"，口亚切。"髎"，音窨。"骺"，骨端也，当是肋骨之端，大包穴之分。以下至小腹而止者，则连数穴皆刺，至小腹乃止，盖刺上所以安下也。"刺夹脊两旁四椎间"，当是膏肓穴处，肓之原在脐下，是以刺之。"髂"，腰骨也。"两髂髎"，居髎穴也。季胁肋间者，少阳厥阴经穴也。"导"，引也。导引腹中热气下入小腹，则病已也。"骺"，旧作髓，新改此。

病在小腹，腹痛不得大小便，病名曰疝，得之寒。刺小

腹两股间，刺腰髁骨间，刺而多之，尽炅病已。"髁"，胡瓦切。"炅"炯同。"小腹两股间"，厥阴经也。"腰髁骨间"，少阳经也。二经之气，为寒所抑则痛，"尽炅"，针下皆热也。

病在筋，筋挛节痛，不可以行，名曰筋痹，刺筋上为故，刺分肉间，不可中骨也，"中"，去声。分肉之间，筋之界限也。刺筋者勿伤骨，故不可中骨。筋炅病已止。"筋炅"上，旧有"病起"二字，昆僭去之。

病在肌肤，肌肤尽痛，名曰肌痹，伤于寒湿。刺大分小分，多发针而深之，以热为故。"大分"，大肉之分。"小分"，小肉之分。勿伤筋骨，伤筋骨，痈发若变，病在肌肤而伤筋骨，则刺太深引邪入内矣。气沉而不散，则痈发而变其常。诸分尽热，病已止。得炅则病已，乃止勿刺。

病在骨，骨重不可举，骨髓酸痛，寒气至，名曰骨痹。深者，刺勿伤脉肉为故。其道大分小分，骨热病已止。勿伤脉肉者，勿得妄为摇转，泄其脉分肉分之正气也。"道"，刺入之道也。

病在诸阳脉，且寒且热，诸分且寒且热，名曰狂。刺之虚脉，视分尽热病已止。阳盛则为病狂。"狂"，气乱也。且寒且热者，寒未尽去也。刺之虚脉者，刺诸经之脉之虚者也。视虚脉分间尽热，则阳气流布，不并于一而为狂矣。病初发，岁一发；不治，月一发；不治，月四五发，名曰癫病。刺诸分诸脉，其无寒者，以针调之，病已止。"癫病"，癫仆之病，痫是也。刺诸分诸脉者，调其大小寒热迟疾陷下也。

病风，且寒且热，炅汗出，一日数过，先刺诸分理络脉，汗出且寒且热，三日一刺，百日而已。炅汗出者，寒去独热而汗出也。"数过"，数次也。刺诸分理络脉者，贵乎多刺也。汗既出而犹寒热，则邪盛而患深，非可以旦夕除者，必三日一刺，百日始已。

病大风，骨节重，须眉堕，名曰大风。刺肌肉为故，汗出百日；泄卫中之风毒。刺骨髓，汗出百日。泄营中之风毒。凡二百日，须眉生而止针。风毒去尽，营卫皆复，须眉重生而止针矣。

黄帝内经素问吴注第十五卷

皮部论篇第五十六

皮部，皮外诸经之分部也

　　黄帝问曰："余闻皮有分部，脉有经纪。经于上下为经，纪于阴阳为纪。**筋有结络**，根者为结，引者为络。**骨有度量**，长短大小是也。**其所生病各异，别其分部，左右上下，阴阳所在，病之始终，愿闻其道。**"岐伯对曰："**欲知皮部以经脉为纪者，阳主外，阴主内，诸经皆然。**"阳主外，阴主内"二句，旧在"少阳之阳"上，昆僭次于此。**阳明之阳，名曰害蜚，**"蜚"，音飞。"害"，与阖同。所谓阳明为阖是也。"蜚"，蠢动也。盖阳明者面也，面者午也，五月阳气蠢动，而一阴气上，与阳始争，是阖其阳也，故曰害蜚。**上下同法。**"上"，谓手阳明；"下"，谓足阳明。**视其部中有浮络者，皆阳明之脉也，**"浮络"，浮于皮部之络。**其色多青则痛，多黑则痹，黄赤则热，多白则寒，五色皆现则寒热也，络盛则入客于经；**络中之邪既盛，则入客于经脉。**少阳之阳，名曰枢持，**"枢"，枢轴也。所谓少阳为枢是也。"持"，把持也，盖少阳居于表里之间，犹持枢轴也。**上下同法，**"上"，谓手少阳；"下"，谓足少阳。**视其部中有浮络者，皆少阳之络也，**五色诊视如上，旧无此六字，僭补者，下同。**络盛则入客于经；**此下旧有云："故在阳者主内，在阴者主出，以渗于内，诸经皆然。"一十九字，与上文不相承，僭去之。**太阳之阳，名曰关枢，**"关"，固卫也。少阳为枢，转布阳气，太阳则约束而固卫其转布之阳，故曰关枢。**上下同法，"上"，谓手太阳；"下"，谓足太阳。视其部中有浮络者，皆太阳之络也。**五色诊视如上，络盛则入客于经；**少阴之阴，名曰枢儒，**"儒"，当作臑。手少阴之脉下循臑内后廉，足少阴之脉上股内后廉，皆柔软肉胜之处，故曰臑。枢臑者，枢机运于臑内也。所谓三阴离合，少阴为枢是也。**上下同法，**"上"，谓手少阴；"下"，谓足少阴。**视其部中有浮络者，皆少阴之络也。五色诊视如阳明，**旧无此七字，新补者，下同。**络盛则入客于经，其入经也，从阳部注于经，其出者从阴内注于骨；**"出"，谓出于阳经也。出于阳则入于阴，入于阴故注于骨。**心主之阴，名曰害肩，**"心主"，手厥阴也。其脉上抵腋下，故曰害肩。"害"，阖同。盖言阖聚阴气于肩腋之分，所谓厥阴为阖是也。**上下同法，**"上"，谓手厥阴；"下"，谓足厥阴。**视其部中有浮络者，皆心主之络也，五色诊视如阳明，络盛则入客于经；太阴之阴，名曰关蛰，**"关"，封也。所谓太阴为关是也。"蛰"，蛰虫也。盖太阴者，里也，里者子也，十一月万物气皆藏于中，犹封蛰也，故曰关蛰。**上下同法。**"上"，谓手太阴；"下"，谓足太阴。**视其部中有浮络者，皆太阴之络也，五色诊视如阳明，络盛则入客于经。凡十二经络脉者，皮之部也。**浮络现于皮，故曰皮之部。

　　是故百病之始生也，必先于皮毛，邪中之则腠理开，开则入客于络脉；留而不去，传入于经；留而不去，传入于腑，廪于肠胃。"中"，去声。"廪"，舍也。**邪之始入于皮也，泝然起毫毛，开腠理；**"泝"淅同，洒淅恶寒也。**其入于络也，则络脉盛，色变；**"色变"，部中五色诊现也。**其入客于经也，则感虚乃陷下；**感虚者，经气虚乃感也。"陷下"，脉陷下也。**其留于筋骨之间，寒多则筋挛骨痛，热多则筋弛骨消，肉烁腘破，毛直而败。"**"腘"，音阃。寒则收引，故筋挛；脉凝涩，故骨痛；热则开张，故筋弛；阴髓竭，故骨消。"肉烁"，肉热也。"䐃"，肩肘髀厌皮肉也。䐃破者，人热盛则反侧多而皮破也。毛直而败者，液不足以泽毛也。

帝曰："夫子言皮之十二部，其生病皆何如？"岐伯曰："皮者，脉之部也。"脉之部"，脉之所分部也。邪客于皮，则腠理开，开则邪入客于络脉，络脉满则注于经脉，经脉满则入舍于腑脏也。故皮者有分部，不与而生大病也。""不与"，不及也。言邪客皮部，则部中壅滞，经气不及而生大病也。帝曰："善！"

经络色诊论篇第五十七

言经络中五色诊现也。旧无"色诊"二字，僭补此。

黄帝问曰："夫络脉之现也，其五色各异，青、黄、赤、白、黑不同，其故何也？"岐伯对曰："经有常色，而络无常，变也。"

帝曰："经之常色何如？"岐伯曰："心赤、肺白、肝青、脾黄、肾黑，皆亦应其经脉之色也。"

帝曰："络之阴阳亦应其经乎？"岐伯曰："阴络之色应其经，阳络之色变无常，随四时而行也。"阴络"，六阴之络。"阳络"，六阳之络。随四时而行者，春青、夏赤、长夏黄、秋白、冬黑也。此皆常色，谓之无病。此二句旧在"淖泽则黄赤"

之下，僭次于此。**寒多则凝涩，凝涩则青黑；热多则淖泽，淖泽则黄赤。五色俱现者，谓之寒热，此皆变色，谓之有病。"**此八字旧本无，昆僭补此。**帝曰："善！"**

气穴论篇第五十八

人身孔穴，皆气所居，故曰气穴。经云："诸经三百六十五穴，孙络亦三百六十五穴，溪谷亦三百六十五穴。"今《针经》所传六百六十四穴，世远经残，莫能正考。

黄帝问曰："余闻气穴三百六十五以应一岁，未知其所，愿座闻之。"岐伯此旧有"稽首再拜对"五字。今去之。**曰："窘乎哉问也！其非圣帝，孰能穷其道焉？**此下旧有云："因请溢意尽言其处。'帝捧手逡巡而却曰：'夫子之开余道也，目未见其处，耳未闻其数，而目以明，耳以聪矣。'岐伯曰：'此所谓圣人易语，良马易御也。'帝曰：'余非圣人之易语也。世言真数开人意，今余所访问者真数，发蒙解惑，未足以论也。然余愿闻夫子溢志尽言其处，令解其意，请藏之金柜，不敢复出。'岐伯再拜而起曰。"计一百二十二字，今僭去之。**臣请言之。**此下旧有云："背与心相控而痛，所治天突与十椎及上纪。上纪者，胃脘也；下纪者，关元也。背胸邪系阴阳左右，如此其病前后痛涩，胸胁痛而不得息，不得卧，上气短气满痛，脉满起斜出尻脉，络胸胁支心贯膈，上肩加天突，斜下肩交十椎下。"计八十七字，按其文义与上下文不相流贯，今僭去之。

脏腧五十穴，"脏"，谓肝、心、脾、肺、肾。"腧"，谓井、荥、腧、经、合。肝之井，大敦也；荥，行间也；腧，太冲也；经，中封也；合，曲泉也。心之井，小①冲也；荥，小府也；腧，神门也；经，灵道也；合，小海也。脾之井，隐白也；荥，大都也；腧，太白也；经，商丘也；合，阴陵泉也。肺之井，少商也；荥，鱼际也；腧，太渊也；经，经渠也；合，尺泽也。肾之井，涌泉也；荥，然谷也；腧，太溪也；经，伏流②也；合，阴谷也。是五脏之腧，五五二十五穴，以左右合之，成五十穴。按：手心主厥阴亦有五穴，井，中冲也；荥，劳宫也；腧，大陵也；经，间使也；合，曲泽也。经意不及此五穴，莫求其义，或有所误，未可知也。

腑腧七十二穴，"腑"，谓六腑。"腧"，谓井、荥、腧、原、经、合。胆之井，窍阴也；荥，夹溪也；腧，临泣也；原，丘虚也；经，阳辅也；合，阳陵泉也。小肠之井，少泽也；荥，前谷也；腧，后溪也；原，腕骨也；经，阳谷也；合，少海也。胃之井，厉兑也；荥，内庭也；腧，陷谷也；原，冲阳也；经，解溪也；合，三里也；大肠之井，商阳也；荥，二间也；腧，三间也；原，合谷也；经，阳谷也；合，曲池也。膀胱之井，至阴也；荥，通谷也；腧，束骨也；原，京骨也；经，昆仑也；合，委中也。三膲之井，关冲也；荥，液门也；腧，中渚也；原，阳池也；经，支沟也；合，天井也。共三十六穴，以左右合之，成七十二穴。

热腧五十九穴，详注《水热论》。**水腧五十七穴**，详《水

---

① 国中按："小"，原书作"少"属假借字，故改之。后之"小府"之"小"同；后之"小海"之"小"同。如此"小海"穴既有二，一属手少阴心经之"小海"穴，一属手太阳小肠经之"小海"穴，当区别对之。

② 国中按："伏流"，原书作"复溜"，属假借字，故改之，全书同。

热论》。**头上五行，行五，五五二十五穴**；"行"，音杭。按：《水热论》此二十五穴亦在热腧之内。**中膂两旁各五，凡十穴**；此背间五脏之腧，肺腧、心腧、肝腧、脾腧、肾腧也，左右合成十穴。**大椎上两旁各一，凡二穴**；当是天柱二穴，在夹项后髪际大筋外廉陷者中。**值瞳子浮白二穴**，值瞳子者，言浮白二穴在耳后入髪际一寸，与前瞳子相值也。"值"字，旧作"目"，僭改此。**两髀厌分中二穴**，"髀厌"，髀之分也。"分中"，穴名，即环跳也，以其当身之半，故曰分中。**犊鼻二穴**，在膝下胻上夹解大筋中。**耳中多所闻二穴**，听宫穴也，在耳中。**眉本二穴**，攒竹穴也，在眉头陷者中。**完骨二穴**，在耳后入髪际四分。**项中央一穴**，风府穴也，在项上入髪际一寸，大筋内宛宛中。**枕骨二穴**，窍阴穴也，在完骨上枕骨下，摇动应手。**上关二穴**，一名客主人，在耳前上廉起骨端，开口有孔。**大迎二穴**，在曲颔前一寸三分，骨陷者中动脉是也。**下关二穴**，在客主人下，耳前动脉下空下廉，合口有孔，开口即闭。**天柱二穴**，在夹项后髪际大筋外廉陷者中。**巨虚上下廉四穴**，巨虚上廉，在足三里下三寸，巨虚下廉，在上廉下三寸，左右合成四穴。**曲牙二穴**，颊车穴也，在耳下曲颊端陷者中，开口有孔。**天突一穴**，在颈结喉下，同身寸之三寸中央宛宛中。**天府二穴**，在腋下三寸臂臑内廉动脉中。**天牖二穴**，在颈筋间，缺盆上，天容后，天柱前，完骨后，髪际上。**扶突二穴**，在颈人迎后一寸五分。**天窗二穴**，在曲颊下扶突后，动脉应手陷者中。**肩解二穴**，谓肩井也，在肩上陷解中，缺盆上，大骨前。**关元一穴**，在脐下同身寸之三寸。**委阳二穴**，三膲下辅腧也，出于腘中外廉两筋间，承扶下六寸。**肩贞二穴**，在肩曲胛下两骨解间，肩颙后陷者中。**喑门一穴**，在后髪际宛宛中，入系舌本。**脐一穴**。脐中也。**胸腧十二穴**，谓腧府、或中、神藏、灵墟、神封、步廊，左右合成十二穴也。腧府在巨骨下，夹任脉两旁，横去任脉各同

身寸之二寸陷者中。下五穴递相去同身寸之一寸六分陷者中。**背**
腧二穴，大杼穴也，在脊第一椎下两旁，相去各同身寸之一寸
半陷者中。**膺腧十二穴**，谓云门、中府、周营①、胸乡、天溪、
食窦，左右合成十二穴也。**分肉二穴**，阳辅穴也，在足外踝上
四寸辅骨前绝骨端，如前三分，去丘墟七寸。**踝上横二穴**，内
踝上，交信穴也，在足内踝上二寸，少阴前太阴后筋骨间，阴跷
之隙也。**阴阳跷四穴**，阴跷，照海也，在足内踝下一寸。阳跷，
申脉也，在足外踝下陷者中，容爪甲许。**水腧在诸分**，言治水
之腧，在诸阴之分理，皆脏之阴络，水之所客也。**热腧在气穴**，
"气"，阳也，气穴者，阳分之穴，或身之上半，或六阳之经皆
是。**寒热腧在两骸厌中二穴**，两骸厌中，谓膝外厌中，阳关穴
也。**大禁二十五**，乃《刺禁论》中杂禁二十五条，左右合之，
乃四十九穴，刺之为灾是也。此下旧有云："在天府下五寸。"
六字衍文也，僭去之。**凡三百六十五穴，针之所由行也。**"自
脏腧至此，并重复共得四百零七穴，除重复约得三百五十八穴，
盖世远经残，不可考也。

　　帝曰："余已知气穴之处，游针之居，愿闻孙络溪谷亦有
所应乎?""孙络"，小络，浮而支别者是也。岐伯曰："**孙络三**
百六十五穴会，亦以应一岁，言孙络亦有三百六十五穴，以应
一岁。**以溢奇邪**，"奇"，异也。异邪盛于皮毛，则溢入络脉。
以通营卫。营卫之气，由络以通，故三阴三阳得以交贯也。**营**
卫稽留，卫散营溢，"稽"，迟也。言营卫稽迟而留，则有散溢
之患。**气竭血着，外为发热，内为少气**。"着"，凝结而不流
也。气竭于内，故内为少气；血着于经，经气壅实，故外为发
热。**急泻勿怠，以通营卫**，"急"，速也。营卫不通，内外皆病，

----

　　① 国中按："周荣"当作"周营"，"荣、营"可通借。"周"指周身；"营"，
指营气。本穴可调合营气，而营养周身，因此得名。

故急速泻之，以救营卫也。**现而泻之，勿问所会。**"现其波隆，现其陷下，即其所在泻之，勿问穴会也。

　　帝曰："善！愿闻溪谷之会也。"岐伯曰："肉之大会为谷，肉之小会为溪，肉分之间，溪谷之会，以行营卫，以会大气，邪溢气壅，脉热肉败，营卫不行，必将为脓，内消骨髓，外破大腘，此为痈毒也。留于节凑，必将为败。留于骨节之间，津液所凑之处，必为败烂也，此上皆气壅脉热所致。**积寒留舍，营卫不居，卷肉缩筋。**"卷"，音倦。积寒所在，血气不行，是营卫不居也。寒主收引，故令卷肉缩筋。**胁肘不得伸，内为骨痹，外为不仁，命曰不足，大寒留于溪谷也。**此上由积寒留舍所致。"胁"，腋下肋也。"肘"，手之曲也。"不足"，阳气不足也。**溪谷三百六十五穴会，亦应一岁。**此又言溪谷亦三百六十五穴，盖在诸经孙络之内，非复别有三百六十五穴。**其小痹淫溢，循脉往来，微针所及，与法相同。"**"小痹"，邪之微者。**帝乃**此下旧有云："辟左右而起，再拜曰：'今日发蒙解惑，藏之金柜，不敢复出乃'。"计二十三字，今僭去之。**藏之金兰之室，署曰：气穴所在。"**

　　岐伯曰："孙络之脉别经者，其血盛而当泻者，亦三百六十五脉，并注于络，传注十二络脉，非独十四络脉也。十二经有十二络。此云十四络者，兼督任二络而言之也。**内解泻于中者十脉。"**内解泻于中，谓脉之支别入于脏腑者。

气府论篇第五十九

六阳孔穴，皆气所居，命曰气府。

足太阳脉气所发者七十八穴：下文考得九十一穴，多一十三穴。此与近世不同，近世左右共一百二十六穴。**两眉头各一**；攒竹穴也。**入髮至顶三寸半旁五，相去三寸**；此言人髮至顶中三寸半许，彼此相傍者有五行，相去中行但三寸，下文是也。**其浮气在皮中者凡五行，行五，五五二十五**；"行"，音杭。"浮气"，阳气浮于颠顶之上者也。五行行五者，中行则囟会、前顶、百会、后顶、强间五穴，此本督脉、足太阳之脉与督脉交于颠，气相贯也，故并言之；次两行则五处、承光、通天、络隙①、玉枕五穴，左右合成十穴；又次两行则临泣、目窗、正营、承灵、脑空五穴，左右合成十穴，共二十五穴也。**项中大筋两旁各一**；天柱穴也。**风府两旁各一**；风池穴也。**夹脊以下，至尻尾二十一节，十五间各一**；"间"，两骨之间，自大椎至胞肓凡十五肋，故曰十五间。十五间各一者，今《甲乙经》所载十三穴，并去脊三寸，附分、魄户、神堂、噫嘻、膈关、魂门、阳纲、意舍、胃仓、肓门、志室、胞肓、秩边，左右合成二十六穴。近世有膏肓二穴，在魂户之次，晋汉而上，率未有也。曰十五间各一，当得三十穴方是，不然，则五当作三矣。**五脏之腧各五**；谓肺腧、

---

① 国中按："隙"，原书误为"却"，今人皆从之，笔者考证，其字当作"隙"，故改之，有考见附录。

心腧、肝腧、脾腧、肾腧，左右各五，合成十穴。**六腑之腧各六**；谓胆腧、胃腧、三膲腧、大肠腧、小肠腧、膀胱腧，左右各六，合成十二穴。**委中以下，至足小趾旁各六腧**。谓委中、昆仑、京骨、束骨、通谷、至阴六穴，左右合成十二穴。

　　足少阳脉气所发者六十二穴：**两角上各二**；"角"，谓额角。"各二"，天冲、曲鬓也。**直目上髮际内各五**；谓临泣、目窗、正营、承灵、脑孔也，左右合成十穴。**耳前角上各一**；"角"，曲角也。"各一"，谓额厌穴也。**耳前角下各一**；悬厘穴也。**锐髮下各一**；和髎穴也。**客主人各一**；"客主人"，穴名，一名上关，在耳前上廉起骨端，开口有孔。**耳后陷中各一**；翳风穴也。**下关各一**；穴名，在客主人下，合口有孔，开口即闭。**耳下牙车之后各一**；颊车穴也。**缺盆各一**；在肩上横骨陷者中。**腋下三寸，胁下至胠，八间各一**；"三寸"，同身寸也。"腋下"，谓渊液、辄筋、天池，胁下至胠，则日月、章门、带脉、五枢、维道、居髎九穴也，左右合成十八穴。所以谓之八间者，自腋至胠凡八肋，故云八间也。**髀枢中旁各一**；中旁者，中而少旁，环跳二穴是也。**膝以下，至足小趾次趾各六腧**。"小趾次趾"，谓小趾之侧次趾也。"六腧"，谓阳陵泉、阳辅、丘虚、临泣、夹溪、窍阴六穴，左右合成十二穴也。

　　足阳明脉气所发者六十八穴：**额颅髮际旁各三**；谓悬颅、阳白、头维也，左右合成六穴。**面鼽骨孔各一**；四白穴也。**大迎之骨孔各一**；"大迎"，穴名，在曲颔前同身寸之一寸三分。**人迎各一**；"人迎"，穴名，在颈夹结喉旁，脉动应手，刺者过深杀人。**缺盆外骨孔各一**；天髎穴也。在肩伏骨之间陷者中，**膺中骨间各一**；谓气户、库房、屋翳、膺窗、乳中、乳根六穴，左右合成十二穴。**夹鸠尾之外，当乳下三寸，夹胃脘各五**；"鸠尾"，臆前蔽骨也。"各五"，谓不容、承满、梁门、关门、太一五穴，左右合成十穴。**夹脐广三寸各三**；各去中行一寸五分，故云广三寸。"各三"，谓滑肉门、天枢、外陵也，左右合成六穴。**下脐二寸夹之各三**；谓大巨、水道、归来也，左右合成六穴。**气街动脉各一**；"气街"，穴名，即气冲。**伏兔上各一**；髀关穴也。**三里以下，至足中趾各八腧，分之所在穴孔**。谓三里、上廉、下廉、解溪，冲阳、陷谷、内庭、厉兑八穴，左右合成十六穴。分之所在穴空者，言上文六十八穴，皆阳明部分所在之穴孔也。

手太阳脉气所发者三十六穴：目内眦各一；睛明穴也。**目外眦各一**；瞳子髎也。**颧骨下各一**；颧髎穴也。**耳郭上各一**；角孙穴也。**耳中各一**；听宫穴也。**巨骨各一**；"巨骨"，穴名，在肩端两叉骨间陷者中。**曲腋上骨穴各一**；臑腧穴也。**柱骨上陷者各一**；肩井穴也。**上天窗四寸各一**；谓天窗、窍阴四穴也。**肩解各一**；秉风穴也。**肩解下三寸各一**；天宗穴也。**肘以下，至手小指本各六腧**。"本"，端也。"六腧"，谓小海，阳谷、腕骨、后溪，前谷、小①泽也，左右合成十二穴。

手阳明脉气所发者二十二穴：鼻孔外廉项上各二。"鼻空外廉"，迎香穴也。"项上"，扶突穴也。左右共成四穴。**大迎骨孔各一**，一出足阳明，一出乎此，岂手阳明足阳明二经所并发者乎？《甲乙》为晚出之书，未足据也。**柱骨之会各一**，天鼎穴也。**颧骨之会各一**，肩髃穴也。**肘以下，至手大指次指本各六腧**。"大指次指"，大指旁之次指也。"六腧"，谓三里、阳溪、合谷、三间、二间、商阳也，左右合成十二穴。

手少阳脉气所发者三十二穴：颧骨下各一；颧髎穴也，为手少阳太阳之会，故重出。**眉后各一**；丝竹穴也。**角上各一**；颔厌穴也。**下完骨后各一**；天牖穴也。**项中足太阳之前各一**；风池穴也，在耳后陷者中，按之引于耳中，手足少阳脉之会。**夹**

---

①　国中按："小"，原文作"少"，属同音借字，故改之。后同。

扶突各一，"扶突"，手阳明经穴名，在颈人迎后。今曰夹扶突后各一，以《甲乙经》考之，则亦天窗穴也，是为重出。**肩贞各一**；"肩贞"，穴名，在肩曲胛下两骨解间，肩髃后陷者中。**肩贞下三寸分间各一**；谓肩髎、臑会、消泺三穴也，左右合成六穴。**肘以下，至手小指次指本各六腧。**谓天井、支沟、阳池、中渚、液门、关冲六穴，左右合成十二穴。

　　督脉气所发者二十八穴：项中央二；风府、哑门二穴也。**髮际后中八**；谓神庭、上星、囟会、前顶、百会、后顶、强间、脑户八穴也。**面中三**；谓素髎、水沟、龈交三穴也。**大椎以下，至尻尾及旁十五穴。**谓大椎、陶道、身柱、神道、灵台、至阳、筋缩、脊中、悬枢、命门、阳关、腰腧、长强十三穴，又会阳在两旁各一，共十五穴。**至骶下凡二十一节，脊椎法也。**项中之骨三节，不在数。

　　任脉之气所发者二十八穴：今少一穴。喉中央二；谓廉泉、天突二穴也。**膺中骨陷中各一**；谓璇玑、华盖、紫宫、玉堂、膻中、中庭六穴也。**鸠尾下三寸胃脘，四寸胃脘，八寸脐中，以下至横骨五寸，十四腧，腹脉法也**；"鸠尾"，膺前蔽骨也。"三寸胃脘"，上脘也。"四寸胃脘"，中脘也。"十四腧"，谓鸠尾、巨阙、上脘、中脘、建里、下脘、水分、脐中、阴交、气海、丹田、关元、中极、曲骨，十四穴也。旧作"鸠尾下三寸胃脘，五寸胃脘，以下至横骨六寸半一，腹脉法也。"今僭改此，增"八寸脐中，十四腧"七字。**下阴别一**；"阴别"，任脉至阴而支别也。"一"，谓会阴穴也。**目下各一**；承泣二穴也，阳蹻、任脉、足阳明三经之会。**下唇一**；承浆穴也，足阳明任脉之会。**龈交一**。"龈交"，在唇内上齿龈缝中，为任督之会。

　　冲脉气所发者二十二穴：夹鸠尾外各半寸，至脐寸一；谓幽门、通谷、阴都、石关、商曲、肓腧六穴，左右合成十二穴。寸一者，相去每寸一穴也。**夹脐下旁各五分，至横骨寸一，**

腹脉法也。谓中注、髓府、胞门、阴关、下极五穴，左右合成十六。

足少阴舌下；厥阴毛中急脉各一；少阴舌下厥阴毛中四穴，古无穴名。**手少阴各一**；手少阴隙二穴也。**阴阳跷各一**；谓阴跷隙交信二穴，阳跷隙跗阳二穴，左右共四穴。**手足诸鱼际脉气所发者，凡三百六十五穴也**。凡手足黑白肉分之处，如鱼腹色际，皆曰鱼际，故云诸鱼际。上文所指凡三百九十八穴，除去重出四穴，实多二十九穴。按：此篇名《气府论》，但言六阳经穴，督、任、冲三脉，而不及六阴诸经，末言手足诸鱼际脉气所发者，凡三百六十五穴。昆尝以此合于周天三百六十五度，义可求也。盖积阳为天，天之阳气恒运于外，人身六阳之气运于周身之表，亦天道也，故气穴应天，若并六阴孔穴纪之，则数多而义不合，作者之意，毋亦此欤？

黄帝内经素问吴注第十六卷

骨孔论篇第六十

"骨孔"，髓孔也。

黄帝问曰："余闻风者，百病之始生也，以针治之奈何"？岐伯曰："风从外入，令人振寒，汗出头痛，身重恶寒，风邪在表，阳气内拒，邪正分争，故振寒；风伤卫气，故汗出；风邪客于三阳经，则令头痛身重；表气受伤，不能卫寒，故恶寒。治在风府，穴在项上，入髪际同身寸之一寸宛宛中，督脉足太阳之会。调其阴阳，不足则补，有余则泻。正气不足则补，邪气有余则泻。大风颈项痛，刺风府，风府在上椎；言在项骨第一节上椎也。大风汗出，灸譩譆，譩譆在背下夹脊旁三寸所，厌之令病者呼譩譆，譩譆应手。譩譆穴在夹脊第六椎下，去中行三寸许。"厌之"，以手按其穴也。从风憎风，刺眉头；病由于风则憎风，宜刺攒竹穴。失枕，在肩上横骨间；失枕者，风在颈项，颈痛不利，不能就枕也。肩上横骨中，当是巨骨穴。折使榆臂，齐肘，正灸脊中；"折使"，谓手拘挛而曲其所使也。"榆臂"，如榆枝之掉摇其臂也。此风在手阳明使然，故令齐其肘，正灸臂脊之中。盖手阳明大肠经之分也。胁络季胁引小腹而痛胀，刺譩譆；"胁"，音杪。"胁"，夹脊两旁空软处也。络季胁引小腹而痛者，阳气不得升也，故刺譩譆以升举其阳。腰痛不可以转摇，急引阴卵，刺八髎与痛上，八髎在腰尻分间；谓上髎、次髎、中髎、下髎，左右合成八穴。鼠瘘寒热，还刺寒府，寒府在附膝外解营。"鼠瘘"，寒气陷脉为瘘，其形如鼠也。为病令人寒热，寒从地起，先并于膝，故寒府在附膝外解营。"营"，孔也。**取膝上外者使之拜，取足心者使之跪。**拜则外营开，跪则足心现也。

　　任脉者，起于中极之下，以上毛际，循腹里，上关元，至咽喉，上颐循面入目。"任脉"，奇经之一也。"中极"，小腹穴名。《难经》、《甲乙经》无"上颐循面入目"六字，盖略之也。**冲脉者，起于气街，并少阴之经，夹脐上行，至胸中而散。**"冲脉"，亦奇经也，为十二经之海，始于藏精之胞室。**任脉为病，男子内结七疝，女子带下瘕聚。**"七疝"，寒、水、筋、血、气、狐、㿉也。"带下"，白赤带下也。"瘕聚"，气痛不常之名。**冲脉为病，逆气里急。**热则逆气，寒则里急，气有余则逆，血不足则急。**督脉为病，脊强反折。**"督脉"，亦奇经也，其脉贯于脊里，故令脊强反折。**督脉者，起于小腹以下骨中央，女子入系廷孔，**"起"，出于肌表之所起也，若原于内则与任、冲并起于阴胞，乃肾室也。"廷孔"，阴廷之孔也。**其孔，尿孔之端也。**言廷孔即是尿孔之端。**其络循阴器，合篡间，绕篡后，**"篡间"，谓二阴之间。"篡后"，谓肛门之后，言督脉之络支分循于阴器，复合于篡间，又支分绕于篡后也。**别绕臀，至少阴与巨阳中络者，合少阴上股内后廉，贯脊属肾，**"臀"，音屯。"中络"，中行之络。"廉"，棱角也。**与太阳起于目内眦，上额交颠上，入络脑，还出别下项，循肩髆内，夹脊抵腰中，入循膂络肾；**"眦"，音赀。"髆"，音搏。此督脉并太阳之经者也。**其男子循茎下至篡，与女子等。其小腹直上者，贯脐中央，上贯心，入喉，上颐环唇，上系两目之下中央。**此督脉并于任脉者也。**此生病，从小腹上冲心而痛，不得前后，为冲疝；**此督脉并于冲脉为病者也。**其在女子，不孕、癃痔、遗尿、嗌干。**冲、督、任三脉一原而三岐，冲脉起于胞中，病故不孕；系廷孔，循阴器，故为癃；合纂间，绕纂后，故为痔；其脉并于少阴，故遗尿；少阴之脉循喉咙，故嗌干。"在"字，旧无，昆补此。**督脉生病治督脉，治在骨上，甚者在脐下营。**"骨上"，谓横骨之上，曲骨穴也。"脐下营"，阴交穴也，直脐下一寸，任脉阴冲之会。

其上气有音者，治其喉中央，在缺盆中者；"喉中央"，天突穴也。缺盆中者，谓手足阳明，手足少阳，又手太阳五脉也。**其病上冲喉者，治其渐，渐者上夹颐也。**病冲于喉，则渐次及颐，故取夹颐二穴，大迎是也。**蹇膝伸不屈，治其键；**"键"，音健。"蹇膝"，膝痛而偃蹇也。"伸不屈"，能伸而不能屈也。键义见后文。**坐而膝痛，治其机；立而暑解，治其骸关；**"暑解"，热畜骨解也。机与骸关义见后文。**膝痛，痛及拇指，治其腘；**"拇指"，小拇指也。是太阳经所出，故治其腘。"腘"，委中穴也。**坐而膝痛，如物隐者，治其关；**如物隐伏其中，此邪所着也。**膝痛不可屈伸，治其背内；**"背内"，谓太阳经之气穴，背腧之类也。**连胻若折，治阳明中腧髎；**"腧髎"，谓六腧之穴，井、荥、腧、原、经、合，取其所宜也。**若别，治巨阳、少阴荥；**若胻痛支别者，宜治巨阳荥通谷，少阴荥然谷也。**淫泺胻痠，不能久立，治少阳之维，**"淫泺"，似于酸痛而无力也。经脉之交者为维。**在外踝上五寸。**外踝之上五寸，光明穴也。**辅骨上横骨下为键，**"辅骨"，膝辅骨；"横骨"，腰横骨；是键为股骨也。**夹髋为机，**"髋"，音宽。"髋"，两股间也。夹髋相接之处为机。**膝解为骸关，**"膝解"，膝之节解也。**夹膝之骨为连骸，骸下为辅，**膝之外侧有二高骨，上骨为连骸，下骨为辅。**辅上为腘，腘上为关，**辅骨之上为腘，腘在辅骨之上也。"腘上为关"，关者膝之骸解也。**头横骨为枕。**脑后横骨为枕骨。

水腧五十七穴者：尻上五行，行五；伏兔上两行，行五；左右各一行，行五；踝上各一行，行六。详注《水热穴论》

中。此皆是骨孔，故并及尔。**髓孔在脑后五分，颅际锐骨之下，**"髓"，脑髓也。"孔"，谓风府穴也。"颅际"之上旧有"在"字，僣去之。**一在龈基下，**"龈"，音斫。言一孔在口内上龈之基。**一在风府上。**谓脑户也。**脊骨上孔，在项后中复骨下；**项有三骨，中骨之次，又复一骨，故云中复骨下，盖大椎穴也。**脊骨下孔，在尻骨下孔。**长强穴也。自"一在龈基下"至此，旧本云"一在项后中复骨下，一在脊骨上孔，在风府上，脊骨下孔，在尻骨下孔。"共二十七字，僣改易如上文云。**数髓孔在面夹鼻，**谓颧髎、巨髎、禾髎也，为孔甚小，**或骨孔在口下当两肩；**"或者"，不一之词，或有或无也。"当两肩"，大迎处也。**两髆骨孔，在髆中之阳；**"髆"，肩髆也。"髆阳"，髆之外也。**臂骨孔在臂阳，去踝四寸，两骨孔之间；**臂有两骨，去踝四寸许，髓孔在其间。"臂阳"，臂外也。**股骨上孔在股阳，出上膝四寸；**"股阳"，股面也。**胻骨孔在辅骨之上端；**犊鼻穴处也。**股际骨家，在毛中动下；**"股际骨"，前阴曲骨也。**尻骨孔在髀骨之后，相去四寸；**上髎、次髎、中髎、下髎八穴是也。**扁骨有渗腠，无髓孔，易髓无孔。**"扁骨"，对圆骨而言，言圆骨皆有髓孔，若扁骨则但有渗灌之腠，无复髓孔也，故变易无髓则无孔也。

　　灸寒热之法，先灸项大椎，以年为壮数；谓如患人之年数。**次灸橛骨，以年为壮数。**尾穷谓之橛骨。**视背腧陷者灸之，**"视"，察也。察其诸腧陷下，宜灸者灸也。**举臂肩上陷者灸之，**肩颙穴也。**两季胁之间灸之，**京门穴也。**外踝上绝骨之端灸之，**阳辅穴也。**足小趾次趾间灸之，**夹溪穴也。**腨下陷脉灸之，**承山穴也。**外踝后灸之，**昆仑穴也。**缺盆骨上切之坚痛如筋者灸之，**此非谓穴，乃肉间结核也。**膺中陷骨间灸之，**天突穴也。**掌束骨下灸之，**阴隙穴也。**脐下关元三寸灸之，**关元在脐下三寸。**毛际动脉灸之，**气街穴也。**膝下三寸分间灸之，**

三里穴也。**足阳明跗上动脉灸之，**冲阳穴也。**颠上一灸之，**百会穴也。**犬所啮之处灸之三壮，即以犬伤病法灸之。**"啮"，古结切。犬伤令人寒热，古别有灸法，故云然也。**凡当灸二十九处，**犬所啮之上有二十九处。**伤食灸之。**伤食寒热，亦如上文灸之。**不已者，必视其经之过于阳者，数刺其腧而药之。**"数"，音朔。刺以泻其阳，药以和其阴。

水热穴论篇第六十一

水腧五十七穴，热腧五十九穴，详于此篇，故云《水热穴论》。

黄帝问曰："**少阴何以主肾？肾何以主水？**"岐伯对曰："**肾者至阴也，至阴者盛水也，肺者太阴也，少阴者冬脉也，故其本在肾，其末在肺，皆积水也。**"肾脉贯肝膈，上入肺中，病水则上下俱病，故云其本在肾，其末在肺，皆积水也。帝曰："**肾何以能聚水而生病？**"岐伯曰："**肾者，胃之关也，关门不利，故聚水而从其类也。**胃纳水谷，肾主二阴，前阴利水，后阴利谷，是肾乃胃之关也。若关门不利，则水不行而聚于下膲；水聚下膲，则以肾属水而从之，是从其类也。**上下溢于皮肤，故为胕肿。胕肿者，聚水而生病也。**"浮肿曰胕。帝曰："**诸水皆生于肾乎？**"岐伯曰："**肾者，牝脏也。**"牝"，阴也。地气上者，属于肾而生水液也，故曰至阴。**勇而劳甚则肾汗出，肾汗出逢于风，内不得入于脏腑，外不得越于皮肤，客于玄府，行于皮里，传为浮肿，本之于肾，名曰风水。肾汗出而逢于风，则腠理闭，汗欲外出而不得出，风欲内入而不得入，持于玄府，行于皮肤，传变而为浮肿，以其本之于肾，故名曰风水。**所谓玄府者，汗孔也。**汗色玄，故谓汗孔为玄府。

帝曰："水腧五十七处者，是何主也？"岐伯曰："肾腧五十七穴，积阴之所聚也，水所从出入也。肾腧即水腧。**尻上五行、行五者，此肾腧。**"行"，音杭，下同。中行督脉所发者，有长强、腰腧、命门、悬枢、脊中五穴；次两旁有白环腧、中膂、内腧、膀胱腧、小肠腧、大肠腧；又次两旁有秩边、胞肓、志室、肓门、胃仓。此四行合成二十穴，皆太阳脉所发，合前共二十五穴，所以皆谓之肾腧者，肾主下焦，此皆在下焦故也。**故水病下为浮肿大腹，上为喘呼，**水性居阴，故腹至足皆浮肿。肾脉入肺，故上为喘呼。**不得卧者，标本俱病。**肾病为本，肺病为标。**故肺为喘呼，肾为水肿，肺为逆不得卧，**此标本皆病之故也。**分为相输，俱受者，水气之所留也。**言所以取尻上五行者，以其部分当下焦，故肾气转输之所，其俱受邪者，肾气不输，水气聚而留之也。**伏兔上各二行、行五者，此肾之街也。**此少阴脉气所发，横骨、大赫、气穴、四满、中注五穴；及阳明脉气所发气街、归来、水道、大巨、外陵五穴，左右合成二十穴。"街"，往来道也。**三阴之所交，结于脚也。踝上各一行、行六者，此肾脉之下行也，名曰太冲。**三阴谓少阴、冲脉、阴蹻也。此大钟、照海、伏流、交信、筑宾、阴谷六穴，左右合成十二穴。肾脉合冲脉而盛大，故曰太冲。**凡五十七穴，皆脏之阴络，水之所客也。**"脏"，肾脏。"络"，支络。

帝曰："春取络脉分肉，何也？"岐伯曰："春者木始治，肝气始生，肝气急，其风疾，经脉常深，其气少不能深入，故取络脉分肉间。""疾"，劲也。

帝曰："夏取盛经分腠，何也？"岐伯曰："夏者火始治，心气始生，脉瘦气弱，阳气流溢，热熏分腠，内至于经，故取盛经分腠，绝肤而病去者，邪居浅也。所谓盛经者，阳脉也。""绝肤"，取盛经分腠而刺之，是绝其邪气于肤间，故云然也。

帝曰："秋取经、腧，何也?"岐伯曰："秋者金始治，肺将收杀，金将胜火，阳气在合，阴气初胜，湿气及体，阴气未盛，未能深入，故取腧以泻阴邪，取合以虚阳邪。阳气始衰，故取于合。经气所注为腧，所入为合。阴气未能深入，故取腧；阳气在合，故取合。

帝曰："冬取井、荥，何也?"岐伯曰："冬者水始治，肾方闭，阳气衰少，阴气坚盛，巨阳伏沉，阳脉乃去，故取井以下阴逆，取荥以实阳气。经气所出为井，所流为荥，寒从地起，由下以逆，故取井以下达其阴逆，既下其阴逆，则致气于荥，以实其阳，所以扶其不胜也。故曰：'冬取井、荥，春不鼽衄。'此之谓也。""故曰"，古语也。冬时既取其在下之井、荥，则下无逆阴，故春时木气升发，亦无鼽衄之患也。

帝曰："夫子言治热病五十九腧，余论其意，未能领别其处，愿闻其处，因闻其意。"岐伯曰："头上五行、行五者，以越诸阳之热逆也；中行五穴，上星，囟会、前顶、百会、后顶也；次两旁五穴，五处、承光、通天、络郤、玉枕也；又次两旁五穴，临泣、目窗、正营、承灵、脑孔也，五五合二十五穴。"越"，泄越也。"热逆"，热气逆于颠顶之上者。大杼、膺腧、缺盆、背腧，此八者，以泻胸中之热也；"膺腧"，谓中府。"背腧"，谓风门。盖风门谓之热府。气街、三里、巨虚上下廉、此八者，以泻胃中之热也；"气街"，气冲也。"三里"，足三里也。穴有巨虚上廉，巨虚下廉，故云巨虚上下廉。云门、髃骨、委中、髓孔，此八者，以泻四肢之热也；"髃"，音耦。"髃骨"，即肩髃。"髓孔"，即腰腧。五脏腧旁五，此十者，以

泻五脏之热也。五脏腧旁五穴，魄户、神堂、魂门、意舍、志室也。**凡此五十九穴者，皆热之左右也。**左右习近也。**帝曰："人伤于寒而传为热何也?"岐伯曰："夫寒盛则生热也。"**寒盛于表，在表之阳不得宣越，故令生热也。

黄帝内经素问吴注第十七卷

调经论篇第六十二

"经"，经隧也。经隧有邪，则变生百病。知者守其经隧而调之，是谓调经。

黄帝问曰："余闻《刺法》言，'有余泻之，不足补之'，何谓有余？何谓不足？"岐伯曰："有余有五，不足亦有五，帝欲何问？"帝曰："愿尽闻之。"岐伯曰："神有余有不足，气有余有不足，血有余有不足，形有余有不足，志有余有不足，凡此十者，其气不等也。"神属心，气属肺，血属肝，形属脾，志属肾，各各不同，故曰不等。

帝曰："人有精气津液，四肢九窍，五脏十六部，三百六十五节，乃生百病，百病之生，皆有虚实。今夫子乃言有余有五，不足亦有五，何以生之乎？"两神相抟①，合而成形，常先身生谓之精；上焦开发，宣五谷味，熏肤充身泽毛，若雾露之溉，是谓气；汗出腠理谓之津；内渗孔窍谓之液。十六部者，手足二、九窍五脏合为十六部也。三百六十五节者，脉络之交有三百六十五会，皆神气出入游行之所也。岐伯曰："皆生于五脏也。夫心藏神，肺藏气，肝藏血，脾藏肉，肾藏志，而各成形。"各"字，旧作"此"，僭改"各"。志意通调，内连骨髓，而成形五脏。言必志意通调，内连骨髓，无有余亦无不足，则

---

① 国中按："抟"，原书误作"薄"，据此段经文之义，当作"抟"，故改之。

各成其形，充于五脏矣。旧无"调"字，昆僭补者。**五脏之道，皆出于经隧，以行血气，血气不和，百病乃变化而生，是故守经隧焉。**"隧"，音遂。"道"，路也。"隧"，田间水道也。谓之经隧者，经脉流行之道也。

帝曰："**神有余不足何如？**"岐伯曰："**神有余则笑不休，神不足则悲。**"神"，阳也。阳有余则喜胜，故笑不休；阳不足则阴惨乘之，故悲。**血气未并，五脏安定，邪客于形，洒淅起于毫毛，未入于经络也，故名曰神之微。**"血气"，正气也。"未并"，未与邪并也。"洒淅"，振寒貌。"神之微"，神病之微也。帝曰："**补泻奈何？**"岐伯曰："**神有余，则泻其小络之血，勿之深斥，勿中其大经，神气乃平；**"小络"，孙络也。"斥"，刺也。"血"字下旧有"出血"二字，繁文也，僭去之。**神不足者，视其虚络，按而致之，刺而利之，勿出其血，勿泄其气，以通其经，神气乃平。**"以按摩致气于其虚络，以针刺疏利其壅塞，然勿得伤其血气也。帝曰："**刺微奈何？**"岐伯曰："**按摩勿释，着针勿斥，移气于不足，神气乃得复。**""勿释"，勿已也。"勿斥"，勿深也。

帝曰："**善！气有余不足奈何？**"岐伯曰："**气有余则喘咳上气，不足则息利少气。**"上气"，气逆上也。**血气未并，五脏安定，皮肤微病，命曰白气微泄。**"肺合皮，其色白，故皮肤微病，是白气微泄。帝曰："**补泻奈何？**"岐伯曰："**气有余则泻其经隧，勿伤其经，勿出其血，勿泄其气；不足则补其经隧，勿出其气。**"病在肺而气有余，由其正气不足，故但泻经隧而邪可杀，勿伤其经、出其血、泄其气也。有余尚尔，不足可知。帝曰："**刺微奈何？**"岐伯曰："**按摩勿释，出针视之，曰我将深之，适人必革，精气自伏，邪气散乱，无所休息，气泄腠理，正气乃相得。**"先行按摩之法，欲经隧之气不滞，次出针视之，曰我将深之，欲其恐惧而精神正气内伏也。然针之适人，必在皮革之际，勿实深之。如此，则精气潜伏，邪气散乱，无所止息而泄于腠理，邪气既泄，正气乃相得矣。

帝曰："善！血有余不足奈何？"岐伯曰："**血有余则怒，不足则恐**。肝盛则怒，不足则恐。**血气未并，五脏安定，孙络外溢，则经有留血**。"孙络之中有波隆外溢，则大经之内有留止瘀血。帝曰："补泻奈何？"岐伯曰："**血有余则泻其盛经，出其血；不足则视其虚经，纳针其脉中，久留而视**，留针所以致气，**脉大，急出其针，勿令血泄**。"脉大者，留针之久，气至而脉渐大也。脉大则不足者平矣，乃急速出针，勿令血泄。帝曰："刺留血奈何？"岐伯曰："**视其血络，刺出其血，勿令恶血得入于经，以成其疾**。""恶血"，络之恶血。

帝曰："善！形有余不足奈何？"岐伯曰："**形有余则腹胀，泾溲不利，不足则四肢不用**。"溲"，音叟。形属于脾。有余者，邪有余也。脾有余，故腹胀。"泾"，水行有常也。"溲"，尿溲也。泾溲不利，言常行之小便不利也。脾主四肢，脾不足，故不用。**血气未并，五脏安定，肌肉蠕动，命曰微风**。""蠕"，音软。肌肉蠕动，肌肉间如虫行动也。风为动物，故动者命曰微风。帝曰："补泻奈何？"岐伯曰："**形有余则泻其阳经，不足则补其阳络**。"脾之阳经，阳明也。阳络，亦阳明也。阳有余则固，故泻其阳则腹胀除，泾溲利。阳不足则弱，补其阳络而致气焉，则四肢用矣。帝曰："刺微奈何？"岐伯曰："**取分肉间，勿中其经，勿伤其络，卫气得复，邪气乃索**。""中"，去声。邪在肌肉，故取分肉。"索"，散也。

帝曰："善！志有余不足奈何？"岐伯曰："**志有余则腹胀飧泄，不足则厥**。"飧"，音孙。肾主志，肾脉行于腹里，故腹胀；肾有余则寒胜，故飧泄；肾阴不足则阳胜，阳胜则上逆而为厥。**血气未并，五脏安定，骨节有动，则骨节有微风**。""则骨节有微风"六字，旧本无，僭补者。

帝曰："补泻奈何？"岐伯曰："志有余则刺然谷血者，不足则补其伏流①。"然谷、伏流皆少阴肾经穴名。"血"，出血也。实则泻其子，当刺涌泉，不则取然谷，以涌泉为经穷之处，气难行也。伏流属金，所谓虚则补其母也。帝曰："刺未并奈何？"岐伯曰："即取之，勿中其经，邪所乃能立虚。""即取之"，即其邪所取之。故言勿中其经穴，而能立虚其邪。

帝曰："善！余已闻虚实之形，不知其何以生。"岐伯曰："气血以并，阴阳相倾，气乱于卫，血逆于经，血气离居，一实一虚。""并"，阴阳不和，自为并一也。"倾"，倾陷也。"离居"，血气不相营合也。血并于阴，气并于阳，故为惊狂。血并于阴脏，是为重阴；气并于阳腑，是为重阳。"惊狂"，癫狂也。血并于阳，气并于阴，乃为炅中。"炅"，炯同。血并于阳则表寒，气并于阴则里热。"炅中"，热中也。血并于上，气并于下，心烦惋善怒。"惋"，读作闷。血为阴，并于上部，则心火为阴所蔽，故烦闷；气为阳，并于下部，则肝木为阳所炙，故善怒。血并于下，气并于上，乱而善②忘。"血并于下，则肾水失其内明之体，令人善忘；气并于上，则肺金失其清肃之用，令人心乱。

帝曰："血并于阴，气并于阳，如是血气离居，何者为实？何者为虚？"岐伯曰："血气者，喜温而恶寒，寒则涩不能流，温则消而去之。此言血气并病之由也。是故气之所并为血虚，血之所并为气虚。"邪之所凑，必其虚也。

帝曰："人之所有者，血与气耳。今夫子乃言血并为虚，气并为虚，是无实乎？"岐伯曰："有者为实，无者为虚。故

① 国中按："伏流"，原文作"复溜"，均属同音借字，故改之。以深伏流动而得名，故谓之伏流。

② 国中按："善"，原文作"喜"，属避讳字，故改之。

气并则无血，血并则无气，今血与气相失，故为虚焉。气并于血，则失其血矣；血并于气，则失其气矣，是为相失。**络之与孙络俱输于经，血与气并，则为实焉。**"络"，正络也。"孙络"，支络也。**血之与气，并走于上，则为大厥，厥则暴死，气复返则生，不返则死。**"血气并走于上，而为大厥，则无阳矣，无阳则死，故暴死。气复则阳回，故生；气不复，则阴而已，故死。

帝曰："**实者何道从来？虚者何道从去？虚实之要，愿闻其故。**"岐伯曰："**夫阴与阳，皆有腧会，阳注于阴，阴满之外，阴阳匀平，以充其形，九候若一，命曰平人。**"腧会"，经穴有腧有会也。"九候"，上中下三部有九候也。**夫邪之生也，或生于阴，或生于阳。其生于阳者，得之风雨寒暑；其生于阴者，得之饮食居处，阴阳喜怒。**"外感之病阳受之，内伤之病阴受之。

帝曰："**风雨之伤人奈何？**"岐伯曰："**风雨之伤人也，先客于皮肤，传入于孙脉，孙脉满则传入于络脉，络脉满则输于大经脉，血气与邪并客于分腠之间，其脉坚大，故曰实。实者外坚充满，不可按之，按之则痛。**"帝曰："**寒湿之伤人奈何？**"岐伯曰："**寒湿之中人也，皮肤不收，**不收者，肌肤虚浮，不收敛也，此由湿胜所致。**肌肉坚紧，营血涩，**此由寒胜所致。**卫气去，故曰虚，**邪之所凑，气必虚也。**虚者聂辟气不足，按之则气足以温之，故快然而不痛。**""聂"，皱也；"辟"，叠也，言皮肤皱叠也。

帝曰："**善！阴之生实奈何？**"岐伯曰："**喜怒不节，则阴气上逆，上逆则下虚，下虚则阳气走之，故曰实矣。**""走之"凑之也。帝曰："**阴之生虚奈何？**"岐伯曰："**喜则气下，悲则气消，消则脉虚空，因寒饮食，寒气熏满，则血涩气去，故曰虚矣。**"此言阴虚乃内虚也。

帝曰："经言'阳虚则外寒，阴虚则内热，阳盛则外热，阴盛则内寒'，余已闻之矣，不知其所由然也。""经言"，上古经言。岐伯曰："阳受气于上焦，以温皮肤分肉之间，今寒气在外，则上焦不通，上焦不通，则寒气独留于外，故寒慄。""寒慄"，振寒也。此答阳虚生外寒之故。帝曰："阴虚生内热奈何？"岐伯曰："有所劳倦，形气衰少，谷气不盛，上焦不行，下脘不通。胃气热，热气熏胸中，故内热。""形气"，阴气也。"衰少"，虚也。

帝曰："阳盛生外热奈何？"岐伯曰："上焦不通利，则皮肤致密，腠理闭塞，玄府不通，卫气不得泄越，故外热。"上焦，阳也，表亦阳也，故阳实则上焦与表俱实而外热。帝曰："阴盛生内寒奈何？"岐伯曰："厥气上逆，寒气积于胸中而不泻，不泻则温气去，寒独留，留则血凝涩，凝涩则脉不通，其脉盛大以涩，故中寒。""厥气"，寒厥之气也。"则血凝涩"上增一"留"字，"则脉不通"上增一"涩"字，旧本无，僭补者。

帝曰："阴与阳并，血气以并，病形以成，刺之奈何？"岐伯曰："刺此者取之经隧，取血于营，取气于卫，用形哉，因四时多少高下。""用形哉"，言因其形之长短、阔狭、肥瘦而施刺法也。因四时多少高下者，如曰以月生死为痏数，多少之谓也。春时腧在颈项，夏时腧在胸胁，秋时腧在肩背，冬时腧在腰股，高下之谓也。

帝曰："血气以并，病形以成，阴阳相倾，补泻奈何？"岐伯曰："泻实者，气盛乃纳针，气盛者，使病人吸入其气，再吸之而气盛也。"纳"，入也。针与气俱纳，人之精神随气出入，故气纳则神亦入，神入则正定。针所以与气俱纳者，不欲乱其正也。以开其门，如利其户，刺其腧穴，所以开邪出之门，盖邪之壅实，欲出无户，斯乃利其户也。针与气俱出，出针之时，又使病人呼出其气，而针与气俱出。**精气不伤，邪气乃下。**行上文之法。则正气不伤，邪气乃得平伏。**外门不闭，以出其疾，**出针之际，针孔不闭，以出其邪。**摇大其道，如利其路，是谓大泻，**纳针在肉，左右摇之者，乃大其孔穴之道，如利邪出之路也，是之谓大泻。**必切而出，大气乃屈。**"切"，切脉之切，谓以指轻按而亲切之，所以散其正气也。如是而后出针，则大邪之气屈伏，正气亦无损也。

帝曰："**补虚奈何?**"岐伯曰："**持针勿置，以定其意，**言持针勿便放置，以定病人之意，意定则正气亦定而不摇夺。**候呼纳针，气出针入，**人气呼出之时，则阳气升于表，于此时纳针者，欲其致气易也。**针孔四塞，精无从去，**"四塞"，气实也。既入针之后，气至而实，针孔四塞，则正气无从散去，补虚之法也。**方实而急出针，气入针出，**"实"，气至而针下实也。所以必欲急出其针者，不急出之，则反泻出其正气也。所以必待气入而针出者，亦恐正气从我而泻也。**热不得还，闭塞其门，邪气布散，精气乃得存。**"热"，针下所致之气热也。闭塞其门，扪其穴也。**动气候时，近气不失，远气乃来，是谓追之。**"动气候时"，言欲用针引动经气，其取穴行针皆当及时，勿得违时而失机会也。善用针者，在经之近气不失。他经之远气乃又致之而使来，是谓追而济之，虚者安得无实乎?

帝曰："**夫子言虚实者有十，五虚五实，合之为十。生于五脏，五脏五脉耳。夫十二经脉皆生其病。**"其病"，指虚实言也。今夫子独言五脏。**夫十二经脉者，皆络三百六十五节，节有病，必被经脉，经脉之病，皆有虚实，何以合之?**"**被**"，及也。"何以合之"，言何以证其虚实也。岐伯曰："**五脏者，故得六腑与为表里，经络支节，各生虚实，其病所居，随而调之。**经络支节者，经络有支节也。"**所居**"，所在也。"**调**"，调其虚实也。**病在脉，调之血；病在血，调之络；病在**

气，调之卫；**病在肉，调之分肉；病在筋，调之筋；病在骨，调之骨**。此六者，皆是随其病之所居而调之。**病在筋，燔针劫刺其下，及与急者**；"燔"，音烦。筋寒而急，则燔针劫刺其下。旧无"病在筋"三字，僭补者。**病在骨，焠针药熨**；上文言燔针者，纳针之后，以火燔之暖耳，不必赤也。此言焠针者，用火先赤其针而后刺，不但暖也，此治寒痹之在骨者也。药熨者，以药之辛热者熨其处也。筋骨病有浅深之殊，故古人治法亦因以异。**病不知所痛，两跷为上**；病不知所痛者，湿痹为患，而无寒也。故湿胜为痹，寒胜为痛，今不知所痛，湿痹明矣。所以取两跷者，阴跷出于肾经之照海，阳跷出于膀胱经之申脉，二经皆属寒水，湿其类也。《易》曰："同气相求"，故两跷为上。**身形有痛，九候莫病，则缪刺之**；此络病而经不病，故九候之脉若无病也。缪刺者，刺络脉，左病刺右，右病刺左也。**痛在于左而右脉病者，巨刺之**。痛在于左，左脉固病矣，而右脉亦病者，此病在经不在络也，故用巨刺。巨刺者，刺大经也。**必谨察其九候，针道备矣**。""九候"，诸经之九候也，从而察之，则虚实寒热知之不差，用针无过举矣。

黄帝内经素问吴注第十八卷

缪刺论篇第六十三

缪刺者，左病刺右，右病刺左，身病刺四肢，缪其病处也。所以行缪刺者，络病而经不病故也。

黄帝问曰："余闻缪刺，未得其意，何谓缪刺？"岐伯对曰："夫邪之客于形也，必先舍于皮毛；留而不去，入舍于孙络；留而不去，入舍于络脉；留而不去，入舍于经脉；内连五脏，散于肠胃，阴阳俱感，五脏乃伤。此邪之从皮毛而入，极于五脏之次也。如此，则治其经焉。"治其经"，则不用缪刺之法。今邪客于皮毛，入舍于孙络，留而不去，闭塞不通，不得入于经，流溢于大络，而生奇病也。大络者，十二经支注之大络，《难经》所谓络脉十五是也。夫邪客大络者，左注右，右注左，上下左右与经相干，而布于四末，其气无常处，不入于经腧，命曰缪刺。""四末"，四肢之末。"经腧"，经脉穴腧。

帝曰："愿闻缪刺，以左取右，以右取左奈何？其与巨刺何以别之？"岐伯曰："邪客于经，左盛则右病，右盛则左病，亦有移易者，左痛未已而右脉先病，如此者，必巨刺之，必中其经，非络脉也。"右病"，右反病；"左病"，左反病也。病由邪客于经，故刺必中其经。"巨刺"，大经之刺也。故络病者，其痛与经脉缪处，故命曰缪刺。"缪处者，与经脉常行之处差缪也。

帝曰："愿闻缪刺奈何？取之何如？"岐伯曰："邪客于足少阴之络，令人猝心痛，暴胀，胸胁支满，足少阴络脉，从肺出络心注胸中，故病如此。无积者，刺然骨之前出血，如食顷而已；"积"，五脏积也。"然骨之前"，然谷穴也，在足内踝前起大骨下陷者中，足少阴荥也。刺之多现血，令人立饥欲食，所以必无积而后刺者，五脏正气不足而后病积，若复刺出其血，是重虚矣，故在禁。"食顷"，一饭之顷也。不已，左取右，右取左。此正缪刺也。病新发者，取五日已。新病而无旧疾者，一日知，五日已。

邪客于手少阳之络，令人喉痹舌卷，口干心烦，臂外廉痛，手不及头。手少阳之络，出缺盆，上项，故病喉痹；又散络心包，故舌卷口干心烦。其经出臂外两骨之间，上贯肘，循臑外，上肩，故令臂外廉痛，手不及头。刺手小指次指爪甲上，去端如韭叶各一痏。关冲穴也。"痏"，刺孔痏也。壮者立已，老者有顷已。左取右，右取左。比新病数日已。上言左右各一痏，此言左取右，右取左，皆缪刺也。比新病数日已者，言老者之病比于新病，则后数日已也。

邪客于足厥阴之络，令人猝疝暴痛，此络病而引于经也。刺足大趾爪甲上，与肉交者各一痏。取大敦穴。男子立已，女子有顷已。男子以阳用事，故已速；女子以阴用事，故已稍迟。左取右，右取左。此缪刺也。

邪客于足太阳之络，令人头项肩痛，此络病而引于经也。刺足小指爪甲上，与肉交者各一痏，立已；至阴穴也。不已，刺外踝下三痏。左取右，右取左，如食顷已。金门、京骨、通谷三痏也。

邪客于手阳明之络，令人气满胸中，喘息而支胠，胸中热。手阳明之脉，络肺下膈，故病如此。刺手大指次指爪甲上，去端如韭叶各一痏。左取右，右取左，如食顷已。商阳穴也。

邪客于臂掌之间，不可得屈，刺其踝后，"踝后"，本节踝后也。先以指按之痛，乃刺之，以月生死为痏数，月生一日一痏，二日二痏，十五日十五痏，十六日十四痏。望前为月生，望后为月死，此以应痛为痏，不拘穴法。

邪客于足阳跷之脉，令人目痛从内眦始，阳跷脉气上行而营于目，故令如此。刺外踝之下半寸所各二痏。申脉穴也。左刺右，右刺左，如行十里顷而已。如人行十里顷，而针气始行也。

人有所堕坠，恶血留内，腹中满胀，不得前后，先饮利药，此上伤厥阴之脉，下伤少阴之络。刺足内踝之下，然骨之前血脉出血，先饮利药者，先宜饮利瘀血药也。"然骨之前"，少阴之络也。"出血"，出瘀血也。刺足跗上动脉；冲阳穴也。阳明胃经所发，以腹满胀，故刺之。不已，刺三毛上各一痏，现血立已。左刺右，右刺左。"三毛上"，大敦穴也，为厥阴之井。善悲惊不乐，刺如右方。"乐"，音络。阳胜则喜，阴胜则悲。厥阴之病连于肝则惊，少阴之病逆于膻中则不乐，故刺法相侔也。

邪客于手阳明之络，令人耳聋，时不闻音。手阳明之络，从缺盆上颈贯颊，其散络入会于耳，故病如此。刺手大指次指爪甲上，去端如韭叶各一痏，立闻；手阳明商阳穴也。不已，刺小指次指爪甲上与肉交者，立闻。关冲穴也，为手少阳井。手少阳之络，从耳后入耳中，故刺之。"小指次指"，旧作"中指"，误也，僭改此。其不时闻者，不可刺也。绝无所闻者为实，不时闻者为虚，虚而刺之，是重虚也，故在禁。耳中生风者，亦刺之如此数，左刺右，右刺左。"生风"，如风之号也。

凡痹往来行无常处者，在分肉间痛刺之，以月生死为数，言用针者，随气盛衰，以为痏数也。针过其日数则脱气，不及日数则气不泻。左刺右，右刺左，病已止；不已，复刺之如法。月生一日一痏，二日二痏，渐多之；十五日十五痏，十六者十四痏，渐少之。上注"用针者，随气盛衰，以为痏数"十一字，旧作大文，僭改为细注。

邪客于足阳明之络，令人鼽衄，上齿寒。脉之直行者为经，横行者为络，故经之横行者亦谓之络，此以经病为络病，经之横者也。刺足中趾次趾爪甲上，与肉交者各一痏。左刺右，右刺左。足阳明之脉，有入中趾内间者，有入中趾外间者，有入大趾间者，此言刺足中趾次趾，乃中趾及次趾也。次趾是厉兑穴，中趾则不必穴也。如数多者十五痏，亦以应病为穴也。

邪客于足少阳之络，令人胁痛不得息，咳而汗出。少阳循胁里，故胁痛不得息；少阳之气主疏泄，故令咳而汗出。刺足小趾次趾爪甲上，与肉交者各一痏，窍阴穴也。不得息立已，汗出立止；咳者温衣饮食，一日已。左刺右，右刺左，病立已；不已，复刺如法。先时针气未行，故病不已，是以如法复刺也。

邪客于足少阴之络，令人嗌痛不可纳食，无故善怒，气上走贲上。"贲"，音奔。肾脉循喉咙，故嗌痛不可纳食。又其脉贯肝膈，肝志怒，故善怒而气上走于奔门之上也。刺足下中央之脉，各三痏，凡六刺，立已。左刺右，右刺左。涌泉穴分也。嗌痛在中者刺之各三痏，痛在侧者，取左右缪刺之。嗌中肿不能纳唾，时不能出唾者，刺然骨之前，出血立已。左刺右，右刺左。少阴经然谷穴处也。

邪客于足太阴之络，令人腰痛，引小腹控䏚，不可以仰息。"足太阴"，湿土也。湿病者先注于腰，故腰痛。太阴之筋聚于阴器，循腹里，结于胁，故引小腹控䏚。"䏚"，季胁下也。不可以仰息者，络病而拘急也。刺腰尻之解，两胂之上，以月死生为痏数，发针立已。左刺右，右刺左。"腰尻之解"，腰腧一穴也。"两胂之上"，脾腧二穴也。"以月"上旧有"是腰腧"

三字，穴无左右，僭去之。

　　邪客于足太阳之络，令人拘挛背急，引胁而痛。邪客于足太阳之络，则牵引于经，其经夹脊而下，故拘挛背急；又下贯腨，故引胁而痛也。**刺之从项始，数脊椎夹脊，急按之应手如痛，刺之旁三痏，立已。**此不拘穴腧而刺，谓之应痛穴。

　　邪客于足少阳之络，令人留于枢中痛，髀不可举。"枢中"，髀枢也，少阳之脉所循者。**刺枢中以毫针，寒则久留针，以月死生为痏数，立已。**此取环跳穴分也。刺法，寒者留针则热，故久留针。

　　治诸经之所过者不病，则缪刺之。经不病则邪在络，故主缪刺。**耳聋，刺手阳明；不已，刺其通脉出耳前者。**手阳明穴腧主耳聋者有四穴，商阳、合谷、阳溪、偏历也。通脉，通于耳外之脉，听会是也。**齿龋，刺手阳明；不已，刺其脉入齿中者，立已。**"龋"，丘禹切。"去"，上声。"龋"，齿痛也。言刺手阳明不言穴者，六腧皆能主之，不必拘一穴也。手阳明入下齿中，刺之者亦取其下齿中也。

　　邪客于五脏之间，其病也，脉引而痛，时来时止，视其病，缪刺之于手足爪甲上。"五脏之间"，谓五脏络也。"手足爪甲上"，谓诸井也。**视其脉，出其血，间日一刺，一刺不已，五刺已。**此亦谓之缪刺。**缪传引上齿，齿唇寒痛，视其手背脉血者去之。**缪传者，病本在下齿，今缪传于上齿也。上齿属足阳明，下齿属手阳明，足阳明病则齿唇热痛，今是手阳明病，故齿唇寒痛，宜取手背阳明脉血者去之。**足阳明中趾爪甲上一痏，手大指次指爪甲上各一痏，立已。左取右，右取左。**足中趾爪甲上无穴名，乃足阳明支脉所出也。手大指次指爪甲上者，手阳明商阳穴也。

　　邪客于手足少阴、太阴、足阳明之络，此五络者，皆会于耳中，上络左角，"手少阴"，心也；"足少阴"，肾也；"手太阴"，肺也；"足太阴"，脾也；"足阳明"，胃也。五络皆会于耳中，上络左额之角。**五络俱竭，令人身脉皆动，而形无知也，其状若尸，或曰尸厥。**凡人之经脉，所以行血气，络脉所以布精神，故络脉竭而经脉无过，令人身脉皆动而形无知也。**刺其足大趾内侧爪甲上，去端如韭叶，**谓隐白穴，足太阴之井也。**后刺足心，**谓涌泉穴，足少阴之井也。**后刺足中趾爪甲上各一痏，**足阳明支脉之所出也。**后刺手大指内侧，去端如韭叶，**谓少商穴，手太阴之井也。**后刺手心主，**谓中冲穴，手心主之井也。上文五络未及手心主，而此刺之者，和胸中也。**少阴锐骨之端各一痏，立已；**谓神门穴，手少阴之腧也。**不已，以竹管吹其两耳，**吹两耳，所以益五络也，宜勿令气泄而极吹之。**剃其左角之髮方一寸，燔治①，饮以美酒一杯，不能饮者灌之，立已。**"剃"，音替。"左角"，阳气之所在也。取其髮燔治饮以美酒者，此髮受五络之气以生，故补之以其类也。

　　凡刺之数，先视其经脉，切而从之，言先诊其诸经之动脉，既切其脉，然后从而刺之，则无失也。**审其虚实而调之；**谓诸经之虚实也。**不调者，经刺之；**经刺者，必中其经，非络脉也。**有痛而经不病者，缪刺之；**身有痛处，而其经脉所至之分不皆病者，是为络病，非经病也，则缪刺之。**因视其皮部有血络者尽取之。**所以泄络中之结邪也。**此缪刺之数也。**"数"，犹言节目也。

---

① 国中按："治"，当作"冶"，有辨见附录《校勘举例》。

四时刺逆顺论篇第六十四①

  此篇首言六经有余不足之症，次言四时刺之逆顺，末言刺伤五脏者之患害。

  "**厥阴有余病阴痹，不足病热痹，滑则病狐疝风，涩则病小腹积气；**"厥阴"，风木之气也。其气有余，能令人病阴分痛痹；不足则少阳旺，故病热痹。脉滑亦有余也，其经循阴器，其气为风木，故病狐疝风；脉涩亦不足也，其脉抵小腹，其积为肥气，是为小腹积气也。**少阴有余病皮痹隐轸，不足病肺痹，滑则病肺风疝，涩则病积溲血；**隐轸即隐疹。"少阴"，君火之气也。其气有余则害乎金，能令人皮部不仁而痹，或为隐疹于皮也；不足则肺无所畏而生亢害，故病肺痹。脉滑亦有余也，火有余而乘于肺，故病肺风疝；脉涩亦不足也，少阴主血，血不足则阴气滞，故令病积及溲血也。**太阴有余病肉痹寒中，不足病脾痹，滑则病脾风疝，涩则病积，心腹时满；**"太阴"，湿土之气也。其气有余则湿胜，脾主肌肉，奠位乎中，故肉痹寒中；不足则土气弱，故病脾痹。脉滑亦有余也，令人病脾风疝；脉涩亦不足也，令人病积，心腹时满。**阳明有余病脉痹，身时热，不足病心痹，滑则病心风疝，涩则病积，时善惊；**"阳明"，燥金之气也。其气有余则病燥，故脉不行而痿痹；阳明主肌肉，故身时

————————————

  ① 国中按："顺"字原文作"从"，乃避讳字，故今改"从"为"顺"，详见本书附录《内经避讳字初探》。

热；阳明之气旺于广明之地，心之所部也，故病心痹。脉滑亦为有余，以其旺于广明之地，故病心风疝；脉涩亦为不足，涩则胃气留滞，故病积。胃病则甲胆从而乘之，故令时善惊。**太阳有余病骨痹身重，不足病肾痹，滑则病肾风疝，涩则病积，善时颠疾；**"太阳"，寒水之气也，其所主骨。故有余则病骨痹，惟其骨痹，是以身重；不足则肾气怯，是为肾痹。脉滑亦有余也，有余则痛，故病肾风疝；脉涩亦不足也，不足则滞，故病积。太阳之脉交颠上，故时颠疾，**少阳有余病筋痹胁满，不足病肝痹，滑则病肝风疝，涩则病积，时筋急目痛。**"少阳"，相火之气，甲胆主之。木主筋，甲木为阳，其气有余，故行于表而病筋痹；其经行于两胁，故胁满。若少阳之气不足，则乙肝之气亦滞，故令肝痹。脉滑则有余，当病肝风疝；脉涩则肝血不足，当病积，及时筋急牵引而目痛也。**是故春气在经脉，夏气在孙络，长夏气在肌肉，秋气在皮肤，冬气在骨髓中。"**

帝曰："余愿闻其故。"岐伯曰："**春者，天气始开，地气始泄，冻解冰释，水行经通，故人气在脉；夏者经满，气溢入孙络，孙络受血，皮肤充实；**"孙络"下僭增"孙络"二字，旧本无。**长夏者，经络皆盛，内溢肌中；秋者，天气始收，腠理闭塞，皮肤引急；冬者盖藏，血气在中，内着骨髓，通于五脏。**"塞"，入声。此上言四时五气推迁所在之不同。**是故邪气者，常随四时之气血而入客也。**此言邪气必因四时之气而入客也。**至其变化，不可为度，然必顺其经气，辟除其邪，除其邪则乱气不生。"**

帝曰："**逆四时而生乱气奈何？**"岐伯曰："**春刺络脉，血气外溢，令人少气；**气未至而先夺之，故少气。**春刺肌肉，血气环逆，令人上气；**木旺则土虚，复刺肌肉，是为重虚，故血气环于经，即逆而上为浮气也。旧阙"春刺秋分"。**春刺筋骨，血气内着，令人腹胀。**气已过而复虚之，故血气内著而为腹胀。

夏刺经脉，血气乃竭，令人懈惰；气不在经脉而犹刺之，是虚之也，宜其血气竭而懈惰。**夏刺肌肉，血气内却，令人善恐；**气未至而先夺之，故令血气却弱，惟其却弱，是以善恐。**夏刺筋骨，血气上逆，令人善怒。**夏刺筋骨，逆之甚也，故血气上逆而善怒。旧阙"夏刺秋分"。**秋刺经脉，血气上逆，令人善忘；**心生脉，秋刺经脉而虚其经，则经脉虚而心气亦虚矣，故善忘。**秋刺络脉气不外行，令人卧不欲动；**气已去络脉而复刺之，故气虚于络而不外行，是以卧则不欲动也。**秋刺筋骨，血气内散，令人寒慄。**血气内散则中气虚，是以寒慄。**冬刺经脉，血气皆脱，令人目不明；**气未至而先夺之，故血气皆脱，血气不能营于目，故目不明。**冬刺络脉，内气外泄，留为大痹；**气留于络脉之中，则经脉壅滞，是生大痹。**冬刺肌肉，阳气竭绝，令人善忘。**阳气者，精则养神，今阳气竭绝，则神亡矣，故善忘。旧阙"冬刺秋分"。**凡此四时刺者，大逆之病，不可不顺也，反之，则生乱气相淫病焉。**言此上是四时刺者，大逆其法之所为病也。反常法以刺之，则生乱气，互相淫泆为病矣。**故刺不知四时之经，病之所生，以顺为逆，正气内乱，与精相搏，**"精"，正气也。"搏"，邪正摩荡之名。**必审九候，正气不乱，精气不转。**"九候"，头三候、手三候、足三候也。必审明之，则知病之所在，顺而刺之，庶几正气不乱，精气不变。

帝曰："善！刺五脏，中心一日死，其动为噫；中肝五日死，其动为语；中肺三日死，其动为咳；中肾六日死，其动为嚏欠；中脾十日死，其动为吞。重出，增一"欠"字。"欠"，曲引其身也。余注见《刺禁论》。**刺伤人五脏必死，其动，则依其脏之所变，候知其死也。**"变"谓脏气变动为病也。

标本病传论篇第六十五

此篇首论病之标本，后论病之相传，故以名篇。

黄帝问曰："病有标本，刺有逆顺奈何？"逆者，病在本而求之标，病在标而求之本也。顺者，病在本而求之本，病在标而求之标也。岐伯对曰："凡刺之方，必别阴阳。谓别经穴之阴阳。前后相应，谓经穴前后刺之，气相应也。逆顺得施，逆者反治，顺者正治。"得施"，谓施治无失也。标本相移。刺者或取于标，或取于本，互相移易。故曰：'有其在标而求之于标，有其在本而求之于本，此刺之顺也。有其在本而求之于标，有其在标而求之于本。此刺之逆也。故治有取标而得者，有取本而得者，有逆取而得者，有顺取而得者。'言标本逆顺之刺，各有所宜，治非一途取也。故知逆与顺，正行无间；言知逆与顺之理者，正行其刺，标本得施，无间可议也。"间"，旧作"问"，僭改此。知标本者，万举万当；不知标本，是谓妄行。甚言标本之不可不知也。

夫阴阳、逆顺、标本之为道也，小而大，言一而知百病之害；少而多，浅而博，可以言一而知百也。一者，本也。百者，标也。以浅而知深，察近而知远，言标与本，易而勿及。言标本之分，虽若易者，实则无能及也。治反为逆，治得为顺。此释"逆顺"二字之义。

先病而后逆者治其本，先逆而后病者治其本；此二"逆"

字，皆是呕逆。**先寒而后生病者治其本，先病而后生寒者治其本；先热而后生病者治其本，先热而后生中满者治其标；先病而后泄者治其本，先泄而后生他病者治其本。必且调之，乃治其他病，先病而后生中满者，治其标；先中满而后烦心者，治其本。**中满者，胃中邪气作实也。土称《坤》元，万物之母，治之或后，则百骸失养，故勿问标本，皆先治之。**人有客气，有同气。**风、寒、暑、湿、燥、火六气感人，随经而客，谓之客气。风入而厥阴受之，寒入而太阳受之，暑入而少阴受之，湿入而太阴受之，燥入而阳明受之，火入而少阳受之，此同气也。**小大不利治其标，小大利治其本，先小大不利而后生病者治其本。**小大二便不利，危急之候也，虽为标亦先治之，小大利则先治其本也。"先小大不利而后生病者治其本"，旧在"甚者独行下"，僭改此。**病发而有余，本而标之，先治其本，后治其标；病发而不足，标而本之，先治其标，后治其本。**正气有余者，先治其本而后标之；正气不足者，先治其标而后本之。**谨察间甚，以意调之，间者并行，甚者独行。**"间"，去声。"间"，差间也。"甚"，益甚也。二者以意调之，谓之间者，是病邪与正气并行。谓之甚者，是病邪专旺而独行也。

　　夫病传者，心病先心痛，一日而咳；三日胁支痛；五日闭塞不通，身痛体重；三日不已死，冬夜半，夏日中。心病传肺，故咳，肺病传肝，故胁支痛，肝病传脾，故闭塞不通，身痛体重；又三日不已，则脾病传肾，五脏俱伤，故死。"冬夜半"，子也；"夏日中"，午也。少阴主子午，心益其邪，故死之。**肺病喘咳，三日而胁支满痛；一日身体痛；五日而胀；十日不已死，冬日入，夏日出。**"身体痛"，脾病也。"胀"，胃病也。胀者，由于闭塞不通使然，此土气败绝，升降之机息，即痞胀也。十日不已，则五行生成之数已极，故死。"冬日入"，申也；"夏日出"，寅也。寅申主相火，金之畏也，故肺病患之。**肝病**

头目眩，胁支满，三日体重身痛，五日而胀，三日腰脊小腹痛，胫痠，三日不已死，冬日入，夏早食。病传于肾，故腰脊小腹痛胫痠，又三日不已，则肾病传心，五脏皆伤，故死。"冬日入"，酉也；"夏早食"，卯也。阳明主卯酉，木之畏也，故肝病患之。**脾病身痛体重，一日而胀；二日小腹腰脊痛，胫酸；三日背膂筋痛，小便闭；十日不已死，冬人定，夏晚食。**"背膂筋痛"，小便闭者，膂膀胱受病也。"冬人定"，亥也；"夏晚食"，巳也。巳亥主风木，土之畏也，故脾病患之。**肾病，小腹腰脊痛，胻痠，三日背膂筋痛，小便闭；三日腹胀；三日两胁支痛，三日不已死，冬大晨，夏晚晡。**腹胀由肾与膀胱俱病，中宫无能化气，且肾中相火虚衰，不生胃土使然也。土败而木乘之，故两胁支满。"冬大晨"，辰也；"夏晚晡"，戌也。土主四季，水之畏也，故肾病患之。**胃病胀满，五日小腹腰脊痛，胻痠；三日背膂筋痛，小便闭；五日身体重；六日不已死，冬夜半后，夏日昳。**"身体重"，骨痿也，乃肾败之极使然。"冬夜半后"，丑也。"夏日昳"，未也。太阴主丑未，肾水之所畏也，故死，况夫益肾病之邪乎。**膀胱病小便闭，五日小腹胀，腰脊痛，胻痠；一日腹胀；一日身体痛；二日不已死。冬鸡鸣，夏下晡。**"腹胀"，胃病也。"身体痛"，脾病也。"冬鸡鸣"，丑也；"夏下晡"，未也。太阴主丑未，乃土气也，膀胱壬水，畏其克制，故死之。**诸病以次是相传，如是者皆有死期，不可刺；**上文相传期有远近，或文有差误，或脏有虚实，不敢强为之说。仓公曰："能谷者过期，不能谷者不及期。"是又不可以刻期矣。**间一脏止，及至三四脏者，乃可刺也。**"**间**"，去声。言间有传至一脏便止，或及至三四脏止者，五脏未周，正气未竭，是可刺也。

黄帝内经素问吴注第十九卷

天元纪大论篇第六十六

天以一元，析为六气，次第以主运化，兹其纪也。

黄帝问曰："天有五行御五位，以生寒、暑、燥、湿、风；人有五脏化五气，以生喜、怒、思、忧、恐。"御"，临也。"五位"，五方位也。"化"，化生也。论言'五运相袭而皆治之，终期之日，周而复始'，余已知之矣，愿闻其与三阴三阳之候奈何合之？""论"，《六节脏象论》也。"袭"，承也。"三阴三阳"，六气也。"奈何合之"，言运五气六，何以合之也？鬼臾区稽首再拜对曰："昭乎哉问也！夫五运阴阳者，天地之道也，万物之纲纪，变化之父母，生杀之本始，神明之府也，可不通乎？注，见《阴阳应象大论》。故物生谓之化，物极谓之变，阴阳不测谓之神，神用无方谓之圣。物生物极，皆阴阳之变化，变化不测谓之神，神用无涯谓之圣。夫变化之为用也，在天为玄，"玄"，远也，无象而后有玄。在人为道，"道"，蹈也，有为而后有道。在地为化；生、长、收、藏皆化也。化生五味，五味皆地气化生。道生智，人有实践，然后有真知，道生智也。玄生神。冲漠之中，无有而无乎不有，玄生神也。此上皆是变化为用。神在天为风，在地为木；在天为热，在地为火；在天为湿，在地为土；在天为燥，在地为金；在天为寒，在地为水。此明其阴阳不测，神用无方也。故在天为气，在地成形，"气"，谓风、热、湿、燥、寒。"形"，谓木、火、土、金、水。**形气相感而化生万物矣**。此谓其造化万物也。**然天地者，万物之上下也**；天居万物之上，地居万物之下。**左右者，阴阳之道路也**；南面而治，阳道左行，阴道右行。**水火者，阴阳之征兆也**；"征"，证也。"兆"，见也。征兆者，有证而可见者也。言阴阳不可见，水火则有证而可见者也。**金木者，生成之终始也**。"金"，秋气，成万物者也，故曰终。"木"，春气，生万物者也，故曰始。**气有多少，形有盛衰，上下相召，而损益彰矣**。"风、热、燥、湿、寒、暑为气，木、火、土、金、水为形。

帝曰："**愿闻五运之主时也何如**？""时"，四时也。鬼臾区曰："**五气运行，各终期日，非独主时也**。"五气各主七十二日，合成三百六十日，是为各终期日。帝曰："**请闻其所谓也**！"鬼臾区曰："臣积考《太始天元册》文曰：'**太虚寥廓，肇基化元**，"太虚"，天也。"寥廓"，大而无际也。"肇"，始也。"基"，建也。"化元"，化工元始也。**万物资始，五运终天**，物受元气以生，是资始也。五行更代，运于太虚，是终天也。**布气真灵，总统《坤》元**。"真"，天真，悬象于天者，皆有真；"灵"，地灵，委质于地者，皆有灵。《易》言："地道顺承乎天。"是可见天之总统《坤》元矣。**九星悬朗，七曜周旋**，"九星"，天蓬、天芮、天冲、天辅、天禽、天心、天任、天柱、天英。"七曜"，日、月、五星也。**曰阴曰阳，曰柔曰刚**，"阴阳"，天道也；"刚柔"，地道。**幽显既位，寒暑弛张**，往者为弛，来者为张。**生生化化，品物咸彰**。'生生化化者，生化之繁多也。彰者，物形彰显也。**臣斯十世，此之谓也**。"鬼臾区自言传习斯文，今十世于兹矣。

帝曰："**善！何谓气有多少，形有盛衰**？"鬼臾区曰："**阴阳之气，各有多少，故曰三阴三阳**。**形有盛衰**，谓五行之治，各有太过不及也。六气有余为多，不足为少。五行太过为盛，不及为衰。**故其始也，有余而往，不足随之；不足而往，有余从之。**火炎则水干，水盛则火灭，此有余而往，不足随之也；阴不足则阳凑之，阳不足则阴凑之，此不足而往，有余从之也。**知迎知随，气可与期。**迎者，时未至而令先至，若有所迎也。随者，当令亢甚，复气随之也。期者，期其德化、政令、灾变、胜复也。或曰：此二句论刺法之文，误脱于此。盖刺法有迎有随，能知迎随，则夺之济之，皆当其可，气之聚散，可与期也。亦通。**应天为天符，承岁为岁值，三合为治。**"应天"，谓运气与司天之气相应，如丁巳、丁亥，木气应也；戊寅、戊申、戊子、戊午，火气应也；己丑、己未，土气应也；乙卯、乙酉，金气应也；丙辰、丙戌，水气应也。运与司天之气相应而符合，故曰天符。"承岁"，谓运气与年辰之气相承，如丁卯之岁，木气承也；戊午之岁，火气承也；乙酉之岁，金气承也；丙子之岁，水气承也；甲辰、甲戌、己丑、己未之岁，土气承也。运气与年辰承值，故曰岁值。三合者，天气、运气、年辰俱合而符，如乙酉之岁，金气三合也；戊午之岁，火气三合也；己丑、己未之岁，土气三合也。此四年者，一者天会，二者岁会，三者运会，故曰三合为治，是即所谓太一天符也。

帝曰："上下相召奈何？"鬼臾区曰："寒、暑、燥、湿、风、火，天之阴阳也，三阴三阳上奉之；太阳奉寒，少阳奉暑，阳明奉燥，太阴奉湿，厥阴奉风，少阴奉火。**木、火、土、金、水，地之阴阳也，生、长、化、收、藏下应之。**生应木，长应火，化应土，收应金，藏应水。"水"字下，旧有"火"字，误之也。天以六为节，地以五为制，何必强之为六耶？僭去之。**天以阳生阴长，地以阳杀阴藏。**生长者，天之道；杀藏者，地之道。天阳主生，故以阳生阴长；地阴主杀，故以阳杀阴藏。**天有阴阳，地亦有阴阳，故阳中有阴，阴中有阳。**天非纯阳也，有阴有阳；地非纯阴也，亦有阴有阳。故凡阳中有阴，阴中有阳。"地亦有阴阳"下，旧有"木、火、土、金、水、火，地之阴阳也，生、长、化、收、藏"十六字，衍文也，僭去之。**所以欲知天地之阴阳者，应天之气，动而不息，故五岁而右迁，应地之气，静而守位，故六期而环会。**五岁而右迁者，如甲子右迁而为甲戌，次甲申，次甲午，次甲辰，次甲寅，皆五岁而右迁也。六期环会者，六年运气循环，则又符会其元也。**动静相召，上下相临，阴阳相错，而变由生也。**"动"，阳也。"静"，阴也。"召"，感召也。"上"，谓天干，司天亦是。"下"，谓地支，在泉亦是。

帝曰："上下周纪，其有数乎?"鬼臾区曰："**天以六为节，地以五为制。周天气者。六期为一备；终地纪者，五岁为一周。**"六节"，六气之节。"五制"，五行之制。六年天气循环一周，谓之一备；五岁五行迁转皆尽，谓之一周。此以客气客运言也，若主气主运，则年年不易，无迁变者。此下旧有"君火以明，相火以位"二句，昆以其与上下文不相流贯，改次于《六微旨大论》"君火治之"之下。**五六相合，而七百二十气为一纪，凡三十岁；千四百四十气，凡六十岁，而为一周。不及太过，斯皆见矣。**"十五日为一气，三十年为一纪，六十年为一周，盖甲子一周也。六十年间，运五气六，相为承袭，有余而往，不足随之；不足而往，有余从之，不及太过，皆可见矣。他书十二年曰纪。

帝曰："**夫子之言，上终天气，下毕地纪，可谓悉矣。余愿闻而藏之，上以治民，下以治身，传之后世，无有终时，可得闻乎?**"古者圣君求民之瘼，恤民之隐，类如此也。"藏之"下，旧有"使百姓昭著，上下和亲，德泽下流，子孙无忧，"一十七字，衍文也，僭去之。鬼臾区曰："**至数之机，迫迮以微，其来可见，其往可追，敬之者昌，慢之者亡，无道行私，必得天殃。**"迮"，音窄。"敬之"，谓奉运气也。"慢之"，谓悖运气也。"无道行私"，谓悖之也。**谨奉天道，请言正要。**""正要"，至正要旨也。

帝曰："善言始者，必会于终；善言近者，必知其远。是以至数极而道不惑，所谓明矣。愿夫子推而次之，令有条理，简而不匮，久而不绝，易用难忘，为之纲纪，至数之要，愿尽闻之。"鬼臾区曰："昭乎哉问！明乎哉道！如鼓之应桴，响之应声也。鼓椎谓之桴，应声谓之响。臣闻之：'甲己之岁，土运统之；乙庚之岁，金运统之；丙辛之岁，水运统之；丁壬之岁，木运统之；戊癸之岁，火运统之。'"上古圣人望气，见黄气横于甲己，白气横于乙庚，黑气横于丙辛，青气横于丁壬，赤气横于戊癸。故云甲己应土运，乙庚应金运，丙辛应水运，丁壬应木运，戊癸应火运，书之《天册》，以诏后世。

帝曰："其于三阴三阳合之奈何？"鬼臾区曰："子午之岁，上现少阴；丑未之岁，上现太阴，寅申之岁，上现少阳；卯酉之岁，上现阳明；辰戌之岁，上现太阳；巳亥之岁，上现厥阴。少阴所谓标也，厥阴所谓终也。"上"，谓司天也。"标"，首也。"终"，尽也。子、丑、申、卯、辰、亥为对化，午、未、寅、酉、戌、巳为正化。对司化令之虚，正司化令之实。厥阴之上，风气主之；少阴之上，热气主之；太阴之上，湿气主之；少阳之上，相火主之；阳明之上，燥气主之；太阳之上，寒气主之。所谓本也，是谓六元。"三阴三阳为标，寒、暑、燥、湿、风、火为本，一元析而为六，故曰六元。

帝曰："光乎哉道！明乎哉论！请著之玉板，藏之金柜，署曰《天元纪》。""署"，篆其端也。

五运行大论篇第六十七

"五运"，木、火、土、金、水。行者，五气之用。

黄帝坐明常，始正天纲，临观八极，考建五常，"明堂"，布政之所。"天纲"，天道之常也。"八极"，八方目极之处。"考建"，考正而立之。"五常"，五行常政也。请天师而问之曰："论言'天地之动静，神明为之纪；阴阳之升降，寒暑彰其兆'。"论"，《气交变大论》。余闻五运之数于夫子，夫子之所言，正五气之各主岁耳，首甲定运，余因论之。鬼臾区曰：'土主甲己，金主乙庚，水主丙辛，木主丁壬，火主戊癸。子午之上，少阴主之；丑未之上，太阴主之；寅申之上，少阳主之；卯酉之上，阳明主之；辰戌之上，太阳主之；己亥之上，厥阴主之。'不合阴阳，其故何也？"此以鬼臾区上篇之言，复问岐伯也。"首甲"，以甲为首也。"不合"，运五气六，不相合也。岐伯曰："是明道也，此天地之阴阳也。言鬼臾区之言，是明道也。其所言运五气六不相符合，此固天地之阴阳也。夫数之可数者，人中之阴阳也，然所合，数之可得者也。"可数"之"数"，上声。此言人中阴阳，可以数求。夫阴阳者，数之可十，推之可百，数之可千，推之可万。天地阴阳者，不以数推，以象求之也。"上二"数"，上声。此言天地之阴阳，推之无尽，不以数求，以象求之可也。旧作"以象之谓也"，僭改此。

帝曰："愿闻其所始也。"岐伯曰："昭乎哉问也！臣览《太始天元册》文：丹天之气，经于牛女戊分；黅天之气，经于心尾己分；苍天之气，经于危室柳鬼；素天之气，经于亢氐昴毕；玄天之气，经于张翼娄胃。所谓戊己分者，奎壁角轸，则天地之门户也。"黅"，居吟切。赤色为丹，黄色为黅，青色为苍，白色为素，黑色为玄。"经"，径也。言五天之气经于天，其所经相距之宿，则如本文所谓也。戊土居《乾》，己土居《巽》。《遁甲经》曰："六戊为天门，六己为地户。"奎壁角轸，其分也，故云天地之门户。夫候之所始，道之所生，不可不通也。"言《天元册》文，是候之所始，道之所生也。

帝曰："善！论言'天地者，万物之上下；左右者，阴阳之道路。'未知其所谓也?""论"，谓《天元纪》及《阴阳应象大论》。岐伯曰："所谓上下者，岁上下现①阴阳之所在也。"上"，谓司天；"下"，谓在泉。言知当岁之司天在泉，则见阴阳之所在也。左右者，诸上现厥阴，左少阴，右太阳；现少阴，左太阴，右厥阴；现太阴，左少阳，右少阴；现少阳，左阳明，右太阴；现阳明，左太阳，右少阳；现太阳，左厥阴，右阳明。所谓面北而命其位，言其现也。""上"，主南言。"现"，司天所现也。左主西言，右主东言，面北主司天言。

帝曰："何谓下?"岐伯曰："厥阴在上，则少阳在下，左阳明，右太阴；少阴在上，则阳明在下，左太阳，右少阳；太阴在上，则太阳在下，左厥阴，右阳明；少阳在上，则厥阴在下，左少阴，右太阳；阳明在上，则少阴在下，左太阴，

---

　　① 国中按："现"，原文作"见"，"见、现"古文中是一个字，即均用"见"，而读音有二，既读 xiàn，又读 jiàn。在本文中当读"现"，何为"现"，经文指天道自然规律的客观呈现，非指自我主观看见。如同《易经·乾卦·九二爻》云："见龙在田"，当是"现龙在田"，指阳气升发规律而言。此二者是同一语境，故改为"现"。后同。

右厥阴；太阳在上，则太阴在下，左少阳，右少阴。所谓面南而命其位，言其现也。上文主岁者，位在南，故面北而言其左右。此言在下者，位在北，故面南而言其左右也。上主司天言，下主在泉言，左主东言，右主西言，上下异而左右殊也。上下相遘，寒暑相临，气相得则和，不相得则病"。"遘"，谓交遘。"临"，谓临驭。五行相生，谓之相得；五行偏胜，谓之不相得。帝曰："气相得而病者何也？"岐伯曰："以下临上，不当位也。"以下临上，以子临母也。假令土临火，火临木，木临水，水临金，金临土，以子而加于母，不当位也。

帝曰："动静何如？"岐伯曰："上者右行，下者左行，左右周天，余而复会也。"帝问动静何如，岐伯对以上者右行，右行为动，左者静矣；下者左行，左行为动，右者静矣。此动静之说也。左右周天余而复会者，积气之余，五岁而复会其始也。帝曰："余闻鬼臾区曰：'应地者静。'今夫子乃言下者左行，不知其所谓也。愿闻何以生之乎？"鬼臾区言曰："应地之气，静而守位。"岐伯曰："天地动静，五行迁复，虽鬼臾区，其上候而已，犹不能遍明。夫变化之用，天垂象，地成形，七曜纬虚，五行丽地，地者，所以载生成之形类也。虚者，所以列应天之精气也。形精之动，犹根本之与枝叶也，仰观其象，虽远可知也。"

帝曰："地之为下，否乎？"岐伯曰："地为人之下，太虚之中也。"帝曰："凭乎？"问地亦有所凭着否？岐伯曰："在气举之也。言是造化之大气举之，他无所凭也。燥以干之，暑以蒸之，风以动之，湿以润之，寒以坚之，火以温之。故风寒在下，燥热在上，湿气在中，火游行其间，寒暑六入，故令虚而化生也。寒统燥湿，暑统风火，故云寒暑六入也。有斯六入之气，故令虚而化生。故燥胜则地干，暑胜则地热，风胜则地动，湿胜则地泥，寒胜则地裂，火胜则地固矣。"此六气之用。

帝曰："天地之气，何以候之？"谓切脉以候之。岐伯曰："天地之气，胜复之作，不形于诊也。言平气及胜复之气，皆以形症观察，不以诊脉知也。《脉法》曰：'天地之变，无以脉诊。'此之谓也。"古《脉法》之言。

帝曰："间气何如？"岐伯曰："随气所在，期于左右。""间气"，即司天在泉之左右气也。故云："随气所在，期于左右。"帝曰："期之奈何？"岐伯曰："顺其气则和，违其气则病，"期之"，谓期于尺寸之间也。上下左右，其位不同，期之亦异，顺则和，违则病。**不当其位者病**，所期之脉，现于他位也。**迭移其位者病**，所期之脉，更迭而移其位也。**失守其位者病**，本脉现于他位，则本位失守矣。**尺寸反者死**，如岁当少阴在寸，寸宜不应，乃寸反应而尺反不应；岁当少阴在尺，尺宜不应，乃尺反应而寸反不应。是为尺寸反也，惟子、午、卯、酉四岁有之。**阴阳交者危。**"交者"，隅位相交。如岁当少阴在左寸，而不应者在于右尺；岁当少阴在左尺，而不应者在于右寸。是云阴阳交也。左右尺寸皆然，惟寅、申、巳、亥、辰、戌、丑、未八年有之。**先立其年，以知其气，左右应现，然后乃可以言死生之逆顺。**"先立其当年，南北二政，司天在泉左右应现之气，则知少阴君象，端拱无为，所在不应，顺之者生，逆之者死。所谓不应者，沉伏细弱，不应指也。

帝曰："寒、暑、燥、湿、风、火，在人合之奈何？其于万物何以生化？""合"，谓中外相合。岐伯曰："东方生风，风生木，木生酸，酸生肝，肝生筋，筋生心；此原东方生生之理，明此者，可以治肝，可以生心。其在天为玄，在人为道，在地为化；化生五味，道生智，玄生神，化生气；神在天为风，在地为木，在体为筋，在气为柔，在脏为肝；其性为暄，其德为和，其用为动，其色为苍，其化为荣，其虫毛，其政为散，其令宣发，其变摧拉，其眚为陨，其味为酸，其志为怒；"眚"，所景切。此东方之生化也。荣者，其色华美也。东方万物始生，故其虫毛。"散"，发散也。"摧拉"，折也。"眚"，灾也。"陨"，坠也。**怒伤肝，悲胜怒；风伤肝，燥胜风；酸伤筋，辛胜酸。**此东方木气偏胜为病，平以西方金令也。

南方生热，热生火，火生苦，苦生心，心生血，血生脾；此原南方生生之理，明此者，可以治心，可以生脾。其在天为热，在地为火，在体为脉，在气为息，在脏为心；其性为暑，其德为显，其用为躁，其色为赤，其化为茂，其虫羽，其政为明，其令郁蒸，其变炎烁，其眚燔焫，其味为苦，其志为喜；此南方之生化也。南方火性飞越，故其虫羽。**喜伤心，恐胜喜；热伤气，寒胜热；苦伤气，咸胜苦。**此南方火气偏胜为病，平以北方水令也。

中央生湿，湿生土，土生甘，甘生脾，脾生肉，肉生肺；此原中央生生之理，明此者，可以治脾，可以补肺。其在天为湿，在地为土，在体为肉，在气为充，在脏为脾；其性静兼，其德为濡，其用为化，其色为黄，其化为盈，其虫倮，其政为谧，其令云雨，其变动注，其眚淫溃，其味为甘，其志为思；此中央之生化也。"充"，充实也。"静兼"，体静而兼寒热温凉之气，统生长收藏之化也。"濡"，泽也。"盈"，丰备也。中央土性敦阜，故其虫倮。"倮"，露体也。"谧"，静也。"动注"，风动雨注，此湿胜而兼风木之化，亢承之理也。"淫溃"，淫雨而土崩溃也。**思伤脾，怒胜思；湿伤肉，风胜湿；甘伤脾，酸胜甘。**此中央土气偏胜为病，平以东方木令也。

西方生燥，燥生金，金生辛，辛生肺，肺生皮毛，皮毛生肾；此原西方生生之理，明此可以治肺，可以保肾。其在天为燥，在地为金，在体为皮毛，在气为成，在脏为肺；其性为凉，其德为清，其用为固，其色为白，其化为敛，其虫介，其政为劲，其令雾露，其变肃杀，其眚苍落，其味为辛，其志为忧；此西方之生化也。"介"，甲也。西方金体刚劲，故其虫介。"苍落"，色苍而落，肃杀之令过也。**忧伤肺，喜胜忧；燥伤皮毛，热胜燥；辛伤皮毛，苦胜辛。**此西方金气偏胜为病，平以南方火令也。旧作"热伤皮毛，寒胜热"，昆僴改"燥伤皮毛，热胜燥"。

北方生寒，寒生水，水生咸，咸生肾，肾生骨髓，髓生肝；此原北方生生之理，明此者，可以治肾，可以补肝。**其在天为寒，在地为水，在体为骨，在气为坚，在脏为肾；其性为凛，其德为寒，其用为藏，其色为黑，其化为肃，其虫鳞，其政为静，其令霰雪，其变凝冽，其眚冰雹，其味为咸，其志为恐；**"霰"，音线。此北方之生化也。北方水体波合，故其虫鳞。"霰"，雪之始凝如珠者。"藏、霰、雪"三字，旧本阙，昆僴补此。**恐伤肾，思胜恐；寒伤血，燥胜寒；咸伤血，甘胜咸。**此北方水气偏胜为病，平以中央土令也。"燥"，燥土也。

五气更立，各有所先，"更立"，更代而立。是以岁时不同，五气各有所先。**非其位则邪，当其位则正"。**运气迁次，各有其位，非位为邪；当位为正。

帝曰："病之生变何如？"岐伯曰："气相得则微，不相得则甚。""相得"，谓子居母位，母居子位，虽非其位，子母不相害也；"不相得"，谓胜己者居我之位，我居所胜者之位，不相得而相害也。故相得则病微，不相得则病甚。**帝曰："主岁何如？"岐伯曰："气有余，则制己所胜，而侮所不胜；其不及，则己所不胜侮而乘之，己所胜轻而侮之。**假令木气有余，则制土而侮乎金；木气不及，则金因其不及而乘之，土为己所胜，亦轻而侮之。侮者，凌忽之也。**侮反受邪，**恃己强盛，遇彼衰微，不度卑弱，而妄行凌忽，虽侮而求胜，终必受邪。**侮而受邪，寡于畏也。"**五行之气，必有所畏，乃能守位。寡于畏则无忌惮，是以出位而为乘侮也。**帝曰："善！"**

六微旨大论篇第六十八

篇内所言，皆六气精微之旨也。

黄帝问曰："呜呼远哉！天之道也，如迎浮云，若视深渊，视深渊尚可测，迎浮云莫知其极。言天道远而难知，有如此者。**夫子数言谨奉天道，余闻而藏之，心私异之，不知其所谓也。愿夫子溢志尽言其事，令终不灭，久而不绝，天之道可得闻乎？"岐伯稽首再拜对曰："明乎哉！问天之道也。此因天之序，盛衰之时也。"**

帝曰："愿闻天道六六之节盛衰何也？"六六之节，前已有问，岐伯未敷其旨，故重问之。**岐伯曰："上下有位，左右有纪。"**"上下"，司天在泉二气也。"左右"左间右间四间气也。**故少阳之右，阳明治之；阳明之右，太阳治之；太阳之右，厥阴治之；厥阴之右，少阴治之；少阴之右，太阴治之；太阴之右，少阳治之。此所谓气之标，盖南面而待之也。**五行为本，六气为标，圣人南面以治，故云南面。**故曰：'因天之序，盛衰之时，移光定位，正立而待之。'此之谓也。**"故曰"以下，古语。"光"，时景也。**少阳之上，火气治之，中现厥阴；**少阳为相火，故言火气治之。中现厥阴者，其中兼现风木之气也。少阳与厥阴表里相合，故兼现焉。下同。**阳明之上，燥气治之，中现太阴；**阳明为燥金，故言燥气治之。中现太阴者，其中兼现湿土之气也。**太阳之上，寒气治之，中现少阴；**太阳为寒水，故云寒气治之。中现少阴者，其中兼现君火之气也。**厥阴之上，风气治之，中现少阳；**厥阴之岁，风木治之，其中兼现少阳相火之气。**少阴之上，热气治之，中现太阳；**少阴之岁，热气治之，其中兼现太阳寒水之气。**太阴之上，湿气治之，中现阳明。**太阴之岁，湿气治之，其中兼现阳明燥金之气。**诸上主治，所谓本也，本之下，中之现也，现之下，气之标也。**主治之气为本，配合之气为中，兼现之气为标。"诸上主治"四字，旧本无，昆僭补此。**本标不同，气应异象。**"主治之气，本也；中现之气，标也。本与标既不能同，则气之所应，亦异其象矣。

帝曰："**其有至而至，有至而不至，有至而太过，何也？**"皆谓六气。岐伯曰："**至而至者和；至而不至，来气不及也；未至而至，来气有余也。**"时至而气至，和平之应也，此为平岁。若时至而气不至，来气不及；时未至而气先至，来气有余。帝曰："**至而不至，未至而至，何如？**"岐伯曰："**应则顺，否则逆，逆则变生，变生则病。**"当期为应，愆期为否，天既变常，人亦变病。帝曰："**善！请言其应。**"岐伯曰："**物，生其应也；气，脉其应也。**"生、长、化、收、藏，物之应也；弦、洪、软、毛、石，脉之应也。

帝曰："**善！愿闻地理之应六节气位何如？**"岐伯曰："**显明之右，君火之位也；君火之右，退行一步，相火治之；复行一步，土气治之；复行一步，金气治之；复行一步，水气治之；复行一步，木气治之；复行一步，君火治之。**"此答地理之应六节气位也。午位谓之显明，面南定其左右。右则丁也，丁为君火；退行一步，巳丙也，巳丙为相火，复行一步，未《坤》也，是为土气；复行一步，则申庚酉辛也，是为金气；复行一步，则亥壬子癸也，是为水气；复行一步，则寅甲卯乙也，是为木气；复行一步，则巳丙午丁也，午为正位，故为君火所居。**君火以明，相火以位**。言所以谓之为君火者，以其德明不昧，足以有临也。所以谓之为相火者，以其职守臣位，代君有终也。若君拥虚位而失其明，则相火出位而越分矣。二句旧在《天元纪大论》"终地纪者，五岁为一周"之下。昆以其与上下文不相贯，故次于此。**相火之下，水气承之；水位之下，土气承之；土位之下，风气承之；风位之下，金气承之；金位之下，火气承之；君火之下，阴精承之**。"六气各专一令，专令者常太过，故各有所承，所以防其太过，不欲其亢甚为害也。故少阳所至为火生，终为蒸溽，水承相火之象也；水发而雹雪，土承水位之象也；土发而飘骤，木承土位之象也；木发而毁折，金承风位之象也；金发而清明，火承金位之象也；火发而曛昧，阴精承于君火之象也。**帝曰："何也？" 岐伯曰："亢则害，承乃制**，言六气亢甚而过其常，则害乎己所胜者，故承于其下者，乃所以制其亢甚，不令为害也。**制则生化，外列盛衰**，夫既有所制，则无亢害，无亢害则自然生生化化，外列盛者、衰者之形而已，终无害也。旧作"制生则化"，僭改"制则生化"。**害则败乱，生化大病**"。若是亢甚为害，则败乱失常，而为生化大病也。

帝曰："盛衰何如？" 岐伯曰："**非其位则邪，当其位则正。邪则变甚，正则微**。"正则其变微也。帝曰："**何谓当位？**" 岐伯曰："**木运临卯，火运临午，土运临四季，金运临酉，水运临子。所谓岁会，气之平也**。"木运临卯，丁卯岁也；火运临午，戊午岁也；土运临四季，甲辰、甲戌、己丑、己未岁也；金运临酉，乙酉岁也；水运临子，丙子岁也。气平者，物生脉应，无先后也。此虽举为平气，然八年之中，戊午、己丑、己未、乙酉，又为太一天符，不可以平气拘也。**帝曰："非位何如？"** 岐伯曰："**岁不与会也**。"不与本辰逢会。

帝曰："**土运之岁，上现太阴；火运之岁，上现少阳、少**

阴；金运之岁，上见阳明；木运之岁，上现厥阴；水运之岁，
上现太阳奈何？"岐伯曰："天与之会也。"上"，谓司天也。
土运之岁，上现太阴，己丑、己未也；火运之岁，上现少阳，戊
寅、戊申也，上现少阴，戊子、戊午也；金运之岁，上现阳明，
乙卯、乙酉也；木运之岁，上现厥阴，丁巳、丁亥也；水运之
岁，上现太阳，丙辰、丙戌也。天与之会，谓司天与运符会也。
此十二年间，己丑、己未，戊午、乙酉，又为太一天符。故
《天元册》曰天符。"司天与运气符会，故《天元册》名之为
天符。

帝曰："天符岁会何如？"帝问也。岐伯曰："太一天符之
会也。"即《天元纪》所谓三合为治也。一者天会，二者岁会，
三者运会，是以名为太一天符也。帝曰："其贵贱何如？"岐伯
曰："天符为执法，岁位为行令，太一天符为贵人。"执法"，
执政也。"行令"，诸司也。"贵人"，君上也。言三者贵贱类
乎此。

帝曰："邪之中也奈何？"岐伯曰："中执法者，其病速而
危；中行令者，其病徐而持；中贵人者，其病暴而死。"
"中"，皆去声。贵贱不同，权威亦异。人不幸而中其邪，危患
类此。

帝曰："位之易也何如？"岐伯曰："君主臣则顺，臣位君
则逆。逆则其病近，其害速；顺则其病远，其害微。所谓二
火也。木、土、金、水各一而已，火独有二者，君火、相火也。
君火居尊，相火守位禀命，事理之顺也。若相火居尊，无复制
驭，以下居上，事之逆也，奈何而不病近害速乎？

帝曰："善！愿闻其步何如？"岐伯曰："所谓步者，六十
度而有奇。"度"，一日也。"奇"，谓八十七刻又十分刻之五也。
故二十四步积盈百刻而成日也。"此天度之余也。周天三百六
十五度四分度之一。二十四步，正四岁也。四分度之一。二十五

刻也。四岁气成，积盈百刻，故成一日。

帝曰："六气应五行之变何如？"岐伯曰："位有终始，气有初中，上下不同，求之亦异也。""位"，六位也。"气"，六气也。终始者，始于某刻，终于某刻也。初中者，每气皆有初中，各三十日余四十三刻四分刻之三也。气与位互有差移，故云上下不同，求之亦异。帝曰："求之奈何？"岐伯曰："天气始于甲，地气始于子，子甲相合，命曰岁立，谨候其时，气可与期。""岁立"，岁时立也。

帝曰："愿闻其岁，六气始终，早晚何如？"岐伯曰："明乎哉问也！甲子之岁，初之气，天数始于水下一刻，常法以平明寅时初一刻为始，凡申、子、辰岁会皆同此。终于八十七刻半；子正之中，夜之半也。二之气，始于八十七刻六分，子中之左也。终于七十五刻；戌后之四刻也。三之气，始于七十六刻，刻之初一刻也。终于六十二刻半；酉正之中也。四之气，始于六十二刻六分，酉中之北也。终于五十刻；未后之四刻也。五之气，始于五十一刻，申初之一刻，终于三十七刻半；午正之中，昼之半也。六之气，始于三十七刻六分，午中之西。终于二十五刻。辰后之四刻也。所谓初六，天之数也。天地之数，二十四气乃大会而同，故命此曰初六，天之数也。

乙丑岁，初之气，天数始于二十六刻，巳之初一刻也。凡巳、酉、丑岁会皆同此。终于一十二刻半；卯正之中。二之气，始于一十二刻六分，卯中之南。终于水下百刻；丑后之四刻也。三之气，始于一刻，又寅初之一刻。终于八十七刻半；子正之中。四之气，始于八十七刻六分，子中之左。终于七十五刻；戌后之四刻。五之气，始于七十六刻，亥初之一刻。终于六十二刻半；酉正之中。六之气，始于六十二刻六分，酉中之北。终于五十刻；未后之四刻。所谓六二，天之数也。始为初六，此为六二，次第之序也。

丙寅岁，初之气，天数始于五十一刻，申初之一刻也。凡寅午戌岁会皆同此。终于三十七刻半；午正之中。二之气，始于三十七刻六分，午中之西。终于二十五刻；辰后之四刻。三之气，始于二十六刻，巳初之一刻。终于一十二刻半；卯正之中。四之气，始于一十二刻六分，卯中之南，终于水下百刻；丑后之四刻。五之气，始于一刻，寅初一刻，终于八十七刻半；子正之中。六之气，始于八十七刻六分，子中之左。终于七十五刻；戌后之四刻。所谓六三，天之数也。

丁卯岁，初之气，天数始于七十六刻，亥之初一刻。凡亥卯未岁会皆同此。终于六十二刻半；酉正之中。二之气，始于六十二刻六分，酉中之北。终于五十刻；未后之四刻。三之气，始于五十一刻，申初一刻。终于三十七刻半；午正之中。四之气，始于三十七刻六分，午中之西。终于二十五刻；辰后之四刻。五之气，始于二十六刻，巳初之一刻。终于一十二刻半；卯正之中。六之气，始于一十二刻六分，卯中之南，终于水下百刻。丑后之四刻。所谓六四，天之数也。次戊辰岁，初之气，复始于一刻，常如是无已，周而复始。”始自甲子岁，终于癸亥岁，常以四岁为一小周，一十五周为一大周，终而复始。

帝曰：“愿闻其岁候何如？”岐伯曰：“悉乎哉问也！日行一周，天气始于一刻；甲子岁也。日行再周，天气始于二十六刻；乙丑岁也。日行三周，天气始于五十一刻；丙寅岁也。日行四周，天气始于七十六刻；丁卯岁也。日行五周，天气复始于一刻，戊辰岁也。所谓一纪也。法以四年成纪。是故寅、午、戌岁气会同，卯、未、亥岁气会同，辰、申、子岁气会同，巳、酉、丑岁气会同，终而复始。”阴阳家以是为三合者，由其气会同也。

帝曰：“愿闻其用也。”岐伯曰：“言天者求之本，言地者求之位,言人者求之气交。"风、寒、暑、湿、燥、火六气为本,木、火、土、金、水、火为位。天地之气,上下相交,谓之气交。帝曰:"何谓气交?"岐伯曰:"上下之位,气交之中,人之居也。天气降于上,地气升于下,人居气交之中。故曰:'天枢之上,天气主之;天枢之下,地气主之;气交之分,人气从之,万物由之。'此之谓也。""故曰"以下,古语也。"天枢",脐两旁穴名。伸臂指天,则天枢当身之半,三分析之,上分应天,下分应地,中分应气交。天地六气,胜复之变,中宫应之,是为气交之分,人气从之。中宫为市,无物不有,是万物由之也。

帝曰:"何谓初中?"岐伯曰:"初凡三十度而有奇,中气同法。""度",一日也。"奇",谓三十日余四十三刻四分刻之三也。中气亦复如此,故云同法。帝曰:"初中何也?"岐伯曰:"所以分天地也。"帝曰:"愿卒闻之"。岐伯曰:"初者,地气也。中者,天气也。"凡气先升而后降,故初者地气,中者天气。帝曰:"其升降何如?"岐伯曰:"气之升降,天地之更用也。"帝曰:"愿闻其用何如?"岐伯曰:"升已而降,降者谓天;降已而升,升者谓地。此阴阳进退消长之道,天地之自然也。天气下降,气流于地;地气上升,气腾于天。故高下相召,升降相因,而变作矣。"气有胜复,故变生也。

帝曰:"善!寒湿相遘,燥热相临,风火相值,其有间乎?"问六气相为上下,亦有间隙生变乎?岐伯曰:"气有胜复,胜复之作,有德有化,有用有变,变则邪气居之。""胜",亢甚而胜也。"复",胜己者又复我也。五行各有德,各有化,各有用,各有变,变则邪气居之矣。帝曰:"何谓邪乎?"岐伯曰:"夫物之生从于化,物之极由乎变,变化之相薄,成败之所由也。"迫",摩荡也。故气有往复,用有迟速,四者之有,而化而变,风之来也。""风",即所谓邪也。

帝曰："迟速往复，风所由生，而化而变，**故因盛衰之变耳。成败倚伏游乎中何也？**"物因盛而成，因变而败，当其成也，败实倚之；当其败也，成实伏之。"游乎中"，游乎变化之中也。**岐伯曰："成败倚伏生乎动，动而不已，则变作矣。"**六气有常运，微则化，甚则变，化则物生，变则物病，人在气中，变病，亦若是尔。**帝曰："有期乎？"**问动而变作，亦有期而静乎？**岐伯曰："不生不化，静之期也。"**生化既息，归于大化，静之期也。

帝曰："**不生化乎？**"言亦有不生化者乎？**岐伯曰："出入废则神机化灭，升降息则气立孤危。**根于中者，命曰神机，凡血气之属皆是也。根于外者，命曰气立，凡委形者皆是也。血气之属，废其出呼入吸，则神机化灭矣。委形之类，息其升降上下，则气立孤危矣。凡羽、毛、倮、鳞、介，皆血气之属。草、木、金、石，皆委形之属。**故非出入，则无以生、长、壮、老、已；非升降，则无以生、长、化、收、藏。**血气之属，惟其有是出入，则俄而生，俄而长，俄而壮，俄而老，俄而已；委形之属，惟其有是升降，则时而生，时而长，时而化，时而收，时而藏。向非有是升降出入之气，何以有此？其不至于神机化灭气立孤危者，无之矣。**是以升降出入，无器不有。**大而天地，小而万象，无不有是升降出入也。**故器者，生化之宇，器散则分之，生化息矣。**天地包罗万象，人身包藏脏腑与血气，心知之属，有生无知之类，凡具升降出入之用者，皆名曰器，是器乃生化之宇，若器败而解散，则其分内之生化亦息矣。**故无不出入，无不升降。**凡具形器者，则无不有出入升降也。**化有大小，期有近远，**自天地以至万物，其化之小大殊矣，故其期有近远。化之小者，其期近；化之大者，其期远也。**四者之有，而贵常守，**"四者"，升降出入也。四者既有，贵乎常守勿失。**反常则灾害至矣。**若失其常而不升不降，无出无入，则灾害所至之期也。**故曰：'无形无患①。'此之谓也。**"故曰"，古语。有者，终归于化，故有形有患；无者，与化同归，故无形无患。

帝曰："善！有不生不化乎？"言人有逃阴阳、免生化、无始无终者乎？**岐伯曰："悉乎哉问也！与道合同，惟真人也。"**真人者，体同于道，道不变则身亦不变。故能把握阴阳，不生不化，无有终时也。**帝曰："善！"**

---

① 国中按：《老子》云："吾所以有大患者，为吾有身，及吾无身，吾有何患？"黄元御认为，此"无形无患"之义也。

黄帝内经素问吴注第二十卷

气交变大论篇第六十九

　　　此篇专明气交之变，乃五行太过不及，德化、政令、灾变、胜复为病之事。

　　黄帝问曰："五运更治，上应天期，阴阳往复，寒暑迎随，正邪相搏，内外分离，六经波荡，五气倾移，太过不及，专胜兼并，愿言其始，而有常名，可得闻乎？""期"，周年也。"内外分离"，阴阳不相保也。"专胜"，独胜也。"兼并"，兼并诸脏也。**岐伯稽首再拜对曰："昭乎哉问也！是明道也。请遂言之。**"道也"之下，旧有云："'此上帝所贵，先师传之，臣虽不敏，往闻其旨。'帝曰：'余闻得其人不教，是谓失道，传非其人，慢泄天宝。余诚菲德，未足以受至道。然而众子哀其不终，愿夫子保于无穷，流于无极。余司其事，则而行之奈何？'岐伯曰"八十字，皆浮文也，僭去之。**《上经》曰：'夫道者，上知天文，下知地理，中知人事，可以长久'。此之谓也。**"帝曰："何谓也？"岐伯曰："本气位也。位天者，天文也；位地者，地理也；通于人气之变化者，人事也。"位天"，谓五星之应及阴阳、风雨、晦明。"位地"，谓水泉之变、及草木蛰虫、五谷之异也。人气之变，谓表里、阴阳、手足、脏腑变病也。**故太过者先天，不及者后天，所谓治化而人应之也。**"五运太过，常先天时而至；不及，常后天时而至。天之治化变于上，人之变病应于下。

帝曰："五运之化，太过何如?""太过"，谓岁气有余也。岐伯曰："岁木太过，风气流行，脾土受邪。木胜土也。民病**飧泄，食减，体重烦闷，肠鸣腹支满。**此皆木胜乘土为病也。"飧泄"，食不化而下出也。土性敦厚，故体重。"烦闷"，烦扰闷抑而不通畅也。"支满"，支分捍格而满也。**上应岁星**，"岁星"，木星也。木气胜则岁星明。**甚则忽忽善怒，眩冒颠疾。**肝木太实自为病也。眼为肝之窍，故眩冒；厥阴与督脉会于颠，故颠疾。**化气不政，生气独治，云物飞扬，草木不宁，甚而摇落。**此木胜而金气复也。谓之复者，金为土之子，木太过而乘土，金来为母复仇也。后凡言复者仿此。**反胁痛而吐甚**，木制于金而乘乎土也。**冲阳绝者死不治。**"冲阳"，胃脉也，在足跗。木亢土绝，故死不治。**上应太白星。**金复于木而气大盛，故太白明。

岁火太过，炎暑流行，金肺受邪。火胜金也。**民病疟，少气咳喘，血溢血泄，注下，嗌燥耳聋，中热，肩背热。**此皆火胜乘金为病也。火乘于金，金寒火热，火金相战，则寒热往来，是以为疟；壮火食气，故少气；火乘于肺，故咳喘。血溢者，火决其喉；血泄者，火决其肠也。"注下"大便暴注而下也，乃火性急速之象。嗌燥者，火炎肺系，耳聋者，火入阳明。**上应荧惑星。**荧惑主火，火胜故荧惑明。**甚则胸中痛，胁支满，胁痛，膺背肩胛间痛，两臂内痛**，此皆手心主经脉所过之处为病，相火作实使然。**身热骨痛而为浸淫。**火胜则水干，故骨痛。浸淫者，渐次淫甚也。**收气不行，长气独明，雨冰霜寒，**火胜而水气复也。**上应辰星，**水复于火，故辰星明。**上临少阴、少阳，火燔焫，水泉涸，物焦槁。**"上临少阴"，戊子、戊午也。"上临少阳"，戊寅、戊申也。**病反谵妄狂越，咳喘息鸣，下甚，血溢泄不已。**"狂越"，狂而越其常度也；"下甚"，泄甚也，皆火胜使然。**太渊绝者，死不治。上应荧惑星。**"太渊"，肺脉也，在臂内外廉。

岁土太过，雨湿流行，肾水受邪。土胜水也。**民病腹痛清厥，意不乐，体得烦闷**。"清厥"，四肢清冷而厥逆也。意不乐者，阴气胜而阳不舒也。**上应镇星**，"镇星"，主土。土胜故镇星明。**甚则肌肉萎，足萎不收，行善瘛，脚下痛，饮发中满，食减，四肢不举**。"萎"，与痿同。"瘛"，抽掣也。**变生得位**，土位乎中，其变亦在乎中，故云变生得位。**藏气伏，化气独治之，泉涌河衍，涸泽生鱼，风雨大至，土崩溃，鳞现于陆，病腹满溏泄肠鸣，反下甚，而太溪绝者，死不治**。风雨大至，土胜而木气复也。反下甚者，木来复土，土不胜木，泄下反更甚也。"太溪"，肾脉也，在足内踝后陷中。**上应岁星**。木来复土，故岁星明。

岁金太过，燥气流行，肝木受邪。金胜木也。**民病两胁下小腹痛，目赤痛，眦疡，耳无所闻**，肝木受制于金，不得条达，故两胁下及小腹痛。肝开窍于目，故目赤痛，两眦疡。金主声，金气太过则贲郁，故令耳无闻。**肃杀而甚，则体重烦闷，胸痛引背，两胁满，且痛引小腹**。金气过而肃杀甚，故木气内畏，生病如此。"闷"，抑郁也。**上应太白星**。太白主金，金气胜，故太白明。**甚则喘咳逆气，肩背痛，尻、阴、股、膝、髀、腨、胻、足皆病。上应荧惑星**。火气复之，故喘咳逆气，肩背痛。阳明燥金之气抑于下，故尻、阴、股、膝、髀、腨、胻、足皆病。火复之气甚，故荧惑明。**收气峻，生气下，草木敛，苍干凋陨，病反暴痛，胠胁不可反侧，咳逆甚而血溢**。暴痛谓之火，火性急速也，此皆火气复之使然。**太冲绝者，死不治。上应太白星**。"太冲"，肝脉也，在足大趾本节后一寸陷者中。

岁水太过，寒气流行，邪害心火。火不胜水也。**民病身热，烦心躁悸，阴厥，上下中寒，谵妄心痛，寒气早至，上**

应辰星。身热、烦心、谵妄、心痛者，阴盛格阳使然。火屈于水则躁，火畏于水则悸。"阴厥"，阴气逆也。"上中下"，举一身而言，水胜乃尔。辰星主水，水气太过，故辰星明。**甚则腹大胫肿，喘咳，寝汗出，憎风。**寒水胜则相火灭，无以生胃土，故腹大，肾脉上腨内，故胫肿；肾脉入肺中，故喘咳；病在阴，故寝汗出；阳不足，故憎风。**藏气盛，长气失政，大雨至，埃雾朦郁，上应镇星。**"埃雾朦郁"，土气复也。镇星主土，故应而明。**上临太阳，雨冰雪，霜不时降，湿气变物。**"上临太阳"，丙辰、丙戌也。**病反腹满，肠鸣溏泄，食不化，**水太过，反现土胜之疾者，土气复也。**渴而妄冒。神门绝者，死不治。上应荧惑、辰星。**"渴而妄冒"，火将绝也。"神门"，心脉也，在臂内侧兑骨之端。上应荧惑、辰星者，水胜于火，荧惑暗而辰星明也。

帝曰："善！其不及何如？"岐伯曰："悉乎哉问也！**岁木不及，燥乃大行，**木不及而金乘之也。**生气失应，草木晚荣，**木主生气，失应，不与时应也。**肃杀而甚，则刚木辟着，柔萎苍干，上应太白星。**"辟着"，枝茎干而落也。**民病中清，胠胁痛，小腹痛，肠鸣溏泄。凉雨时至，上应太白星，**"中清"，腹中清冷也。下皆中清之候。**其谷苍。**苍色而不实也。**上临阳明，生气失政，草木再荣，化气乃急，上应太白、镇星。其主苍早。**"上临阳明"，丁卯、丁酉也。"上应太白"，金乘木也。应镇星者，岁木不及，土无所畏，故镇星光明也。**复则炎暑流火，湿性燥，柔脆草木焦槁，下体再生，花实齐化，病寒热疮疡，疿疹痈痤。上应荧惑、太白，其谷白坚。**"复"，火来为母复其不胜之气，如复仇也。湿性燥者，湿性之物，变为燥味。柔脆者，柔弱之物早萎脆也。上应荧惑、太白者，荧惑光明太白减曜也。白坚之谷，从金气化生，故不实。**白露早降，收杀气行，寒雨害物，虫食甘黄，脾土受邪，赤气后化，心气晚治，**

上胜肺金，白气乃屈，其谷不成，咳而鼽。上应荧惑、太白星。上临阳明，金气用事，故白露早降。"收杀气行"，寒雨害物也。"虫"，毛虫也。岁木不及之气，抑郁为虫，以食甘黄也。

岁火不及，寒乃大行，长政不用，物荣而下，凝惨而甚，则阳气不化，乃折荣美，上应辰星。"长政"，夏政也。"下"，落也。火不及，故水胜而辰星明。民病胸中痛，胁支满，两胁痛，膺痛肩胛间及两臂内痛，此手心主之脉为病也。郁冒蒙昧，心痛暴喑，胸腹大，胁下与腰背相引而痛，此心主之火，为寒郁冒所致之疾也。甚则屈不能伸，髋髀如别。上应荧惑、辰星，其谷丹。火气不行，寒气禁固，故其脉所行之处，屈不能伸，髋髀之分痛如别也。上应荧惑减曜，辰星光明，下则丹谷不成也。复则埃郁，大雨且至，黑气乃辱，病鹜溏，腹满，食饮不下，寒中，肠鸣泄注，腹痛，暴挛痿痹，足不任身。上应镇星、辰星，玄谷不成。"复"，土气来复也。"辱"，屈辱也。土复于水，故镇星明润，辰星失芒，玄谷不成也。

岁土不及，风乃大行，化气不令，草木茂荣，飘扬而甚，秀而不实，上应岁星。木气过而不德，故气化从之，上应岁星光明也。民病飧泄霍乱，体重腹痛，筋骨摇复，肌肉瞤酸，善怒，藏气举事，蛰虫早伏，咸病寒中。上应岁星、镇星，其谷龄。"摇复"，动摇反复也。"瞤"，肉动也。岁土不及，则寒水无畏，故藏气举事。"伏"，隐也。上应岁星、镇星者，岁星光芒，镇星减曜也。故谷之黄者，不能成实。复则收政严峻，名木苍凋，胸胁暴痛，下引小腹，善太息，虫食甘黄，气客于脾，龄谷乃减。民食少失味，苍谷乃损。上应太白、岁星。"复"，金气来复也。金气复则木不得升达，郁于土中，故现症皆肝木害于脾土之候。上临厥阴，流水不冰，蛰虫来现，藏气不用，白乃不复。上应岁星，民乃康。"上临厥阴"，己巳、己亥也。少阳在泉，火司于地，故流水不冰，蛰虫来现，藏气不用也。金不得复，故岁星之象如常，民康不病。

岁金不及，炎火乃行，生气乃用，长气专胜，庶物以茂，燥烁以行，上应荧惑星。金不及则火乘之，火不务德，故气化专胜，上应荧惑光芒。民病肩背瞀重，鼽嚏，血便注下，收气乃后。上应太白、荧惑星，其谷坚芒。"瞀"，闷也。"鼽"，鼻流清涕也。"嚏"，涕喷也。上应太白减曜，荧惑光芒，下应谷之坚芒者不成也。复则寒雨暴至，乃零冰雹，霜雪杀物，阴厥且格，阳反上行，头脑户痛，延及脑顶发热。上应辰星，"复"，水气来复也。"零"，多貌。阴逆格阳上行，故脑户痛及脑顶发热。上应辰星光润。丹谷不成，民病口疮，甚则心痛。"丹"，赤色。阳上行则口疮，水搏于火则心痛。

岁水不及，湿乃大行，长气反用，其化乃速，暑雨数至，上应镇星。"湿"，土气也。水不及则土乘之，故湿大行。"长气"，夏令也。火无所畏，故反用；火湿齐化，故暑雨数至。上应镇星增明。民病腹满，身重濡泄，寒疡流水，腰股痛发，腘腨股膝不便，烦冤，足痿清厥，脚下痛，甚则胕肿，藏气不政，肾气不衡，上应辰星，其谷秬。"烦冤"，烦满闷抑也。"胕肿"，浮肿也。"衡"，平也。土气胜，故藏气不政，肾气失其平也。上应辰星减曜，下则秬谷不登。上临太阴，则大寒数举，蛰虫早藏，地积坚冰，阳光不治，民病寒疾于下，甚则腹满浮肿，上应镇星，其主黅谷，"上临太阴"，辛丑、辛未也。寒水在泉，故大寒数举，气化民病应之也。上应镇星益明，下则黅谷用登。复则大风暴发，草偃木零，生长不鲜，面色时变，筋骨并辟，肉眴瘛，目视𥊫𥊫，物疏璺，肌肉疹发，气并膈中，痛于心腹，黄气乃损，其谷不登，上应岁星。"璺"音问。"复"，木气来复也。"并辟"，挛急也。"眴瘛"，动也。"物疏璺"，物因风而开裂也。"其谷"，黅谷也；"不登"，谓实不成，无以登于粢盛也。上应岁星明大。

帝曰："善！愿闻其时也"。岐伯曰："悉乎哉问也！木不及，春有鸣条律畅之化，则秋有雾露清凉之政；春有惨凄残贼之胜，则夏有炎暑燔烁之复。其眚东，其脏肝，其病内舍胠胁，外在关节。"化"，木化也。"政"，金政也。皆为及时化政。"胜"，金气也。"复"，火气也。火复于金，悉因于木，故灾眚之作，皆在东方，余眚同。"胠胁"，肝之部。"关节"，筋之属，故肝主之。

火不及，夏有炳明光显之化，则冬有严肃霜寒之政；夏有惨凄凝冽之胜，则不时有埃昏大雨之复。其眚南，其脏心，其病内舍膺胁，外在经络。"化"，火化也。"政"，水政也。"胜"，水气也。"复"，土变也。

土不及，四维有埃云润泽之化，则春有鸣条鼓折之政；四维发振拉飘腾之变，则秋有肃杀霖霆之复。其眚四维，其脏脾，其病内舍心腹，外在肌肉四肢。"拉"，音蜡。"四维"，四隅也。谓辰、戌、丑、未之方。

金不及，夏有光显郁蒸之令，则冬有严凝整肃之应；夏有炎烁燔燎之变，则秋有冰雹霜雪之复。其眚西，其脏肺，其病内舍膺胁肩背，外在皮毛。"令"，"应"，皆及时之气。"变"，火气太过也。"复"，水气来复也。

水不及，四维有湍润埃云之化，则不时有和风生发之应，四维发埃昏骤注之变，则不时有飘荡振拉之复。其眚北，其脏肾，其病内舍腰脊骨髓，外在溪谷腨膝。肉之小会为溪，大会为谷，肉分之间，溪谷之会，以行营卫，以会大气。

夫五运之政，犹权衡也，高者抑之，下者举之，化者应之，变者复之，此生、长、化成收、藏之理，气之常也。失常则天地四塞矣。失其常理，则天地四时之气闭塞不通，故化必有应，胜必有复。故曰：'天地之动静，神明为之纪；阴阳之往复，寒暑彰其兆。'此之谓也。"四句古语。

帝曰："夫子之言五气之变，四时之应，可谓悉矣。夫气之动乱，触遇而作，发无常会，猝然灾合，何以期之?""会"，犹期也。岐伯曰："夫气之动变，固不常在，而德、化、政、令、灾、变，不同其候也。"帝曰："何谓也?"岐伯曰："东方生风，风生木，其德敷和，其化生荣，其政舒启，其令风，其变振发，其灾散落;"振发"，振起发动也。南方生热，热生火，其德彰显，其化蕃茂，其政明曜，其令热，其变销烁，其实燔烁;"销烁"，热盛物变，如火销烁也。"燔烁"，热盛物化，如火燔烁也。中央生湿，湿生土，其德溽蒸，其化丰备，其政安静，其令湿，其变骤注，其灾霖溃;"溽"，湿也。"蒸"，热也。"骤注"，急雨也。大雨三日曰霖。"溃"，防堤崩坏也。西方生燥，燥生金，其德清洁，其化紧敛，其政劲切，其令燥，其变肃杀，其灾苍陨;"紧敛"，缩而收也。"苍陨"，物方苍色而陨落也。北方生寒，寒生水，其德凄沧，其化清谧，其政凝肃，其令寒，其变凛冽，其灾冰雪霜雹。"谧"，音密。"凄沧"，薄寒也。"谧"，静也。"凛冽"，甚寒也。是以察其动也。有德有化，有政有令，有变有灾，而物由之，而人应之也。"德、化、政、令，和气也。曰变曰灾，则杀物之气矣。

帝曰："夫子之言岁候，不及太过，上应五星，今夫德化、政令、灾眚、变易，非常而有也，猝然而动，其亦为之变乎?"岐伯曰："承天而行之，故无妄动，无不应也。猝然而动者，气之交变也，其不应焉。故曰:'应常不应猝。'此之谓也。""眚"灾之甚也。"交变"，气之交会为变也。"不及"下旧有一"其"字，僭去之。

帝曰："其应奈何?"岐伯曰："各从其气化也。"岁星应风气，荧惑星应热气，镇星应湿气，太白星应燥气，辰星应寒气，是各从其气化也。帝曰："其行之徐疾逆顺何如?"岐伯曰："以道留久，逆守而小，是谓省下；"以道"，五星顺其度也。"留久"，稽留迟久也。"逆守"，逆行而守，不过其度也。"小"，无芒而小。"省下"，谓察其分野君民，有德有过也。**以道而去，去而速来，曲而过之，是谓省遗过也。**"省遗过"，谓上省者有不尽，今复省之，是省其所遗罪过也。**久留而环，或离或附，是谓议灾与其德也。**"环"，旋绕也。五星皆有灾有德。**应近则小，应远则大。**"应"，谓灾德证验也。所应灾德近小，则其星小；所应灾德远大，则其星大。**芒而大，倍常之一，其化甚；大常之二，其眚即也。**言其星光芒而大，加常一倍，其化甚；加常二倍，其灾眚即至而不远矣。**小常之一，其化减；小常之二，是谓临视，省下之过与其德也。**"省下"，省察其分野下国也。**德者福之，过者伐之。**天命靡常，有德则降之百祥，有过则降之百殃。**是以象之现也，高而远则小，下而近则大；**见物之理如此。**故大则喜怒迩，小则祸福远。**以上文象现高下远近推之，而知其当然也。**岁运太过，则运星北越；**"运星"，主运之星；"北越"，北行而越其常度也。**运气相得，则各行其道。**"相得"，无胜复也。如此，则五星各行其当然之道。**故岁运太过，畏星失色而兼其母；**"岁运"，岁之主运。木星失色而兼玄，火星失色而兼苍，土星失色而兼赤，金星失色而兼黄，水星失色而兼白，是谓兼其母。所以然者，己不足则资母气以自养也。**不及，则色兼其所不胜。**木兼白色，火兼玄色，土兼苍色，金兼赤色，水兼黄色，是谓兼其所不胜也。**消者瞿瞿，莫知其妙，闵闵之当，孰者为良？**重出，注见《灵兰秘典论》。**妄行无证，示畏侯王。"**五星妄行，不由常度，亦无祸福证验者。"示畏侯王"，欲其悔悟，不复无道也。**帝曰："其灾应何如？"岐伯曰："亦各从其化也。故时至有盛衰，凌犯有逆顺，留守有多少，形现有善恶，宿属有胜负，征应有吉凶矣。"**"时"，四时也。五星之运，当其时则盛，非其时则衰，东行凌犯为顺，西行凌犯为逆；留守日多则灾深，留守日少则灾浅；形现喜润为善，形现怒燥为恶；宿属胜五星不为灾害，五星胜宿属则灾害至矣。证验有吉凶者，火犯留守逆临，则有诬潜狱讼之忧，金犯则有刑杀气郁之忧，木犯则有震惊风鼓之忧，土犯则有中满下利浮肿之忧，水犯则有寒气凝结之忧。**帝曰："其善恶何谓也？"岐伯曰："有喜有怒，有忧有丧，有泽有燥。此象之常也，必谨察之。"**五星之现也，从夜深见之，人见之喜，星之喜也；见之畏，星之怒也；光色微曜，乍明乍暗，星之忧也；光色迥然，不彰不莹，不与众同，星之丧也；光色圆明，不盈不缩，怡然莹然，星之喜也；光色勃然临人，芒彩满溢，其象凛然，星之怒也；泽者，其色润；燥者，其色枯也。**帝曰："六者高下异乎？"岐伯曰："象现高下，其应一也，故人亦应之"。**观象睹色，则中外之应，天人一也。

　　帝曰："善！其德、化、政、令之动、静、损、益皆何如？"岐伯曰："夫德化政令灾变，不能相加也；天地动静，阴阳反复，以德报德，以化报化，政令灾眚亦然，故曰不能相加也。**胜复盛衰，不能相多也**；胜盛复盛，胜微复微，故曰不能相多也。**往来小大，不能相过也**；言胜复日数多少皆同，不能相过。**用之升降，不能相无也**。五行互为升降，盛者为升，衰者为降，不能相无也。**各从其动而复之耳。"**吉凶悔吝生乎动，故各有动各有复。**帝曰："其病生何如？"岐伯曰："德化者，气之祥；政令者，气之彰；变易者，复之纪；灾眚者，伤之始。气相胜者和，不相胜者病，重感于邪则甚也。"**"祥"，善应也。"彰"，著现也。"复之纪"，复气之纪。"相胜"，谓气胜不相负也。

　　帝曰："善！所谓精光之论，大圣之业，宣明大道，通于无穷，究于无极也。余闻之：'善言天者，必应于人；善言古者，必验于今；善言气者，必彰于物；善言应者，同天地之

化；善言化言变者，通神明之理。'非夫子孰能言至道欤！乃择良兆而藏之灵台，每旦读之，命曰《气交变》，非斋戒不敢发，慎传也。"

五常政大论篇第七十

　　此篇首论五运有平气、不及、太过之政；次言地理有四方、高下、阴阳之异；次言岁有不病，而岁气不应，为天气制之，而气有所从之说；次言六气五类相制胜，而岁有胎孕不育之理；后明在泉六化五味有薄厚之异，以治法终之。篇名五常政者，举其所先者言也。

　　黄帝问曰："太虚寥廓，五运回迫，衰盛不同，损益相从，愿闻平气，何如而名？何如而纪也？"岐伯对曰："昭乎哉问也！木曰敷和，火曰升明，土曰备化，金曰审平，水曰静顺。"五者皆为平气。"审平"，清爽平常也。

　　帝曰："其不及奈何？"岐伯曰："木曰委和，火曰伏明，土曰卑监，金曰从革，水曰涸流。"五者皆为不及。"卑监"，卑下监守也。"从革"，既从而同，复革而异也。

　　帝曰："太过何谓？"岐伯曰："木曰发生，火曰赫曦，土曰敦阜，金曰坚成，水曰流衍。"五者皆为太过。"敦阜"，敦厚高阜也。

　　帝曰："三气之纪，愿闻其候。"岐伯曰："悉乎哉问也！敷和之纪，木德周行，阳舒阴布，五化宣平；其气正，其性随，其用曲直，其化生荣，其类草木，其政发散，其候温和，其令风，其脏肝，肝其畏清，其主目，其谷麻，其果李，其实核，其应春，其虫毛，其畜犬，其色苍，其养筋，其病里急支满，其味酸，其音角，其物中坚，其数八。此木之平气所主也。音调而直为角。

升明之纪，正阳而治，德施周普，五化均衡；其气高，其性速，其用燔灼，其化蕃茂，其类火，其政明曜，其候炎暑，其令热，其脏心，心其畏寒，其主舌，其谷麦，其果杏，其实络，其应夏，其虫羽，其畜马，其色赤，其养血，其病瞤瘛，其味苦，其音徵，其物脉，其数七。"瞤"，如匀切。此火之平气所主也。音和而美为徵。

备化之纪，气协天休，德流四政，五化齐修；其气平，其性顺，其用高下，其化丰满，其类土，其政安静，其候溽蒸，其令湿，其脏脾，脾其畏风，其主口，其谷稷，其果枣，其实肉，其应长夏，其虫倮，其畜牛，其色黄，其养肉，其病否，其味甘，其音宫，其物肤，其数五。"否"，痞同。此土之平气也。音大而重为宫。

审平之纪，收而不争，杀而无犯，五化宣明；其气洁，其性刚，其用散落，其化坚敛，其类金，其政劲肃，其候清切，其令燥，其脏肺，肺其畏热，其主鼻，其谷稻，其果桃，其实壳，其应秋，其虫介，其畜鸡，其色白，其养皮毛，其病咳，其味辛，其音商，其物外坚，其数九。此金之平气所主也。音利而扬曰商。

静顺之纪，藏而勿害，治而善下，五化咸整；其气明，其性下，其用沃衍，其化凝坚，其类水，其政流演，其候凝肃，其令寒，其脏肾，肾其畏湿，其主二阴，其谷豆，其果栗，其实濡，其应冬，其虫鳞，其畜彘，其色黑，其养骨髓，其病厥，其味咸，其音羽，其物濡，其数六。此水之平气所主也。音深而和曰羽。

故生而勿杀，长而勿罚，化而勿制，收而勿害，藏而勿抑，是谓平气。总结上文。

委和之纪，是谓胜生。生气不政，化气乃扬，长气自平，收令乃早，凉雨时降，风云并兴，草木晚荣，苍干凋落，物秀而实，肤肉内充；其气敛，其用聚，其动缩戾拘缓，其发惊骇，其脏肝，其果枣、李，其实核、壳，其谷稷、稻，其味酸、辛，其色白、苍，其畜犬、鸡，其虫毛、介，其主雾露、凄沧，其声角、商，其病摇动、注恐，从金化也。"委和之纪"，六丁之岁也。化气之后，丁为阴柔之木，故不及。木不及则金乘之，故政令民病皆兼金化。少角与判商同，"角"，木也。丁壬化木，丁为少角，壬为太角。"判"，半也。"商"，金也。言少角之岁，木为不及，不及则金乘之，故德化政令半同金化也。上角与正角同，"上"，司天也。"上角"，司天现厥阴木也。与正角同者，与敷和岁化同也，指丁巳、丁亥二岁而言。上商与正商同。司天现阳明金，则与审平岁化同，指丁卯、丁酉二岁而言。其病肢废痈肿疮疡，木为金刑，抑于四末，风淫末疾，故病四肢。木陷于土，则刑乎土。肉得土象，故痈肿疮疡。邪伤肝也，虽同金化，邪伤于肝。此上旧有"其甘虫"三字，衍文也，僭去之。上宫与正宫同。司天现太阴土，谓之上宫。土盖其木，与未出等也；木未出土，与无木同；土自用事，故与正土运备化之气同也，指丁丑、丁未二岁而言。萧瑟肃杀，则炎赫沸腾，"萧瑟肃杀"，金无德也。"炎赫沸腾"，火来复也。眚于三，火为木复，故其眚在东。"三"，东方木也。所谓复也。"复"，报复也。其主飞蠹蛆雉，此皆木抑所生。乃为雷霆。木气抑郁之极，必有所达，其气则为雷霆。

伏明之纪，是谓胜长。长气不宣，藏气反布，收气自政，化令乃衡，寒清数举，暑令乃薄，承化物生，生而不长，成实而稚，遇化已老，阳气屈伏，蛰虫早藏；其气郁，其用暴，其动彰伏变易，其发痛，其脏心，其果栗、桃，其实络、濡，其谷豆、稻，其味苦、咸，其色玄、丹，其畜马、彘，其虫羽、鳞，其主冰雪、霜寒，其声徵、羽，其病昏惑、悲忘，从水化也。"伏明之纪"，六癸之岁也。化气之后，癸为阴柔之火，故不及；火不及则水乘之，故政令民病皆兼水化。**少徵与少羽同**，"徵"，火也。戊癸化火，癸为少徵，戊为太徵。少徵之岁，火为不及，不及则水乘之，故德化政令与水运少羽同也。**上商与正商同**，司天现阳明金，则与审平岁化同，指癸卯、癸酉二岁而言。**邪伤心也**。主运者受邪。**凝惨凛冽，则暴雨霖霆**，"凝惨凛冽"，水无德也。"暴雨霖霆"，土来复也。**眚于九**。"九"，南方火也。其主骤注雷霆震惊，沉阴淫雨。皆湿变色。

　　卑监之纪，是谓减化。化气不令，生政独彰，长气整，雨乃愆，收气平，风寒并兴，草木荣美，秀而不实，成而秕也；其气散，其用静、定，其动疡涌分溃、痈肿，其发濡、滞，其脏脾，其果李、栗，其实濡、核，其谷豆、麻，其味酸、甘，其色苍、黄，其畜牛、犬，其虫倮、毛，其主飘怒、振发，其声宫、角，其病留满否塞，从木化也。"卑监之纪"，六己之岁也。己为阴柔之土，故不及；土不及，则木乘之，故政令民病皆兼木化。**少宫与少角同**，"宫"，土也。甲己化土，己为少宫，甲为太宫。少宫之岁，土为不及，不及则木乘之，故德化政令与木运少角同也。**上宫与正宫同**，司天现太阴，则与备化岁化同，指己丑、己未二岁而言。**上角与正角同**。司天现厥阴风木，则与敷和岁化同，指己巳、己亥二岁而言。**其病飧泄，邪伤脾也**。主运者受邪。**振拉飘扬，则苍干散落**，"振拉飘扬"，木无德也。"苍干"，散落，金来复也。**其眚四维**。东南西南西北东北，四隅之地，土之位也。**其主败折虎狼，清气乃用，生政乃辱**。"败折"，金之变也。虎狼能伤百兽，亦金行刑杀之象也。

　　从革之纪，是谓折收。收气乃后，生气乃扬，长化合德，火政乃宣，庶类以蕃；其气扬，其用躁切，其动铿禁、瞀厥，其发咳、喘，其脏肺，其果李、杏，其实壳、络，其谷麻、麦，其味苦、辛，其色白、丹，其畜鸡、羊，其虫介、羽，其主明曜、炎烁，其声商、徵，其病嚏、咳、鼽、衄，从火化也。"瞀"，音冒。"从革之纪"，六乙之岁也。化气之后，乙为阴柔之金，故不及；金不及则火乘之，故政令民病皆兼火化。"铿"，咳声也。"禁"，固也，二便秘固是也。"瞀"，闷也。"厥"，逆也。**少商与少徵同**，"商"，金也。乙庚化金，乙为少商，庚为太商。少商之岁，金为不及，不及则火乘之，故德化政令与火运少徵同也。**上商与正商同**，司天现阳明金，则与审平岁化同，指乙卯、乙酉二岁而言。**上角与正角同**。司天现厥阴风木，则与敷和岁化同，指乙巳、乙亥二岁而言。**邪伤肺也**。主运者受邪。**炎光赫烈，则冰雪霜雹**。"炎光赫烈"，火不德也。"冰雪霜雹"，水来复也。**眚于七**。"七"，西方金也。**其主鳞伏彘鼠，岁气早至，乃生大寒**。"鳞伏彘鼠"，水所化也。

　　涸流之纪，是谓反阳。藏令不举，化气乃昌，长气宣布，蛰虫不藏，土润泉减，草木条茂，荣秀满盛；其气滞，其用渗泄，其动坚止，其发燥槁，其脏肾，其果枣、杏，其实濡、肉，其谷黍、稷，其味甘、咸，其色黅、玄，其畜彘、牛，其虫鳞、倮，其主埃郁、昏翳，其声羽、宫，其病痿厥、坚下，从土化也。"涸流之纪"，六辛之岁也。化气之后，辛为阴柔之水，故不及；水不及则土乘之，故政令民病皆兼土化。**少羽与少宫同**，"羽"，水也。丙辛化水，丙为太羽，辛为少羽。少羽之岁，水为不及，不及则土乘之，故德化政令与土运少宫同也。**上宫与正宫同**，司天现太阴湿土，则与备化岁化同，指辛丑、辛未二岁而言。**其病癃闭**，小便不通为癃，大便不通为闭。**邪伤肾也**。主运故受邪。**埃昏骤雨，则振拉摧拔**。"埃昏骤雨"，土不德也。"振拉摧拔"，木来复也。**眚于一。**"一"，北方水也。**其主毛显狐貉，变化不藏。**"毛显"，黑毛中显黄者也。

故乘危而行，不速而至，暴虐无德，灾反及之，微者复微，甚者复甚，气之常也。"乘危"，乘其孤危也。总结上文。

发生之纪，是谓启陈。土疏泄，苍气达，阳和布化，阴气乃随，生气淳化，万物以荣；其化生，其气美，其政散，其令条舒，其动掉眩、颠疾，其德鸣靡、启拆，其变振拉、摧拔，其谷麻、稻，其畜鸡、犬，其果李、桃，其色青、黄、白，其味酸、甘、辛，其象春，其经足厥阴、少阳，其脏肝、脾，其虫毛、介，其物中坚、外坚，其病怒。"发生之纪"，六壬之岁也。化气之后，壬为阳刚之木，故太过；不务其德，则胜乎土，金为土之子，必来为母报复，故政令民病兼土金之化。**太角与上商同。**"角"，木也。丁壬化木，壬为太角。"上商"，司天现阳明燥金也。木太过；金当平之，故六壬太角之岁，与阳明司天同化，指卯酉司天而言。**上徵则其气逆，其病吐利。**"上徵"，司天现少阴君火、少阳相火也。指壬子、壬午、壬寅、壬申四岁而言。**不务其德，则收气复，秋气劲切，甚则肃杀，清气大至，草木凋零，邪乃伤肝。**金气复则木反受邪。

赫曦之纪，是谓蕃茂。阴气内化，阳气外荣，炎暑施化，物得以昌；其化长，其气高，其政动，其令明显，其动炎灼妄扰，其德暄暑郁蒸，其变炎烈沸腾，其谷麦、豆，其畜羊、彘，其果杏、栗，其色赤、白、玄，其味苦、辛、咸，其象夏，其经手少阴、太阳、手厥阴、少阳，其脏心肺，其虫羽、鳞，其物脉濡，其病笑、疟、疮疡血流、狂妄、目赤。"赫曦之纪"，六戊之岁也。化气之后，戊为阳刚之火，故太过，不务其德，则胜乎金，水为金之子，必来为母报复，故政令民疾兼金水之化。**上羽与正徵同，其收齐，其病痓。**"上羽"，司天现太阳寒水也。指戊辰、戊戌二岁而言。火虽太过，以寒水在上，则有以制其过，得与正徵升明之化同。故火务其德，不乘乎金，而收气得齐其化，其病强痉，而兼寒水之化也。**上徵而收气后也。**"上徵"，司天现少阴君火、少阳相火也。指戊子、戊午、戊寅、戊申四岁而言，是为天符。火太过则胜乎金，金不及故收气后也。**暴烈其政，藏气乃复，时现凝惨，甚则雨水霜雹切寒，邪伤心也。**水气复，则水反受邪。

敦阜之纪，是谓广化。厚德清静，顺长以盈，至阴内实，物化充成，烟埃朦郁，见于厚土，大雨时行，湿气乃用，燥政乃辟；其化圆，其气丰，其政静，其令周备，其动濡积并蓄，其德柔润重淖，其变震惊、飘骤、崩溃，其谷稷、麻，其畜牛、犬，其果枣、李，其色黔、玄、苍，其味甘、咸、酸，其象长夏，其经足太阴、阳明，其脏脾、肾，其虫倮、毛，其物肌、核，其病腹满，四肢不举。"敦阜之纪"，六甲之岁也。化气之后，甲为阳刚之土，故太过；不务其德，则胜乎水，木为水之子，必来为母报复，故政令民病兼乎水木之化。**大风迅至，邪伤脾也。**木气复则土反受邪。

坚成之纪，是谓收引。天气洁，地气明，阳气随，阴治化，燥行其政，物以司成，收气繁布，化洽不终；其化减，其气削，其政肃，其令锐切，其动暴折、疡疰，其德雾露、萧瑟，其变肃杀凋零，其谷稻、黍，其畜鸡、马，其果桃、杏，其色白、青、丹，其味辛、酸、苦，其象秋，其经手太阴、阳明，其脏肺、肝，其虫介、羽，其物壳、络，其病喘、喝，胸凭仰息。"坚成之纪"，六庚之岁也。庚为阳刚之金，故太过；不务其德，则胜乎木，火为木之子，必来为母报复，故政令民病兼木火之化。**上徵与正商同，其生齐，其病咳。**"上徵"，司天现少阴君火、少阳相火也，指庚子、庚午、庚寅、庚申四岁而言。火司其上，制其太过，则金不害乎木，故其升生之气，得以齐乎化气也。**政暴变则名木不荣，柔脆焦首，长气斯救，大火流，火烁且至，蔓将槁，邪伤肺也。**金不务德而害乎木，火来报复，则金反受邪。

流衍之纪，是谓封藏。寒司物化，天地严凝，藏政以布，长令不扬；其化凛，其气坚，其政谧，其令流注，其动漂泄沃涌，其德凝惨寒雰，其变冰雪霜雹，其谷豆、稷，其畜彘、牛，其果栗、枣，其色黑、丹、黅，其味咸、苦、甘，其象冬，其经足少阴、太阳，其脏肾、心，其虫鳞、倮，其物濡、满，其病胀。"流衍之纪"，六丙之岁也。化气之后，丙为阳刚之水，故太过；不务其德，则胜乎火，土为火之子，必来为母报复，故政令民病兼火土之化。**上羽而长气不化也。**"上羽"，司天现太阳寒水也，指丙辰、丙戌二岁而言，是为天符。寒水太过，则藏气胜，故长气不化。**政过则化气大举，而埃昏气交，大雨时降，邪伤肾也。**土来报复，则水反受邪。

故曰：'不恒其德，则所胜来复；政恒其理，则所胜同化。'此之谓也。"总结上文胜复同化之义。

帝曰："天不足西北，左寒而右凉；地不满东南，右热而左温，其故何也?"面《巽》而言左右。**岐伯曰："阴阳之气，高下之理，大小之异也。**"大小"，地之大小。**东南方，阳也，阳者其精降于下，故右热而左温；西北方，阴也，阴者其精奉于上，故左寒而右凉。**阳精降于下，阴精奉于上，阴阳交泰之理也。右热而左温，左寒而右凉，五行奠位之理也。**是以地有高下，气有温凉；高者气寒，下者气热。**至高之地，冬气常在；至下之地，春气常在，正此意也。**故适寒凉者胀，之温热者疮。下之则胀已，汗之则疮已。此腠理开闭之常，大小之异耳。"**"之"，亦适也。适寒凉之地，则腠理闭密，阳气不得疏泄，故作内胀。地之寒凉大者胀甚，寒凉小者胀微。适温热之地，则腠理疏扩，阳气浮泄于表，故作疮疡。地之温热大者疮甚，温热小者疮微。下以治内，汗以治外，法之经也。

帝曰："其于寿夭何如?"岐伯曰："**阴精所奉其人寿，阳精所降其人夭。**"阴方之地，阳不妄泄，正气坚守，故人寿；阳方之地，阳气易泄，耗散无度，故人夭。帝曰："**善! 其病也，治之奈何?**"岐伯曰："**西北之气，散而寒之；东南之气，收而温之，所谓同病异治也。**"西北气寒，寒固于外，热郁于内，故宜散其外寒，清其内热。东南气热，气泄于外，寒生于内，故宜收其外泄，温其内寒。若此者，同谓之病治法异也。**故曰：'气寒气凉，治以寒凉，行水渍之；气温气热，治以温热，强其内守。'必同其气，可使平也，假者反之。**人之伤于寒也，则为病热，故气寒气凉而病者，治以寒凉，加之行水渍其外也。人之伤于热者，则虚其阳，故气温气热而病者，治以温热，又必强其内守，不得弱其真气。病有阴阳，药亦有阴阳，其升降浮沉之间，必同其气，可使平也。或借寒治寒，假热治热，此假之以为反治也。帝曰："**善! 一州之气，生化寿夭不同，其故何也?**"岐伯曰："**高下之理，地势使然也。崇高则阴气居之，污下则阳气治之，阳胜者先天，阴胜则后天，此地理之常，生化之道也。**"阳胜者生化先于天时，阴胜者生化后于天时，此地理之常，凡物生化之道也。人道亦当如是。帝曰："**其有寿夭乎?**"岐伯曰："**高者，其气寿；下者，其气夭。地之大小异也，小者小异，大者大异。**小者受气少，大者受气多，此其异也。**故治病者，必明天道地理，阴阳更胜，气之先后，人之寿夭，生化之期，乃可以知人之形气矣。**"形以阴言，气以阳言。

帝曰："**善! 其岁有不病，而脏气不应不用者何也?**"岐伯曰："**天气制之，气有所从也。**""从"，谓从事于司天之气，不及自营而应且用也。帝曰："**愿卒闻之。**"岐伯曰："**少阳司天，火气下临，肺气上从，白起金用，草木眚，火现燔炳，**

革金且耗，大暑以行，咳嚏鼽衄，鼻窒疮疡，寒热浮①肿。凡寅申之岁，皆少阳相火司天，火气下临，金所畏也，故肺气上而从事焉；金既从事于火，则为火用事，故言白起金用，眚受其灾也；金有从革之性，故云革金，咳嚏鼽衄，肺金受邪也。"鼻窒"，鼻塞也。寒热者，金火相搏也。金寒火热，故令寒热浮肿，浮肿，肺主皮毛故也。**风行于地，尘沙飞扬，心痛、胃脘痛、厥逆膈不通，其主暴速**。风行于地，厥阴在泉也。心痛以下，皆厥阴风木之症，厥阴之脉贯肝膈，故令心痛、胃脘痛、厥逆膈不通。至疾者莫如风，故主暴速。

阳明司天，燥气下临，肝气上从，苍起木用而立，土乃眚，凄沧数至，木伐草萎，胁痛目赤，掉振鼓慄，筋痿不能久立。凡卯酉之岁，皆阳明燥金司天。胁痛以下，皆肝病。肝叶布两胁，故胁痛；目为肝之窍，故目赤。风主鼓动，故掉振鼓慄；肝主筋病，则筋痿不能久立。**暴热至，土乃暑，阳气郁发，小便变，寒热如疟，甚则心痛，火行于槁，流水不冰，蛰虫乃现**。少阴君火在泉，故令暴热至。金寒在上，火热在下，寒热之交，故令如疟。火郁而不得发，故心痛。"子槁"，土干也。

太阳司天，寒气下临，心气上从，而火且明，丹起，金乃眚，寒清时举，胜则水冰，火气高明，心热烦，嗌干善渴，鼽嚏，善悲数欠。热气妄行，寒乃复，霜不时降，善忘，甚则心痛。凡辰戌之岁，皆太阳寒水司天，火明丹起，故所病皆心火为患。**土乃润，水丰衍，寒客至，沉阴化，湿气变物，水饮不蓄，中满不食，皮癙肉苛，筋脉不利，甚则浮肿，身后痈**。太阴在泉，故病皆湿土为患。皮着而敛谓之癙。肉浮不实谓之苛。"身后"，臀之部也，肉厚主土，故令痈。

---

① 国中按："浮"，原文作"胕"，"胕"与"肤、浮"均通，可假借。王冰云："谓皮肉俱肿，按之陷下，泥而不起也。"由此可知此胕肿，即今浮肿之谓也，故改为"浮"。后同。

厥阴司天，风气下临，脾气上从，而土且隆，黄起，水乃眚，土用革，体重，肌肉痿，食减口爽，风行太虚，云物摇动，目转耳鸣。凡巳亥之岁，皆厥阴风木司天。"革"，革其故也，言土变其常用而革故也。"爽"，失也。体重，肌肉痿，食减口失其味，皆湿土过常之疾。厥阴在上，故风行太虚，风物动摇，在人则上部耳鸣目动也。火纵其暴，地乃暑，大热消烁，赤沃下，蛰虫数现，流水不冰，其发机速。少阳相火在泉，故气化皆火也。"赤沃下"，小便出血也。火性急疾，故其发也，如机之速。

少阴司天，热气下临，肺气上从，白起金用，草木眚，喘呕寒热，嚏鼽衄鼻窒，大暑流行，甚则疮疡燔灼，金烁石流。凡子午之岁，皆少阴君火司天。"窒"，塞也。地乃燥，凄沧数至，胁痛，善太息，肃杀行，草木变。阳明燥金在泉，则刑乎肝木，故胁痛。肝气不得畅达，其道又远，故善太息。

太阴司天，湿气下临，肾气上从，黑起水变，埃冒云雨，胸中不利，阴痿气大衰而不起不用，当其时反腰脽痛，动转不便也，厥逆。凡丑未之岁，皆太阴湿土司天，肾气上从之后，湿土与寒水相合，是为寒湿，故作胸中不利以下诸病。地乃藏阴，大寒且至，蛰虫早伏①，心下痞痛，地裂冰坚，小腹痛，时害于食，乘金则止水增，味乃咸，行水减也。"太阳寒水在泉，故心下痞痛。"小腹痛"，亦寒水为患之病。乘金则金水相生，故止水增。行水不能留渚，故见其减而已。

帝曰："岁有胎孕不育，治之不全，何气使然？"岐伯曰："六气五类，有相胜制也，同者盛之，异者衰之，此天地之道，生化之常也。物象皆别五行，同其气则太过而盛，异其气则不及而衰。

---

① 国中按："伏"，原文作"附"，属同音借字，故改之。

故厥阴司天，**毛虫静，羽虫育，介虫不成**；巳亥之岁，厥阴司天也。"厥阴"，木也。毛虫木，羽虫火，介虫金。"静"，安静也。毛虫同司天之气，故安静；羽虫同在泉之气，故生育；火盛则金阙，故介虫胎孕不成。**在泉，毛虫育，倮虫耗，羽虫不育**。倮虫属土，厥阴木气在泉，毛虫同其气，故育；人为倮虫之长，土受木克，故胎孕虽成而多耗；羽虫，火也，木气当令，则火气柔弱，故胎孕始生而不育。

少阴司天，羽虫静，介虫育，毛虫不成；子午之岁，少阴司天也。羽虫同司天之气，故静；介虫同在泉之气，故育；金盛则木削，故毛虫胎孕不成。**在泉，羽虫育，介虫耗不育**。少阴君火在泉，羽虫同其气，故育；介虫受其制，故耗而不育。

太阴司天，倮虫静，鳞虫育，羽虫不成；丑未之岁，太阴司天也。倮虫同司天之气，故静；鳞虫，水化也，同在泉之气，故育；水盛则火灭，故羽虫胎孕不成。**在泉，倮虫育，鳞虫不成**。太阴土气在泉，倮虫同其气，故育；鳞虫受其制，故不成。

少阳司天，羽虫静，毛虫育，倮虫不成；寅申之岁，少阳司天也。羽虫同司天之气，故静；毛虫同在泉之气，故育；木盛则土败，故倮虫不成。**在泉，羽虫育，介虫耗，毛虫不育**。少阳相火在泉，羽虫同其气，故育；介虫受其制，故耗；毛虫为退气，故不育。

阳明司天，介虫静，羽虫育，介虫不成；卯酉之岁，阳明司天也。介虫同司天之气，故静；羽虫同在泉之气，故育；复言介虫不成者，虽同乎天气，而实制乎地气也。**在泉，介虫育，毛虫耗，羽虫不成**。阳明燥金在泉，介虫同其气，故育；毛虫受其克，故耗；羽虫为退气，故令不成。

太阳司天，鳞虫静，倮虫育；辰戌之岁，太阳司天也。鳞虫同司天之气，故静；倮虫同在泉之气，故育。**在泉，鳞虫育，羽虫耗，倮虫不育**。太阳寒水在泉，鳞虫同其气，故育；羽虫受其制，故耗；水旺则土非其令，故不育。所谓同者盛之，异者衰之是也。

诸乘所不成之运，则甚也。上文言司天在泉，乃六气也。此言若乘以克制之运，则胎孕之不成，则又甚矣。**故气主有所制，**"气"，六气也。"制"，谓制其所胜也。言六气所主，各有所胜也。**岁立有所生，**言每岁立司天在泉之气，各有所生育也。**地气制己胜，**"地气"，在泉之气也。言在泉之气，制己之所胜者。**天气制胜己，**"天气"，司天之气也。言司天之气制夫胜己者，盖司天在上，义不可胜，故制胜己。**天制色，地制形，**色系于天，故天制色；形附于地，故地制形。**五类衰盛，各随其气之所宜也。**气之所宜，则各以类蕃育，见其生生之盛。气之所不宜，则为耗，为不成，为不育，是为衰也。**故有胎孕不育，治之不全，此气之常也，**言是气化之常，非治之过也。**所谓中根也。**凡血气心知之属，立根于中，孕育成耗之理，常根于中也。**根于外者亦五。**木、火、土、金、水，有生而无知，其根皆立于外。**故生化之别，有五气、五味、五色、五类、五宜也。**"臊、焦、香、腥、腐，谓之五气；酸、苦、甘、辛、咸，谓之五味；青、黄、赤、白、黑，谓之五色；毛、羽、倮、介、鳞，谓之五类；风、火、湿、燥、寒，谓之五宜。言生化之类不齐，其别有此二十五者。

帝曰："何谓也？"岐伯曰："**根于中者，命曰神机，神去则机息；根于外者，命曰气立，气止则化绝。**诸有形之类根于中者，生系于天，其所知觉运动，皆神气为机发之主，若神去则知觉运动之道息矣；根于外者，生系于地，其所生、长、化、收、藏，皆造化之气所成立，若气止息，则化机亦随而绝矣。**故各有制，各有胜，各有生，各有成。**根中根外悉如此。**故曰：'不知年之所加，气之同异，不足以言生化。'此之谓也。"**此古语。

帝曰："**气始而生化，气散而有形，气布而蕃育，气终而象**

变，其致一也。"始"，万物资始也。"散"，一气散为万象也。然而五味所资，生化有薄厚，成熟有多少，终始不同，其故何也？"岐伯曰："地气制之也，非天不生、地不长也。""制"，六气各有所制，是以有生化成熟之不同，非天不生，地不长也。

帝曰："愿闻其道。"岐伯曰："寒、热、燥、湿，不同其化也。惟气不同，故化亦异。不言温清者，省文也。**故少阳在泉，寒毒不生，其味辛，其治苦、酸，其谷苍、丹**；少阳相火在泉，寒毒遇火则失其为寒，故不生；火制金而金从火，故味辛；少阳为火，又为木，故治苦、酸，而谷苍、丹也。**阳明在泉，湿毒不生，其味酸，其气湿，其治辛、苦、甘，其谷丹、素**；阳明燥金在泉，故湿毒不生；金制木而木从金，故味酸；金生水，故其气湿；阳明为金，上奉少阴君火，其气现湿，金辛、火苦、湿甘，故其治辛、苦、甘。其谷丹、素者，少阴之色丹，阳明之色素也。**太阳在泉，热毒不生，其味苦，其治淡、咸，其谷黔、秬**；太阳寒水在泉，热毒遇寒则失其为热，故不生；水制火而火从水，故味苦。《记》曰："水无当于五味。"淡者，其初也；《书》曰："润下作咸。"咸者，其终也，故其治淡、咸。其谷黔者，从司天之化；其谷黔者，从在泉之化也。**厥阴在泉，清毒不生，其味甘，其治酸、苦，其谷苍、赤**。厥阴风木在泉，其气温，清毒遇温则失其为清，故不生；木制土而土从木，故味甘；木治酸，以相火司天，故酸、苦。谷之苍、赤，其义同也。**其气专，其味正**；厥阴在下，则少阳在上，木火相生，气化专一，而味纯正。其他岁气，上下制胜，不能专一化纯，而兼夫间味也。**少阴在泉，寒毒不生，其味辛，其治辛、苦、甘，其谷白、丹**；少阴君火在泉，故寒毒不生；火制金而金从火，故味辛；其治有辛、苦、甘者，辛从司天金气，苦从在泉火气，甘从间气也。间气者，间其上下制胜也。白者司天之色，丹者其本色也。**太阴在泉，燥毒不生，其味咸，其气热，其治**

甘、咸，其谷黅、秬，太阴湿土在泉，湿胜则失其为燥，故不生；土制水而水从土，故味咸；湿为阴，其气为热，升者为阳也。土味甘，以太阳寒水司天，故甘、咸。谷之黅、秬，亦上下之异也。**化淳则咸守，气专则辛化而俱治。**五行之用，土主化，水味咸，水制于土者也，故土化淳和，则咸者守位，无有过越。气专者，运与在泉，同是太阴湿土，己丑、己未二岁是也。土盛则生金，故与辛化而俱治。

故曰：'**补上下者顺之，治上下者逆之，以所在寒热盛衰而调之。**'补者，补其不及；治者，治其太过。"上"，谓司天；"下"，谓在泉。"顺之"，谓同其气；"逆之"，谓反其气也。以其所见寒热虚实而调之，以其所宜也。**故曰：'上取下取，内取外取，以求其过。耐**①**毒者以厚药，不耐毒者以薄药。'此之谓也。**察其面目口舌，上取也；问其二便通塞，下取也；切其脉之虚实，内取也；探其身之寒热，外取也。若其人胃厚色黑，形大肉肥，此耐毒者也，宜治以厚药。若其胃薄色浮，形小肉瘦，此不耐毒者也，宜治以薄药。**气反者，病在上，取之下；病在下，取之上；病在中，旁取之。**"反"，谓反其常候也。治之者，亦权其反而取之。旁取者，取其四肢，病有标本故也。**治热以寒，温而行之；**寒药温服也。**治寒以热，凉而行之；**热药凉服也。**治温以清，冷而行之；**清药冷服也。**治清以温，热而行之。**温药热服也。**故消之削之，吐之下之，补之泻之，久新同法。"**量形气虚实而行其法，病之新久，无异道也。

帝曰："**病在中而不实不坚，且聚且散，奈何？**"岐伯曰：**悉乎哉问也！无积者求其脏，虚则补之，药以祛之，食以随之，行水渍之，和其中外，可使毕已。"**积者，五脏所生，聚而不散者是也。"不实不坚，且聚且散"，则为无积；"药以祛

---

① 国中按："耐"，原文作"能"，属同音借字，故改之。

之"，攻其病也；"食以随之"，适其宜也，如下文"谷肉果菜，食养尽之"是也；"行水渍之"，治其经也。

帝曰："**有毒无毒，服有约乎？**"问有常制否也。岐伯曰："**病有久新，方有大小，有毒无毒，固宜常制矣。大毒治病，十去其六；常毒治病，十去其七；小毒治病，十去其八；无毒治病，十去其九。**此约其常制也，勿使过之，过之恐伤其正而生大患。**谷、肉、果、菜，食养尽之**，言以谷、肉、果、菜，食养以尽其病邪，勿以毒药尽病邪也。所谓毒药攻邪，五谷为养，五果为助，五畜为益，五菜为充是也。**勿使过之，伤其正也。**言过其常制，则伤正气。**不尽，行复如法**。病邪不尽，则所行复如上法。**必先岁气，勿伐天和**。岁气有偏胜，人病因之，用药者，必明夫岁气，不得更益其邪，而伐其天和。天和者，天真冲和元气也。**勿盛盛，勿虚虚，而遗人天殃**。盛盛虚虚，则伐其天和矣，故特言以戒之。**勿致邪，勿失正，绝人长命**。"盛盛为致邪，虚虚为失正，重言之，所以深戒夫伐天和也。

帝曰："**其病久者，有气顺不康，病去而瘠奈何？**"气已顺而犹不安康，病已去而犹现瘦瘠。岐伯曰："**昭乎哉圣人之问也！化不可代，时不可违。**言化物必待天工，人为不足以代天也。天时须顺之，不得违之而助长以速其化也。**夫经络以通，血气以顺，复其不足，与众齐同，养之和之，静以待时，谨守其气，勿使倾移，其形乃彰，生气以长，命曰圣王。**圣道勿欲速，王道勿近功。**故《大要》曰：'勿代化，勿违时，必养必和，待其来复'。此之谓也。**"帝曰："**善！**""《大要》"，上古书，言人为不可以代化工，趋事不可以逆天时也。《易》之《复》卦，一阳生于五阴之下，阳回之象也。故化至而生气渐长，谓之"来复"。①

––––––––––––––––

① 国中按：《易》之《复》卦云："返复其道，七日来复，天行也。"

黄帝内经素问吴注第二十一卷

六元正纪大论篇第七十一

六元者，风、火、湿、热、燥、寒六者，第为元首而主岁气也。"正"，政也。纪者，记其事也。

黄帝问曰："六化六变，胜复淫治，甘、苦、辛、咸、酸、淡先后，余知之矣。夫五运之化，或顺天气，或逆天气；或顺天气而逆地气，或顺地气而逆天气；或相得，或不相得。余未能明其事，欲通天之纪，顺地之理，和其运，调其化，使上下合德，勿相夺伦，天地升降，不失其宜，五运宣行，勿乘其政，调之正味，顺逆奈何？"气同谓之顺，气异谓之逆。胜制谓之不相得，相生谓之相得。更相淫胜报复，宜调之正味，勿伐天和，而令清净和平也。岐伯稽首再拜对曰："昭乎哉问也！此天地之纲纪，变化之渊源，非圣帝孰能穷其至理欤！臣虽不敏，请陈其道，令终不灭，久而不易。""令"，平声。天地生物虽蕃，然不能外乎六元之气，是六元者，天地之纲纪也，变化之渊源也。

帝曰："愿夫子推而次之，顺其类序，分其部主，别其宗司，昭其气数，明其正化，可得闻乎？"类序者，类分五行，序有先后也；部主者，部有六元，元有所主也；宗司者，统者为宗，分者为司也；气数者，六气各有其数，谓每气各旺六十日也；正化者，六气各有正化，当其位者为正，非其位者为邪也。岐伯曰："先立其年，以明其气，金、木、水、火、土，运行之数，寒、暑、燥、湿、风、火，临御之化，则天道可见，民气可调，阴阳卷舒，近而无惑。数之可数者，请遂言之。"

帝曰："太阳之政奈何？"岐伯曰："辰戌之纪也。"卷"，上声。下"数"字，上声。

太阳辰戌司天。**太角**壬运。**太阴**丑未在泉。**壬辰　壬戌**壬为太角统运，辰戌为太阳寒水司天，则必丑未太阴湿土在泉也。后准此。司天主上半年，在泉主下半年，大运通主一岁也。**其运风，其化鸣紊启拆**，"鸣"，木声也。"紊"，乱也。"启"，开也。"拆"，裂也。**其变振拉摧拔**，本摇曰振，支离曰拉，中折为摧，引本为拔。风运太过则兼金令之杀伐，故振拉摧拔谓之变也。**其病眩掉、目瞑**。目前玄曰眩，头摇曰掉。"瞑"，闭也。太角为木，木为风，风有动摇之象，故眩掉。风气入肝，目为之窍，故目瞑。

太角初　**少徵　太宫　少商　太羽**终　此以周年分五运也。主运年年以木为首，故非太角则少角也。客运依当年大运起初运，一年一易，如客之不同也。此年主客同运。注初终者，辨主客也。分太少者，甲、丙、戊、庚、壬为太，乙、丁、己、辛、癸为少，皆以化气之后言五行也。如此年壬化太角，故为初运；其次是癸，癸化少徵，二运也；其次是甲，甲化太宫，三运也；其次是乙，乙化少商，四运也；其次是丙，丙化太羽，终运也。后准此。

太阳　太徵　太阴　戊辰　戊戌戊为太徵统运，余同前。**同正徵**以太阳寒水司天，火不得太过，故云同正徵。所谓赫曦之纪，上羽与正徵同也。上羽者，辰戌为水，水为羽，以其司天，谓之上羽。**其运热，其化暄暑郁燠，其变炎烈沸腾**，沸腾者，水得火而熏蒸也。火运太过，则兼胜己水令，故沸腾。**其病热郁**。太徵为火，火主热，故病热郁。

太徵　少宫　太商　少羽终　**太角**初　化气之后，戊化太徵火；其次是己，己化少宫土；其次是庚，庚化太商金；其次是辛，辛化少羽水；其次是壬，壬化太角木。由太徵至太角，次第客运也。注"初终"者，乃主运初终也。

太阳　太宫　太阴　甲辰岁会　甲戌岁会又为同天符。其运阴埃，"埃"，昏也。土运使然。其化柔润重泽，其变震惊飘骤，土运太过，兼乎胜己之风木故也。其病湿下重。下"重"，下体重也。太宫为土，土性敦厚，故下重。

太宫　少商　太羽终**　少角**初**　太徵**凡甲、丙、戊、庚、壬，阳年也，主运以太角为初运，以次而推；己、丁、己、辛、癸，阴年也，主运以少角为初运，以次而推。此年主运当以太角为初运，今云少角，以客运相次而生，值少角耳，主运实太角也。余皆准此。

太阳　太商　太阴　庚辰　庚戌庚化太商。余义见前。其运凉，其化雾露萧瑟，其变肃杀凋零，金运太过则明肃凋零，火灭万物之象也，亦兼胜己之化，故曰变。其病燥，背瞀、胸满。太商为金，金病则失其清化，故背闷瞀；肺受病，故胸胀满。

太商　少羽终**　太角**初**　少徵　太宫**

太阳　太羽　太阴　丙辰天符　丙戌天符水运临太阳也。其运寒，其化凝惨凛冽，其变冰雪霜雹，水运太过，则兼胜己土，故冰雪霜雹，象土之坚也。其病大寒留于溪谷。太羽为水，水性寒而主藏，故病大寒留于肉会也。

太羽终**　少角**主运太角初**　太徵　少宫　太商**此上详十岁之中五运，下详十岁之六气也。余准此。

凡此太阳司天之政，气化运行先天，六步之气，生、长、化、收、藏，皆先天时而至，盖以诸太统运故也。**天气肃，地气静**，寒水司天故肃，湿土在泉故静。**寒临太虚，阳气不令，水土合德，上应辰星、镇星**。二星明而大。**其谷玄、黅**，

"黔"，居吟切。玄应司天水色，黔应在泉土色。**其政肃，其令徐。寒政大举，泽无阳焰，则火发待时。**寒甚火郁，故待时而发。**少阴中治，**所谓太阳之上，寒气治之，中现少阴也。旧作"少阳"，非也，僭改"少阴"。**时雨乃涯，止极雨散，**还于太阴，云朝北极，**湿化乃布，**北极谓之雨府。**泽流万物，寒敷于上，云动于下，寒湿之气，持于气交。民病寒湿，发肌肉萎，足痿不收，**寒湿病也。**濡泻血溢。**皆火发待时所为之病。**初之气，地气迁，**上年在泉之气迁易也。**气乃大温，草乃早荣，民乃温病，乃作身热头痛，呕吐，肌腠疮疡；**初之气，主气风木，客气相火，风火相搏，故身热、呕吐、疮疡。**二之气，大凉反至，民乃惨，草乃遇寒，火气遂抑，民病气郁中满，寒乃始；**二之气，主气君火，客气燥金，故大凉至而火气抑，民病气郁中满也。**三之气，天政布，寒气行，雨乃降，民病寒，反热中，痈疽注下，心热瞀闷，不治者死；**三之气，主气湿土，客气寒水，寒水即司天之太阳也，故言天政布。寒湿交淫，故言寒气行，雨乃降；寒束于外，真阳不得发越，故病热中，痈疽注下，心热瞀闷也；寒湿胜则火无光，人无火则死，宜急壮火以消阴，故云不治者死。**四之气，风湿交争，风化为雨，乃长、乃化、乃成，民病大热少气，肌肉萎，足痿，注下赤白；**四之气，主气相火，客气风木，又太阴湿土在泉主政，故风湿交争；在泉气胜，故风化为雨；风主升生，土主化成，故云乃长、乃化、乃成。然以主气相火，相火，壮火也。《经》曰："壮火食气。"故民病大热少气。"萎"，痿同。土主肌肉，故肉痿；在泉主下，故足痿。相火与湿土交淫，湿热为患，故令后便注下赤白。**五之气，阳复化，草乃长、乃化、乃成，民乃舒；**五之气，主气燥金，客气君火，故云阳复化。阳主长，金主收，故乃长、乃化、乃成。物既化成，民亦不病。**终之气，地气正，湿令行，阴凝太虚，埃昏效野，民乃惨凄，寒风以至，反者孕**

乃死。终之气，主气寒水，客气湿土，又太阴在泉，湿气布其政令，故阴凝太虚，埃昏效野；民情喜阳恶阴，故惨凄；主气寒，故寒风至；气当湿政，若反行胜湿风木之令，则孕乃死。所以然者，人为倮虫，从土化也，风木非时淫胜，则土化者不育也。

故岁宜以苦燥之温之，以上十岁，均之太阳寒水司天，太阴湿土在泉，湿宜燥之，寒宜温之，而必用苦者，类有寒热湿热，惟苦能胜热故也。**必折其郁气，先资其化源，抑其运气，扶其不胜，勿使暴过而生其疾。**郁气者，如以上太阳寒水司天，则火不得升明而自郁；太阴湿土在泉，则水不得流衍而自郁，郁则病生矣。"折"，去也。资其化源者，资养其生化之源也。如火失其养，则资其木；水失其养，则资其金，皆自其母气而资养之也。抑其运气，扶其不胜者，如太角是木，木太过则土不胜，宜抑木而培土也。凡若此者，所以使其勿暴过而生疾也。**食岁谷以全其真，避虚邪以安其正。**"岁谷"，即上文玄、黅谷也，其得岁气最厚，故能全真。虚邪者，天之八风，应时而至，其后时至者，调之虚邪，以其从虚方来故也。**适气同异，多少制之，**"适"，遇也。"气"，谓司天在泉二气也。"同异"，大运与之同异也。同则为天符，为岁会，为同天符、同岁会，为太一天符；异则为平。多少制之者，因其同气之多少，制为药物亦因之而降杀也。**同寒湿者燥热化，异寒湿者燥湿化。**言上文十岁之中，其大运有与司天同寒者，有与在泉同湿者，则以燥热所化之品治之，燥治湿，热治寒也。其有与司天在泉异气者，是为运气平等，但以燥湿之品治之。所以然者，燥者治在泉之湿，湿为土，治司天寒水也。**用寒远寒，用凉远凉，用温远温，用热远热，食宜同法。有假者反常，反是者病，所谓时也。"**言用药物之寒者，须远岁气之寒；用药物之凉者，须远岁气之凉。温热亦然。食宜同法者，"食"，谓饮食；"宜"，则兼居处衣服而言，其寒凉温热，皆当远夫岁气也。有假其性为反佐，则反常法，反是适以为病，所谓时不可违也。

帝曰："善！阳明之政奈何？"岐伯曰："卯酉之纪也。

阳明　少角　少阴　清热胜复同，同正商。少角为木，木气不及，则司天之金气胜之，金胜则火来复，故云清热胜复，谓之同者，丁卯、丁酉二岁同也。正商者，无太过不及，金气得其平也。同正商者，以少角统运，气为不及，故司天金气亦归于平，是正商等也。后凡言同者准此。**丁卯岁会　丁酉　其运风、清、热。**风为少角之气。"清"，胜气也。"热"，复气也。诸少统运，皆为不及，故无其化其变。后准此。

少角初正　**太徵　少宫　太商　少羽**终

阳明　少徵　少阴　寒雨胜复同，同正商。少徵为火，诸少皆属不足，火不及则寒之，寒胜则湿土来复，故云寒雨胜复。"同"，义见前。**癸卯**同岁会　**癸酉**同岁会　**其运热、寒、雨。**义同前。

少徵　太宫　少商　太羽终　**少角**初

阳明　少宫　少阴　风凉胜复同。少宫为土，土不及则风木乘而胜之，土之子为金，其气凉，为母复其仇，故云风凉胜复。"同"，义见前。**己卯　己酉　其运雨、风、凉。**

少宫　太商　少羽终　**太角**主运少角。初　**少徵**

阳明　少商　少阴　热寒胜复同，同正商。义如前。**乙卯天符　乙酉岁会，太一天符。　其运凉、热、寒。**

少商　太羽终　**少角**初　**太徵　少宫**

阳明　少羽　少阴　雨风胜复同，"雨"，湿气也。余义同前。**少宫同。**少羽为水，水不及则土乘之，故其运与少宫同也。**辛酉　辛卯　其运寒、雨、风。**

少羽终　**太角**主运少角初　**少徵　太宫　少商**

凡此阳明司天之政，气化运行后天，六步之气，生、长、化、收、藏，皆后天时而应，盖以诸少统运故也。余同此。**天气**

急，地气明，燥金司天故急，君火在泉故明。**阳专其令，炎暑大行，物燥以坚，淳风乃治，风燥横运，流于气交，多阳少阴，云趋雨府，湿化乃敷，**"雨府"，北极也。**燥极而泽。**金生水之象也。**其谷白、丹，**白应司天金色，丹应在泉火色。**间谷命大者，**"间谷"，间气谷气。其岁谷则称白丹，若玄、若黅、若苍，皆间谷也。以其禀左间右间之气，故称间谷。"命"，言也，称也。大者，得间气之厚，故称之。小者，得气之薄，不足言也。**其耗白甲品羽，**"耗"，耗物虫也。品羽，叠羽，蝗属也。**金火合德，上应太白荧惑。**二星大而明。**其政切，其令暴，**金气切，火气暴。**蛰虫乃现，流水不冰。民病咳，嗌塞，寒热发，暴振慄，癃闭。**皆燥热为病。**清先而劲，毛虫乃死，热后而暴，介虫乃殃。**毛虫属木，介虫属金，木遇金而死，金遇火而殃。**其发暴，胜复之作，扰而大乱，清热之气，持于气交。**天气与地气持也。

　　初之气，地气迁，阴始凝，气始肃，水乃冰，寒雨化，其病中热胀，面目浮肿，善睡，鼽衄，嚏欠呕，小便黄赤，甚则淋；初气，主风木，客湿土，以湿土为客，故阴凝；以燥金司天，故气肃。水冰者，气肃所成；寒雨者，湿土所化。风为阳，湿为阴，风湿为患，故所现病症，热胀浮肿，小便黄赤而淋也。湿伤脾，脾主四肢，脾伤则困倦无力，故善睡。风气入肺则鼽，入脉则衄，入气则嚏，入肝则欠，入脾则呕。**二之气，阳乃布，民乃舒，物乃生荣，疠大至，民善暴死；**二气，主君火，客相火。二火交则热气太过，故疠病大至，民多暴死。**三之气，天布政，凉乃行，燥热交合，燥极而泽，民病寒热；**三气，主湿土，客燥金。天布政者，司天阳明金气布政也，又以客气燥金相济，故燥盛。然以主气湿土，故燥极而泽。三气当阳盛之时，值金气之肃，故民病寒热。**四之气，寒雨降，病暴仆，振慄谵妄，少气，嗌干引饮，乃为心痛，痈肿疮疡，疟寒之**

疾，**骨痿血便**；四气，主相火，客寒水。水用事，故寒雨降。然以少阴君火在泉，二火用事，故病暴仆、振慄、谵妄、少气、嗌干引饮、心痛、痈肿、疮疡、血便也。水火交战则作疟寒，客气寒水入伤其类，则作骨痿。**五之气，春令反行，草乃生荣，民气和**；五气，主燥金，客风木。木主春，行升生之令，故草乃生而民气和也。**终之气，阳气布，候反温，蛰虫来现，流水不冰，民乃康平，其病温**。终气，主寒水，客君火，故阳布气温。当寒而温，以为康平，病则内热也。

故食岁谷以安其气，食间谷以去其邪。司天以白胜，在泉以丹胜，间谷之色，有玄、有黅、有苍，以色相间，可以济其偏倚，是去邪也。**岁宜以咸、以苦、以辛，汗之、清之、散之**，以上十岁，阳明燥金司天，少阴君火在泉，咸能润燥，苦能胜热，辛能清燥；热在表则汗之，在里则清之，抑郁则散之，此调治法也。**安其运气，勿使受邪**，安者，顺其运而安之，所谓升降浮沉则顺之是也。**折其郁气，资其化源**。阳明燥金司天，则木郁而不得发生；少阴君火在泉，则金郁而不得审平。须令其木气条达，金气审平，是折去其郁气也。木病者养其水，金病者养其土，调其母气，是资其生化之源也。**以寒热轻重，少多其制**，寒多者，多其辛以汗之散之；热多者，多其咸苦以清之。**同热者多天化，同清者多地化**。大运有与在泉少阴同热者，则多用司天阳明清肃之化以治之；大运有与司天阳明同清者，则多用在泉少阴温热之化以治之。**用凉远凉，用热远热，用寒远寒，用温远温，食宜同法，有假者反之，此其道也**。上六句皆古语，故结之曰：此之谓也。① **反是者，乱天地之经，扰阴阳之纪也**。""反之"，反古语六句治法也。

---

① 国中按："此之谓也"，当作"此其道也。"吴氏是举经文"此之谓也"前均为古语。如后文："故'知其要者，一言而终，不知其要，流散无穷'，此之谓也。"

帝曰："善！少阳之政奈何？"岐伯曰："寅申之纪也。

少阳　太角　厥阴　壬寅同天符　壬申同天符　其气风鼓，其化鸣紊启拆，其变振拉摧拔，风运用事，故其气、其化、其变如此。至于振拉摧拔，则兼金之杀伐矣，故曰变。其病掉眩、支胁、惊骇。"支胁"，两胁支痛也。太角、厥阴皆为风木，少阳为相火。风胜则头掉目眩，两胁支痛，火胜则惊骇。

太角初正　少徵　太宫　少商　太羽终

少阳　太徵　厥阴　戊寅天符　戊申天符　其运暑，其化喧嚣郁燠，其变炎烈沸腾，"喧嚣"，火啸之象。"沸腾"，水象也。由其亢极，故兼胜己者。其病上热郁，血溢、血泄、心痛。皆火症也。

太徵　少宫　太商　少羽终　太角初

少阳　太宫　厥阴　甲寅　甲申　其运阴雨，其化柔润重泽，其变震惊飘骤，湿土运行，故其化其变如此。至于震惊飘骤，则土极而兼风木胜己之化也。其病体重、浮肿、痞饮。"饮"，涎饮，稀痰也。病皆湿症。

太宫　少商　太羽终　少角主运太角初　太徵

少阳　太商　厥阴　庚寅　庚申　同正商太商统运，宜金令太过，不得其正，今以少阳司天，火平其金，不得太过，故言同正商。其运凉，其化雾露清切，其变肃杀凋零，燥金主运，故其化其变如此，至于肃杀凋零，则金极而兼火政销烁之化。其病肩背、胸中。肺金正邪也。

少商　少羽终　太角初　少徵　太宫

少阳　太羽　厥阴　丙寅　丙申　其运寒肃，其化凝惨凛冽，其变冰雪霜雹，寒水主运，故其化其变如此。至于冰雪霜雹，则水极而兼土象也。其病寒、浮肿。水寒症也。

太羽终　少角主运太角初　太徵　少宫　太商

凡此少阳司天之政，气化运行先天，天气正，地气扰，司天少阳相火之政行于上，阳得其位，故曰天气正。在泉厥阴风木之政行于下，风动于地，是地气扰也。**风乃暴举，木偃沙飞，炎火乃流，阴行阳化，雨乃时应**，阴行阳化，谓厥阴之气扰于地，动者为阳也。**火木同德，上应荧惑、岁星。**现大而明。**其谷丹、苍，**丹应少阳火色，苍应厥阴木色。**其政严，其令扰。故风热参布，云物沸腾，太阴横流，寒乃时至，凉雨并起。**寒水来复，故寒至雨起。**民病热中，外发疮疡，内为泄满。**相火为病，令人热中疮疡。风木伤脾，令人泄满。**故圣人遇之，和而不争。**圣人顺时调摄，故气和而不乖争。**往复之作，民病寒热疟泄，聋瞑呕吐，上怫肿，色变。**寒气来复，火与之争，阴阳乖而不和，故现诸症。

　　初之气，地气迁，风胜乃摇，寒乃去，候乃大温，草木早荣，寒来不杀，温病乃起，其病气怫于上，血溢目赤，咳逆头痛，血崩胁满，肤腠中疮；初气，主风木，客君火。又以相火司天，故上年地气既迁之后，气温而民病温，所现者，皆火热之症。**二之气，火反郁，白埃四起，云趋雨府，风不胜湿，雨乃零，民乃康，其病热郁于上，咳逆呕吐，疮发于中，胸嗌不利，头痛身热，昏愦脓疮；**"愦"，音会。二气，主君火，客湿土。湿土用事，故埃起雨零。客胜主则从，故风不胜湿，民病则皆湿热之症也。**三之气，天政布，炎暑至，少阳临上，雨乃涯，民病热中，聋瞑血溢，脓疮，咳呕，鼽衄渴嚏欠，喉痹目赤，善暴死；**三气，主湿土，客相火。本以相火司天，故云天政布，炎暑至，少阳临上。以主气湿土，故雨乃涯。民之所病，皆火热症也。**四之气，凉乃至，炎署间化，白露降，民气和平，其病满身重；**四气，主相火，客燥金。金用事，故凉至而白露降，相火为主气，故炎暑有时间化。燥胜则肺自病，肺病则清气不降，故胸中满闷；肺主气，气伤则肢体倦于举动，故身重。**五之气，阳乃去，寒乃来，雨乃降，气门乃闭，刚木早**

凋，民避寒邪，君子周密；五气，主燥金，客寒水，故阳去寒来雨降也。"气门"，腠理也，所以发泄营卫之气，故曰气门。**终之气，地气正，风乃至，万物反生，霿雾以行，其病关闭不禁，心痛，阳气不藏而咳。**终气，主寒水，客风木。又以厥阴在泉，故地气行其政。风至而万物生，不霜雪而霿雾，民之为病，皆风气为患也。

　　抑其运气，赞其不胜，必折其郁气，先取化源。运气太过则抑之，勿使其亢；所不胜者，则赞翼之，勿使受害。郁气发邪，必折去之，然必先取其生邪之源，迎而夺之是也。**暴过不生，苛疾不起。**如能行上治法，则气无太过不及，何暴过苛疾之有。**故岁宜咸、宜辛、宜酸，渗之、泄之、渍之、发之，**以上十岁，少阳相火司天，厥阴风木在泉。咸从水化，能胜火；辛从金化，能平木。风火相扇，是宜酸以收之。利小便谓之渗，利大便谓之泄，行水谓之渍，出汗谓之发。**观气寒温以调其过，**寒者温之，温者清之。**同风热者多寒化，异风热者少寒化。**大运与在泉厥阴司天相火同风热者，则多寒化之品以治之，否者，则少施寒化以治之。**用热远热，用温远温，用寒远寒，用凉远凉，食宜同法，此其道也。有假者反之，反是者，病之阶也。"

　　帝曰："善！太阴之政奈何？"岐伯曰："丑未之纪也。

　　太阴　少角　太阳　清热胜复同。少角风木不及，则金行清令以胜之，清太过，则风木之子火热来复。丁丑、丁未二岁同。**同正宫。**太阴湿土司天，遇少角木运平其太过，土得其正，故云同于正宫。**丁丑　丁未　其运风、清、热。**

　　少角初正　太徵　少宫　太商　少羽终

　　太阴　少徵　太阳　寒雨胜复同。　癸丑　癸未　其运热、寒、雨。

　　少徵　太宫　少商　太羽终　少角初

太阴　少宫　太阳　风清胜复同，　同正宫。卑监之纪，上官与正宫同也。**己丑太一天符　己未太一天符　其运雨、风、清。**

少宫　太商　少羽终　太角主运少角初　少徵

太阴　少商　太阳　热寒胜复同。　**乙丑　乙未　其运凉、热、寒。**

少商　太羽终　少角初　太徵　少宫

太阴　少羽　太阳　雨风胜复同，　同正宫。《五常政大论》云："涸流之纪，上宫与正宫同。"盖与平土运生化同也。**辛丑同岁会　辛未同岁会　其运寒、雨、风。**

少羽终　太角主运少角初　少徵　太宫　少商

凡此太阴司天之政，气化运行后天，阴专其政，阳气退避，大风时起，以太阴湿土司天，故风木时来承制。**天气下降，地气上腾，原野昏霧，白埃四起，云奔南极，寒雨数至，物成于差夏。**"霧"，音梦。"南极"，亦谓之雨府。"差夏"，夏后秋初也。以太阳寒水在泉，故藏气胜而物成于差夏。**民病寒湿，腹满身膑愤，浮肿痞逆，寒厥拘急。**皆寒湿为病。**湿寒合德，黄黑埃昏，流行气交，上应镇星、辰星。**镇星土，辰星水，现大而明。**其政肃，其令寂，其谷黅、玄。**黅应太阴土色，玄应太阳水色。**故阴凝于上，寒积于下，寒水胜火，则为冰雹，阳光不治，杀气乃行。**"杀气"，黑气也。**故有余宜高，不及宜下；有余宜晚，不及宜早。**以寒气太过，有余宜高宜晚，能任其寒也；不及宜下宜早，不能任寒也。**土之利，气之化也。**高下所宜，气化由之。**民气亦从之，**"从"，顺也。**间谷命其大也。**注见前。

初之气，地气迁，寒乃去，春气至，风乃来，生气布①，万物以荣，民气条舒，风湿相迫，雨乃后，民病血溢，筋络拘强，关节不利，身重筋痿；初气，主风木，客亦风木，主客同气，故风来物荣。以太阴湿土司天，故风湿相迫。风气胜，故雨后至。民之所病，皆风湿也，风入于肝则血溢。**二之气，大火正，物承化，民乃和**，其病温疠大行，远近咸若，湿蒸相迫，雨乃时降；二气，主君火，客亦君火，君得君位，故云大火正。火盛气热，故民病温疠；以太阴司天，故湿蒸相迫，雨时降。**三之气，天政布，湿气降，地气腾，雨乃时降，寒乃随之，感于寒湿，则民病身重、浮肿，胸腹满**；三气，主湿土，客亦湿土。又以司天湿土布政，故湿降气腾而雨；以寒水在泉，故寒随之。身重、浮肿、胸腹满，寒湿病也。**四之气，畏火临，溽蒸化，地气腾，天气否隔，寒风晓暮，蒸热相迫，草木凝烟，湿化不流，则白露阴布，以成秋令，民病腠理热，血暴溢，疟，心腹满热，胪胀，甚则浮肿**；四气，主相火，客亦相火，故云畏火临。以湿土之后，相火继之，湿得热而溽蒸气腾也。腾而不散，上下不交，故令否隔，以寒水在泉，故寒风发于晓暮，白露阴布而成秋令。民病皆湿热之候。"胪胀"，腔胪胀也。"浮肿"，肉如泥，按之不起也。**五之气，惨令已行，寒露下，霜乃早降，草木黄落，寒气及体，君子周密，民病皮腠**；五气，主燥金，客亦燥金。金主杀伐，故行惨令，寒霜早而草木黄落。皮腠属肺，金之品也，自伤其类，乃病尔。**终之气，寒大举，湿大化，霜乃积，阴乃凝，水坚冰，阳光不治，感于寒则病人关节禁固，腰脽痛，寒湿持于气交而为疾也**。终气，主寒水，客亦寒水。又以寒水在泉，寒气太过，故气化民病皆

---

① 国中按："生气布"，原书作"生布"，笔者细品原文，当作"生气布"，必是脱漏一"气"字，故补之以足文义。

寒也。

必折其郁气，而取化源，取其化邪之源而夺之。抑其岁气，勿使邪胜，食岁谷以全其真，食间谷以保其精。故岁宜以苦燥之、温之，以上十年，太阴湿土司天，太阳寒水在泉，燥能胜湿，温能胜寒，宜以苦燥者，平湿热也。甚者发之、泄之。不发不泄则湿气外溢，肉溃皮折而水血交流。"发泄"，发散渗泄也。必赞其阳火，令御甚寒，顺气异同，少多其制也。是谓之勿伐天和。同寒者以热化，同湿者以燥化，言大运与在泉太阳同寒者，以热化之品治之；与司天太阴同湿者，以燥化之品治之也。异者少之，同者多之。此又多少其制。用凉远凉，用寒远寒，用温远温，用热远热，食宜同法，假者反之，此其道也，反是者病也。"

帝曰："善！少阴之政奈何？"岐伯曰："子午之纪也。

少阴　太角　阳明　壬子　壬午　其运风鼓，其化鸣紊启拆，"紊"，乱也。其变振拉摧拔，其病支满。

太角初正　少徵　太宫　少商　太羽终

少阴　太徵　阳明　戊子天符　戊午太一天符　其运炎暑，其化暄曜郁燠，其变炎烈沸腾，其病上热血溢。

太徵　少宫　太商　少羽终　太角初

少阴　太宫　阳明　甲子　甲午　其运阴雨，其化柔润时雨，其变震惊飘骤，其病中满身重。

太宫　少商　太羽终　少角主运太角初　太徵

少阴　太商　阳明　庚子同天符　庚午同天符　同正商太商统运，金为太过，今以少阴君火司天，则制其过而归于正矣，故云同正商。　　其运凉，其化雾露萧瑟，其变肃杀凋零，其病下清。"下清"，便泄清澈也，下体清冷亦是。

太商　少羽终　太角初　少徵　太宫

少阴　太羽　阳明　丙子岁会　丙午　其运寒，其化凝惨凛冽，其变冰雪霜雹，其病寒下。"寒下"，中寒下利也，足寒亦是。

太羽终 少角主运太角初 太徵 少宫 太商

凡此少阴司天之政，气化运行先天，地气肃，天气明，寒交暑，热加燥，阳明燥金在泉，故地气肃；少阴君火司天，故天气明。金寒而燥，火暴而热。"交加"，上下交加也。云驰雨府，湿化乃行，时雨乃降，此所谓燥极乃泽也。金火合德，上应荧惑、太白。荧惑火，太白金，现大而明。其政明，其令切，火明金切。其谷丹、白。丹应司天火色，白应在泉金色。水火寒热持于气交而为病始也，火太过则水来复。热病生于上，少阴君火司天故也。清病生于下，阳明燥金在泉故也。寒热凌犯而争于中。民病咳喘，血溢血泄，鼽嚏，目赤眦疡，寒厥入胃，心痛腰痛。腹大，嗌干肿上。火政为热，金政为寒，故诸火政中现寒症。

初之气，地气迁，热将去，盖以己亥之岁，终气率皆以少阳相火为客气，故云热将去。寒乃复，蛰复藏，水乃冰，霜复降，风乃至，阳气郁，民反周密，关节禁固，腰睢痛，炎暑将起，中外疮疡；初气，主风木，客寒水，故岁候民病应之。以少阴君火司天，且为二之主气，故云炎暑将起，中外疮疡。二之气，阳气布，风乃行，春气以正，万物应荣，寒气时至，民乃和，其病淋，目瞑目赤，气郁于上而热；二气，主君火，客风木，故岁候阳布风行，春气正，万物荣。少阴司天，君火太过，则寒气时至而复，民病淋、瞑、赤、郁热，皆君火过也。三之气，天政布，大火行，庶类蕃鲜，寒气时至，民病气厥心痛，寒热更作，咳喘目赤；三气，主湿土，客君火。本以君火司天，故云天布政，大火行，庶类蕃鲜，所谓天气明是也。火胜则寒气来复，故民病亦应之。四之气，溽暑至，大雨时行，寒热互至，民病寒热，嗌干黄瘅，鼽衄饮发；四气，主相火，客

湿土，故岁候民病皆湿热也。**五之气，畏火临，暑反至，阳乃**
化，万物乃生、乃长、乃荣，民乃康，其病温；五气，主燥
金，客相火，故气候民病皆热如此。**终之气，燥令行，余火内**
格，肿于上，咳喘，甚则血溢，寒气数举，则霿雾翳，病生
皮腠，内舍于胁，下连小腹而作寒中，地将易也。终气，主寒
水，客燥金。本以燥金在泉，故燥令行。余火内格者，五气相火
未得尽去，内与燥令拒格，故肿上咳喘血溢，病生皮腠，金之候
也。内舍于胁，下连小腹，金乘木也。金性寒，故寒中。"地将
易"，在泉之气将更易也。

　　必抑其运气，资其岁胜，运气太过，必抑之使归于平；岁
气所胜，必养之无伐其生。**折其郁发，先取化源，**折去其郁气
发病者，先取其化邪之源。**勿使暴过而生其病也。**勿令邪气作
实成病也。**食岁谷以全真气，食间谷以避虚邪。**岁气作实邪，
则间气为虚邪，食间谷以避虚邪，所谓必同其气，乃可平也。**岁**
宜咸以软之，而调其上，上谓司天少阴君火也。咸从水化，故
能调之。**甚则以苦发之，以酸收之，而安其下，**"甚"，君火甚
也。"下"，在泉燥金也。平其君火，则金得其安也。**甚则以苦**
泄之。火热太甚，非下之不去。**适气同异而多少之，**"同异"，
谓大运之气与司天在泉或同或异也，因其同异而制为之多少。**同**
天气者以寒清化，同地气者以温热化。大运与司天君火同气
者，以寒清之品治之，大运与在泉燥金同气者，以温热之品治
之。**用热远热，用凉远凉，用温远温，用寒远寒，食宜同法，**
有假则反，此其道也，反是者病作矣。"

　　帝曰："善！厥阴之政奈何？"岐伯曰："巳亥之纪也。

　　厥阴　少角　少阳　清热胜复同。少角风木不足，则金之
清乘而胜之，木之子为火，必来为母复气，是谓清热胜复。
"同"，丁巳、丁亥同也。余准此。**同正角。**少角木运不足，故
虽厥阴司天，同于正角，无太甚也。　　**丁巳天符　丁亥天符**

其运风、清、热。

少角初正　太徵　少宫　太商　少羽终

厥阴　少徵　少阳　寒雨胜复同。　癸巳同岁会　癸亥同
岁会　其运热、寒、雨。

少徵　太宫　少商　太羽终　少角初

厥阴　少宫　少阳　风清胜复同，同正角。卑监之纪，气
皆不及，虽以厥阴司天，同正角也。　己巳　己亥　其运雨、
风、清。

少宫　太商　少羽终　太角主运少角初　少徵

厥阴　少商　少阳　热寒胜复同，同正角。厥阴风木司
天，以少商平之，同于正角。　乙巳　乙亥　其运凉、
热、寒。

少商　太羽终　少角初　太徵　少宫

厥阴　少羽　少阳　雨风胜复同。　辛巳　辛亥　其运
寒、雨、风。

少羽终　太角主运少角初　少徵　太宫　少商

凡此厥阴司天之政，气化运行后天，诸同正岁，气化运
行同天，此句总释同正之义。同天者，其生、长、化、收、藏
同于天时，不先不后是也。天气扰，地气正，风性动扰，火性
严正。风生高远，炎热从之，云趋雨府，湿化乃行，火生土
也。风火同德，上应岁星荧惑。岁星属木，荧惑属火。其政
挠，其令速，风政扰挠，火令急速。其谷苍、丹，苍应司天厥
阴木色，丹应在泉少阳火色。间谷言大者，玄、黅、白三者，
间谷也。大者气完，故称之。其耗文角、品羽。其耗粢盛之虫。
文角品羽，文角从厥阴木气所化，品羽从少阳火气所化。风燥
火热，胜复更作，蛰虫来现，流水不冰，温热故也。热病行于
下，风病行于上，风燥胜复形于中。上下之气使然。

初之气，寒始肃杀，气方至，民病寒于右之下；初气，主

风木，客燥金。"肃杀"，金之化也。民病寒于右之下者，金位在右，其性镇重，故病右之下。**二之气，寒不去，华雪水冰，杀气施化，霜乃降，名草上焦，寒雨数至，阴复化，民病热于中**；二气，主君火，客寒水，故气化多寒，民病中热。**三之气，天政布，风乃时举，民病泣出，耳鸣掉眩**；三气，主湿土，客风木。本以厥阴风木司天，故布其天政而风时举，民病皆厥阴风症。**四之气，溽暑湿热相迫，争于左之上，民病黄瘅而为浮肿**；四气，主相火，客君火。又土气旺于长夏，故湿热相迫。火为阳，阳主左，其性炎上，湿得热而蒸腾，故争于左之上。"黄瘅"，黄而热也。"浮肿"，肉浮肿也，与足跗之跗不同。**五之气，燥湿更胜，沉阴乃布，寒气及体，风雨乃行**；五气，主燥金，客湿土，故纪其气化如此。**终之气，畏火司令，阳乃大化，蛰虫出现，流水不冰，地气大发，草乃生，人乃舒，其病温疠**。终气，主寒水，客相火。本以少阳相火在泉，故气候民病应之。

　　必折其郁气，资其化源，赞其运气，勿使邪胜。有余者折之，不及者赞之。**岁宜以辛调上，以咸调下**，辛从金化，能平厥阴风木；咸从水化，能平少阳相火。**畏火之气，勿妄犯之**。谓宜避少阳之热，勿得更以热化犯之。**用温远温，用热远热，用凉远凉，用寒远寒，食宜同法，有假反常，此之道也，反是者病**。"

　　帝曰："善！夫子言可谓悉矣，然何以明其应乎？"岐伯曰："昭乎哉问也！**夫六气者，行有次，止有位，故常以正月朔日平旦视之，睹其位而知其所在矣**。"次"，序也。"位"舍也。**阴之所在，天应之以云；阳之所在，天应之以清净。自然分布，象现不差。运有余，其至先；运不及，其至后**，诸太统运为有余，诸少统运为不及。"先后"，平旦之先后也。**此天之道，气之常也。运非有余非不足，是谓正岁，其至当其时也**。"

"当时"，当其平旦之时也。帝曰："胜复之气，其常在也，灾眚时至，候也奈何？"岐伯曰："非气化者，是谓灾也。"诸其变是也。

帝曰："天地之数，终始奈何？"天谓司天，地谓在泉。岐伯曰："悉乎哉问也！是明道也。数之始，起于上而终于下；岁半之前，天气主之；岁半之后，地气主之；上下交互，气交主之，岁纪毕矣。"气交"，胜复变气也。故曰：'位明，气月可知乎，所谓气也。'""位明"三句，古语。言上下之位既明，则六气月分可知乎，所谓以节气推之是也。

帝曰："余司其事，则而行之，不合其数何也？"岐伯曰："气用有多少，化洽有盛衰，盛衰多少，同其化也。"帝曰："愿闻同化何如？"岐伯曰："风温春化同，热曛昏火夏化同，胜与复同，燥清烟露秋化同，云雨昏暝埃长夏化同，寒气霜雪冰冬化同，此天地五运六气之化更用，运气之常也。"胜与复同，同为变也。

帝曰："五运行同天化者，命曰天符，余知之矣。愿闻同地化者何谓也？"岐伯曰："太过而同天化者三，不及而同天化者亦三；太过而同地化者三，不及而同地化者亦三。此凡二十四岁也。"阳年为太过，阴年为不及。甲、丙、戊、庚、壬为阳，乙、丁、己、辛、癸为阴。

帝曰："愿闻其所谓也。"岐伯曰："甲辰、甲戌，太宫下加太阴；壬寅、壬申，太角下加厥阴；庚子、庚午，太商下加阳明，如是者三。癸巳、癸亥，少徵下加少阳；辛丑、辛未，少羽下加太阳；癸卯、癸酉，少徵下加少阴，如是者三。十干化气之后，甲为阳土，阳土为太宫。辰戌太阳司天，则必丑未太阴在泉。太阴者土也，是运与在泉同化，谓之下加，余十岁准此。凡此下加之岁，阳年为同天符，阴年为同岁会。戊子、戊午，太徵上临少阴；戊寅、戊申，太徵上临少阳；丙辰、

丙戌，太羽上临太阳，如是者三。丁巳、丁亥，少角上临厥
阴；乙卯、乙酉，少商上临阳明；己丑、己未，少宫上临太
阴，如是者三。十干化气之后，戊为阳火，阳火为太徵，子午
为少阴君火，是运与司天同化，谓之上临。余十岁准此。凡此上
临之岁为天符。除此二十四岁，则不加不临也。"

　　帝曰："加者何谓？"岐伯曰："太过而加同天符，不及而
加同岁会也。"凡甲、丙、戊、庚、壬，阳年为太过，如是加
者，名曰同天符；乙、丁、己、辛、癸，阴年为不及，如是加
者，名曰同岁会。帝曰："临者何谓？"岐伯曰："太过不及，
皆曰天符，运与司天同化，其阳年太过，阴年不及，皆曰天符。
而变行有多少，病形有微甚，生死有早晚耳。"太过者，其变
多，其病甚，其时早；不及者，其变少，其病微，其时晚。

　　帝曰："夫子言用寒远寒，用热远热，余未知其然也，愿
闻何谓远？"岐伯曰："热勿犯热，寒勿犯寒，顺者和，逆者
病，不可不敬畏而远之，所谓时与六位也。""犯"，谓不应用
而反用之也。"时"，谓四时。"六位"，谓六气。帝曰："温凉
何如？"温凉减于寒热，可轻犯之乎？岐伯曰："司气以热，用
热勿犯；司气以寒，用寒勿犯；司气以凉，用凉勿犯；司气
以温，用温勿犯；间气同其主勿犯，异其主则小犯之。是谓
四畏，必谨察之。""司气"，谓六部主气。"用而勿犯"，谓应
用而勿过用也。"间气"，左间右间之客气。"小犯之"，不宜甚
犯也。帝曰："善！其犯者何如？"问小犯之何如？岐伯曰：
"天气反时，则可依时，"时"，谓主气，主气合四时。及胜其
主，则可犯，夏寒甚则可以热犯热，冬热甚则可以寒犯寒，余
可类推。以平为期而不可过，过则反伤正气而为病也。是谓邪
气反胜者。"邪气反胜"，谓应温而反凉胜，应热而反寒胜，应
凉而反温胜，应寒而反热胜。故曰：'勿失天信，春温、夏热、
秋凉、冬寒，六部主气应之，千载不易，天之信也。勿逆气宜，

治温以清，治热以寒，治凉以温，治寒以热，气之宜也。**勿翼其胜，勿赞其复，是谓至治。'"** 乘其不及而胜之有胜气，因其太胜而复之有复气。"勿翼、勿赞"，皆禁助邪也。

帝曰："善! **五运气行，主岁之纪，其有常数乎?"** 岐伯曰:"臣请次之。

甲子、甲午岁:

上少阴火子午， **中太宫土运**甲， **下阳明金**卯酉。 **热化二，雨化五，燥化四，**五行之数，水生数一，成数六；火生数二，成数七；木生数三，成数八；金生数四，成数九；土生数五，主长生而无成数。此云化二、化五、化四，从生数也。详论在癸巳、癸亥岁后。余准此。 **所谓正化日也；**"日"，犹时也。**其化，上咸寒，中苦热，下酸热，所谓药食宜也。**君火在上，宜治以咸寒；太宫在中，宜治以苦热；燥金在下，宜治以酸热。

乙丑、乙未岁:

上太阴土丑未， **中少商金运**乙， **下太阳水**辰戌。 **热化、寒化胜复同，**此二岁金运不及，则火热乘而胜之，寒水为金复其仇，故云胜复。"同"，谓二岁相等。**所谓邪气化日也；**"邪化"，指胜复言，非正化，故曰邪。**灾七宫；**邪化谓之灾。"七宫"，西方《兑》位也。《洛书》法：戴九履一，左三右七，五主中宫，故知七宫《兑》位也。凡灾之宫，必同乎运化，后准此。**温化五，清化四，寒化六，所谓正化日也；其化，上苦热，中酸和，下甘热，所谓药食宜也。**"其化"，言其化病也。末句释上、中、下三句。

丙寅、丙申岁:

上少阳相火寅申， **中太羽水运**丙， **下厥阴木**巳亥。**火化二，寒化六，风化三，所谓正化日也；其化，上咸寒，中咸温，下辛温，所谓药食宜也。**

丁卯、丁酉岁:

　　上阳明金卯酉，　　中少角木运丁，　　下少阴火子午。　清化、热化胜复同，此二岁木运不及，则金之清化乘而胜之，火热为母来复其仇。"同"，二岁同也。所谓邪气化日也，灾三宫；"三宫"，东方《震》位。燥化九，风化三，热化七，所谓正化日也；其化，上苦小温，中辛和，下咸寒，所谓药食宜也。

　　戊辰、戊戌岁：

　　上太阳水辰戌，　　中太徵火运戊，　　下太阴土丑未。　寒化六，热化七，湿化五，土生数。所谓正化日也；其化，上苦温，中甘和，下甘温，所谓药食宜也。

　　己巳、己亥岁：

　　上厥阴木巳亥，　　中少宫土运己，　　下少阳相火寅申。风化、清化胜复同，此二岁土运不及，则风木乘而胜之，金行清化，为母来复其仇，二岁化相等也。所谓邪气化日也，灾五宫；"五宫"，谓中宫。风化三，湿化五，火化七，所谓正化日也；其化，上辛凉，中甘和，下咸寒，所谓药食宜也。

　　庚午、庚子岁：

　　上少阴火午子，　　中太商金运庚，　　下阳明金卯酉。　热化七，清化九，燥化九，所谓正化日也；其化，上咸寒，中辛温，下酸温，所谓药食宜也。

　　辛未、辛丑岁：

　　上太阴土丑未，　　中少羽水运辛，　　下太阳水辰戌。　雨化、风化胜复同。此二岁水运不及，则湿土雨化乘而胜之，木行风化，为母复仇。二岁气化同等。所谓邪气化日也，灾一宫；"一宫"，北方《坎》位。雨化五，寒化一，中下同。所谓正化日也；其化，上苦热，中苦和，下苦热，所谓药食宜也。

　　壬申、壬寅岁：

　　上少阳相火申寅，　　中太角木运壬，　　下厥阴木巳亥。

火化二，风化八，中下同。所谓正化日也；其化，上咸寒，中酸和，下辛凉，所谓药食宜也。

　　癸酉、癸卯岁：

　　上阳明金卯酉，　　中少徵火运癸，下少阴火子午。　　寒化、雨化胜复同，此二岁火运不及，则寒水乘而胜之，土行雨化，为母来复其气，二岁化相同也。所谓邪气化日也，灾九宫；"九宫"，南方《离》位。燥化九，热化二，中下同。所谓正化日也；其化，上苦小温，中咸温，下咸寒，所谓药食宜也。

　　甲戌、甲辰岁：

　　上太阳水戌辰，　　中太宫土运甲，　　下太阴土丑未。　　寒化六，湿化五，中下同。所谓正化日也；其化，上苦热，中苦温，下若温，所谓药食宜也。

　　乙亥、乙巳岁：

　　上厥阴木亥巳，　　中少商金运乙，　　下少阳相火寅申。热化、寒化胜复同，注见前。所谓邪气化日也，灾七宫；风化八，清化四，火化二，正化度也；"度"，犹数也。其化，上辛凉，中酸和，下酸寒，药食宜也。

　　丙子、丙午岁：

　　上少阴火子午，　　中太羽水运丙，　　下阳明金卯酉。　　热化二，寒化六，清化四，正化度也；其化，上咸寒，中咸热，下酸温，药食宜也。

　　丁丑、丁未岁：

　　上太阴土丑未，　　中少角木运丁，　　下太阳水辰戌。　　清化热化胜复同，邪气化度也，灾三宫；雨化五，风化三，寒化一，正化度也；其化，上苦温，中辛温，下甘热，药食宜也。

　　戊寅、戊申岁：

　　上少阳相火寅申，　　中太徵火运戊，下厥阴木巳亥。　　火化二，上中同。风化三，正化度也；其化，上咸寒，中甘和，下辛凉，药食宜也。

己卯、己酉岁：

上阳明金卯酉，　中少宫土运己，　下少阴火子午。　风化、清化胜复同，邪气化度也，灾五宫；清化九，雨化五，热化七，正化度也；其化，上苦小温，中甘和，下咸寒，药食宜也。

庚辰、庚戌岁：

上太阳水辰戌，　中太商金运庚，　下太阴土丑未。　寒化一，清化九，雨化五，正化度也；其化，上苦热，中辛温，下甘热，药食宜也。

辛巳、辛亥岁：

上厥阴木巳亥，　中少羽水运辛，　下少阳相火寅申。雨化、风化胜复同，邪气化度也，灾一宫；风化三，寒化一，火化七，正化度也；其化，上辛凉，中苦和，下咸寒，药食宜也。

壬午、壬子岁：

上少阴火午子，　中太角木运壬，　下阳明金卯酉。　热化二，风化八，清化四，正化度也；其化，上咸寒，中酸凉，下酸温，药食宜也。

癸未、癸丑岁：

上太阴土未丑，　中少徵火运癸，　下太阳水辰戌。　寒化、雨化胜复同，邪气化度也，灾九宫；雨化五，火化二，寒化一，正化度也；其化，上苦温，中咸温，下甘热，药食宜也。

甲申、甲寅岁：

上少阳相火申寅，　中太宫土运甲，　下厥阴木巳亥。火化二，雨化五，风化八，正化度也；其化，上咸寒，中咸和，下辛凉，药食宜也。

乙酉、乙卯岁：

上阳明金酉卯，　中少商金运乙，　下少阴火子午。　热化、寒化胜复同，邪气化度也，灾七宫；燥化四，清化四，热化二，正化度也；其化，上苦小温，中苦和，下咸寒，药食宜也。

丙戌、丙辰岁：

上太阳水戌辰，　中太羽水运丙，　下太阴土丑未。　寒化六，上中同。雨化五，正化度也；其化，上苦热，中咸温，下甘热，药食宜也。

丁亥、丁巳岁：

上厥阴木亥巳，　中少角木运丁，　下少阳相火寅申。清化、热化胜复同，邪气化度也，灾三宫；风化三，上中同。火化七，正化度也；其化，上辛凉，中辛和，下咸寒，药食宜也。

戊子、戊午岁：

上少阴火子午，　中太徵火运戊，　下阳明金卯酉。　热化七，上中同。清化九，正化度也；其化，上咸寒，中甘寒，下酸温，药食宜也。

己丑、己未岁：

上太阴土丑未，　中少宫土运己，　下太阳水辰戌。　风化、清化胜复同，邪气化日也，灾五宫；雨化五，上中同。寒化一，正化度也；其化，上苦热，中甘和，下甘热，药食宜也。

庚寅、庚申岁：

上少阳相火寅申，　中太商金运庚，　下厥阴木巳亥。火化七，清化九，风化三，正化度也；其化，上咸寒，中辛温，下辛凉，药食宜也。

辛卯、辛酉岁：

上阳明金卯酉，　　中少羽水运辛，　　下少阴火子午。　雨化、风化胜复同，邪气化度也，灾一宫；清化九，寒化一，热化七，正化度也；其化，上苦小温，中苦和，下咸寒，药食宜也。

壬辰、壬戌岁：

上太阳水辰戌，　　中太角木运壬，　　下太阴土丑未。　寒化六，风化八，雨化五，正化度也；其化，上苦温，中酸和，下甘温，药食宜也。

癸巳、癸亥岁：

上厥阴木巳亥，　　中少徵火运癸，　　下少阳相火寅申。寒化雨化胜复同，邪气化度也，灾九宫；风化八，火化二，下中同。正化度也；其化，上辛凉，中咸和，下咸寒，药食宜也。

昆按：诸言正化度，有言生数者，有言成数者，以理推之：言五运化度，宜以甲、丙、戊、庚、壬阳年太过从成数，乙、丁、己、辛、癸阴年不及从生数。言上下之气化度，宜以正化从成数，对化从生数。如子午俱为少阴君火，午为正化，子为对化；卯酉俱为阳明燥金，酉为正化，卯为对化；寅申俱为少阳相火，寅为正化，申为对化；巳亥俱为厥阴风木，巳为正化，亥为对化；辰戌俱为太阳寒水，戌为正化，辰为对化；丑未俱为太阴湿土，未为正化，丑为对化。对司化令之虚，正司化令之实，故正化宜从成数，对化宜从生数，惟土主长生，故无成数而常五也。《内经》一书，历世久远，上言化度，不无讹缪，总订于此，以俟识者教之。

凡此定期之纪，胜复正化，皆有常数，不可不察。故'知其要者，一言而终；不知其要，流散无穷。'此之谓也。"

帝曰："善！五运之气，亦复岁乎？"问五运之郁气，亦复岁时有乎？岐伯曰："郁极乃发，待时而作也。""待时"，待其退气之时。帝曰："请问其所谓也。"岐伯曰："五常之气，太过不及，其发异也。"帝曰："愿卒闻之。"岐伯曰："太过者暴，不及者徐；暴者为病甚，徐者为病持。""持"，谓相执而久也。帝曰："太过不及，其数何如?"岐伯曰："太过者其数成，不及者其数生，土常以生也。""数"，五常化行之数。水生数一，成数六；火生数二，成数七；木生数三，成数八；金生数四，成数九；土主长生，故常以五而无十也。

帝曰："其发也何如?"岐伯曰："土郁之发，岩谷震惊，雷殷气交，埃昏黄黑，化为白气，飘骤高深，"殷"，雷声也。"埃昏"，尘埃蔽日而昏也。"黄黑"，即埃昏所致。"白气"，今之山岚也。"飘骤"，飘风骤雨也。击石飞空，洪水乃从，川流漫衍，田牧土驹。"击石飞空"，飘骤之极也。"田牧土驹"，谓洪水漫衍之余，田土荒芜，但牧养而已。化气乃敷，善为时雨，始生始长，始化始成。先时土郁不能遂其化，故万物生长化成之晚如此。故民病心腹胀，肠鸣而为数后，甚则心痛胁䐜，呕吐霍乱，饮发注下，浮肿身重。此皆湿土为病。湿气入脾，故心腹胀。"数后"，数利下也。"䐜"，胀也。湿气入肠故数后，心气不能任湿则心痛，肝气为湿所侮则胁胀。有声为呕，有物为吐。霍乱者，吐下多而手足挥霍目瞭乱也。"饮"，清薄痰饮也。"注下"，大便暴注而下也。湿气伤肉则浮肿，浮肿身重，土性敦阜之象也。云奔雨府，霞拥朝阳，山泽埃昏，其乃发也，以其四气。"雨府"，太阴所在。"朝阳"，旦出之日也。土主三之气，四气则为相火，当三气之时，土有所郁而不发，故后时而适四气耳。云横天山，浮游生灭，怫之先兆。"浮游"，浮云游气也。或生或灭，湿土怫郁之兆。

金郁之发，天洁地明，气清气切，大凉乃举，草树浮烟，燥气以行，霜雾数起，杀气来至，草木苍干，金乃有声。"霜"，音梦。燥气即浮烟。"霜雾"，厚雾也。金乃有声，草木作秋声也。**故民病咳逆，心胁满引小腹，善暴痛，不可反侧，嗌干，面陈色恶**。咳逆暴痛嗌干，皆燥也。心胁满引小腹不可反侧，肺与大肠俱病也。"陈"，尘也，金主惨杀，故面陈。色枯而白，谓之色恶。**山泽焦枯，土凝霜卤，怫乃发也，其气五**。土凝霜卤者，燥甚则土上凝白卤也。金主五之气，故云气五。**夜零白露，林莽声惨，怫之兆也**。金怫之朕兆。

　　水郁之发，阳气乃辟，阴气乃举，大寒乃至，川泽严凝，寒雾结为霜雪，"辟"，避也。"寒雾"，寒气之如雾者。**甚则黄黑昏翳，流行气交，乃为霜杀，水乃现祥**。阴气蔽阳，故其色黄黑。"气交"，两间也。祥与灾相反，邪气所发谓之灾，正气所发谓之祥；胜复之气为灾，五运正化为祥。**故民病寒客心痛，腰脽痛，大关节不利，屈伸不便，善厥逆，痞坚腹满**。此皆寒水之气为病。火畏水，故心痛；寒气入肾，故腰脽痛；寒则筋急，故关节不利，屈伸不便；阴甚阳微，故善四肢厥冷。"痞坚腹满"，水凝冰坚之象也。**阳光不治，空积沉阴，白埃昏瞑，而乃发也，其气二火前后**。"二火"，君火、相火也，君火主二气，相火主四气，前后从可知矣。**太虚深玄，气犹麻散，微现而隐，色黑微黄，怫之先兆也**。水始于无形，故其气微现而隐。"黑"，其本色；黄，其所畏也。惟其有畏，故始有怫。

　　木郁之发，太虚埃昏，云物以扰，大风乃至，屋发折木，木有变。"变，振拉摧拔也。以其非常，故谓之变。**故民病胃脘当心而痛，上支两胁，膈咽不通，饮食不下，甚则耳鸣眩转，目不识人，善暴僵仆**。此皆风木为病也。厥阴主风，其脉夹胃贯膈，故胃脘当心而痛，膈咽不通，饮食不下也。"上支两胁"，肝气自下而上，支拒于两胁也。肝脉循喉咙，入颃颡，故耳鸣；"眩转"，目前骤黑而若旋转也，由是不识人而僵仆矣。是皆风木振拉摧拔之象也。**太虚苍埃，天山一色，或为浊色，黄黑郁若，横云不起雨，而乃发也，其气无常**。为苍埃，为浊色，为黄黑，皆风尘也。风善行而数变，故其发也无常期。**长川草偃，柔叶呈阴，松吟高山，虎啸岩岫，怫之先兆也。**"呈阴"，现其叶底也。风从虎，故虎啸风生。

　　火郁之发，太虚曛翳，大明不彰，"曛翳"，天热而曛昧蔽翳也。"大明"，日月也。此即天明则日月不明之谓。"曛"，旧作"肿"，僭改此。**炎火行，大暑至，山泽燔燎，林木流津，广厦腾烟，土浮霜卤，止水乃减，蔓草焦黄，风行惑言，湿化乃后。**"腾烟"，升腾之烟，暑热太甚，遂其炎上之体也。"霜卤"，白卤也。"风行惑言"，风声不清，如惑乱之言也。"湿后"，雨不至也。**故民病少气，疮疡痈肿，胁腹胸前，面首四肢，䐜愤胪胀，疡疿呕逆，瘛疭骨痛，节乃有动，注下温疟，腹中暴痛，血溢流注，精液乃少，目赤心热，甚则瞀闷懊憹，善暴死。**此皆火热为病。壮火食气，故少气。火能腐物，故疮痈。阳病常有余，故䐜塞愤闷，胪腔胀满。"疡疿"，疮毒内郁也。火性上炎，故呕逆。火伤筋则瘛疭而抽掣，火伤骨则骨痛而强。肢节乃有动，火伏于节也。火在大肠则注下，火入少阳则温疟，火实于腹则暴痛，火入于脉则血溢血泄，火烁阴津则液少，火入于肝则目赤，火入于心则心热，火炎于上则瞀闷，火怫膻中则懊憹，火性急速故令暴死。**刻终大温，汗濡玄府，其乃发也，其气四。**"刻终"，漏刻之终，阳气用事之时也，而大温则过矣，汗濡玄府则甚矣。相火主四之气，故火郁者，发当其时。**动复则静，阳极反阴，湿令乃化乃成。**火旺生土，故湿土之令，行于火气之余。**花发水凝，山川冰雪，焰阳午泽，怫之先兆也。**草木花发，阳壮之时也，反现水凝冰雪，但有时焰阳午泽，则火怫之兆也。

　　有怫之应而后报也，皆观其极而乃发也。木发无时，水随火也。总结上文，言五常之气，有怫必有报，皆至郁极而发，发有定期，独风木善行数变，其发无定时，而水郁之发，常在二火前后，亦无定期也。**谨候其时，病可与期，失时反岁，五气不行，生化收藏，政无恒也。**"失时"，言五常失时，惟其失时，是以反岁，而生化收藏皆无恒也。

帝曰："**水发而雹雪，土发而飘骤，木发而毁折，金发而清明，火发而曛昧，何气使然？**"岐伯曰："**气有多少，发有微甚，微者当其气，甚者兼其下，征其下气而见可知也。**"帝所问五句，只是"甚者兼其下"一意。"气有多少"，言有太过不及也。故其发有微甚，微者当其本气，甚者则兼其下所承之气；水发而雹雪，是兼乎土，雹雪象土之坚成故也；土发而飘骤，是兼乎木，风主飘骤故也；木发而毁折，是兼乎金，金主杀伐故也；金发而清明，是兼乎火，火主明照故也；火发而曛昧，是兼乎水，水色玄昧故也。"征"，取证也，取证于其下所承之气，而其发现之象可知矣。

帝曰："**善！五气之发，不当位者何也？**""不当位"，失其时也。岐伯曰："**命其差。**""差"，愆期也。帝曰："**差有数乎？**""数"，谓日数。岐伯曰："**后皆三十日而有奇也。**""奇"，谓四十三刻七分半，盖差不过半气之数也。帝曰："**气至而先后者何？**"岐伯曰："**运太过则其至先，运不及则其至后，此候之常也。**"帝曰："**当时而至者何也？**"岐伯曰："**非太过非不及则至当时，非是者眚也。**""眚"，灾也。非太过而至先，非不及而至后，宜当时而不当时，皆灾眚也。

帝曰；"**善！气有非时而化者何也？**"岐伯曰："**太过者当其时，不及者归其己胜也。**"冬雨、春凉、秋热、夏寒，皆为归己胜也。帝曰："**四时之气，至有早晚、高下、左右，其候何如？**"岐伯曰："**行有逆顺，至有迟速。故太过者化先天，不及者化后天。**"此气至早晚之故。帝曰："**愿闻其行何谓也？**"岐伯曰："**春气西行，夏气北行，秋气东行，冬气南行。近东者先受春气，渐次及西；近南者先受夏气，渐次及北；近西**

者先受秋气，渐次及东；近北者先受冬气，渐次及南。**故春气始于下，其气由下而升。秋气始于上，其气由上而降。夏气始于中，其气由中而长。冬气始于标；其气由标而敛。春气始于左，秋气始于右，冬气始于后，夏气始于前。此四时正化之常。圣人南面而莅中国，左东右西，前南后北。故至高之地，冬气常在；至下之地，春气常在。必谨察之。**帝曰："善！"
高山之颠，夏月凝雪，此冬气常在也；卑下之泽，冬月草生，此春气常存也。

黄帝问曰："五运六气之应现，六化之正，六变之纪何如？"岐伯对曰："夫六气正纪，有化有变，有胜有复，有用有病，不同其候，帝欲何乎？"帝曰："愿尽闻之。"岐伯曰："请遂言之。夫气之至也，**厥阴所至为和平，初之气，木化也。少阴所至为暄，二之气，君火也。太阴所至为埃溽，三之气，土化也。少阳所至为炎暑，四之气，相火也。阳明所至为清劲，五之气，金化也。太阳所至为寒雾，终之气，水化也。**时化之常也。四时气化之常。

厥阴所至为风府，为璺启；"璺"，音问。"璺"，微裂也。"启"，大开也，如解冻启蛰是也。**少阴所至为火府，为舒荣；**物舒展而荣美。**太阴所至为雨府，为圆盈；**无缺为圆，无亏为盈。物至此而生长无亏缺也。**少阳所至为热府，为行出；**伏者行，隐者出，阳动之象也。**阳明所至为司杀府，为庚苍；**"庚"，更也。物之苍者，至是而更代也。**太阳所至为寒府，为归藏。**万物归根而收藏也。**司化之常也。**"司"，主也，各主其化如上云。

厥阴所至为生，为风摇；木之化。**少阴所至为荣，为形现；**热之化。**太阴所至为化，为云雨；**土之化。**少阳所至为长，为蕃鲜；**火之化。**阳明所至为收，为雾露；**金之化。**太阳所至为藏，为周密。**水之化。**气化之常也。**六气所化之常。

厥阴所至为风生，终为肃；木位之下，金气承之，故其终也，为肃杀，即毁折是也。**少阴所至为热生，中为寒**；经曰："少阴之上，热气治之，中现太阳。"故其中为寒，《离》之外阳内阴，乃其象也。**太阴所至为湿生，终为注雨**；"注雨"，骤雨，此即土发而飘骤，乃风木承夫土位之下也。**少阳所至为火生，终为蒸溽**；相火之下，水气承之，故终为蒸溽。**阳明所至为燥生，终为凉**；此即金发而清明，有火承金之象，而实则为凉也。**太阳所至为寒生，中为温**。经曰："太阳之上，寒气治之，中现少阴。"故其中为温，《坎》之外阴内阳是也。**德化之常也**。六者，六气之德，故称德化。

厥阴所至为毛化，毛族化生。**少阴所至为翮化**，"翮"，胡革切，鸟族化生。**太阴所至为倮化**，无毛羽鳞甲者，谓之倮。**少阳所至为羽化**，指明薄品羽，虫族也。**阳明所至为介化**，虫族之有甲者，为介虫。**太阳所至为鳞化**。水族之有鳞者。**德化之常也**。化生六族，故谓之德。

厥阴所至为生化，万物始生。**少阴所至为荣化**，物生而秀。**太阴所至为濡化**，物生而泽。**少阳所至为茂化**，物生而繁。**阳明所至为坚化**，物成而实。**太阳所至为藏化**。物敛而藏。**布政之常也**。六者为六气之政。

厥阴所至为飘怒，大凉；"飘怒"，木气。"大凉"，金气。**少阴所至为大暄，寒**；"大暄"，君火之气。"寒"，阴精之气。**太阴所至为雷霆骤注，烈风**；"太阴所至"，雨，其本气。"雷霆骤注烈风"，皆木气也。**少阳所至为飘风燔燎，霜凝**；"飘"，轻也。"飘风燔燎"，相火气也。霜凝则兼寒水矣。**阳明所至为散落，温**；"散落"，金之气。温为火气。**太阳所至为寒雪冰雹，白埃**。"白埃"，气如白尘者也。寒为太阳本气。"雪冰雹白埃"，则象土之凝结坚厚矣。**气变之常也**。六者变其常气，故谓之变，乃六气亢甚，各兼其下承制之气也。

厥阴所至为**挠动**，**为迎随**；风之性也。少阴所至为**高明**
焰，**为曛**；"焰"，阳焰也。"曛"，明昧也。太阴所至为**沉阴**，
为白埃，**为晦暝**；湿土气也。少阳所至为**光显**，**为彤云**，**为**
曛；"彤云"，赤色云也。阳明所至为**烟埃**，**为霜**，**为劲切**，**为**
凄鸣；秋金令也。太阳所至为**刚固**，**为坚芒**，**为立**。气寒，万
物坚持也。**令行之常也**。气至而品物从之，是谓令。

　　厥阴所至为**里急**；人身筋膜，厥阴风木主之，风木用事，
则筋膜牵引，故令里急。少阴所至为**疡疹身热**；君火用事则血
热，故为疡疹身热。太阴所至为**积饮否隔**；湿土用事，则脾部
多湿，故停积痰饮。气不交通而为否隔也。少阳所至为**嚏呕**，
为疮疡；相火用事而嚏呕者，火性炎上之象。疮疡者，火性糜
烂之象也。阳明所至为**浮虚**；皮毛，金之合也，燥金用事，则
皮部伤而不足，故令浮虚。太阳所至为**屈伸不利**。寒水用事，
则血脉凝涩，故屈伸不利。**病之常也**。病常之一。

　　厥阴所至为**支痛**；厥阴主肝，故两胁拒格而痛。少阴所至
为**惊惑**、**恶寒战慄**、**谵妄**；少阴主火，火生于心则惊，火体外
明内暗，故惑；火恶水，故恶寒；火有动摇之象，故战慄；火甚
则有声，故谵妄，谓语言妄乱也。太阴所至为**蓄满**；太阴主脾，
脾病则不运化，停蓄中宫，遂令中满。少阳所至为**惊躁**、**瞀昧**、
暴病；少阳主胆主火，火生于胆，故令惊；火性动而不静，故
躁；火外阳而内阴，故瞀昧；火性急速，故暴病。阳明所至为
衄，**尻阴**、**股**、**膝**、**髀**、**腨**、**胻**、**足病**；阳明之脉起于鼻，鼻
流清涕，谓之衄也。尻阴，臀阴也，其肉最厚，阳明主肌肉，故
尻阴病。阳明之脉，下髀关，抵伏兔，下膝膑中，下循胫外廉，
下足跗，故阳明气至，令股、膝、髀、腨、胻、足、俱病也。**太**
阳所至为腰痛，太阳之脉，夹脊抵腰中，故腰痛。**病之常也**。
病常之二。

　　厥阴所至为**软戾**；厥阴之气伤于筋，故令无力，手足软缓

乖戾于常也。**少阴所至为悲妄，衄蔑**；凄怆为悲，缪乱为妄，鼻血为衄，污血为蔑。**太阴所至为中满，霍乱吐下**；土位中宫，故中满。病在上者吐，病在下者泻，今病在中，故既吐且泻。吐下甚者，挥霍瞭乱。**少阳所至为喉痹，耳鸣呕涌**；"喉痹"，喉痛也。"涌"，食不下而上溢也。少阳之脉循颈，故令喉痹；入耳中，故令耳鸣。相火上炎，故令呕涌。**阳明所至为胁痛、皴揭**；燥金用事则肝木郁，故胁痛。皮裂为皴，皮起为揭，皆燥病也。**太阳所至为寝汗痉**。"痉"，音敬。"寝汗"，病卧而出汗也。"痉"，项背腰脊强直也，是伤寒。**病之常也**。病常之三。

厥阴所至为胁痛、呕泄；木位于胁，故胁痛。肝乘于脾，故呕泄。**少阴所至为语笑**；火有声有笑。**太阴所至为身重浮肿**；肉浮而肿，谓之浮肿。**少阳所至为暴注、瞤瘛、暴死**；相火甚，则大肠失其燥金收敛之化，故令大便暴注而下。"瞤"，肉动也。"瘛"，手足收引也。火乘脾则肉动，火乘肝则筋引，火性急速，故暴死。**阳明所至为鼽嚏**；鼻作涕喷是也。**太阳所至为流泄、禁止**。流泄象水，禁止象寒。**病之常也**。病常之四。

凡此十二变者，报德以德，报化以化，报政以政，报令以令，气高则高，气下则下，气后则后，气前则前，气中则中，气外则外，位之常也。德、化、政、令，天之气也；高下、前后、中外，人之病也。手之三阴三阳其气高，足之三阴三阳其气下，足太阳行身之后，足阳明行身之前，足少阴、太阴、厥阴行身之中，足少阳行身之外。各因其位，随气变而生病也。**故风胜则动**，风为挠动，为迎随，故风胜则动。**热胜则肿**，火病为疮疡痈肿。**燥胜则干**，津液枯涸，皮肤皴揭，是燥胜则干也。**寒胜则浮**，坚痞腹满，是为虚浮。**湿胜则濡泄，甚则水闭浮肿**，湿胜则土不能克制，故濡泄，甚则水道闭塞，而病浮肿，肉如泥，按之不起是也。**随气所在，以言其变耳。"**

帝曰："愿闻其用也？"岐伯曰："夫六气之用，各归不胜而为化。六气不及之用，各归不胜。**故太阴雨化施于太阳，太阳寒化施于少阴，少阴热化施于阳明，阳明燥化施于厥阴，厥阴风化施于太阴，各命其所在以证之也。**"此详各归不胜而为化之言也。帝曰："**自得其位何如？**"岐伯曰："**自得其位，常化也。**"帝曰："**愿闻其所在也。**"岐伯曰："**命其位而方月可知也。**"六气有位次，有方所，有时月，定其位而方月可知也。

帝曰："**六气之位，盈虚何如？**"太过为盈，不及为虚。岐伯曰："**太少异也，太者之至徐而常，少者暴而亡。**"太者气盈，故徐而常；少者气虚，故暴而亡。帝曰："**天地之气，盈虚何如？**"岐伯曰："**天气不足，地气随之；地气不足，天气从之；运居其中，而常先也。**""运"，木、火、土、金、水之五运。言司天之气不足，则在泉上升而随之，运居其中而先升也；在泉之气不足，则司天下降而从之，运居其中而先降也。**恶所不胜，归所同和，随运归从，而生其病也。**"恶"，去声。"恶所不胜"，恶其制己也。"归所同和"，归其类己也。"随运归从"，言随运气归所同和，从其不足也，是能生病。**故上胜则天气降而下，下胜则地气迁而上，胜多少而差其分，微者小差，甚者大差，甚则位易气交，易则大变生而病作矣。**"位易气交"，上下之位易于气交之后，所谓甚者大差如此。**《大要》曰：'甚纪五分，微纪七分，其差可见。'此之谓也。**""甚纪"，太过之岁也。"微纪"，不及之岁也。岁运太过，则上下气差不过五分；岁运不及，则上下气差至于七分。此差之微甚见矣。

帝曰："**善！论言'热勿犯热，寒勿犯寒'，余欲不远寒不远热奈何？**"岐伯曰："**悉乎哉问也！发表不远热，攻里不远寒。**"发表利用热，攻里利用寒。夏月发表，不远热也；冬月攻里，不远寒也。以发表攻里之品不留于中，而有所宜也。帝曰："**不发不攻而犯寒犯热何如？**"岐伯曰："**寒热内贼，其病**

益甚。"以水济水,以火益火,是贼之也,故其病益甚。帝曰:
"愿闻无病者何如?"岐伯曰:"无者生之,有者甚之。"无病
而犯寒犯热,则生寒生热;有病而犯寒犯热,则寒甚热甚。帝
曰:"生者何如?"岐伯曰:"不远热则热至,不远寒则寒至。
寒至则坚否腹满,痛急下利之病生矣;热至则身热,吐下霍
乱,痈疽疮疡,瞀郁注下,瞤瘛肿胀,呕,鼽衄头痛,骨节
变,肉痛,血溢血泄,淋闭之病生矣。"言犯寒犯热生病如此。
帝曰:"治之奈何?"岐伯曰:"时必顺之,犯者治以胜也。"
"时必顺之",顺其升降浮沉也。"犯者治以胜",逆其寒热温凉
也。故春宜升,秋宜降,夏宜浮,冬宜沉,顺四时之谓也;温宜
凉,热宜寒,凉宜温,寒宜热,治以所胜之谓也。

　　黄帝问曰:"妇人重身,毒之何如?"岐伯曰:"有故无
殒,亦无殒也。""重",平声。"重身",怀孕也。"毒",谓厉
药也。"故",下文所谓积聚急痛欲死之故,必毒之始可生也。
上无殒,不伤其胎;下无殒,不伤其母。帝曰:"愿闻其故何谓
也?"岐伯曰:"大积大聚,其可犯也,衰其大半而止,过者
死。"衰其大半而止,则正气虽伤,未至大坏,过则正气无存
矣,故死。

　　帝曰:"善!郁之甚者,治之奈何?"岐伯曰:"木郁达
之,火郁发之,土郁夺之,金郁泄之,水郁折之。木、火、
土、金、水,即肝、心、脾、肺、肾。"郁",怫也。怫其常性,
则气失其和,治之者,宜顺其性而利导之。木性喜条达,则升之
令其条达;火性喜发越,则散之令其发越;土性喜疏通,则夺之
令其疏通;金性喜清利,则泄之令其清利;水性喜就下,则折之
令其就下,而无冲逆也。然调其气,过者折之,以其畏也,所
谓泻之。"上既详其五郁之治,因言既治之,必调其气,而复有
过;而不调者,则折之以其所畏,又释折之之义,言折之,即所
谓泻之也。畏者,木畏酸,火畏甘,土畏苦,金畏辛,水畏咸,

各治之以其所畏，是谓泻之也。**帝曰："假者何如？"岐伯曰："有假其气，则无禁也。**"假"，借也。有假其气而用之，则虽犯寒犯热，亦无所禁也。**所谓主气不足，客气胜也。**"主气者，一风木，二君火，三湿土，四相火，五燥金，六寒水，千载不易，谓之主气。客气者，以当年年支后第三支起初气，如子年，即以戌为初气，以次相生，至六气而终，一年一易，谓之客气。主气不足，客气胜之，则假其气以平客，无禁其犯乎主气也。

帝曰："**至哉圣人之道！天地大化，运行之节，临御之纪，阴阳之政，寒暑之令，非夫子孰能通之！请藏之灵兰之室，署曰《六元正纪》。非斋戒不敢示，慎传也。**""临御"，当年运气主乎六元，临其上而统御之也。"署"，标其端也。"示"与"视"同，古文通用。

《刺法论》、《本病论》，隋、唐、宋本皆称其亡，时本有《素问》遗篇，赘之于后，缪妄甚矣，言之不经，一庸人能辨。语曰："貂不足，狗尾续。"正此之谓。或欲奉之以为真诠，宝蜣丸耳。

刺法论篇第七十二亡

本病论篇第七十三亡

黄帝内经素问吴注第二十二卷

至正要大论篇第七十四①

　　道无尚谓之至，理无妄谓之正，提其纲谓之要。

　　黄帝问曰："**五气交合，盈虚更作，余知之矣。六气分治，司天地者，其至何如？**""更"，平声。"盈虚更作"，所谓有余而往，不足随之；不足而往，有余随之是也。天分六气，散主太虚，三之气司天，终之气监地，气之纪也。**岐伯再拜对曰："明乎哉问也！天地之大纪，人神之通应也。"**天地变化，人神运为，虽若殊途，感通则一。

　　帝曰："**愿闻上合昭昭，下合冥冥奈何？**"岐伯曰："**此道之所主，工之所疑也。**""昭昭"，明也。"冥冥"，幽也。"主"，宗也。

　　帝曰："**愿闻其道也。**"岐伯曰："**厥阴司天，其化以风；**厥阴，木气也，木化风。**少阴司天，其化以热；**少阴，君火也，君火化热。**太阴司天，其化以湿；**太阴，土气也，土化湿。**少阳司天，其化以火；**少阳，相火也，其化畏火。**阳明司天，其化以燥；**阳明，金气也，其化燥。**太阳司天，其化以寒。**太阳，水气也，其化寒。**以所临脏位，命其病者也。**"肝木位东，二火位南，脾土位四维，肺金位西，肾水位北，所临之气不和，则

　　① 国中按："至正"，原文作"至真"，"真"是"正"的避讳字，故改之。全书同。又按："道无尚谓之至"，"尚"，似当作"上"，属同音借字。

各命其病也。

帝曰："地化奈何？"岐伯曰："司天同候，间气皆然。"
"地化"，在泉之化也。司天同候者，言天气既迁，地气用事，
因脏位而命其病，与司天候法同也。间气皆然者，间气用事，因
脏位而命其病，皆与司天候法同也。

帝曰："间气何谓？"岐伯曰："司左右者，是谓间气也。"
岁有六气，六气之中，以二气为司天在泉，余四气则一为司天左
间，一为司天右间，一为在泉左间，一为在泉右间，是谓间
气也。

帝曰："何以异之？"岐伯曰："主岁者纪岁，间气者纪步
也。""岁"，谓三百六十五日四分日之一。"步"，谓六十日余八
十七刻半。

帝曰："善！岁主奈何？"问其所主为何？岐伯曰："厥阴
司天为风化，木在天为风。在泉为酸化，在地为酸。司气为苍
化，主运为苍。间气为动化；鼓动群物。少阴司天为热化，君
火在天为热。在泉为苦化，在地为苦。不司气化，君不主运。
居气为灼化；不曰间气而曰居气者，君尊不当间也。"灼"，光
也。太阴司天为湿化，土在天为湿。在泉为甘化，在地为甘。
司气为黅化，主运为黅。间气为柔化；庶物遇湿而柔。少阳司
天为火化，是为畏火。在泉为苦化，苦从火化。司气为丹化，
主运为丹。间气为明化；明照庶物。阳明司天为燥化，金在天
为燥。在泉为辛化，在地为辛。司气为素化，主运为素白。间
气为清化；清洁不尘。太阳司天为寒化，水在天为寒。在泉为
咸化，在地为咸。司气为玄化，主运为玄。间气为脏化。庶物
归脏。故治病者必明六化，分治五味，五色所生，五脏所宜，
乃可以言盈虚病生之绪也。"六化所主，其气专，其味厚，其
色胜，其用多，其化先，是之谓盈，生病之端绪也。其非六化所
主者反是，谓之虚也。

帝曰："厥阴在泉而酸化先，余知之矣，风化之行也何如？"问风行于地，则既离乎天矣，其化为风乎？抑为酸乎？岐伯曰："风行于地，所谓本也，余气同法。风者酸之本，先有风而后有酸故也。余气同法者，有热有火而后有苦，有湿而后有甘，有燥而后有辛，有寒而后有咸，六气虽行于地，实为五味之本，其理一也。本乎天者，天之气也；本乎地者，地之气也。本乎天者，为风、为热、为湿、为火、为燥、为寒，天气之所化也。本乎地者，为酸、为苦、为甘、为辛、为咸，地气之所化也。天地合气，六节分而万物化生矣。天气下降，地气上升，谓之合气，由是六节分化，而万物化化生生矣。故曰：'谨候气宜，勿失病机。'此之谓也。""气宜"，气之所宜，如用寒远寒，用热远热，用温远温，用凉远凉，饮食居处亦复如是，谨候气宜之谓也。"病机"，病生之机。百病之生不外六气，是六气者病之机也。勿失病机者，六者之来，必明其机，勿令差失也。

帝曰："其主病何如？""主病"，谓药物之主病者。岐伯曰："司岁备物，则无遗主矣。""司岁"，司上下也。司岁备物者，厥阴司岁则备酸物，少阴、少阳司岁则备苦物，太阴司岁则备甘物，阳明司岁则备辛物，太阳司岁则备咸物，若是则无遗治矣。

帝曰："先岁物何也？"岐伯曰："天地之专精也。"得天地专精之气，则物肥力厚。

帝曰："司气者何如？""司气"，司运气也。岐伯曰："司气者主岁同，然有余不足也。"阳年有余，阴年不足。

帝曰："非司岁物何谓也？"岐伯曰："散也，气散而不专精也。故质同而异等也。形质虽同，等分则异。'气味有薄厚，性用有躁静，治保有多少，力化有浅深'，此之谓也。"非司岁者与司岁者不同如此。

帝曰："岁主脏害何谓？"岐伯曰："以所不胜命之，则其要也。"帝问司岁之药物，主治五脏之受害何谓。岐伯言以所不胜治之，则大要也。"不胜"，如木不胜金，金不胜火是也。

帝曰："治之奈何？"谓天地之气不同，治之奈何。岐伯曰："上淫于下，所胜平之；外淫于内，所胜治之。"上淫于下者，天之六气淫虐于五位也，则以所胜平而调之；外淫于内者，地之五味伤于五宫也，则以所胜治而去之。

帝曰："善！平气何如？""平气"，无太过不及者也。岐伯曰："谨察阴阳所在而调之，以平为期。正者正治，反者反治。""阴阳"，脉症之阴阳也。不知阴阳所在，则以得为失，以逆为顺，故谨察之也。"调"，治也。以平为期，勿令过也。"正者正治"，谓阳病现阳脉，阴病现阴脉，则以寒治热，以热治寒，治之正也；如阳症现阴脉，阴症现阳脉，则以热治热，以寒治寒，治之反也。

帝曰："夫子言察阴阳所在而调之，论言'人迎与寸口相应，若引绳小大齐等，命曰平。'论言一十九字，《灵枢》之文也。人迎主外，寸口主中，两者相应俱往俱来，若引绳小大齐等，命曰平也。阴之所在寸口何如？""阴"，谓脉沉细而不应也。岐伯曰："视岁南北可知矣。"甲、己二岁为南政，乙、庚、丙、辛、丁、壬、戊、癸八岁为北政。盖以土为君，而木、火、金、水皆为臣也。"南政"，面南定其上下左右；"北政"，面北定其上下左右也。帝曰："愿卒闻之。"岐伯曰："北政之岁，少阴在泉，则寸口不应；不应者，脉来沉细而伏，不应指，亦不应病也。"北政"，面北定其上下，则尺主司天，寸主在泉。故少阴在泉，则两寸口不应也。所以不应者，少阴，君也，有端拱无为之象，故不应。然善则不见，恶者可见，是无道而失君象也。厥阴在泉，则右不应；"右"，右寸也。厥阴在泉，则少阴在右寸，故不应。太阴在泉，则左不应。"左"，左寸也。太阴在泉，则少阴在左寸，故不应。南政之岁，少阴司天，则寸口不应；"南政"，面南定其上下，则寸主司天，尺主在泉。故少阴司天，则两寸口俱不相应也。**厥阴司天，则右不应；太阴司天，则左不应。**义同前，在泉反是。**诸不应者，反其诊则见矣。**"反其诊则见者，复其手而诊之，沉为浮，细为大也。

帝曰；"尺候何如？"岐伯曰："**北政之岁，三阴在下，则寸不应；三阴在上，则尺不应。**"上下"，即司天在泉也。**南政之岁，三阴在天，则寸不应；三阴在泉，则尺不应。**此但混言之，未析左右也。**左右同。**左右不应之法，亦与前同。惟少阴之所在则不应也。**故曰：'知其要者，一言而终，不知其要，流散无穷。'此之谓也。**"要"，谓阴阳之所在也。

帝曰："善！天地之气，内淫而病何如？"岐伯曰："**岁厥阴在泉，风淫所胜，则地气不明，平野昧，草乃早秀。民病洒洒振寒，善呻数欠，心痛支满，两胁里急，饮食不下，膈咽不通，食则呕，腹胀善噫，得后与气，则快然如衰，身体皆重。**风行于地，则时扬埃障，故地气不明而平野昏昧；风主升生，故草秀。民病洒洒振寒，风木鼓寒之象也。"呻"，病声也。"欠"，曲引肢体也。木有声，故善呻；木有曲，故数欠。厥阴之脉，贯膈布胁肋，故当心而痛。"支满"，两胁满闷也。膈胁有病，故饮食不下；膈咽不通，食则呕也。风木乘于脾，则腹胀；风木干于心，则善噫。木气常实，故得大便与屎气则快然如衰。厥阴主筋，筋气弱，故身体皆重。

岁少阴在泉，热淫所胜，则焰游川泽，阴处反明。民病腹中常鸣，气上冲胸，喘不能久立，寒热，皮肤痛，目瞑，齿痛颌肿，恶寒发热如疟，小腹中痛，腹大。蛰虫不藏。君火在下，则阳焰浮于川泽，而阴处反明。"腹中常鸣"，雷奔之象，热内搏也；火禀炎上之性，故气上冲胸；火乘于肺，故喘；阴精为火所灼，无以养骨，故不能久立；热甚则兼胜己之化，故寒热；皮肤者金之合，火乘于金，故皮肤痛；热甚则喜阴，故目瞑；热气乘于阳明，故齿痛颊肿；阳明主金，金火相战，故恶寒发热如疟也；少阴之脉络小肠，故小腹中痛；阳常有余，故腹大。蛰虫得气之先，故不藏。

岁太阴在泉，草乃早荣，湿淫所胜，则埃昏岩谷，黄反现黑，至阴之交，民病饮积心痛，耳聋混混沌沌，嗌肿喉痹，阴病血现，小腹痛肿，不得小便，病冲头痛，目似脱，项似拔，腰似折，髀不可以回，腘如结，腨如别。土者万物之所资生，故太阴在下而草早荣，湿胜故埃气昏蔽岩谷；土有余则兼其所胜，故黄反现黑。至阴亦土也，主三之气，三气之交，湿当其令，故民病湿饮蓄积；火遇湿则畏，故心痛；窍遇湿则障，故耳聋。"混混沌沌"，聋家之景象也。太阴之脉，夹嗌，连舌本，故嗌肿喉痹；阴病现血者，湿变热而动血，血淋血泄之类也；湿热注于膀胱，故小腹痛肿不得小便；湿逆于上，故病头冲痛；湿邪伤于太阳之经，故令目似脱，项似拔，腰似折，髀不可以回，腘如结，腨如别也。

岁少阳在泉，火淫所胜，则焰明郊野，寒热更至。民病注泄赤白，小腹痛，尿赤，甚则血便。少阴同候。相火在下，故阳焰明于效野；火甚则兼其在下所承之气，故寒热更至。热伤血则注赤，热伤气则泄白，热注下膲，故小腹痛。尿赤血便，皆火所为。余病与少阴君火同候。

岁阳明在泉，燥淫所胜，则霾雾清瞑。民病善呕，呕有苦，善太息，心胁痛不能反侧，甚则嗌干面尘，身无膏泽，足外反热。燥金在下，则霾暗之气不分如雾，清气为之昏瞑。民受其气则病善呕，呕有苦，盖以燥金之气乘于少阳甲胆，故令呕；胆汁上逆，故令苦。肝位下，其道远，金主惨杀，其志悲，故长引其息。阳明之脉下乳内廉，少阳之脉贯膈布胁，故心胁痛不能反侧。阳明主燥，故嗌干面尘，身无膏泽也。阳明之脉行于足外，其气清肃，病当清冷，今现热，故云反热。所以反热者，亢甚则兼其下，金位之下，火气承之是也。

岁太阳在泉，寒淫所胜，则凝肃惨慄。民病小腹控睾，引腰脊，上冲心痛，血现，嗌痛颔肿。"寒水在下，故令凝肃惨慄。寒气入中，自伤其类，则膀胱肾也。膀胱系于腹，故小腹痛；肾主阴丸，故控睾。腰为肾之府，太阳之脉夹脊抵腰中，故引腰脊；肾脉络心，故上冲心痛；心藏血，故血现，火畏水之象也。手太阳之脉循咽上颊，故嗌痛颔肿。

帝曰："善！治之奈何?"岐伯曰："诸气在泉，风淫于内，治以辛凉，佐以苦甘，以甘缓之，以辛散之；不务德谓之淫。"风淫于内"，自外而入淫于内也。风为木气，金能胜之，故治以辛凉；辛过甚则恐伤其正气，故佐之以苦甘，苦胜辛，甘益气也。木性急，故以某缓之；木喜条达，故以辛散之。热淫于内，治以咸寒，佐以甘苦，以酸收之，以苦发之；热为火气，水能胜之，故治以咸寒。"佐之以甘"，甘胜咸，所以防其过也。必甘而苦者，防咸之过，而又以泻热气作实也。热散于诸经，以酸收之；热结而不散，以苦发之。湿淫于内，治以苦热，佐以酸淡，以苦燥之，以淡泄之；湿为土气，苦热从火化，能燥湿者也，故治以苦热。酸从木化，能制土者也，故佐以酸。然必酸淡者，淡能利窍故也，使酸而非淡，则味厚滋湿，非所宜矣。湿热之湿，以苦燥之；湿濡而肿，以淡泄之。"泄"，渗与汗也。火淫于内，治以咸冷，佐以苦辛，以酸收之，以苦发之；相火，畏火也，故治以咸冷。苦能泻热，辛能滋阴，既苦且辛，则泻热而滋阴水矣。"以酸收之，以苦发之"，其义详见上文热淫条下。燥淫于内，治以苦温，佐以甘辛，以苦下之；燥为金气，火能胜之，故治以苦温，苦温从火化故也。甘辛亦温也，燥而中寒者宜佐之。燥热之燥，以苦下之可也。寒淫于内，治以甘热，佐以苦辛，以咸泻之，以辛润之，以苦坚之。"寒为水气，甘从土化，热从火化，土能制水，热能胜寒，故治以甘热。苦而辛，亦热品也，故佐以苦辛。伤寒内热者，以咸泻之；伤寒内燥者，以辛润之；伤寒内热现血者，以苦坚之。

帝曰："善！天气之变何如？"岐伯曰："厥阴司天，风淫所胜，则太虚埃昏，云物以扰，寒生春气，流水不冰。民病胃脘当心而痛，上支两胁，膈咽不通，饮食不下，舌本强，食则呕，冷泄，腹胀，溏泄，瘕，水闭，蛰虫不出，病本于脾。风行于上，故太虚埃障而昏，云物扰乱。风木主温，故虽寒而生春气，流水不冰。厥阴之脉，夹胃贯膈，布胁肋，循喉咙之后，故民病胃脘当心而痛，上逆而支拒两胁，膈咽不通，饮食不下也。"厥阴"，木也。病则传脾，脾脉连舌本，属脾络胃，故舌本强，食则呕，冷泄，腹胀，溏泄也；脾主运化中宫水谷，脾不运，故气结而成瘕；水道不得通调，故令水闭；木亢甚，则金承其下而行清肃之令，故蛰虫不出。上件皆风木乘脾之病也，故曰病本于脾。冲阳绝，死不治。"冲阳"，胃脉也，在足跗上，动而应手，绝则脾胃绝矣，故死不治。所以然者，土不胜木故也。

少阴司天，热淫所胜，怫热，大雨且至，火行其政。民病胸中烦热，嗌干，右胠满，皮肤痛，寒热咳喘，唾血血泄，鼽衄嚏呕，尿色变，甚则疮疡浮肿，肩背臂臑及缺盆中痛，心痛肺䐜，腹大满膨膨而喘咳，病本于肺。"䐜"，普盲切。热行于上，君火用事，故热胜。怫热大雨且至者，君火之下，阴精承之故也。火行其政，则乘肺金，故胸中烦热；肺系喉咙，故嗌干；肺主右胠，故右胠满；肺主皮毛，故皮肤痛；金气清，火气热，金火争，故寒热；热乘肺，肺气不利，故咳喘。血自口出为唾血，血自便出为血泄，鼻中清涕谓之鼽，鼻中出血谓之衄，涕喷谓之嚏，吐声谓之呕，尿色变为黄赤，疮疡烂其肌肤，浮肿按而不起，是皆怫热为患也。肺附肩背，故肩背痛；肺脉循臂循臑与手阳明为表里，其脉下入缺盆，故臂臑及缺盆中痛；心气自实则心痛，肺热而胀为肺䐜；肺脉起于中膲，下络大肠，还循胃口，上膈属肺，故腹大满虚胀膨膨而喘咳。若是者，肺受热邪使然，故曰病本于肺。"大雨且至"，旧在"寒热咳喘"下，僭改"怫热"下，而去一"至"字。**尺泽绝，死不治。**"尺泽"，在肘内廉大纹中，动脉应手，绝则肺气绝矣，故死不治。所以然者，金不胜火故也。

太阴司天，湿淫所胜，则沉阴旦布，雨变枯槁。民病浮肿，骨痛阴痹，阴痹者，按之不得，腰脊头项痛，时眩，大便难，阴气不用，饥不欲食，咳唾则有血，心如悬，病本于肾。湿司于上，土行其政，故重阴旦布，雨变枯槁，民病浮肿，按之肉如泥而不起。湿土淫邪乘于肾水，肾主骨，故骨痛；肾主藏，故阴痹；肾主督脉，故腰脊头项痛；肾色黑，故目前玄而时眩；肾主液，液亡故大便难；肾者作强之官，肾衰故阴气不用；肾主吸入，肾衰而不能吸，故虽饥不欲食；阴精衰无以济火，故咳唾有血，心如悬也。若是者，肾受湿邪使然，故曰病本于肾。**太溪绝，死不治。**"太溪"，在足内踝后跟骨上，动脉应手，肾之脉也，绝则肾气绝矣，故死不治，所以然者，水不胜土故也。

少阳司天，火淫所胜，则温气流行，金政不平。民病头痛，发热恶寒而疟，热上皮肤痛，色变黄赤，传而为水，身面浮肿，腹满仰息，泄注赤白，疮疡，咳，唾血，烦心，胸中热，甚则鼽衄，病本于肺。火司炎上，金失其清肃之政，故不平；火炎上，故头痛；火气热，金气寒，金火交争，故发热恶寒而为疟也。皮肤者，金之合，金畏火，故热上皮肤而痛；色变黄赤，因火而变也。传而为水者，火热蒸腾，水饮不得通调也。由是身面浮肿，腹中胀满，不能隐首，但仰息也。热伤血则泄赤，热伤气则注白，热伤肌表则疮疡，火搏于气则咳嗽，火乘于脉则唾血，火熏于心则烦心，火炎于膈则胸中热。肺热出涕名曰鼽，鼻中现血名曰衄。若是者，肺受火邪使然，故曰病本于肺。

天府绝，死不治。"天府"，在臂臑内廉下腋三寸所，动脉应手，绝则肺气绝矣，金不胜火，故死不治。

阳明司天，燥淫所胜，则木乃晚荣，草乃晚生，筋骨内变，民病左胠胁痛，寒清于中，感而疟，大凉革候，咳，腹中鸣，注泄鹜溏，名木敛，生郁于下，草焦上首，心胁暴痛，不可反侧，嗌干，面尘，腰痛，丈夫癫疝，妇人小腹痛，目昧，眦疡疮痤痈，蛰虫来现，病本于肝。 "痤"，徂禾切。燥司于上，则木不遂其生，故木晚荣，草晚生；燥胜则血不足以营养筋骨，变其常度，而屈伸不利也。肝木位于左，金乘乎木，故左胠胁痛，所以然者，金之寒气清于中也。若外感其金寒之气，则令人病疟，大凉革其常候，则肺邪内实而咳，腹中辘辘而鸣，注泄如鹜之溏，皆大凉之气内伐也。金主收，故名木敛；木气不得上升，而其萌生者郁积于下，草焦其首，燥气在上足征矣。肝脉贯于膈，肝叶布于胁，职将军之官，遇惨杀之气，故令暴痛不可反侧。燥伤血则嗌干，燥伤气则面尘。肝与肾相近，故腰痛。肝脉循阴股入毛中，环阴器，抵小腹。丈夫主气，故令癫疝；妇人主血，故小腹痛。目者肝之窍，故目昧。肝为乙，胆为甲，胆脉至目锐眦，故令眦间或疡、或疮、或痤、或痈也。金位之下，火气承之，蛰虫得气之先，故来现。上件病肝受燥邪使然，故曰病本于肝。**太冲绝，死不治。**"太冲"，在足大趾本节后二寸，动脉应手，绝则肝气绝矣，木不胜金，故死不治。

太阳司天，寒淫所胜，则寒气反至，水且冰，血变于中，发为痈疡，民病厥心痛，呕血血泄，鼽衄，善悲，时眩仆，运火炎烈，雨暴乃雹，胸腹满，手热，肘挛腋肿，心澹澹大动，胸胁胃脘不安，面赤目黄；善噫嗌干，甚则色炲，渴而欲饮，病本于心。寒司于上，故寒不当至而至，水为之冰。血得寒则变色而凝结于中，营气不顺，发为痈疡。寒水淫胜乘于心火，故厥逆心痛。寒在外，热在内，故令上下出血，或鼽或衄，皆火使然。火气怫于膻中，故善悲；火气乘于精明之府，故眩仆。若乘火运而火炎烈，水火交战，则雨暴乃雹。水不升，火不降，故胸腹满，所谓天地不交而成否是也。火怫于中，故手热；寒客于络，故肘挛；心脉出腋下，故腋肿。"澹澹"，动貌。火畏水，故澹澹大动，惟其大动，故胸胁胃脘不安。心病自现其色，故面赤；热在内，故目黄，五气所病，心为噫，火怫于心，故善噫；心脉上夹咽，故嗌干。"炲"，焦黑色，火极而兼水化也。火甚则五液干涸，故渴而欲饮。若是者，心受寒邪使然，故曰病本于心。**神门绝，死不治**。"神门"，在掌后锐骨之端，动脉应手，绝则心气绝矣，火不胜水，故死不治。**所谓动气，知其脏也**。"所以知其死不治者，察其动脉之有无，而知其脏气之存亡也。

帝曰："善！治之奈何？"谓其可治者。**岐伯曰："司天之气，风淫所胜，平以辛凉，佐以苦甘，以甘缓之，以酸泻之**。在泉言治，司天言平，平与治少异，治有攻去之义，平则调和之也。风胜而平以辛凉者，金能平木也；佐以苦甘，则苦不至于燥急。木性急，故以甘缓之；木气升而不降，故以酸泻之。**热淫所胜，平以咸寒，佐以苦甘，以酸收之**；热胜而平以咸寒，水能平火也。佐以苦甘者，苦泻而甘缓也。以酸收之者，收其浮热也。**湿淫所胜，平以苦热，佐以酸辛，以苦燥之，以淡泄之**；湿胜而平以苦热，苦能燥湿，湿得热而消也。木能制土，故佐以酸。酸而辛，则非敛聚之酸矣，故宜佐之。湿而热者，以苦燥之，湿而不热，以淡渗之。**湿上甚而热，治以苦温，佐以甘辛，以汗为故而止**；湿宜下注，今上甚而热者，湿协热而上行也。"治以苦温"，苦能燥湿，温则不滞故也。"佐以甘辛"，甘能益土，辛能散滞，益土所以制湿，散滞所以流湿。得汗则湿外泄，药物可止矣。**火淫所胜，平以咸冷，佐以苦甘，以酸收之，以苦发之，以酸复之。热淫同**；火淫而平以咸冷者，水能胜火也。苦能泻其热，甘能缓其急，故佐以苦甘；正气外越，以酸收之；火郁于内，以苦发之；火炎水耗，以酸复之。**燥淫所胜，平以苦湿，佐以酸辛，以苦下之**；燥淫而平以苦湿，苦从火化，胜燥故也。苦而湿则燥得其润矣。佐以酸辛者，酸生液，辛润燥也；燥甚非攻下不除，是宜以苦下之。**寒淫所胜，平以辛热，佐以苦甘，以咸泻之。**"寒淫而平以辛热者，辛能散寒，热能回阳也。佐以苦甘者，苦以济辛热，甘以和辛热也。伤寒入胃，则为里热，若是者，以咸泻之。

帝曰："善！"邪气反胜，治之奈何？"不能淫胜于他气，胜己者为邪，而反胜之。岐伯曰："**风司于地，清反胜之，治以酸温，佐以苦甘，以辛平之**；治以酸温者，酸为风木之向导，温抑清气之反胜也。苦胜燥而甘缓之，故佐以苦甘；辛能温清，又能补木，故以辛平之。**热司于地，寒反胜之，治以甘热，佐以苦辛，以咸平之**；甘与热皆阳也，治以甘热者，扶热而抑寒也；佐以苦辛者，寒得苦而投，遇辛而散也。寒在外，热在内，怫热作实，故以咸平之。**湿司于地，热反胜之，治以苦冷，佐以咸甘，以苦平之**；"苦冷"，阴也。治以苦冷者，扶湿而抑热也；佐以咸甘者，热得甘而缓，遇咸而软也；犹有未解者，则以苦平之。**火司于地，寒反胜之，治以甘热，佐以苦辛，以咸平之**；与热司文同，不复注。**燥司于地，热反胜之，治以平寒，佐以苦甘，以酸平之，以和为利**；治以平寒者，燥为惨杀之气，不欲扶之，但以平寒抑热耳；佐以苦甘者，苦能泻实热，甘能泻虚热也；热与燥皆能消人五液，故以酸平之；以和为利者，戒过甚也。**寒司于地，热反胜之，治以咸冷，佐以甘辛，以苦平之**。"治以咸冷者，扶寒气之不足，抑热气之有余也；佐以甘辛者，甘以调寒热，辛以行咸冷也；以苦平之，调其未尽之邪也。

帝曰："其司天邪胜何如？"岐伯曰："**风化于天，清反胜**

之，治以酸温，佐以甘苦；酸能为风化之向导，温能平清气之反胜，甘以和之，苦以下之。**热化于天，寒反胜之，治以甘温，佐以苦酸辛；**甘温能胜寒，苦为反佐，酸以养阴，辛以散寒。**湿化于天，热反胜之，治以苦寒，佐以苦酸；**苦寒能祛热，热胜则亡阴液，故佐以苦酸。**火化于天，寒反胜之，治以甘热，佐以苦辛；**甘热能胜寒，苦为反佐，辛能散寒。**燥化于天，热反胜之，治以辛寒，佐以苦甘；**辛能散热，寒能胜也，苦能下热，甘能缓热。**寒化于天，热反胜之，治以咸冷，佐以苦辛。"**治以咸冷，所以假其祛热。苦以下热，辛以散热。

帝曰："六气相胜奈何？"岐伯曰："**厥阴之胜，耳鸣头眩，愦愦欲吐，胃膈如寒，大风数举，倮虫不滋，胠胁气并，化而为热，小便黄赤，胃脘当心而痛，上支两胁，肠鸣飧泄，小腹痛，注下赤白，甚则呕吐，膈咽不通。**厥阴之脉，循喉咙之后，上颃颡，连目系，与督脉会于颠，故耳鸣头眩。"愦愦"，心不定貌。"厥阴"，风木也，其气上行而不静，故愦愦欲吐。风木虽温，未离于阴，故胃膈如寒，在天则大风数举，在物则倮虫不滋。厥阴之脉布胁肋，故胠胁气并。"并"，迸迫也。气有余则为火，故化而为热。厥阴之脉，抵小腹，夹胃贯膈，布胁肋，故小便黄赤，胃脘当心而痛，上拒于两胁；木气乘于肠胃，故肠鸣飧泄，小腹痛；木气乘于小肠则注赤，乘于大肠则下白，气血之分也；甚则厥阴上逆，令人呕吐；风木不宁而逆，令人膈咽不通。

少阴之胜，心下热，善饥，脐下反痛，气游三膲，炎暑至，木乃津，草乃萎，呕逆躁烦，腹满痛，溏泄，传为赤沃。少阴之脉起于心中，出属心系，故心下热；火能消物，故善饥；少阴之脉络小肠，故脐下反痛；心热则协心包络，其脉历络三膲，故气游三膲；在天则炎暑至，在物则木流津，草乃萎。火有炎上之体，故呕逆；火有燥动之形，故躁烦；火有长壮之德，而无收敛之化，故腹满；邪热作实，故痛；热乘大肠，则失庚金之燥政，故溏泄；热邪传于小肠，则为赤沃，赤沃，便血也。

太阴之胜，火气内郁，疮疡于中，流散于外，病在胠胁，甚则心痛，热格头痛，喉痹项强，独胜则湿气内郁，寒迫下膲，痛留顶，互引眉间，胃满，雨数至，湿化乃现，小腹满，腰脽重强，内不便，善注泄，足下温，头重，足胫跗肿，饮发于中，浮肿于上。太阴之胜，心火内郁，湿热淫邪，故令疮疡于中，流散于外；心脉出腋下，起心中，故病在胠胁，甚则心痛；热气上逆而格，则湿热并于上，为头痛，为喉痹，为项强。若无热而湿独胜，则湿气内郁，寒迫下膲；湿气充溢，乘于清阳，则痛留于颠顶，而交引眉间；胃土居中，不能制湿，因之胀满，在天则雨数至，在物则湿化乃现；湿气下流，故小腹满，腰脽重强，入内不便，善注泄；湿淫于中，阴阳失位，阳在下，故足下温；阴在上，故头重；湿注于下，故胫跗肿；脾胃不胜其湿，故饮发于中；有诸中必形诸外，故浮肿于上。

少阳之胜，热客于胃，烦心，心痛，目赤欲呕，呕酸善饥，耳痛，尿赤，善惊，谵妄，暴热消烁，草萎水涸，介虫乃屈，小腹痛，下沃赤白。少阳相火之热客于胃中，上熏于心，故烦心心痛。"少阳，甲胆也"，其脉起于目锐眦，故目赤。甲木主升，故欲呕；木味酸，故呕酸；胃热则强，故善饥。少阳之脉上入耳中，下出气街，绕毛际，故耳痛尿赤；胆中热，故善惊；木有声，故谵妄；木遇火则焚，故暴热；消瘦肌肤，煎烁阴髓，以物类验之，则草萎水涸。"介虫"，金属也，故遇火屈伏。热陷于下膲则小腹痛，热乘小肠则沃赤，热乘大肠则沃白。白者气病，赤者血病。

阳明之胜，清发于中，左胠胁痛，溏泄，内为嗌塞，外发癫疝，大凉肃杀，花英改容，毛虫乃殃，胸中不便，嗌寒而咳。"塞"，入声。"阳明"，金化也，胜则清冷发于中，金胜则木受害，故左胠胁痛；清在中，故溏泄；金之德为收敛，故嗌塞；金之化为坚刚，故癫疝；在天则大凉肃杀，在物则花英改容；"毛虫"，木属也，故遇金而殃；胸中者，肺金所部，燥甚则肺敛而失其治节，故令不便，嗌塞而咳也。

太阳之胜，凝凛且至，非时水冰，羽乃后化，痔疟发，寒厥入胃，则内生心痛，阴中乃疡，隐曲不利，互引阴股，筋肉拘苟，血脉凝涩，络满色变，或为血泄，皮肤否肿，腹满食减，热反上行，头项颠顶脑户中痛，目如脱，寒入下膲，传为濡泻。""太阳"，寒水也。寒胜故凝凛至，非时水冰。"羽虫"，火属，故后化。太阳之脉，夹脊贯臀，故痔发，邪气客于太阳风府，循膂而下，卫气会之，邪正分争则为疟；寒气入胃，厥逆于中，君火畏寒，则内生心痛；太阳主膀胱，故阴中疡；俯首为隐，鞠躬为曲；太阳之脉起于目内眦，上额交颠，从颠入络脑，还出别下项，循肩髆内，夹脊抵腰中，入循膂，络肾属膀胱，病则经寒而背反急，故隐首曲身皆不利；以其络肾，肾脉上股内后廉，故令互引阴股，寒则筋急肉痹，是为筋拘肉苟。血脉得寒则凝涩，经脉不行，故络满色黑；血滞于经则妄行，故或为血泄。表气不行，则皮肤否肿；里气不行，则腹满食减。寒从地起，则戴阳在上，故热反上行，头项、颠顶、脑户、目内眦，皆太阳经之所过者，故皆痛。寒入下膲，则阳气不固，故令大便澄澈濡泻。

帝曰："治之奈何？"岐伯曰："厥阴之胜，治以甘清，佐以苦辛，以酸泻之；木胜则土败，治之以甘，益土也；治之以清，平木也；佐以苦辛，散风热也；木气作实，以酸泻之。少阴之胜，治以辛寒，佐以苦咸，以甘泻之；热胜则乘金，治之以辛，散热也；治之以寒，平热也；佐以苦咸，下热也；甘能缓火之急，乃所以泻之。太阴之胜，治以咸热，佐以辛甘，以苦泻之；土胜则湿胜，治之以咸，润下也；治之以热，燥湿也；佐以辛甘，利土气也；湿土作实，以苦泻之。**少阳之胜，治以辛寒，佐以甘咸，以甘泻之**；火胜乘金，治以辛寒者，辛能散火，寒能抑火也。佐以甘咸者，甘缓火气之急速，咸软火气之燥实也。复言以甘泻之，重甘泻也。**阳明之胜，治以酸温，佐以辛甘。以苦泻之**；金胜则燥胜，治之以酸，润燥也；治之以温，平金也；佐以辛甘，散清也；以苦泻之，下燥实也。**太阳之胜，治以甘热，佐以辛酸，以咸泻之。**"太阳"，寒水也。治之以甘，益土以防水也；治之以热，扶阳而散寒也；佐之以辛，则甘不滞；佐之以酸，则热不燥；寒气入里，变热而作燥实，则用咸以泻之。

帝曰："六气之复何如？""复"，报胜气也。甲、丙、戊、庚、壬之年有胜无复，乙、丁、己、辛、癸之年有胜必有复。岐伯曰："悉乎哉问也！**厥阴之复，小腹坚满，里急暴痛，偃木飞沙，倮虫不荣，厥心痛，汗发呕吐，饮食不入，入而复出，筋骨掉眩，清厥，甚则入脾，食痹而吐。**"厥阴"，肝木也，其脉过阴器，抵小腹。肝木有余，故小腹肾满；肝主筋膜，故里急；肝气急，故暴痛；其气应于天地，则偃木飞沙。"倮虫"，土属，故不得荣长。厥阴之脉贯膈，故厥逆心痛。肝胜则升发失常，故汗发呕吐，饮食不得入，即入亦复出也。"筋骨掉眩"，掉摇而目眩，风淫之象也。风甚则兼胜己之化，故清冷而厥；木甚则乘土，故入脾；食痹而吐者，食则不能腐化消磨而吐出也。**冲阳绝，死不治。**"冲阳"，胃脉也，胃绝则脾绝可知矣。

少阴之复，燠热内作，烦躁鼽嚏，小腹绞痛，火现燔焫，嗌躁，分注时止，气动于左，上行于右，咳，皮肤痛，暴喑心痛，郁冒不知人，乃洒淅恶寒，振慄谵妄，寒已而热，渴而欲饮，少气骨萎，隔肠不便，外为浮肿，哕噫，赤气后化，流水不冰，热气大行，介虫不福，病痱、疹、疮、疡、痈、疽、痤、痔，甚则入肺，咳而鼻渊。"焫"，爇同。"少阴"，君火也，故其复也，燠热内作，令人烦躁，清涕而衄，涕喷而嚏。少阴之脉络小肠，故小腹绞痛。火现燔炳者，火现于色，身如燔炳也；少阴之脉上夹咽，故嗌燥。"分注"，谓小便不利，大便常泄如分注也；火有作辍之象，故时止。心气左行，故气动于左；火气传其所胜，则肺金也，肺气右行，故上行于右；肺主声，故令咳；肺主皮毛，故皮肤痛；肺金遇火则亏，故暴暗；心气自实，故心痛；心病则神明昏昧，故郁冒不知人。阳入于里，阴出于表，故洒淅恶寒；火性动，故振慄；火有声，故谵妄。阴复入里，故寒已；阳复之表，故热；热甚则液亡，故渴而欲饮；热甚则气消阴耗，故少气骨萎；热结于肠则隔绝化物，故不便；内不得便，则水谷之气无所泄，故外为浮肿，上逆而哕噫也。阳明先胜，故云赤气后化，流水不冰，至于热气大行。介虫金属，不福宜矣。皮毛为金之合，火烁皮肤，故病痱、疹、疮、疡、痈、疽、痤、痔；甚则入肺，善咳，浊涕不息，谓之鼻渊。**天府绝，死不治**。"天府"，肺脉也。

　　太阴之复，湿变乃举，体重中满，食饮不化，阴气上厥，胸中不便，饮发于中，咳喘有声，大雨时行，鳞现于陆，头顶痛重，而掉瘈尤甚，呕而密默，唾吐清液，甚则入肾，窍泻无度。"太阴"，湿土也。土有余则具敦阜之象，故体重中满，脾处中宫，不能制湿可知矣；中宫湿胜，故饮食不化；湿甚于中，谓之阴气，阴气上逆，则胸中䐜胀不便，乃为湿饮举发于中，气道不利，故咳喘有声；在天则大雨时行，在物则鳞现于陆；湿甚于上，则头项痛重；头摇谓之掉，肢动谓之瘈，此风木之症也。土位之下，风气承之，故掉瘈尤甚；湿甚于中，故令呕；土主静，故密默；湿饮内动，故唾吐清液，甚则脾病传肾，肾窍浊流无度，世谓之下消是也。**太溪绝，死不治**。"太溪"，肾脉也。

　　少阳之复，大热将至，枯燥燔爇，介虫乃耗，惊瘈咳衄，

心热烦躁，便数增风，厥气上行，面如浮埃，目乃瞤瘈，火气内发，上为口糜呕逆，血溢血泄，发而为疟，恶寒鼓慄，寒极反热，嗌络焦槁，渴饮水浆，色变黄赤，少气脉萎，化而为水，传为浮肿，甚则入肺，咳而血泄。"蒸"，如悦切。"少阳"，相火也，故热至而枯槁燔爇，介虫金属乃耗也。少阳主火，内热故惊；火性动摇，有火故瘈；火乘于肺，令人咳；火泄于窍，令人衄；相火熏心，故心热烦燥；火甚则下窍不清，故便数；火遇风则焰益炽，故增风；其厥逆之气上行，则面色焦槁如浮埃也。少阳之脉，至目锐眦，故目瞤瘈；若火气内发，则为口中糜烂；火上炎，故呕逆；血中有火则妄行，故上为血溢，下为血泄；凡邪在表则恶寒，邪在里则恶热，少阳居半表半里，故寒热往来，发而为疟。其症恶寒鼓慄，寒极反热也，所以先寒后热者，邪气先并于里，后并于表也；热甚则嗌络焦槁，渴饮水浆；热在脾则色黄，热在心则色赤；热伤气则少气，热伤血则脉萎；火甚则阴气不降，水道不得通调，化为停水，传于肌肤，令人浮肿，肉如泥，按之不起也；甚则入肺，咳而血泄者，咳伤其肺，血从咳中泄出也。**尺泽绝，死不治。**"尺泽"，肺脉也。

阳明之复，清气大举，森木苍干，毛虫乃疠，病生胠胁，气归于左，善太息，甚则心痛，否满腹胀而泄，呕苦咳哕烦心，病在膈中，头痛，甚则入肝，惊骇筋挛。"阳明"，燥金也。故清气大举，森木苍干，毛虫木属乃疠也。金乘肝木，肝位胠胁而气左行，故病生胠胁而气归于左；木遇金则声凄而永，故善太息；金复于火，火为退气，而金侮之，故心痛；金主降，木主升，金胜木败，有降而无升，清浊不分，故否满腹胀而泄；阳明乘于甲胆，其气上逆，故呕苦咳哕烦心；清温相搏，故病在膈中；阳明之脉上行头角，故头痛；燥金气甚则入于肝，惊骇筋挛，风木惊号屈曲之象也。**太冲绝，死不治。**"太冲"，肝脉也。

太阳之复，厥气上行，水凝雨冰，羽虫乃死，心胃生寒，胸膈不利，心痛否满，头痛，善非时眩仆，食减，腰脽反痛，屈伸不便，地裂冰坚，阳光不治，小腹控睾，引腰脊，上冲心，唾心清水，及为哕噫，甚则入心，善忘善悲。"太阳"，寒水也。太阳之脉从头走足，若其厥逆，则反上行，其政水凝雨冰，羽虫火属乃死也。寒气入中，则心胃生寒，胸膈不利；火畏水，故心痛；寒在中，则中气严凝，清浊不分，故否满；太阳之脉经于头，故头痛；寒气并于上，则清阳失位，故眩仆；寒胜则火衰，胃不能消，故食减；太阳之脉，夹脊抵腰中，入循膂，寒则经脉引急，故腰脽反痛，屈伸不利；其令则地裂冰坚，阳光不治；小腹，地象，故控肾丸引腰脊而冷痛；心君，阳象，阳光不治，故冲心而吐清水也；寒气入心，心不受，则为哕噫，甚则入心，心失其神明之体，则善忘；肺金无所畏，从而侮心，则善悲也。**神门绝，死不治。**"神门"，心脉也。

帝曰："善！治之奈何！"岐伯曰："**厥阴之复，治以酸寒，佐以甘辛，以酸泻之，以甘缓之**；风木以升发为性，治之以酸，收之也；治之以寒，清之也。"佐以甘辛"，顺其升达之体也；"以酸泻之，"泻其有余也；"以甘缓之"，缓其太急也。**少阴之复，治以咸寒，佐以苦辛，以甘泻之，以酸收之，以苦发之，以咸软之**；君火以热为政，"治以咸寒，"用其所不胜也；"佐以苦辛，"苦降而辛散也。火遇甘而缓，是为泻之；遇酸而敛，是为收之；结热得苦而散，是为发之；坚实得咸而解，是为软之。**太阴之复，治以苦热，佐以酸辛，以苦泻之，燥之，泄之**；太阴以湿为政，治之以苦，燥湿也；治之以热，熯湿也。佐以酸辛者，酸从木化，能平湿土之甘；辛从金化，能散湿土之滞。"以苦泻之"，夺之也。湿胜不宜润，是故燥之；湿胜不宜塞，是故泄之。**少阳之复，治以咸冷，佐以苦辛，以咸软之，以酸收之，辛苦发之，发不远热，勿犯温凉，少阴同法**；"少阳"，相火也。"治以咸冷"，用其所不胜也；"佐以苦辛"，苦能降火，辛能散火也。因火而作坚实者，以咸软之；因火而伤阴气者，以酸收之；因火而怫郁者，辛苦发之。凡发表不远热，但勿犯温凉耳。热甚于温，所以不用温者，徒能温中，不能达表散邪，反滋内热故也；所以不用凉者，本以阳明凉胜，故少阳复之，又犯其凉，是违天也，不可明矣。少阴同。**阳明之复，治以辛温，佐以苦甘，以苦泄之，以苦下之，以酸补之；**阳明以清为政，治以辛温，用其所不胜也；佐以苦甘，苦胜燥，甘胜急也。"以苦泄之"，涌之也；"以苦下之，"夺之也；燥伤液，酸生之，是谓补之。**太阳之复，治以咸热，佐以甘辛，以苦坚之。**"太阳"，寒水也。治之以咸，顺治也；治之以热，正治也。"佐以甘辛，"用其散也；"以苦坚之，"用其守也。

　　治诸胜复，寒者热之，热者寒之；温者清之，清者温之；散者收之，抑者散之；燥者润之，急者缓之；坚者软之，脆者坚之；衰者补之，强者泻之。各安其气，必清必静，则病气衰去，归其所宗，此治之大体也。"脆"，须醉切。"宗"，主也，言病气衰去，归依六气所主，更无偏胜为患也。

　　帝曰："善！气之上下何谓也?"岐伯曰："身半以上，其气三矣，天之分也，天气主之；身半以下，其气三矣，地之分也，地气主之。以名命气，以气命处，而言其病。半，所谓天枢也。身半以上有六气，正化惟三，此天之分也，故主于天气；身半以下亦有六气，正化亦惟三，此地之分也，故主于地气。"名"，六经之名。"气"，天之六气。以名命气者，如经有厥阴之名，则命木气而为厥阴之气也。以气命处者，以其气之所属，而命其上下、前后、左右、中外而言其病也。"半"，身之半也。"天枢"，穴名，在脐旁各二寸，当身之半，上下之中也。**故上胜而下俱病者，以地名之；下胜而上俱病者，以天名之。**此则以处命气，义若转圜然。**所谓胜至，报气屈伏而未发也；复至则不以天地异名，皆如复气为法也。"**当其胜至，报气屈伏而未发，则以天地异名名之；复至则不以天地名之，皆如复气为法。所以然者，胜而后有复。"复"，客气也，故不以上下名之。

帝曰："胜复之动，时有常乎？气有必乎？"岐伯曰："时有常位，而气无必也。"位虽有常，而发动则无定也。帝曰："愿闻其道也。"岐伯曰："初气终三气，天气主之，胜之常也；四气尽终气，地气主之，复之常也。有胜则复，无胜则否。"帝曰："善！复已而胜何如？"岐伯曰："胜至则复，无常数也，衰乃止耳；胜微则复微，胜甚则复甚，微则再胜，甚则少再胜，胜复无常数也。至其衰谢，则胜复皆自止耳。复已而胜，不复则害，此伤生也。"言复已又胜，胜者当复，若不复，则有亢甚之害。此伤生之道也。

帝曰："复而反病何谓也？"上言不复则害，故问复而反病者为何。岐伯曰："居非其位，不相得也。大复其胜，则主胜之，故反病也，大复其胜，则己必虚，虚则主气乘之，故反病。所谓火、燥、热也。"少阳为火，阳明为燥，少阴为热。若少阳、少阴在泉，为火居水位；阳明司天，为金居火位，皆谓之居非其位，不能相得。若大复其胜，虚其己位，则水必胜火，火必胜金，是为主气胜之而反受病也。然惟火、燥、热三气有之，余气胜复则无主胜之病，故云："所谓火、燥、热也。"

帝曰："治之奈何？"岐伯曰："夫气之胜也，微者随之，甚者制之；气之复也，和者平之，暴者夺之。皆随胜气，安其出伏，勿问其数，以平为期，此其道也。"皆随胜气者，但顺其胜气而调之也。安其出伏者，令其出不为害，伏不为灾也。胜既不病，则复亦不病矣。

帝曰："善！客主之胜复奈何？"上言上下之胜复，此问六气主客之胜复也。岐伯曰："客主之气，胜而无复也。"客主之气，以多为胜，与常胜不同。帝曰："其逆顺何如？"岐伯曰：

"**主胜逆，客胜顺，天之道也**。客气承天而行，主为之下，固宜祇奉天命，胜则违天而逆矣。客胜于主，乃承天也，故为顺。"顺"，谓之天道。

帝曰："**其生病何如?**"岐伯曰："**厥阴司天，客胜则耳鸣掉眩，甚则咳；主胜则胸胁痛，舌难以言**。此言客胜者病生于标，主胜者病生于本。""厥阴"，肝木也，其脉入颃颡，故耳鸣；风性不定，故掉摇；风动于目，故令眩。"眩"，目前玄也。肝叶布于胁，肝脉上膈布胁肋，又以手厥阴为对化，其脉起于胸中，出胁于腋，故胸胁痛；肝主筋，筋急故舌难以言。

少阴司天，客胜则鼽嚏，颈项强，肩背瞀热，头痛少气，发热耳聋，目瞑，甚则浮肿，血溢疮疡，咳喘；主胜则心热烦躁，甚则胁痛支满。"少阴"，君火也。热乘于肺，肺热则鼻流清涕，谓之鼽，鼻痒喷出大声谓之嚏；火性炎上，故颈项强，肩背闷瞀而热，且头痛也；壮火食气，故少气；火性热，故发热；火甚则听户塞，故耳聋；内热则羞明，故目瞑；热胜则肿，故浮肿；少阴主脉，故血溢；热乘皮肤则疮疡，热乘于肺则咳喘；火生于心，则心热烦躁；少阴之脉出腋下，故胁痛；两胁热甚而满，是为支满。

太阴司天，客胜则首面浮肿，呼吸气喘；主胜则胸腹满，食已而瞀。"太阴"，湿土也。湿淫于上，故首面浮肿；湿拥其气，故呼吸气喘；湿淫于中上二膲，故胸腹满，食已而瞀闷也。

少阳司天，客胜则丹疹外发，及为丹熛疮疡，呕逆喉痹，头痛嗌肿，耳聋血溢，内为瘛疭；主胜则胸满咳，仰息，甚而有血，手热。"熛"，音漂。"少阳"，相火也。火色赤，故为丹疹丹熛，火喜糜烂，故疮疡；火性上行而不下，故呕逆，或为喉痹、头痛、嗌肿、耳聋、血溢，皆火症也。又以足少阳为对化，足少阳主风，故手足内引而为瘛，手足外张而为疭，总谓之内者，病生于内也。少阳之脉布膻中，散络心包，故胸满；胸满则肺气不利，故咳；胸满不能隐首，故仰息；甚则血随火逆，故有血；少阳之脉，行于两手之表，故手热。

阳明司天，清复内余，则咳衄嗌塞，心膈中热，咳不止而白血出者死。此条无主客之论者，阙文也。姑依此注之。"阳明，"燥金也。阳明司天，以清肃为政，故清气复行；清主收敛，故内有余；有余故为咳，为衄，为嗌塞，为心膈中热。"白血"，肺血，其色淡而白也。咳久不止而现白血，正脏受伤，故必死。

太阳司天，客胜则胸中不利，出清涕，感寒则咳；主胜则喉嗌中鸣。"太阳，"寒水也。寒则气藏，故胸中不利；胸中不利则肺热，肺热则鼻流清涕；若外感于寒，肺为皮毛之合，则必咳；太阳之脉，入缺盆，循咽，故喉嗌中鸣。

厥阴在泉，客胜则大关节不利，内为痉强拘瘛，外为不便；主胜则筋骨繇并，腰腹时痛。厥阴风气在泉，风伤筋，大关节为筋之府，故不利。由是内为痉硬强直，拘引瘛掣；外为举动不便。筋骨繇并者，拘挛太甚，筋与骨繇引相并，如一束也。厥阴主肝，肝部于腰腹，肝气内病，故腰腹时痛。

少阴在泉，客胜则腰痛，尻、股、膝、髀、腨、胻、足病，瞀热以酸，浮肿不能久立，溲便变；主胜则厥气上行，心痛发热，膈中众痹皆作，发于胠胁，魄汗不藏，四逆而起。少阴热气在泉，热怫于下，故腰痛，尻、股、膝、髀、腨、胻、足皆病，瞀热以酸，浮肿不能久立，溲便变其常也。此皆足少阴脉气所过，足少阴为对化，故当少阴在泉而为病也。火性炎上，故厥气上行，心气实，故痛而发热；心部于膈，诸邪乘时而起，故膈中诸痹皆作。少阴脉气出腋下，故发于胠胁。"魄汗"，阴汗也。心中热，故阴汗不藏。阳并于中，则阴逼于外，故四末逆冷而起。

太阴在泉，客胜则足痿下重，便溲不时，湿客下膲，发而濡泻，及为肿隐曲之疾；主胜则寒气逆满，食饮不下，甚

则为疝。太阴湿气在泉，湿在下则筋软缓，故足痿而下体重；湿甚故便溲不时；湿客下膲，则发濡泻，及为肿隐曲之疾。肿者，湿溢皮肤；隐者，首俯而不能仰；曲者，腰折而不能直也。湿为阴，湿在中则寒气逆而中满，故食饮不下；湿气凝结，则为湿疝。

少阳在泉，客胜则腰腹痛而反恶寒，甚则下白尿白；主胜则热反上行而客于心，心痛发热，格中而呕。少阴同候。少阳火气在泉，火实于下，故腰腹痛；阳在内，则阴逼于外，故反恶寒；甚则下白尿白者，热伤气也。火就躁，故热上行而客于心；心受其热，则火实于心，故痛而发热；火上行，故拒格于中而呕。少阴同气，故亦同候。

阳明在泉，客胜则清气动下，小腹坚满而数便泻；主胜则腰重腹痛，小腹生寒，下为鹜溏，则寒厥于肠，上冲胸中，甚则喘，不能久立。阳明金气在泉，故清冷之气动于下。"小腹坚满"，金寒坚刚之象也；寒则阳不固，故数便泻。阳明属大肠，故腰重腹痛；小腹生寒，下为鹜溏，寒气逆于肠也。阳明之脉络于肺，故上冲胸中，甚则喘；金主戕伐，衰弱万物，故不能久立。

太阳在泉，寒复内余，则腰、尻痛，屈伸不利，股、胫、足、膝中痛。"此条无主客云者，亦阙文也。太阳寒气在泉，寒令复行，藏而又藏，则内有余。太阳之脉抵腰中，下贯臀，入腘中，贯腨内，寒气藏于其中，故腰、尻痛，屈伸不利，股、胫、足、膝中痛也。

帝曰："善！治之奈何？"岐伯曰："高者抑之，下者举之，有余者折之，不足者补之，佐以所利，和以所宜，必安其主客，适其寒温，同者逆之，异者顺之。""高者抑之"，制其陵僭也；"下者举之，"达其沉伏也。"有余者折之，"损其亢甚也；"不足者补之，"扶其衰弱也。佐以所利者，顺其升降浮沉也；和以所宜者，酌其气味厚薄也；安其主客者，各归其所宗之谓也；适其寒温者，用寒勿犯，用温勿犯也；"同者逆之，"谓主客同气，用逆治也；"异者顺之，"谓主客异气，用顺治也。

帝曰："治寒以热，治热以寒，气相得者逆之，不相得者顺之，余已知之矣。其于正味何如？"主客气同为相得，主客气异为不相得。"正味"，调摄六部主客之正味也。岐伯曰："木位之主，其泻以酸，其补以辛；"木位之主，"谓春分前六十一日，初之气也，以厥阴风木之主气，故曰木位之主。所以谓酸泻而辛补者，木性升，酸则反其性而收之，故为泻；辛则遂其性而发之，故为补。火位之主，其泻以甘，其补以咸；火位之主有二：春分以后六十一日，二之气也，少阴君火主之；大暑以后六十一日，四之气也，少阳相火主之。所以谓甘泻而咸补者，火性急，甘则反其性而缓之，故为泻；火欲软，咸则遂其性而软之，故为补。土位之主，其泻以苦，其补以甘；土位之主，小满后六十一日，三之气也，太阴湿土主之。所以谓苦泻而甘补者，土性湿，苦则反其性而燥之，故为泻；土欲缓，甘则顺其性而缓之，故为补。金位之主，其泻以辛，其补以酸；金位之主，秋分后六十一日，五之气也，阳明燥金主之。所以谓辛泻而酸补者，金性敛，辛则反其性而发之，故为泻；酸则遂其性而收之，故为补。水位之主，其泻以咸，其补以苦。水位之主，小雪以后六十一日，终之气也，太阳寒水主之。所以谓咸泻而苦补者，水性坚，咸则反其性而软之，故为泻；苦则遂其性而坚之，故为补。厥阴之客，以辛补之，以酸泻之，以甘缓之；客者，逐年更易，如客之不常也。其法以当年支后第三支起初之气，如子年，子后第三支是戌，戌为寒水，初气便以寒水为客，以次推迁，厥阴则二气也。补泻义注见上，后同。以甘缓之者，木苦急，故以甘缓之。少阴之客，以咸补之，以甘泻之，以酸收之；火苦缓，故以酸收之。太阴之客，以甘补之，以苦泻之，以甘缓之；脾欲缓，故以甘缓之。再言甘者，重甘也。**少阳之客，以咸补之，以甘泻之，以咸软之**；火欲软，故以咸软之。再言咸者，重咸也。**阴明之客，以酸补之，以辛泻之，以苦泄之**；金苦气上逆，故以苦泄之。**太阳之客，以苦补之，以咸泻之，以苦坚之，以辛润之**。水欲坚，故以苦坚之；水苦燥，故以辛润之。**开发腠理，致津液，通气也。**"言上文治法，或用之以开发腠理而汗之，或用之以致津液而养之，或用之以疏通脏腑之气而调之。

帝曰："善！愿闻阴阳之三也何谓？"岐伯曰："**气有多少，异用也。**"气有多少不等，各异其用，故有三阴三阳之判。帝曰："**阳明何谓也？**"岐伯曰："**两阳合明也。**"《灵枢》云："丙主左手之阳明，丁主右手之阳明，此两火并合，故为阳明。辰者三月，主左足之阳明；巳者四月，主右足之阳明，此两阳合于前，故曰阳明。"**帝曰："厥阴何也？"岐伯曰："两阴交尽也。**""《灵枢》云："戍者九月，主右足之厥阴；亥者十月，主左足之厥阴，此两阴交尽，故曰厥阴。"

帝曰："**气有多少，病有盛衰，治有缓急，方有大小，愿闻其约奈何？**"岐伯曰："**气有高下，病有远近，症有中外，治有轻重，适其至所为故也。**脏位有高下，腑病有远近，症候有中外，药用有轻重，令药气至病所为故，勿太过与不及也。《大要曰》：'**君一臣二，奇之制也；君二臣四，偶之制也；君二臣三，奇之制也；君二臣六，偶之制也。**'阳数为奇，阴数为偶；奇制阳品，偶制阴品。**故曰：'近者奇之，远者偶之；汗者不以偶，下者不以奇；补上治上制以缓，补下治下制以急；急则气味厚，缓则气味薄，适其至所'**，此之谓也。奇之制，其数阳，而气味亦阳；偶之制，其数阴，而气味亦阴。近者为上阳，故制奇之；远者为下阴，故制偶之。汗者不以偶，阴不外达也；下者不以奇，阳不下降也。补上治上制以缓，恐其下迫也；补下治下制以急，恐其中留也。制急方而气味薄，则力与缓等；制缓方而气味厚，则势与急同。故急则气味厚，缓则气味薄。总之，适至病所耳。**病所远而中道气味之者，食而过之，勿越其制度也**。言病所远，恐药至中道而气味他往者，食药后促而过之，如冷服、饥服、立服，以食加之之类，勿过越其所制之度，而乱其方也。**是故平气之道，近而奇偶，制小其服也；远而奇偶，制大其服也。大则数少，少则数多；多则九之，少则二之**。近而奇偶者，阳中有阴，故奇偶并用也；远而奇偶者，阴中有阳，亦奇偶并施也。近而制小其服者，大则恐为过也；远而制大其服者，小则恐其不及也。大则数少，专其力也；小则数多，牵其势也。多则九之，奇之极也；少则二之，偶之极也。**奇之不去则偶之，是谓重方；偶之不去，则反佐以取之。所谓寒、热、温、凉，反顺其病也**。"不去，"病不去也。声不同不相应，气不同不相合，故用反佐。

帝曰："善！病生于本，余知之矣。生于标者，治之奈何？"岐伯曰："病反其本，得标之病；治反其本，得标之方。"凡病反其本而求之，始于寒，始于热，始于温，始于凉，必求其本始，则得标之病，而症现于形声色脉矣。治反其本而求之，病在远，病在近，病在中，病在外，必求其本始，则得标之方，而施其奇偶小大矣。

帝曰："善！六气之胜，何以候之？"岐伯曰："乘其至也。清气大来，燥之胜也，风木受邪，肝病生焉；热气大来，火之胜也，金燥受邪，肺病生焉；寒气大来，水之胜也，火热受邪，心病生焉；湿气大来，土之胜也，寒水受邪，肾病生焉；风气大来，木之胜也，土湿受邪，脾病生焉。所谓感邪而生病也。六气失常淫胜，则为邪胜。人在气交之中，感其邪气，则病生焉。**乘年之虚，则邪甚也；失时之和，亦邪甚也；遇月之空，亦邪甚也**。"乘年之虚，"谓乙、丁、己、辛、癸之年，为不及也。"**失时之和**，"四时失序也。"**遇月之空**，"月郭亏陷也。**重感于邪，则病危矣**。值三虚之时，重感于邪，失天之祐，故病必危。**有胜之气，其必来复也**。"天地之气，不能相无，故有胜必有复。

帝曰："**其脉至何如？**"岐伯曰："**厥阴之至，其脉弦**；厥阴肝木，初之气也，木有垂枝之象，故脉弦。弦者，脉来直引如弦也。**少阴之至，其脉钩**；少阴君火，二之气也。火有起伏之象，故脉钩。钩者，脉来曲踞，如起伏之带钩也。**太阴之至，其脉沉**；太阴湿土，三之气也。土有地卑之象，故脉沉。沉者，脉来行于肌肉之下也。**少阳之至，大而浮**；少阳相火，四之气也。火有燔烈之象，故脉来阔大而浮于肌肤之上也。**阳明之至，短而涩**；阳明燥金，五之气也。金有收敛之象，故脉来不长而短，不滑而涩也。**太阳之至，大而长**。太阳寒水，终之气也。水有流衍之象，故脉来充大而悠长也。**至而和则平**，"和"，谓协于六气而平调也。**至而甚则病**，"甚"，谓过甚而失其中和也。**至而反者病**，反者，反现胜己之脉也。**至而不至者病**，气已至而脉不应，当位者不足也。**未至而至者病**，气未至而脉先应，将来者有余也。**阴阳易者危**。"阴位现阳脉，阳位现阴脉，变易天常，故谓之危。

帝曰："**六气标本，所从不同奈何？**"岐伯曰："**气有从本者，有从标本者，有不从标本者也**。"言气有从本而化者，有从标本而化者，有不从标本而从中气化者。帝曰："**愿卒闻之**。"岐伯曰："**少阳、太阴从本，少阴、太阳从本从标，阳明、厥阴不从标本从乎中也**。少阳之本火，太阴之本湿，标本同气，是从其本而化也。少阴之本热，其标阴，太阳之本寒，其标阳，标本易气，是从本化也，又从标化也。阳明、厥阴不从标本从乎中者，经曰："阳明之上，燥气治之，中现太阴；厥阴之上，风气治之，中现少阳。"是阳明不从标之阳，不从本之燥，而从中现之湿化；厥阴不从标之阴，不从本之风，而从中现之相火。此之谓不从标本，从乎中也。**故从本者，化生于本；从标本者，有标本之化；从中者，以中气为化也。**"化者，变化胎元生生之气也，故曰化生。言少阳、太阴从本者，化生于本气也；少阴、太阳从标本者，有标本之化生也；阳明、厥阴从中者，以中现之气为化生也。知其变化胎元生生之所自，则知所以调之矣。

帝曰："脉从而病反者，其诊何如？"岐伯曰："脉至而从，按之不鼓，诸阳皆然。""从"，顺也，应也。"脉从"，脉来顺时而与气应也。"反"，不应也。病反者，有病与脉不应也。岐伯言脉来顺时而与气应，按之不为鼓躁之状者，诸阳之脉皆然。"诸阳"，少阳、阳明、太阳也。以其不鼓，故谓其病反。盖阳主外，按之则沉而主内，若为鼓躁之状，便为正脏阴脉，非为顺时应气之阳脉矣。**帝曰："诸阴之反，其脉何如？"岐伯曰："脉至而从，按之鼓甚而盛也。**"诸阴"，厥阴、少阴、太阴也。阴主内，故按之鼓甚而盛，以其阴而鼓，故谓之反，然谓之脉至而从，则亦非正脏阴脉之鼓甚矣。**是故百病之起，有生于本者，有生于标者，有生于中气者；有取本而得者，有取标而得者，有取中气而得者，有取标本而得者，有逆取而得者，有顺取而得者。**"中气"，中现之气。少阳中现厥阴，阳明中现太阴，太阳中现少阴，厥阴中现少阳，少阴中现太阳，太阴中现阳明，皆以脏腑表里互为中现之气也。**逆，正顺也；若顺，逆也。**此释上文"逆、顺"二字之义，言所谓逆者，正是顺治；若所谓顺者，乃逆治也。如以寒治热，以热治寒，以药逆病，正顺治也；以寒治寒，以热治热，以药顺病，乃用之反治，谓之逆也。**故曰：'知标与本，用之不殆，明知逆顺，正行勿问。'**此之谓也。**不知是者，不足以言诊，足以乱经。**"不殆"，不危也。"勿问"，不必更问也。不知标本逆顺之旨者，不足与之言病诊，适足以乱经气耳。**故《大要》曰：'粗工嘻嘻，以为可**

知，言热未已，寒病复始，同气异形，迷诊乱经。'此之谓
也。"嘻嘻"，含笑自得之貌。"言热未已，寒病复始"，由其不
知标本故也。惟其不知标本，见标之热，即言其热，不知其从本
之化，复有所谓寒也，故寒病复始，而茫然自失矣。同气异形
者，同为一气，而从本从标，其形则异，粗工见之，未有不迷乱
者也。

夫标本之道，要而博，小而大，可以言一而知百病之害。
言标与本，易而勿损；察本与标，气可令调。明知胜复，为
万民式，天之道毕矣。"此极言标本之用也。言标本之道，虽为
要约，而其用则广博；虽为渺小，而其用则弘大。可以言一而知
百病之害者，惟知标本故也。言标与本，则施治平易，而无伤
损；察本与标，则六气虽变，可使均调。明知标本胜复，则足以
为民式，六气在天之道毕矣。

帝曰："胜复之变，早晚何如？"岐伯曰："夫所胜者，胜
至已病，病已愠愠，而复已萌也。胜气方至，既病矣，病方
已，尚愠愠未除，而复气已萌，此胜复之早晚也。夫所复者，
胜尽而起，得位而甚，胜有微甚，复有多少，胜和而和，胜
虚而虚，天之常也。"虚者，胜气弱而不实也。

帝曰："胜复之作，动不当位，或后时而至，其故何也？"
问胜复后时之故。岐伯曰："夫气之生与其化，衰盛异也。寒、
暑、温、凉，盛衰之用，其在四维。故阳之动始于温，盛于
暑；阴之动始于清，盛于寒。春、夏、秋、冬，各差其分。
"四维"，辰、戌、丑、未之月也。温盛于辰，暑盛于未，凉盛
于戌，寒盛于丑，过此则渐衰矣，是其用常在四维也。"各差其
分"，论在后。故《大要》曰：'彼春之暖，为夏之暑，彼秋
之忿，为冬之怒，谨按四维，斥候皆归，其终可见，其始可
知。'此之谓也。""斥候"，占步四时景候也。言占步四时景
候，皆归终于四维之月，终既可见，始可知矣。帝曰："差有数

乎？”岐伯曰：“又凡三十度也。”盖三十度而有奇，乃三十日
余四十三刻七分半也。帝曰："其脉应皆何如？"岐伯曰："差
同正法，待时而去也。岐伯言岁气之差，既同于正法三十度而
有奇，则脉亦待时而去，与差相应也。《脉要》曰：'春不沉，
夏不弦，冬不涩，秋不数，是谓四塞。上文言脉待时而去，此
言四时之脉亦不可以绝类而去，故言《脉要》之言。若曰：春
弦、夏数、秋涩、冬沉，脉之常也。若春至沉脉尽去，不复有
沉；夏至弦脉尽去，不复有弦；冬至涩脉尽去，不复有涩；秋至
数脉尽去，不复有数。若是则已虽专旺，而已绝去其母气矣，是
谓四塞而不交通也。沉甚曰病，弦甚曰病，涩甚曰病，数甚曰
病，意若曰：春不沉，夏不弦，冬不涩，秋不数，固为四塞；若
沉甚、弦甚、涩甚、数甚，则又有过甚之病。盖五行贵于冲和，
不可绝类，亦不可过甚也。参现曰病，复现曰病，未去而去曰
病，去而不去曰病，一部之中，参现诸脉状者，此乘侮交至，
谓之病也。既现于本部，复现于他部者，此淫气太过，亦为病
也。未去而去，病为本气不足，来气有余，去而不去，病为本气
有余，来气不足也。反者死。"反"，谓春脉涩，夏脉沉，秋脉
数，冬脉缓，反现胜己之脉，是违天也，故死。故曰：'气之相
守司也，如权衡之不得相失也。'六气各有所主，各有所司，
如权衡之平，不得相失，失则一盛一衰，一低一昂，相去判然
矣。夫阴阳之气，清静则生化治，动则苛疾起，此之谓也。"
六气各守其司，则清静矣，清静则生生化化，无有终时，治之谓
也。六气不当其位，则有胜有复，皆谓之动，动则淫邪为病，而
苛疾起矣。

　　帝曰："幽明何如？"岐伯曰："两阴交尽，故曰幽；两阳
合明，故曰明。幽明之配，寒暑之异也。"重出，稍变其文。

　　帝曰："分至何如？"岐伯曰："气至谓之至，气分谓之
分；至则气同，分则气异。所谓天地之正纪也。""至"，谓冬

夏二至。"分"，谓春秋二分。冬至则纯阴，夏至则纯阳，是谓
气同。春分则阳左阴右，秋分则阴左阳右，是谓气异。

帝曰："夫子言春秋气始于前，冬夏气始于后，余已知之
矣。然六气往复，主岁不常也，其补泻奈何？"春秋气始于前
者，谓初气、四气始于立春、立秋之前，各一十五日也；冬夏气
始于后者，谓三气、六气始于立夏、立冬之后，各一十五日也。
"主岁"，指司天在泉而言。岐伯曰："上下所主，随其攸利，
正其味则其要也，左右同法。其说详下。《大要》曰：'少阳
之主，先甘后咸；阳明之主，先辛后酸；太阳之主，先咸后
苦；厥阴之主，先酸后辛；少阴之主，先甘后咸；太阴之主，
先苦后甘。此皆先泻而后补也。佐以所利，资以所生，是谓得
气。利者，升、降、浮、沉，各因其性而利之也。生者，标本与
中，各有所从化生之气也。

帝曰："善！夫百病之生也，皆生于风、寒、暑、湿、
燥、火，以之化之变也。六气静而顺者为化，动而逆者为变。
经言盛者泻之，虚者补之。余锡以方士，而方士用之，尚未
能十全，余欲令要道必行，桴鼓相应，由拔刺雪污，工巧神
圣，可得闻乎？""锡"，赐也。"十全"，无一失也。"桴"，鼓
槌也。"由"，犹同。"拔刺雪污"，言去之尽也。《难经》云：
"问而知之谓之工，切脉而知谓之巧，望而知之谓之神，闻而知
之谓之圣。"又以"外知之曰圣，以内知之曰神。"岐伯曰：
"审察病机，勿失气宜，此之谓也。"明察乎病之机要，勿失乎
气之所宜。

帝曰："愿闻病机何如？"岐伯曰："诸风掉眩，皆属于
肝；风之类不同，故曰诸风。"掉"，摇也；"眩"，昏乱旋运而
目前玄也，乃风木动摇蔽翳之象，肝为木，故属焉。诸寒收引，
皆属于肾；"收"，敛也；"引"，急也，乃寒水深藏之象，肾为
水，故属焉。诸气愤郁，皆属于肺；"愤"，闷满也；"郁"，怫

郁不畅也。乃燥金坚成之象，肺为金，故属焉。**诸湿肿满，皆属于脾**；肿者，肿于外；满者，满于中，痞胀是也。乃湿土敦阜之象，脾为土，故属焉。**诸热瞀瘛，皆属于火**；"瞀"，音茂。"瞀"，昏也。"瘛"，手足抽掣而动也。火有内暗之象，故令瞀；火有焰摇之象，故令瘛。**诸痛痒疮，皆属于心**；热甚则痛，热微则痒，疮则热灼之所致也。故火燔肌肉，近则痛，远则痒，灼于火则烂而疮也。心为火，故属焉。**诸厥固泄，皆属于下**；"厥"，逆也。厥有阴阳二症，阳气衰于下则为寒厥，阴气衰于下则为热厥，热厥足下热，寒厥则从五趾至膝上寒。"固"，禁固，溲便不通也。"泄"，溲便泄出不禁也。"下"，谓肾也。肾居五脏下，兼水火之司，水曰阴精，火曰命门。阴精衰，则火独治而有热厥；命门衰，则水独治而有寒厥。肾主开窍于二阴，肾家水衰火实则为固，火衰水实则为泄。**诸痿喘呕，皆属于上**；"痿"，与萎同，弱而不用也。类有痿躄、脉痿、筋痿、肉痿、骨痿，故曰诸痿。息气急谓之喘，声逆上谓之呕。上，谓肺也。肺居五脏之上而主气，治节出焉。若肺气弱而衰败，则手足无以受气而令痿躄，心肝脾肾无以受气，而为脉痿、筋痿、肉痿、骨痿也。肺气不清则急而喘，肺气不降则逆而呕，淫气入肺之候也。**诸禁鼓栗，如丧神守，皆属于火**；"丧"，去声。"禁"与"噤"同，咬牙也。"鼓"，鼓颔也。"栗"，战也。神能御形，谓之神守。噤鼓栗则神不能御形，如丧其神守矣。乃烈焰鼓风之象，其属于火也明矣。**诸痉项强，皆属于湿**；"痉"，筋强而不柔和也，故令项强，此湿甚而兼风木之化，风为虚象，实则湿也。**诸逆冲上，皆属于火**；火有炎上之性故也。**诸胀腹大，皆属于热**；气为阳，气胀大为有余，有余便是火。**诸躁狂越，皆属于火**；"躁"，烦扰也。狂者，狂乱靡定也。越者，乖越礼法也。盖动扰参差，火之象也，若静顺准平，则为水矣。**诸暴强直，皆属于风**；风伤于阳分大筋，故筋引急而暴强直，此风甚而兼燥金之化也。**诸病有声，鼓之如鼓，皆属于热**；阴无声而静，阳有声而鸣，是足以知有声鼓之如鼓之为热矣。**诸病浮肿，疼酸惊骇，皆属于火**；火郁于经则浮肿，阳象之呈露也。疼酸者，火甚制金，不能平木，木实作酸也。火在内则惊骇，火性猝动之象也。**诸转反戾，水液浑浊，皆属于热**；火甚制金，不能平木，木胜协火则筋引急，或偏引之，则为转为反，而乖戾于常矣。水液澄清为寒，浑浊为热，水体清，火体浊也。**诸病水液，澄澈清冷，皆属于寒**；"水液"，上下所出水液也。春夏水浊，秋冬水清，故澄澈清冷谓之秋波，寒象审矣。**诸呕吐酸，暴注下迫，皆属于热**。火有炎上之象，故呕。"酸"，肝之味也。火甚制金，不能平木，木旺而协于热，故吐酸。肠胃热则传化失常，故暴注，火性急速之象也。火能燥物，又急且速，故令下迫。故《大要》曰：'**谨守病机，各司其属，有者求之，无者求之，盛者责之，虚者责之，必先五胜，疏其血气，令其调达，而致和平。'此之谓也**。"王太仆注曰："深乎圣人之言，理宜然也。有无求之，虚盛责之，言悉由也。夫如大寒而甚，热之不热，是无火也；热来复去，昼现夜伏，夜发昼止，时节而动，是无火也，当助其心。又如火热而甚，寒之不寒，是无水也；热动复止，倏忽往来，时动时止，是无水也，当助其肾。内格呕逆，食不得入，是有火也；病呕而吐，食入反出，是无火也。暴速注下，食不及化，是无水也；溏泄而久，止发无恒，是无水也。故心盛则生热，肾盛则生寒。肾虚则热动于中，心虚则寒收于内。又热不得寒，是无水也；寒不得热，是无火也。夫寒之不寒，责其无水；热之不热，责其无火；热之不久，责心之虚；寒之不久，责肾之弱。有者泻之，无者补之，虚者补之，甚者泻之。适其中外，疏其壅塞，令上下无碍，气血通调，则寒热自和，阴阳调达矣。是以方有治热以寒，寒之而饮食不入；攻寒以热，热之而昏躁以生，此则气不疏通，壅而为是也。纪于水火，余气可知。故曰有者求之，无者求之，盛者责之，虚者责之，令气通调，妙之道也。"五胜"，五行更胜，先以五行寒、热、凉、温、湿，酸、甘、咸、苦、辛，相胜为法也。"

帝曰："善！五味阴阳之用何如？"岐伯曰："辛甘发散为阳，酸苦涌泄为阴，咸味涌泄为阴，淡味渗泄为阳。六者或收或散，或缓或急，或燥或润，或软或坚，以所利而行之，调其气使其平也。""涌泄"，吐下也。"渗泄"，谓利其小便，与夫出汗也。

帝曰："非调气而得者，治之奈何？有毒无毒，何先何后？愿闻其道。""非调气"，谓失调于气也。王太仆曰："病生之类有四：一者始因气动而内有所成，谓积聚，症瘕、瘤气、瘿气、结核、癫痫之类也；二者因气动而外有所成，谓痈肿、疮疡、痂疥、疽、痔、掉瘛、浮肿、目赤、瘭疹、肤肿、痛痒之类也；三者不因气动而病生于内，谓留饮、癖食、饥饱、劳损、宿食、霍乱、悲、恐、喜、怒、想慕、忧结之类也；四者不因气动而病生于外，谓瘴气、魑魅、虫蛇、蛊毒、螫尸、鬼击、冲薄、压堕、风、寒、暑、湿、斫、射、刺、割、捶、仆之类也。如此四类，或以有毒攻之，或以无毒调之，或先内而后外，或先外而后内，内外先后之间，有道存焉。"岐伯曰："有毒无毒，所治之主，适大小为制也。"言但能去疾就安，解急脱死，即为良方，非必以先毒为是，后毒为非，有毒为是，无毒为非，一以所治为主，量病轻重大小为制可也。

帝曰："请言其制。"岐伯曰："君一臣二，制之小也；君一臣三佐五，制之中也；君一臣三佐九，制之大也。此言其制也。寒者热之，热者寒之，此正治也。微者逆之，甚者顺之，王太仆注曰："病之微小者，犹人火也，遇草而焰，得木而燔，可以湿伏，可以水灭，故逆其性气以折之攻之。病之大甚者，犹龙火也，得湿而焰，遇水而燔，不知其性，以水湿折之，适足以光焰诣天，物穷方止；识其性者，反其常理，以火逐之，则燔灼自消，焰火扑灭。"此可以知微逆甚顺之说矣。**坚者削之，客者除之，劳者温之，结者散之，留者攻之，燥者濡之，急者缓之，散者收之，损者益之，逸者行之，惊者平之，上之下之，摩之浴之，薄之劫之，开之发之，适事为故。**""温之"，养之也。"上之"，吐之也。"薄之"，谓渐磨也，如日月薄蚀，以渐而蚀也。"适事"，当其可也。

帝曰："何谓逆顺？"岐伯曰："**逆者正治，顺者反治，顺少顺多，观其事也。**"以寒治热，以热治寒，逆其病者，谓之正治。以寒治寒，以热治热，顺其病者，谓之反治。"顺少"，谓一同而二异也。"顺多"，谓二同而一异也。**帝曰："反治何谓？"**岐伯曰："**热因寒用，寒因热用，塞因塞用，通因通用，必伏其所主，而先其所因，其始则同，其终则异，可使破积，可使溃坚，可使气和，可使必已。**""塞"，入声。王注曰："热因寒用者，如大寒内结，以热攻除，寒甚格热，热不得前，则以热药冷服，下嗌之后，冷体既消，热性便发，情且不违，而致大益，是热因寒用之例也；寒因热用者，如大热在中，以寒攻治则不入，以热攻治则病增，乃以寒药热服，入腹后，热气既消，寒性遂行，情且协和，而病以减，是寒因热用之例也；塞因塞用者，如下气虚乏，中膲气壅，胠胁满盛，欲散满则益虚其下，补下则满甚于中，病人告急，不救其虚，且攻其满，药入则减，药过依然，故中满下虚，其病常在，不知疏启其中，峻补其下，少服则资壅，多服则宣通，下虚既实，中满自除，此塞因塞用也；通因通用者，如大热内结，注泄不止，以寒疗之，结复未除，以寒下之，结散利止，此则通因通用也。其寒积久泄以热下之者同此。以上四治，必隐伏其所主，而先投其所因，其始也气味虽同，其终也作用则异，是为反治也。"**帝曰："善！气调而得者何如？"**岐伯曰："**逆之顺之，逆而顺之，顺而逆之，疏气令**

调，则其道也。""气调而得者，"中气调和而病因于外也。岐伯言：有逆之者，有顺之者；有主治逆而佐顺之者，有主治顺而佐逆之者，皆所以疏泄其气而令其调，此治气调而病因于外者之道也。

帝曰："善！病之中外何如？"岐伯曰："从内之内者调其内；从外之内者治其外；此各求其本也。从内之外而盛于外者，先调其内，而后治其外；从外之内而盛于内者，先治其外，而后调其内；先本后末，治之准也。中外不相及，则治主病。"中外不相及者，自各一病也。"主病"，重病也。此犹律家二罪俱发，科其重者也。

帝曰："善！火热复，恶寒发热，有如疟状，或一日发，或间数日发，其故何也？"岐伯曰："胜复之气，会遇之时，有多少也。阴气多而阳气少，则其发日远；阳气多而阴气少，则其发日近。此胜复相搏，盛衰之节。疟亦同法。""间"，去声。六气亢甚，有胜必有复，所谓"甚则兼其下"是也。故火热复恶寒发热者，恶寒为复气，乃火甚而兼水化也。有如疟状，或一日发，或间数日发者，人身有剽悍之气行于大经之遂，邪气感人，藏于分肉，不与大经之气会遇则不发，邪气出于分肉，流于大经，与大经之气会遇，邪正交争，不能相容，则病作矣。其胜复之气会遇之时有多少者，人身之气，表为阳，里为阴，邪气入于阴分者居多，而在阳分者居少，则邪之入也深，其为道也远，故间数日而发，谓之远也；邪气在于阳分者居多，而入阴分者居少，则邪之入也浅，其为道也近，故一日而发，谓之近也。此胜复相搏，盛衰之节。疟亦同然。

帝曰："论言治寒以热，治热以寒，而方士不能废绳墨而更其道也。有病热者，寒之而热；有病寒者，热之而寒。二者皆在，新病复起，奈何治？""更"，平声。"寒之而热"，言寒之而热犹故也。"热之而寒"，言热之而寒犹故也。岐伯曰：

"诸寒之而热者取之阴，热之而寒者取之阳，所谓求其属也。"
王注曰："言益火之源以消阴翳，壮水之主以制阳光。"又曰："脏腑之源，有寒热温凉之主。取心者不必剂以热，取肾者不必剂以寒，但益心之阳，寒亦通行，强肾之阴，热之犹可。"王注如此，则其所谓益与壮者，求其所利而已，初不胶于寒热之迹也。帝曰："善！服寒而反热，服热而反寒，其故何也？"岐伯曰："治其旺气，是以反也。"春木、夏火、秋金、冬水，当其旺时而欲反之，是违天也。故春不能使木之不温，夏不能使火之不热，秋不能使金之不凉，冬不能使水之不寒。故当其旺气而治之，则人不能以违天，适以反之而已。

帝曰："不治旺而然者何也？"岐伯曰："悉乎哉问也！不味旺，味属也。①　夫五味入胃，各归所喜攻，酸先入肝，苦先入心，甘先入脾，辛先入肺，咸先入肾，久而增气，物化之常也。气增而久，天之由也。"然者，承上文反字而言。以五味治其所主，谓之味旺。五味各入其所属，谓之味属。久而增气者，味为阴，五味各入其脏而泻其阴，阴泻则阳独亢，阳独亢则各显脏气，若增气焉，此物化之常也。久之脏气偏胜则有偏绝，有偏绝则有偏夭，故味不可以偏胜，偏胜则反也。

帝曰："善！方制君臣何谓也？"岐伯曰："主病之谓君，佐君之谓臣，应臣之谓使，非上下三品之谓也。""使"去声。当时有言上药为君，中药为臣，下药为使者，故岐伯因问而言之曰：方制君臣者，主病为君，佐君为臣，应臣为使，非上下三品之谓也。

帝曰："三品何谓？"岐伯曰："所以明善恶之殊贯也。"神农云："上药为君，主养命以应天；中药为臣，主养性以应人；下药为使，主治病以应地。"皆所以明善恶不同，性用殊贯也。

---

①　国中按："不味旺，味属也"，顾从德影宋本作"不治五味属也。"

帝曰："善！病之中外何如？"前问病之中外，答以调气之法，意有未尽，故复问之。岐伯曰："**调气之方，必别阴阳，定其中外，各守其乡，内者内治，外者外治，微者调之，其次平之，盛者夺之，汗之下之，寒热温凉，衰之以属，随其攸利**。"方"，法也。"阴阳"，三阴三阳也。"中外"，脏腑经络也。"各守其乡"，各安其所也。"衰之以属"，谓以其同气者衰之，如酸入肝，苦入心，甘入脾，辛入肺，咸入肾，假其同气以衰之，是谓随其所利也。**谨道如法，万举万全，气血正平，长有天命**。"能谨奉阴阳之道，如法调制大小之方，使气血正平，不偏不倚，则天真性命可长有也。**帝曰："善!"**

黄帝内经素问吴注第二十三卷

著至教论篇第七十五

"著",明也,圣人之教,谓之至教。

　　黄帝坐明堂,召雷公而问之曰:"子知医之道乎?""明堂",天子布政之所,向明而治,故曰明堂。"雷公",黄帝臣。雷公对曰:"诵而颇能解,解而未能别,别而未能明,明而未能彰。读其书谓之诵,离其经谓之解,辨其志谓之别,了其旨谓之明,阐其义谓之彰。足以治群僚,不足至侯王。公不敢自高其道,故谦言此,然则布衣与血食治亦殊矣。愿得受树天之度,合之四时阴阳,别星辰与日月光,以彰经术,后世益明。"树",建也。树天之度者,谓帝之所言如建立天之度数,由是合之四时阴阳,别之星辰与日月光,无有衍其度者,用之以彰经术,则后世益明。"合之"二字旧在"阴阳"下,僭改此。上通神农,著至教拟于二皇。"神农常以医药为教,今又上通神农,著至言以为教,是神农既皇,又一皇也。

　　帝曰:"善!勿失之,此皆阴阳、表里、上下、雌雄相输应也。而道上知天文,下知地理,中知人事,可以长久,以教众庶,亦不疑殆。医道论篇,可传后世,可以为宝。""此皆阴阳、表里、上下、雌雄相输应",指天度、四时、阴阳、星辰、日月光言。

　　雷公曰:"请受道,讽诵用解。"帝曰:"子不闻《阴阳传》乎?"曰:"不知"。曰:"夫三阳天为业,"传",去声。

《阴阳传》，书名。"三阳天为业"，谓三阳之至，以应天为事也。**上下无常，合而病至，偏害阴阳。**"若上下之气失其常道，不以应天为业，则必内患外邪，合而病至，而偏害于阴阳也。**雷公曰："三阳莫当，请闻其解。**"当"，去声。"三阳莫当"，言其义无当于心也。**帝曰："三阳独至者，是三阳并至，并至如风雨，上为颠疾，下为漏病。**"三阳并至"，谓三阳之气合并而至，其失常甚矣，故言并之气疾如风雨。手足三阳皆行于头，阳气亲上也，故为颠顶疾。上实则下虚，下虚则不固，故为漏病。"漏病"，二便不禁也。**外无期，内无正，不中经纪，诊无上下，以书别。**"中"，去声。言三阳并至，疾如风雨，外无色气可期，内无痛苦可正。"正"，预期也。病不中于经常纪纲，诊无上下之殊，及可以书记先别者。

　　雷公曰："臣治疏愈，说意而已。"言臣治少有愈者，请言其意，乃可已耳。**帝曰："三阳者，至阳也。**言三阳并至，为至盛之阳。**积并则为惊，病起疾风，至如霹雳，九窍皆塞，阳气滂溢，干嗌喉塞。**"塞"，入声。"积并"，数并也。"惊"，今之痫也。因言其症，病起如疾风之速，病至如霹雳之迅，九窍闭塞，阳气滂溢于诸经，干涸其嗌而喉中壅塞。**并于阴，则上下无常，迫为肠澼。**言气若并合于阴，则气之上下亦失其常，若邪正相迫，摩荡于中，则为肠澼而下利。**所谓三阳为病，坐不得起，卧者便身全，三阳之病。**言三阳并至为病，坐之不得起，卧者身全安，所以然者，起则阳盛鼓，故不得起，卧则经气约束，故身安全。"所谓三阳为病"，旧作"此谓三阳直心"，僭改此。**且以知天下，何以别阴阳，应四时，合之五行。**"此是更端问难之词。**雷公曰："阳言不别，阴言不理，请起受解，以为至道。**"公复谦言以重其请。**帝曰："子若受传，不知合至道，以惑师教，语子至道之要。**"语"，去声。受传于师，心无所得，不知合于至道，适足以疑惑师教而已，故语之以至道之

要。**病伤五脏，筋骨以消，子言不明不别，是世主学尽矣。**病
伤五脏，筋骨以消，病深重矣。子言不明不别，尚何以疗病之浅
哉？是世主治疗之言方泯矣。**肾且绝，惋惋**①**日暮，从容不出，
人事不殷。**"**惋**"，音婉。此上必有诸经衰绝之候，盖阙之，今
惟存肾绝一条尔。肾者水脏，水畏土，日暮则阳明胃土主事，故
惋惋不安；肾主骨，骨气衰弱，故虽从容闲暇，不欲出户；肾喜
静，故虽人事之来，不欲以身殷受也。

示从容论篇第七十六

　　篇内论病情有难知者，帝示雷公从人之容貌而求合
病情，其长、其少、其壮，容不类也。

　　**黄帝燕坐，召雷公而问之曰："汝受术诵书者，若能览观
杂学，及与比类，通合道理，为余言子所长，五脏六腑，胆、
胃、大小肠、脾、胞、膀胱，脑、髓、涕、唾，哭、泣、悲、
哀，水所从行，此皆人之所生，治之过失，**"水"，谓五液也。
此皆人之所生，指胆胃以下十四端而言。言五脏六腑七情五液，
皆人所赖以生，治之者恒有过有失也。**子务明之，可以十全，
即不能知，为世所怨。**"不能知者，不求之过，即失之不及，故
多怨。**雷公曰："臣请诵《脉经》上下篇甚众多矣，别异比**

─────────────
　　①　国中按："惋惋"，似当作"郁郁"，属假借字。即终日郁郁寡欢，志不得
平，意不得满也。

类，犹未能以十全，又安足以明之?”《脉经》，古《脉经》，非今世之王氏《脉经》也。

帝曰："子别诚通五脏之过，六腑之所不和，针石之败，毒药所宜，汤液滋味，具言其状，悉言以对，请问不知。""别"，谓往时也。雷公曰："肝虚、肾虚、脾虚，皆令人体重烦闷，当投毒药、刺灸、砭石、汤液，或已或不已，愿闻其解。""砭"，音贬。肝主筋，筋缓则不能收持；肾主骨，骨痿则艰于举动；脾主四肢，四肢衰弱则倦怠无力，故皆令人体重。然三者皆阴脏，阴虚则本脏之阳独亢，故皆令人烦郁闷满也。帝曰："公何年之长而问之少，余正①问以自缪也。言公之所问非己之所望，正失问以招谬误之对。吾问子幽②冥，子言上下篇以对，何也?"幽冥者，义理玄渺，非书传之陈言也。夫脾虚浮似肺，肾小浮似脾，肝急沉散似肾，此皆工之所时乱也，然从容得之。""夫"，音扶，后同。脾虚脉浮，候则似肺，肾小浮上，候则似脾；肝急沉散，候则似肾，此皆工之惑乱，为治之失，然从人之容色而求病情，斯得之矣。王冰云："浮而缓曰脾，浮而短曰肺，小浮而滑曰心，急紧而散曰肝，搏沉而滑曰肾。"若夫三脏，土、木、水参居，此童子之所知，问之何也?"三脏俱在膈下，故曰参居。雷公曰："于此有人，头痛筋挛骨重，怯然少气，哕噫腹满，时惊不嗜卧，此何脏之发也? 脉浮而弦，切之石坚，不知其解，复问所以三脏者，以知其比类

---

① 国中按："正"原文作"真"，"真"乃避讳字，故改之，详见附录《内经避讳字初探》。

② 国中按："幽"原文作"窈"。《淮南子·道应》云："可以窈，可以明。"《文子·微明》"窈"作"幽"。《淮南子·原道》云："幽兮冥兮"，《文子·道原》"幽"作"窈"。《淮南子·精神》云："窈窈冥冥"，《太平御览》引作"幽幽冥冥。"《老子》二十一章"窈兮冥兮，其中有精"，唐代傅奕《老子注》"窈"作"幽"。可见"窈"、"幽"二字，古人互用。笔者以为，"幽"字易解，且"幽冥"一词易明，故今改之。

也。"脉浮类肺，脉弦类肝，脉石类肾，故言复问所以三脏以知其类也。余见下。**帝曰："夫从容之谓也。**帝言若是者，宜从其人之容貌而合之病情也。**夫年长则求之于腑，年少则求之于经，年壮则求之于脏。**长者甚于味，则伤其腑；少者劳于使，则伤其经；壮者过于内，则伤其脏，故求之异也。**今子所言，皆失八风郁热，五脏消烁，传邪相受。**"郁热"，积热也。帝言公之所言，不求病之所来，是失八风郁热之故，五脏消烁之由，及邪传相受之次第。**夫浮而弦者，是肾不足也；**浮为虚，弦为肝，以肾气不足，故脉来浮弦。**沉而石者，是肾气内着也；**石之言坚也。"着"，谓肾气内泊，着而不行。**怯然少气者，是水道不行，形所消索也；**浊阴不降，则清阳不升，故水道不行，则形气消散，令人怯然少气也。**咳嗽烦闷者，是肾气之逆也。**肾气内着，上归于母，故咳嗽烦闷，谓之肾气上逆。**一人之气，病在一脏也。若言三脏俱行，不在法也。**"一人之气，病在一脏，一脏不再伤，故三脏俱行，不在法也。**雷公曰："于此有人，四肢懈惰，喘咳血泄，而愚诊之，以为伤肺，切脉浮大而虚，愚不敢治，粗工下砭石，病愈多出血，血止身轻，此何物也？**"释"，见下文帝论。**帝曰："子所能治知，亦众多与，此病失矣。譬以鸿飞，亦冲于天。**帝言子所能者，治所知之病，亦众人之所称与。但此四肢懈惰，喘咳血泄，脉来浮大而虚，诊之以为伤肺，则失之矣。譬之鸿飞，亦常冲天，然有时而不常高尔。**夫圣人之治病，循法守度，援物比类，化之冥冥，循上及下，何必守经。**言圣人治病，循由古人之法度，亦必援引事物，比方品类，变化于冥冥莫测之境，循上可也，及下可也，何必执守经常哉？**今夫脉浮大虚者，是脾气之外绝，去胃外归阳明也。**脉来浮大而虚，有表无里，是脾气出外，而内已绝，去其胃腑，而外归阳明经也。**夫二火不胜三水，是以脉乱而无常也。**"二火"，犹言二阳，谓胃也。"三水"，犹言三阴，谓脾也。言脾太阴之气外归阳明，阳明不胜太阴，是以脉乱而失其常，常脉浮缓，今失而为浮大虚矣。**四肢懈惰，此脾精之不行也。**土贯四季，故脾主四肢。四肢懈惰者，脾精不运故也。**喘咳者，是水气并阳明也。**脾病不能制水，水不通调，并于胃腑，泛滥上膲，气道不利，故令为喘为咳。**血泄者，脉急血无所行也。**脉者血之府，脉急由血无所行，奔迫而出，是为血泄也。**若夫以为伤肺者，由失于狂也；不引比类，是知不明也。**自高贤之谓狂，不能旁引比类是曰粗知，不为明了。此条辩公之所言者为脾病。**夫伤肺者，脾气不守，胃气不清。经气不为使，正脏坏决，经脉旁绝，五脏漏泄，不衄则呕，此二者不相类也。**此明伤肺之候。肺主气，卫捍于外，脾主血，营守于中，故肺有《乾》象，脾有《坤》象。若肺气有伤，则皮毛疏泄，脾气居中，亦何以自守。肺主治节，布清肃之令，行营卫，通阴阳，肺伤则失其令，故胃气不清，亡其治节，故经气不为使。正脏之气坏决，则经脉旁绝。一有旁绝坏决，则五脏正元由之漏泄，越于上窍，不衄血于鼻则呕血于口。"二"，指脾肺二端而言，言脾与肺各显其候，不相类也。**警如天之无形，地之无理，白与黑相去远矣。**言伤肺伤脾，形症悬绝，若不明辨，譬如天之无象可求，地之无方可理，白黑混淆，相去远矣。**是失，吾过矣，以子知之，故不告子。**"是失"，二字为句。**明引比类从容，是以名曰诊经，是谓至道也。"**明引形症，比量类例，从事容貌，皆诊家经常之法，至道之所在也。

疏五过论篇第七十七

篇内论诊治五过，为工者宜疏远之，因以名篇。

黄帝曰："呜呼远哉！闵闵乎若视深渊，若迎浮云，视深渊尚可测，迎浮云莫知其际。"闵闵"，玄远莫测之貌。圣人之术，为万民式，论裁志意，必有法则，循经守数，按循医事，为万民副①。故事有五过四德，汝知之乎？"言圣人所以为万民式者，以其论裁人之志意，必有法则也。人能循经守数，按循其医事，亦可以为万民之副助。"五过四德"，详下。雷公避席再拜曰："臣年幼小，蒙愚以惑，不闻五过与四德，比类形名，虚引其经，心无所对。""形名"，病之形症名号也。"虚引其经"，谓虚度其经历之年，长而无识也。

帝曰："凡未诊病者，必问常②贵后贱，虽不中邪，病从内生，名曰脱营；"中"，去声。贵者尊荣，贱者屈辱，既屈且辱，虽不中邪，忧惶内生，则心志不乐，血无以生，脉气虚减，名曰脱营。常富后贫，名曰失精，五气留连，病有所并。富则膏粱，贫则藜藿，先丰后歉，脏液不生，名曰失精。由是五气迟涩留连，病因之以合并也。医工诊之，不在脏腑，不变躯形，诊之而疑，不知病名。此言病之初也。"不在脏腑"，以脏腑中

---

① 国中按："副"，当作"福"，似属同音借字。
② 国中按："常"，原文作"尝"，属同音借字，故改之。

无形可求也。"不变躯形。"以形躯中无症可验也。**身体日减，气虚无精**。此言病之次也。脱营，故体日减；失精，故气虚无精。**病深无气，洒洒然时惊**。此言病之深也。中气怯，故无气。"洒洒"，振慄恶寒之状。神不定，故时惊。**病深者，以其外耗于卫，内夺于营**。气随悲减，血为忧煎，故言外耗于卫，内伤于营。**良工所失，不知病情，此治之一过也**。"失"，谓失问其所始也。

凡欲诊病者，必问饮食居处，问其饮食，则膏、粱、藜、藿，施治不同；问其居处，则温、凉、燥、湿，制方亦异。**暴乐暴苦，始乐后苦，皆伤精气，精气竭绝，形体毁沮**。二"乐"，音洛。"沮"，七余切。乐则喜，喜则气缓；苦则悲，悲则气消，故皆伤于精气，而令形体毁坏。**暴怒伤阴；暴喜伤阳**，怒为肝志，故伤阴；喜为心志，故伤阳。**厥气上行，满脉去形**。"形"，血也。厥逆之气上行，则充满于脉，耗失有形之血。此上四句，互见《阴阳应象大论》。"形"字两注不同，于义皆可。**愚医治之，不知补泻，不知病情，精华日脱，邪气乃并，此治之二过也**。不知喜、怒、哀、乐之殊，概为补泻，是不知病情也。伤阴伤阳，故精华日脱；虚则受邪，故邪气并也。

善为脉者，必以比类奇恒，从容知之，为工而不知道，此诊之不足贵，此治之三过也。"比类奇恒"，谓比量类例于奇异及庸常之症也。"从容知之"，从其容之长、少、壮揆度而知也。

诊有三常，必问贵贱，封君败伤，及欲侯王。"问其贵贱"，审苦乐也。"封君败伤"，谓尝封君，为事毁败而中伤者。"欲侯王"，谓情慕尊贵，而妄起念虑者。**故贵脱势，虽不中邪，精神内伤，身必败亡**；"中"，去声。"故贵"，故家贵族也。忧惶煎迫，故精神伤。**始富后贫，虽不伤邪，皮焦筋屈，痿躄为**

挛。失其肥甘，五液干涸，故令焦屈挛躄。**医不能严，不能动神，外为柔弱，乱至失常，病不能移，则医事不行，此治之四过也。**医不能严戒其非，辣动其神，而令从命，外为柔和萎弱，至于乱失天常。病且不移，何医之有？

　　凡诊者必知终始，有知余绪，切脉问名，当合男女。"终始"，谓今病及初病也。"有知余绪"，谓有知之后，诸凡余事也。"切脉"，按脉。"问名"，问症也。"当合男女"，谓男女气血不同，其脉与症亦当符合也。**离绝郁结，忧恐喜怒，五脏空虚，血气离守，工不能知，何术之语？**"离"，谓间其亲爱也。"绝"，谓断其所怀也。"郁"，谓思虑郁积也。"结"，谓怫郁不解也。夫离则魂游，绝则魄丧，郁则神劳，结则志苦，忧则气塞，恐则气下，喜则气缓，怒则气逆。有是八者，故令五脏空虚，血气离守，医不知此，何术之有？**常富大伤，斩筋绝脉，身体复行，令泽不息。**"大伤"，大有伤损也。"斩筋绝脉"，损之甚也。身体虽能复旧而行，美泽不能如前滋息矣。**故伤败结，留泊归阳，脓积寒炅。**"炅"，音炯。若故时伤损复败而结，或留泊归于阳经，则脓血蓄积，令人寒热交作也。**粗工治之，亟刺阴阳，身体懈散，四肢转筋，死日有期。**粗工不知寒热为脓积所生，以常法治之，亟刺阴阳，夺而又夺，则身之经气懈散，四肢转掣其筋，死有期矣。**医不能明，不问所发，惟言死日，亦为粗工，此治之五过也。**"发"，谓病之由也。

　　凡此五者，皆受术不通，人事不明也。无所不贯之谓通，无所不照之谓明。故曰：'圣人之治病也。必知天地阴阳，四时经纪，五脏六腑，雌雄表里，刺灸砭石，毒药所主，从容人事，以明经道，贵贱贫富，各异品理，问年少长，勇怯之理。审于部分，知病本始，八正九候，诊必副矣。'"少"，去声。"长"，上声。四时不变其常为经，四时各专其令为纪。六阴为雌，六阳为雄，阳脉行表，阴脉行里。"经道"，常道也。
"贵贱贫富，各异品理"，从人事而明其道也。"问年少长勇怯"，
从容体而明其道也。部分各有司主，审而明之，则知其本始。
"八正"，八风正气。"九候"，九部脉候。"副"，全也。**治病之
道，气内为宝，循求其理，求之不得，过在表里**。此德之一
也。言治病之道，求之风、寒、暑、湿、燥、火六气之内者为
宝。是必循求其理，求之不得，则责其在表在里，表里之分，不
可误也。**守数据治，勿失腧理，能行此术，终身不殆**。此德之
二也。"数"，谓诸经血气有多少，刺灸有宜忌之类也。"据治"，
循法而施治也。"腧理"，穴腧所治之旨也。**不知腧理，五脏郁
热，痈发六腑**。不知腧穴之旨，妄施刺灸，则五脏郁积其热，
痈发六腑矣。**诊病不审，是谓失常，谨守此治，与经相明**。此
德之三也。"审"，详问也。言诊病不详问其终始，是曰失其常
道。"经"，谓经旨，圣道之所载也。**上经、下经，揆度阴阳，
奇恒五中，决以明堂，审于终始，可以横行**。"此德之四也。
"上经"，手之六经也。"下经"，足之六经也。行于手足之表者
为阳经，行于手足之里者为阴经。"奇"，异病也。"恒"，常病
也。"五中"，五内也。"决"，取正也。"明堂"，王者朝诸侯布
政之所。人身腔子中有天君主于其内，十二官分司守职，与王者
向明布政之堂，居然无两，故谓明堂。"终始"，谓始病及今病
也。言于人身之上下经中，揆度其阴阳表里，于奇恒五内之疾，
取正于明堂部位，又能审于终始症候，则其术可以行之当世而无
窒碍矣。

徵^①四失论篇第七十八

"徵"，证也。篇内证作医四失，故以名篇。

黄帝在明堂，雷公侍坐。黄帝曰："夫子所通书受事众多矣，试言得失之意，所以得之，所以失之。"雷公对曰："循经受业，皆言十全，其时有过失者，愿闻其事解也。""夫"，音扶。"时有过失"，谓施治之时，犹有过失也。帝曰："子年少，智未及邪，将言以杂合耶?"杂合"，谓杂采众说而合之己意也。夫经脉十二，络脉三百六十五，此皆人之所明知，工之所循用也。"循"，由也。所以不十全者，精神不专，志意不理，外内相失，故时疑殆。既明知经络而用针刺，犹有不十全者，以精神有所分而不专，志意有所乱而不理，故外之病情，内之神志，两者相失，故时疑殆。

诊不知阴阳逆顺之理，此治之一失矣；阴阳各有逆顺，异气者为逆，同气者为顺，针刺亦有逆顺，迎而夺之为逆，随而济之为顺。受师不卒，妄作离术，缪言为道。更名自功，妄用砭

---

① 国中按：湖南老中医胡天雄在其《素问补识》一书中指出："'徵'字之义，吴训为'证'，志训为'惩'，义皆通，然恐非王氏所以改题之原意。《左氏昭三十年传》'且徵过也'，注：'徵，明也。'彼徵过，此徵失，其义一也。况原篇名《方论得失明著》，则'徵'当训'明'，义更昭然矣。"其说甚善，由此可见，吴昆、张志聪、高士宗等所解，虽皆通，而非的解，当从胡氏之说，乃得其本义也。又按：近读《中庸注疏》，又得一证，"子曰：'我说夏礼，杞不足徵也。'"郑康成注云："徵，犹明也。"可见此文当谓"明四失"也。

石，后遗身咎，此治之二失也；"卒"，卒业也。"离术"，别术
也。"缪"，亦妄也。"道"，至道也。"更名"，变易其说也。
"自功"，自以为功也。"遗"，自遗也。"咎"，过也。**不适贫富**
贵贱之居，坐之薄厚，形之寒温，不适饮食之宜，不别人之
勇怯，不知比类，足以自乱，不足以自明，此治之三失也；
"适"，谓适其可也，言富贵贫贱，居之广狭，坐之厚薄，形之
寒温，饮食之甘薄，不能各适其宜也。壮者为勇，弱者为怯。
"不知比类"，谓不能援引类例而旁通也。**诊病不问其始，忧患**
饮食之失节，起居之过度，或伤于毒，不先言此，猝持寸口，
何病能中，妄言作名，为粗所穷，此治之四失也。"中"，去
声。"毒"，谓草、木、金、石、禽、虫诸毒也。"猝"，仓猝也。
"寸口"，脉之会也。

　　是以世人之语者，驰千里之外，不明尺寸之论，诊无人
事。千里之外，言其远也；尺寸人事，言其近也。谓世人求道于
远，常驰骛于千里之外，不明尺寸之近，无遑人事之浅也。**治数**
之道，从容之葆。"葆"，音保，草木丛生谓之葆，盖生机之不
可遏者也。言治法之合道者，从其容之勇怯而施治焉，则病之生
机如葆矣。**坐持寸口，诊不中五脉，百病所起，始以自怨，遗**
师其咎。"中"，去声。言不知治道者，居然持寸口之脉，诊不
中于五脏，百病所起，始则自怨其术之不精，既则追咎师传之不
尽。**是故治不能循理，弃术于市，妄治时愈，愚心自得。**治不
循理，人不之信，是弃术于市。妄治时愈，乃其百发一中，愚心
恒自以为得。**呜呼！幽幽冥冥，孰知其道？道之大得，拟于天**
地，配于四海，汝不知道之谕，受以明为晦。""幽幽冥冥"，
状其玄远也。"拟天地配四海"，言其道之广大渊深也。不知道
之至教所在，则受明道而成晦昧者有矣。

黄帝内经素问吴注第二十四卷

阴阳类论篇第七十九

篇内论阴阳自为一类，故曰类论。

孟春始至，黄帝燕①坐，临观八极，正八风之气，而问雷公曰："阴阳之类，经脉之道，五中所主，何脏最贵？""孟春始至"，正立春之日也。"八极"，八方远际也。"正八风"，谓候八方之风，朝会于太一者也。"五中"，五内也。"主"，阴阳宗主也。**雷公对曰："春，甲乙，青，中主肝，治七十二日，是脉之主时，臣以其脏最贵。"**"主时"，主乎岁首之时也。**帝曰："却念上下经，阴阳从容，子所言贵，最其下也。"**帝言吾思上下手足六经，三阴三阳从身之容，子所言贵最为其下，所谓一阴为独使是也。

雷公致斋七日，旦复侍坐。致斋七日，涤凡虑也。**帝曰："三阳为经，二阳为维，一阳为游部，**"三阳"，太阳也；"二阳"，阳明也；"一阳"，少阳也。经者，直行之称；维者，连络之义。游部者，游行于二部之中也。**此知五脏终始。**由表而入，则始太阳，次少阳，终阳明；由里而出，则始阳明，次少阳，终

---

① 国中按："燕"，王冰注云："安也。"《论语·述而》云"子之燕居"，朱熹注云："闲暇无事之时。"此曰燕居，彼曰燕坐，其义一也。

太阳。言五脏者，阳该阴也。**三阳**①**为表，二阴为里，**太阳为表，少阴为里，手足同也。**一阴至绝作朔晦，却俱合以正其理。**"一阴"，厥阴也。厥阴谓之尽阴，实木气也。故其至也，有发生之机，犹月之朔也；其绝也，有尽阴之义，犹月之晦也。一替一生，若循环然，理之所在也，故曰却俱合以正其理。**雷公曰："受业未能明。"**公言虽尝受业，未能明此。**帝曰："所谓三阳者，太阳也，**阳气盛大，故曰太阳。**三阳脉至手太阴，弦浮而不沉，决以度，察以心，合之阴阳之论；**"太阴"，寸口也，寸口脉为手太阴所出，故曰太阴。太阳之脉，洪大以长，今弦浮不沉，则当约以四时高下之度而决断之，又必察之以心，合之阴阳之论，而明其善恶也。**所谓二阳者，阳明也，**两阳合明，故曰阳明。**至手太阴，弦而沉急不鼓，炅至以病皆死；**"鼓"，活泼也。"炅"，热也。阳明之脉，浮大而短，今弦而急沉不鼓者，是阴气胜阳，木来乘土也。若现炅至以病，是阳明之阴气已绝，故死。**一阳者，少阳也，**阳气未大，故曰少阳。**至手太阴，上连人迎，弦急悬不绝，此少阳之病也，专阴则死。**"人迎"，关前之脉也，亦手太阴所出。"悬"，相去也。"不绝"，不断也。"专阴"谓弦急太甚，而无阳和之脉也。少阳之脉，乍大乍小，乍短乍长，今至手太阴上出人迎，脉来弦急而长，相去不断，则失其本气而为少阳病矣。若统急太甚，而无阳和之气，是正脏脉现，谓之专阴，可以证其死也。**三阴者，六经之所主也，交于太阴，伏鼓不浮，志上控心；**"三阴"，指脾而言。"伏鼓"，搏也。"不浮"，沉也。"志"，谓肾气也。脾为《坤》土，有母万物之象，故六经受气于脾而后治，是为六经所主。今其气上交于

---

① 国中按："三阳"，明代张介宾之《类经》作"三阴"。其云："三阳，误也，当作'三阴'。三阴，太阴也，太阴为诸阴之表，故曰三阴为表。"依张氏之解，吴氏此解误矣。又按：三阴者，太阴也。手太阴属肺经，肺主周身之皮毛，故曰为表。

太阴寸口，脉来搏而沉，是脾家绝也。脾绝则肾无所畏，气上凌心，控引心痛。肾主志，故曰志上控心。"志上控心"，旧作"上控志心"，僭改此。**二阴至肺，其气归膀胱，外连脾胃；**"二阴"，少阴肾也。"至肺"，谓至太阴肺经也。肺得其气，行降下之令，通调水道，归之膀胱，脾胃居中，摄其升降，故云外连脾胃。**一阴独至，钩而滑，经绝，气浮不鼓。**"一阴"，厥阴也。"钩而滑"，即所谓沉短而敦，此厥阴正脉候也。若厥阴经绝，则沉短之钩，反而为浮，滑利反而不鼓矣。"钩而滑"，旧在"不鼓下"，僭改此。**此六脉者，乍阴乍阳，交属相并，缪通五脏，合于阴阳，**"乍阴乍阳"，谓六脉之至，各有其状，阴阳六出而不常也。交属相并者，六脉分主六气，气交之后，属其旺气，余气相并而统一之也。缪通五脏者，谓六脉同行于身，左右交缪，贯通五脏也。合于阴阳者，言六脉应时而至，合乎天之阴阳六气也。**先至为主，后至为客。**"岁有六气，每气之中，又有主客，主气先至，客气后至。

　　雷公曰："臣悉尽意，受传经脉，颂得从容之道。以合从容，不知阴阳，不知雌雄。""颂"，诵同。公言诵得从事形容勇怯之道，常以之合从病者形容，但犹昧于阴阳，惑于雌雄耳。帝曰："三阳为父，二阳为卫，一阳为纪。三阴为母，二阴为雌，一阴为独使。"使"，去声。此言其阴阳、雌雄、贵贱也。太阳总督诸阳，尊如父也；阳明坚持于经，固如卫也；少阳游行部曲，为总纪也。太阴滋养诸脏，母之象也；少阴位卑而下，雌之象也；厥阴布生意于三膲，使之象也。**二阳一阴，阳明主病，不胜一阴，脉软而动，九窍皆沉；**阳明厥阴相搏，土不胜木，故阳明受病，不胜厥阴，脉来软弱无力，状如振动也。九窍受气于胃而后治，今阳明胃病，故令九窍沉着而不利也。**三阳一阴，太阳脉胜，一阴不能止，内乱五脏，外为惊骇；**太阳厥阴相搏，子母不害，但差胜耳。若现太阳脉胜，则厥阴不能安止于其所，风气无常，故令内乱五脏，外显惊骇之状也。**二阴二阳，病在肺，少阴脉沉，胜肺伤脾，外伤四肢；**"二阴"，少阴心也。"二阳"，阳明胃也。心主热，胃主湿，湿热上蒸，则必喘咳而病在肺，若少阴神门之脉沉陷不起，是失冲和土气，乃既胜于肺而又伤脾也。伤脾则伤四肢，不能举动矣。**二阴二阳皆交至，病在肾，骂詈妄行，颠疾为狂；**"二阴二阳皆交至"，谓心、肾、胃、大肠四气交至于手太阴也。四气相搏，一水不足以胜二火，故病在肾。水益亏，则火益炽，故令骂詈妄行，颠疾为狂。**二阴一阳，病出于肾，阴气客游于心脘下空窍，堤闭塞不通，四肢别离；**"二阴"，少阴肾气也。"一阳"，少阳胆气也。二气相搏，水不胜火，病出于肾。肾病则气逆而上实于心脘下之空窍，如堤防之横塞胸中不得通泰。胸中病则四肢无以受气，故若别离于身，不为己有也。**一阴一阳代绝，此阴气至心，上下无常，出入不知，喉咽干燥，病在土脾；**"一阴"，厥阴肝也。"一阳"，少阳胆也。代绝者，脉来而中止也。"阴气"，动气也。上下无常者，作辍无时也。出入不知者，端倪莫测也。少阳主胆，喉咽者胆之使，故干燥。病在土脾者，言病本于脾土衰败。甲胆乙肝之气从而乘之，中气不续，故令脉来代绝。风木之气善行数变，故上下无常出入不知也。**二阳三阴至阴皆在，阴不过阳，阳气不能止阴，阴阳并绝，沉为血瘕，浮为脓腐。**"二阳"，阳明胃也。"三阴"，太阴肺也。"至阴"，太阴脾也。"皆在"，在寸口也。阴不过阳者，阴自为阴，不过入于阳分也。阳气不能止阴者，阳自为阳，不安止于阴分也。若是者，阴为绝阴，阳为绝阳。阴阳并绝，无复交通矣。故沉伏于内者，有阴寒之病，血瘕是也；浮显于外者，有阳毒之病，脓腐是也。旧作"浮为血瘕，沉为脓腐"，僭改此。**阴阳皆壮，下至阴阳。**阴阳之为道也，阳常有余，阴常不足，令曰阴阳皆壮，是尺寸皆阳而无阴矣。阴虚者，阳必凑之，故病下至阴阳。谓阳邪下注，前后二窍为病也。**上合昭昭，下合冥冥，**"昭昭"，天之阳也。"冥冥"，地之阴也。言脉之阴阳合天地也。**诊决死生之期，遂合岁首。**"岁道"，岁六气之首。言诊家欲决病人死生之期，即合六气而推验之也。

雷公曰："**请问短期。**"黄帝不应。"短期"，夭短之期。雷公复问。黄帝曰："**在经论中。**""经论"，上古书。雷公曰："**请问短期。**"黄帝曰："**冬三月之病，病合于阳者，至春正月脉有死征，皆归出春。**""合于阳"，合并于阳也。"出春"，夏初也。言冬三月水旺之时，病气合并于阳，则阳盛阴衰。水当旺而反衰，至春正月木失其母，无以发生，故脉有死征，以木气旺，故持于春。至于出春，木退气失，是为短期。**冬三月之病，在理已尽，草与柳叶皆杀。**言冬三月之病，若在阴阳之理已为当尽，则其生机难复，但与草木并杀而已。**春，阴阳皆绝，期在孟春。**"阴阳皆绝"，谓阴自为阴，阳自为阳，彼此相绝而不交通也。阴阳不交则不生，以方春交泰之时，而有此不交之脉，逆天常也，岂能久乎？短期即在孟春矣。**春三月之病，曰阳杀，**春月阳气方升，万物生育，不宜有病，今反病焉，是曰阳杀。盖既伐其生，何以能长，夭短从可期矣。此正脏之病，非客感也。**阴阳皆绝，期在草干。**当春月生育之时，阴阳既相绝而不交通，则值天地不交之时，阴阳益绝而死矣。此其夭短期在草干。**夏三月之病，至阴不过十日。**人生以阳气为主，夏三月六阳之气尽行于表，中气弱甚，当此之时，而患至阴脾家病者必死。土成数十，故短期不过十日。**阴阳交，期在濂水。**"濂"，音廉。阴脉现于阳，阳脉现于阴，阴阳交易其位，谓之阴阳交。"濂水"，仲秋水寒之时也。言阴阳交易既失其常，时当濂水，则天地不交之时也，脉与天地相违，短期不在是乎？**秋三月之病，三阳俱起，不治自已。**"三阳"，太阳膀胱也。"俱起"，两手俱起也。秋三月金旺，而太阳寒水之气先时而至，是为母子相生，故不治自已。**阴阳交合者，立不能坐，坐不能起**。阴阳交合，谓阴阳之气交至，合而为病也。阴阳两伤，血气俱损，衰弱已甚，故令动止艰难，立则不能坐，坐则不能起也。**三阳独至，期在石水**。"三阳"，太阳也。"独至"，惟现太阳脉至，更无他脉也。"石水"，水坚如石之时也。太阳主寒水，太阳之脉独至，寒已甚矣。时当石水则益其邪，是其夭短之期也。**三阴独至，期在盛水**。"三阴"，太阴也。"盛水"，五月湿土主气之时也。太阴主湿土，太阴之气独至，湿病甚矣。时当盛水，则邪气得天，正益危矣，是其夭短之期也。

方盛衰论篇第八十

　　"方"，比也。比方阴阳多少，五度强弱，何者为盛，何者为衰也。

　　雷公请问："气之多少，何者为逆？何者为从？"黄帝答曰："阳从左，阴从右，阳气之多少者从左，阴气之多少者从右，从者为顺，反者为逆。**老从上，少从下**[①]。老人阳气之多少从上，少者阳气之多少从下，从者为顺，反者为逆。**是以春夏归阳为生，归秋冬为死**，"春夏归阳"，谓春夏之时寸脉盛也。"归秋冬"者，尺脉盛也。顺阳气故生，逆阳气故死。**反之，则归秋冬为生**，"反之"，谓秋冬也。秋冬阳气收藏，阴盛为顺，

---

　　① 国中按：以上经文中之"从"字，均应作"顺"字。"从"是"顺"的避讳字，吴氏不知，故作"从"解。因其有注，不宜回改本字。

故曰生。**是以气多少逆皆为厥。**""逆"，谓反其从左、从右、从上、从下、归阳归阴之常也。"厥"，病厥也。问曰："**有余者厥耶？**"发此问以起下文。**答曰："一上不下，寒厥到膝，少者秋冬死，老者秋冬生。**阳气逆上而不下，则阴并于下，故寒到膝。老人阳气从上，膝寒为顺；少者阳气从下，膝寒为逆。秋冬阳衰阴旺之时，寒厥益甚，少者为逆，故死；老者为顺，故生。**气上不下，头痛颠疾。**下虚上实故也。此谓颠疾，有颠崩偃仆之义。**求阳不得，求阴不审，五部隔无征，若居旷野，若伏空室，绵绵乎属不满日。**求之阳不得其逆上之故，求之阴不得其寒厥之故，五脏隔绝，无有形症可以证验。若居旷野而无所闻，若伏空室而无所见，乃病则绵绵不解，势甚凋弊，若弗能终日者。

　　是以少阴之厥，令人妄梦，其极至迷。少阴之气，少有厥逆，则令妄梦；若厥气极盛，则令人迷乱昏昧。**三阳绝，三阴微，是为少气。**"绝"，谓绝阳无阴也。"微"，谓微茫无阳也。阴阳不相流贯，是为少气不足以息。**是以肺气虚则使人梦见白物，见人斩血籍籍，得其时则梦见兵战；**金色白，故梦白物；金主杀伐，故梦斩血兵战。"籍籍"，积尸状。"时"，秋时也。**肾气虚则使人梦见舟船溺人，得其时则梦伏水中，若有畏恐；**肾主水而志恐，故梦水与恐。"时"，冬月也。**肝气虚则梦见菌香生草，得其时则梦伏树下不敢起；**"菌"，祛伦反。肝主木，故梦草木。"时"，春月也。**心气虚则梦救火阳物，得其时则梦燔灼；**心主火，故梦火。"时"，夏时也。**脾气虚则梦饮食不足，得其时则梦筑垣盖屋。**脾主味，为仓禀之官，故梦饮食垣屋。"时"，季月也。**此皆五脏气虚，阳气有余，阴气不足，**凡人阳气不足，阴气有余，则当昼而寐。若阳气有余，阴气不足，则当夕而梦。**合之五诊，调之阴阳，以在经脉。**"五诊"，五内现症也。"阴阳"，三阴三阳也。"在"，察也。"经脉"，十二经之脉也。

　　诊有十度，度人脉度，脏度，肉度，筋度，腧度。"度人"之"度"，入声，余去声。"度"，量也。"十度"，五度各二也。**阴阳气尽，人病自具。**"尽"，亏损也。"具"，现也，谓显于五度也。**脉动无常，散阴颇阳，脉脱不具，诊无常行，诊必上下，度民君卿。**"度"，入声。脉动无常者，脉来不常其状也。"颇"，跛同。散阴颇阳者，阴阳散乱偏颇也。脉脱不具者，脉或不显。诊无常行者，法不拘于一途也，故又示之以辨上下、尊卑、劳佚也。**受师不卒，使术不明，不察逆从，是为妄行，持雌失雄，弃阴附阳，不知并合，诊故不明。**皆谓学不该备。**传之后世，反论自彰**①。以不明而传于后，后之明者，必反其论而立言自彰也。

　　至阴虚，天气绝；至阳盛，地气不足。"至阴"，脾也。"天气"，肺气也。"至阳"，壮火也。"地气"，脾胃之气也。言脾气虚者，肺气必绝，金以土为母，母病故子绝也。壮火盛者，中气必衰，经所谓壮火散气是也。**阴阳并交，至人之所行。**阴阳并交，则血气流通，泰之象也，是至人调摄之术。**阴阳并交者，阳气先至，阴气后至。**言欲阴阳并交者何先何后乎？阳气先其所往，则阴气随之矣。**是以圣人持诊之道，先后阴阳而持之。**圣人法象于阴阳，故先持阳，而后持阴也。**奇恒之势，乃六十首，诊合微之事，追阴阳之变，彰五中之情，其中之论，取虚实之要，定五度之事，知此乃足以诊。**阴阳之变者为奇，平者为恒。六十首者，六十年之岁首也。言论阴阳之变与常，乃尽于六十年间也。"合微"，合于幽微也。"变"，亢甚而变也。"五中"，五脏也。"五度"，脉、脏、肉、筋、腧五度也。**是以**

---

　　①　国中按："彰"，原文作"章"，属同音借字，故改之。后同。又按：上句之"逆从"，亦当作"逆顺"，从是顺的避讳字。

切阴不得阳，诊消亡；得阳不得阴，守学不知。知左不知右，知右不知左，知上不知下，知先不知后，故治不久。"诊消亡"，谓诊道不行于世也。"守学不知"，谓守其口耳之学，不知其余也。知丑知善，知病知不病，知高知下，知坐知起，知行知止，用之有纪，诊道乃具，万世不殆。"纪"，法也。知之至者，行之必尽，故久而不殆。

起所有余，知所不足，"起"，病之始也。"有余"，客邪有余。"不足"，正气不足。言病之所起虽云有余，然亦可以知其虚而受邪矣。度事上下，脉事因格。格者，穷至其理也。言揣度病情之高下，而脉事因之穷至其理也。是以形弱气虚，死；中外俱败故也。形气有余，脉气不足，死；脏气损坏故也。脉气有余，形气不足，生。脏气未坏故也。是以诊有大方，坐起有常，此下论作医之方。"大方"，大法也。坐起有常者，非礼不动也。出入有行，以转神明；"行"，去声。"行"，德行也。医以活人为事，人之大造，系于神明，必于出入之时，无一不敬，念念皆真，则以德动天，以诚感神，庶可以回神明于冲漠之表，而人可活也。必清必净，上观下观，"上观"，谓观面间神色也。"下观"，谓观胸、腹、腰、足也。司八正邪，别五中部；"司"，推步也。"别"，明审也。推步八风正邪，明审五脏部曲。按脉动静，循尺滑涩寒温之意，脉来动者为阳，静者为阴。脉滑则尺之皮肤亦滑，脉涩则尺之皮肤亦涩，脉寒则尺之皮肤亦寒，脉温则尺之皮肤亦温。视其大小，合之病态①；"大小"，二便也。逆从以得，复知病名，反左右、上下、四时为逆，顺左右、上下、四时为从。诊可十全，不失人情。"人情"，病人之情。故诊之，或视息、视意，故不失条理，"视息"，视其呼

---

① 国中按："态"，原文作"能"，属假借字，故改之。又按：后之"逆从"，当作"逆顺"，从是顺的避讳字，因吴氏有注，故不宜回改成本字。

吸高下也。"视意"，视其志趣远近、苦乐、忧思也。条理者，如井之有条，如疆之有理也。**道甚明察，故能长久；**"长久"，万世不殆也。**不知此道，失经绝理，妄言妄期①，此谓失道。**"失经绝理"，谓失乎经旨，悖乎常理也。

解精微论篇第八十一

　　哭、泣、泪、涕，其理至为精微，篇内解之，因以名篇。

　　黄帝在明堂，雷公请曰："**臣尝受业，教以经论，从容形法，阴阳刺灸，汤药所滋，行治有贤不肖，未必能十全。治者为贤，不治为不肖。请问其所以然者，若先言悲、哀、喜、怒，燥、湿、寒、暑，阴阳妇女，卑贱富贵，人之形体所从，群下通使，临事以适道术，谨闻命矣。**"请问"，尝请问也。"先言"，往时所言。"请问其所以然者"，旧在"阴阳妇女"下，僭改此。**请问有毚愚朴陋之问，不在经者，欲闻其状。**""毚"，士衔切。"毚愚朴陋"，谓毚弱、愚昧、朴野、鄙陋也。"陋"，旧作"漏"，僭改此。**帝曰："大矣。"**大其所问也。

　　公请问："哭泣而泪不出者，若出而少涕，其故何也？"言何脏之所为而致是也。**帝曰："在经有也。"**《灵枢经》云：

---

　　① 国中按："妄言妄期"，当作"妄言亡期"，属经文传抄之误。"妄言"者，无根据之言；"亡期"者，"正脏来现，期一岁死"之谓也。即离经背道，妄言病人死期。

"悲、哀、愁、忧则心动，心动则五脏六腑皆摇，摇则宗脉感，宗脉感则液道开，液道开故泣涕出焉。"**复问："不知水所从生，涕所从出也。"公再问。帝曰："若问此者，无益于治也，工之所知，道之所在也。**"道"，无往而不在，故哭泣泪涕，亦工之所当知也。**夫心者，五脏之专精也，**五脏各有其精，心能专一之，故云五脏之专精。**目者，其窍也，**精专于心，神发于目。**华色者，其荣也，**上使五色修明。**是以人之有德也，则气和于目，有亡，忧知于色。**行道而有得于心谓之德。"亡"，失也。**是以悲哀则泣下，泣下水所由生。水宗者，积水也；**"水宗"，水之始也。**积水者，至阴也；至阴者，肾之精也。宗精之水所以不出者，是精持之也。辅之裹之，故水不行也。夫水之精为志，火之精为神，水火相感，神志俱悲，是以目之水生也。**"宗精"，肾之精也。五液以肾为宗，故肾精谓之宗精。**故谚言曰：'心悲名曰志悲。'志与心精，共凑于目也。**"凑"，粗勾切。"心悲名曰志悲"，谚之言也。志与心精共凑于目，释其旨也。**是以俱悲则神气上传于心精，下传于肾志，心志俱悲，故泣出也。**旧作"俱悲则神气传于心精，上不传于志而志独悲"，僭改此。**泣而出涕者，脑也；脑者，阴也；髓者，骨之充也，故脑渗为涕。**鼻窍通于脑故也。旧无"而出"二字，僭补此。**志者骨之主也，是以水流而涕从之者，其行类也。**水谓泣也。**夫涕之与泣者，譬如人之兄弟，急则俱化，生则俱生。**"化"，死也。**其志以早悲，是以涕泣俱出而横行也。**"横行"，横流也。**夫人涕泣俱出而相从者，所属之类也。"**言属为同类故也。

　　雷公曰："大矣。大帝之论。请问人哭泣而泪不出者，若出而少，涕不从之何也？"怪其类同而行异也。**帝曰："夫泣不出者，哭不悲也；不泣者，神不慈也；神不慈则志不悲，阴阳相持，泣安能独来？**"泣不出"，泪不出也。水之精为志，火之精为神，神不慈，志不悲，是阴阳相持也，泣亦安能自来哉？不然矣。**夫志悲者惋，惋则冲阴，冲阴则志去目，志去则神不守精，精神去目，涕泣出也。**"惋"，凄惨意气也。"冲阴"，逆冲于脑也。"去目"，阴不守目也。脑目失守，故涕泪出。**且子独不诵夫经言乎？'厥则目无所见。'夫人厥则阳气并于上，阴气并于下。阳并于上，则火独光也；阴并于下，则足寒，足寒则胀也。夫一水不胜五火，故目盲。**"厥则目无所见"，经言也。"夫人"以下，释经也。"一水"，目也。"五火"，五脏厥阳也。"盲"上旧有"眦"字，僭去之。**是以气并于目，冲风泣下而不止。**"气"，阳气，谓火也。"并于目"三字，旧本无，僭补此。**夫风之中目也，阳气内守于精，是火气燔目，故见风则泣下也。**阳气者，人身之火，风者，天之阳气，两者交袭于目，则神不守精，故泣出也。**有以比之，夫火疾风生乃能雨，此之类也。**"火疾风生"，阳之极也。阳极则兼胜已之化，故令雨焉。经所谓"甚则兼其下"，乃亢极而水气承之也。人生克肖天地，风热在目而泣出，义无两焉。

附录一：

《安徽通志稿·艺文考》

　　《内经吴注》二十四卷。吴昆，字鹤皋，歙县人。隐居不仕，为歙良医。其得力于《灵枢》、《素问》也最深，曾撰《名医方考》，百不失一。又自以对病施治，乃始用方。圣人不治已病治未病，则《素问》诸论备焉。然而天元有四气五运，人身有六节五脏，经脉有三部九候，变合有六微四失。无奈解者之纷纷也，无论离经叛义之徒以滋蠹，即彼此互有异同，亦颇难得所折衷，乃纂而定之，分二十四卷。指归既一，经乃大明。惜前万历刊板年湮世远，字画模糊，而市坊所翻刻者，又往往辛羊亥豕，舛谬相沿。光绪己亥，绩溪程汀茵购得万历原板，复为参考校正而重刻之，有裨医学岂浅鲜哉！中国一切学术皆原于道，《内经》乃记黄帝、岐伯相问答之语，虽言医也，而道寓焉。吴注批隙导窾，深入显出，治《内经》者皆当读之。

《续修四库全书提要》

　　《黄帝内经素问注》二十四卷，明吴昆撰。昆字鹤皋，歙县人。卷首有万历甲午自序，谓"全元起、王冰、林亿所训是经，庶几昧爽之启明，小明则彰，大明则隐，谓之揭日月而行末也。因释以一得之言，署曰《内经吴注》"，其注多因旧说，于其繁者，删就简括；于其简者，引而申之。卷次一仍王冰之旧，而篇目间有改窜，《三部九候论》从全元起本改作《决死生论》，犹有所据；《刺志论》改作《虚实要论》，《经络论》增"色诊"二字，则出于自用，于经文亦间有以意增减字句，明人著述轻改古书，往往如是。案林亿等校正王冰序云："正谬误者六千余字"，原有前例可援，昆于林氏所校之外，更有推广。《生气通天论篇》经文"因于寒，欲如运枢，起居如惊，神气乃浮"一节，昆谓"因于寒"三字是错简，当在下"体若燔炭，汗出而散"之上。详其文义，所说为长。《天元纪大论篇》"君火以明，相火以位"二句，昆以其与上下文不合，改入《六微旨大论篇》中，以甲篇之文入乙篇，不得谓错简矣。又《六微旨大论篇》，木、火、土、金、水、火句，昆以下"火"字为衍，则与论中火有君相之说相背。又以论中复言"木火土金水火，地之阴阳也；生长化收藏"十六字为衍文，经行删去，与王、林旧说皆显异，别无所据，未可为训也。《六元正纪大论篇》，五运气行岁纪诸节，昆订其误，谓"诸言正化度，有言生数者，有言成数者，以理推之，言五运宜以甲、丙、戊、庚、壬阳年太过从成数；乙、丁、己、辛、癸阴年不及从生数。言上下之气化度，宜以正化从成数，对化从生数。如子午俱为少阴君火，午为正化，子为对化，其卯酉、寅申、巳亥、辰戌皆准此。对司化令之虚，正司化令之实，正化从成数，对化从生数。惟土主长生，故无成数而常五也。《内经》历世久远，上言化度不无讹谬"云云，其说近是。然经义渊奥，包蕴无穷，难于执一而论。林氏于此诸节与他书不合者，但著其异文，而不加判定，意存审慎。如昆所订者，果否正确，亦未易言。明人注《素问》，马莳本最为流传，《四库提要》议其改王冰篇卷，于前人多所訾议为过。昆是书虽未尽纯，所失尚不致如马氏之甚，论病每就旧说有所阐明，是为可取耳。

附录二：《内经》校勘随笔以下诸文均为点校者撰写

校勘举例

《黄帝内经》早在唐代已无完本，今日所见，是唐代中期医学家王冰整理补充而成。王冰是《黄帝内经》的第一个整理者，他将"简脱文断，义不相接者，搜求经论所有，迁移以补其处；篇目坠缺，指事不明者，量其意趣，加字以昭其义；篇论吞并，义不相涉，缺漏名目者，区分事类，别目以冠篇首；君臣请问，礼仪乖失者，考校尊卑，增益以光其意；错简碎文，前后重迭者，详其旨趣，削去繁杂，以存其要；词理秘密，难粗论述者，别撰《玄珠》以陈其道。"而且"凡所加字，皆朱书其文，使今古必分，字不杂糅。"由此可见王冰治学严谨。除此之外，我想王冰还做了一件事，那就是把竹简上的古字，全部改为当时的通用文字，这对《内经》的传播来说，也是非常重要的工作。我们今日所见的王冰注本中，还有宋代两位医学家的校勘成果在里面，即高保衡、林亿二位的重校。高、林二氏云："正谬误者六千余字，增注义者二千余条。一言去取，必有稽考。"可见其功也不可没。古人的这种审慎，是值得我们学习和效法的，也是校勘古籍所应遵循的。我们这套选刊的全部整理工作也是这样，在保持原著完整统一的原则下，改一字，必有所本；删一字，必无损原著。在此基础上，把古本上的避讳字、通假字、异体字等，尽可能变成我们今天使用的文字，并用准确规范的现代标点，使得本套选刊，清晰明了，为初学提供一部易读、易学、易懂的善本。

一、变通假，使之易断文义

秦汉时期，竹简、帛书在文字的使用上，假借之字约占全书的三分之一，或者更多，这一点可以从今日出土文物中得到见证。《说文通训定声》的作者朱骏声云："不知假借者，不可与读古书。"我们今日所见之古籍，大多经过历代学者的修正，其假借之字已非秦汉古貌之多，但依然有存之者，如不识之，必然令人费解，甚至歪曲文义。所以清代学者王念孙云："字之声同声近者，经传往往假借，破其假借之字而读其本字，则涣然冰释；如其假借之字，而强为之解，则诘鞠为病矣。"

《内经》一书虽有唐代王冰的精心整理，又有宋代学者的重修，以及元明清以来学者们的研究，但仍因医道在古代被视为小道末技，没有受到足够的关注和重视，以至书中的文字问题远胜过《诗》、《书》、《礼》、《易》六经及其他精典作品，今日读者如不扫清文字障碍，要想读通读懂，实难如愿。

如《阴阳别论》云："阴阳结斜，多阴少阳曰石水，少腹肿。"句中"斜"字，当作"邪"，"邪、斜"同音，故可假借；句中"少"字，当作"小"，"少、小"古音相近，义也相近，故可假借。今改"斜"为"邪"，改"少"为"小"，则句义顺畅易晓。

《咳论》云："肺咳不已，则大肠受之，大肠咳状，咳而遗矢。"《腹中论》云："治以鸡矢醴。"句中"矢"字，当作"屎"，"矢、屎"古音同，故可假借。

《气府论》云："侠背以下……侠鸠尾之外……侠齐广三寸……侠扶突各一……侠鸠尾外……侠齐下旁……"句中

"侠"字，均为"夹"的假借，句中"齐"字，也是"脐"之假借。凡此者书中经文、注文最多，故直改作本字，不出注。

《刺节正邪论》云："其咳上气，穷诎胸痛者，取之奈何?"句中"穷诎"二字，当是"躬屈"二字之假借，"穷诎"，应作"躬屈"。"穷"，是"躬"的假借字；"诎"，是"屈"的假借字。此义自唐以降，无人识破，故诸家均不得真解。"穷"的繁体字作"窮"，《易·蒙》云："夫有不躬"，《涣》云"涣其躬"，汉帛书本均作"穷"。《论语·乡党》云："执圭，鞠躬如也。"郑玄引作"鞠穷"。《荀子·正名》云："说行则天下正，说不行则白道而冥穷。"俞樾《诸子平议》云："穷当为躬。白道而冥躬者，明白其道而幽隐其身也。"《大戴礼记·哀公问五义》云："躬为匹夫而不愿富，贵为诸侯而无财"。孔广森《补注》云："躬，读为穷。""诎"，音 qū。《荀子·劝学》云："若挈裘领，诎五指而顿之，顺者不可胜数也。"《礼记·乐记》云："执其干戚，习其俯仰诎伸，容貌得庄焉。"其中"诎"字均为"屈"。"诎、屈"，古互用不分，由此可知也。综上所述，可知"穷诎"应作"躬屈"。躬，人身也；屈，弯也。"躬屈胸痛"，即"身子向前弯曲而胸痛"。此"穷"字一明，其经义自畅，千古之暗，豁然开朗。

《刺腰痛篇》云："腰痛侠脊而痛至头几几然，目䀮䀮欲僵仆，刺足太阳郄中出血。"句中"几几"，当是"紧紧"，乃同音假借。《说文通训定声》云："《诗·狼跋》'赤舄几几'，《传》注云：'拘貌'，许书手部作'赤舄𢴤𢴤'，《己部》作'赤舄己己。'《集疏》云：'《三家诗》"几几"作"𢴤𢴤"，亦作"己己"。'……盖取金绚着屦，坚固之貌。"笔者认为"𢴤𢴤"，当作"紧紧"，两字义通形近，作"紧紧"，其字易识，其义易明。"紧紧"，简体字作"紧紧"。本句中应当作"至头紧紧然"，今所云："头发紧、腰背发紧"者，即此义也。又按：句中"侠"，当作"夹"；"睆睆"，当作"睆睆"；"郄"，当作"隙"。

《逆调论》云："荣气虚则不仁，卫气虚则不用，"《痹论》云："荣者，水谷之精气也。"《调经论》云："荣血泣，卫气去，故曰虚。"《天年篇》云："血气已和，荣卫已通。"句中"荣"字，均为"营"之假借。"泣"，当是"涩"之假借。凡此者经文、注文甚多，均直改作"营、涩"，不出注。

《阴阳应象大论》云："阳胜则身热……能冬不能夏；阴胜则身寒……能夏不能冬。"《五常政大论》云："能毒者以厚药，不胜毒者以薄药。"句中"能"字，均为"耐"之假借。《阴阳应象大论》云："此阴阳更胜之变，病之形能也。"《风论》帝云："愿闻其诊及病能。"此二句中之"能"字，又是"态"之借字。《阴阳应象大论》云："阴阳者，万物之能始也。"句中"能"字又为"胎"之借字。一个"能"字，在不同的文句中，其假借之字也不同，不明假借者，岂不难通其义？无怪乎朱骏声有"不知假借者，不可与读古书"之叹。

《缪刺论》云："邪客足厥阴之络，令人卒疝暴痛。"又云："邪客于足少阴之络，令人卒心痛，暴胀，胸胁支满。"《举痛论》云："其痛或卒然而止者，或痛甚不休者。"《刺热篇》云："心热病者……热甚则卒心痛。"《生机正脏论》云："然其卒发者，不必治于传。"《气交变大论》云："应常不应卒。"《徵四失论》云："卒持寸口，何病能中？"《灵枢·五变篇》云："卒风暴起……。"《九宫八风篇》云："三虚相搏，则为暴病卒死。"《百病始生篇》云："卒然逢疾风暴雨……。"《本脏》云："虽犯风雨卒寒大暑，犹有弗能害也。"以上例句中之"卒"，乃"猝"之假借。经文、注文中此例者甚多，均改之作"猝"，使之一目了然。现在有些学者及大医院中设有"卒中"救治或研究中心，并念作"zú"实乃误写误读，此正清代王引之所云："至于经典古字，声近而通，则有不限于无字之假借者，往往本字见存，而古书则不用本字，而用同声之字，学者改用本字读之，则怡然理顺；依借字读之，则以文害词。""猝"字，古书上多以"卒"代之，今人不察，故沿习而用之，似是而非也。

　　古本《内经》中，最令现代读者难辨者，首推"藏"字，它即为收藏之"藏"，又作宝藏之"藏"，还作五脏之"藏"。由于《内经》原文语简词奥，以至初学难以识别。如《六节藏象论》中之"藏象"，应为"脏象"，"脏象"之"脏"为何不能写成"藏象"，明代医学家张介宾讲的很清楚："象，形象也。脏居于内，形现于外，故曰脏象。"在如《五脏别论篇》有"五味入口，藏于胃，以养五藏气。"如改为"藏于胃，以养五脏气"，则初学一目了然。《平人气象论》中有"藏正下于肾，肾藏骨髓之气也。""藏正"应为"脏正"，直接写为"脏正下于肾，肾藏骨髓气也"，就更为易懂。清代医学家姚绍虞，在其《素问经注节解》一书中云："五脏既以胃气为本，是胃者五脏之正气也，故曰脏正。"《生机正脏论》有"故正藏之气独现，独现者，病胜藏也。"其中"藏"字均为"脏"。在诸家之注中"藏"字多次出现在一句话中，着实令初学费解。如高士宗《素问直解》云："九藏者：肝肺心脾肾，藏魂魄神意志，故神藏五；大肠小肠胃与膀胱，藏水谷糟粕，故形藏四。合神藏形藏而为九藏。"这句话中出现八个"藏"字，初学很难理解，如改成"九脏者：肝、肺、心、脾、肾，藏魂、魄、神、意、志，故神脏五；大肠、小肠、胃与膀胱，藏水谷糟粕，故形脏四。合神脏形脏而为九脏。"一气读来，一则易晓，二则畅快。学者"难而却步之感"一扫全无。故将文中脏义之"藏",均改为"脏"。

"里",《阴阳应象大论》云:"天有八纪,地有五里。"吴昆注云:"五里,五方之分理。"故改"里"为"理"。

"空",有虚空之义,在本书中又有"控"、"孔"之用。《六元正纪大论》云:"阳光不治,空积沉阴。""去石飞空,洪水乃从。"其中"空",均为天空之义。《阴阳类论》云:"伏鼓不浮,上空志心。"王冰注云:"心气不足,故上控引于心而为病。"可见此"空",应为"控"。《水热穴论》云:"所谓玄府者,汗空也。"句中"空",应为"孔",汗毛孔也。《刺疟篇》云:"刺跗上动脉,开其空,出其血,立寒。"《虚实要论》云:"入实者,右手开针空也;入虚者,左手闭针空也。"二句之"空",应为"孔",即针孔也。故凡见文中"空"属"控"、"孔"之义者,均改之。

"解堕",此二字文中多次使用,《上古天真论》云:"今五脏皆衰,筋骨解堕。"《痹论》云:"脾痹者,四肢解堕。"句中"解堕"应为"懈惰"。《平人气象论》云:"尺缓脉涩,谓之解㑊。""解㑊"二字应改为"懈㑊"。

"泣",除作哭泣外,又作"涩"。《六书故》云:"泣又与涩通"。明代焦竑作《焦氏笔乘·古字有通用假借用》云:"《素问》:'脉泣而血虚',又云:'寒气入经而稽迟,泣而不行',又云:'多食咸则脉凝泣而变色'。'泣'读为'涩',泣、涩古通用。"故书中凡见泣为涩之义者,均改为涩。

"胕",在本书某些《论》中,曾多次使用,但字义各有不同,综合诸家之解,"胕"通"跗",通"浮",可以作"肤",也可以作"腐",还可以作"附"。但诸家之解又不一致。如《评热病论》云:"有病肾风者,面胕庞然。"吴昆注云:"胕,肿也。"高士宗注云:"皮里肉外曰胕。"马莳注云:"胕者,足面也。"张志聪注云:"胕,足胕也。"对同一句话中的"胕"字，诸家释义有别，所以只能依诸家之解，而不能统而划一。

"高粱"，《通评虚实论》云："肥贵人则高粱之疾也。"句中"高粱"应为"膏粱"。凡类此者均改之。

"鬲"，通"隔"，又通"膈"。《风论篇》云："食饮不下，鬲塞不通。"《气厥篇》云："鬲肠不便，上为口糜。"上二句中之"鬲"字，均应为"隔"，故应改之为隔。《评热病论》云："鬲中热。"《五脏生成篇》云："病在鬲中。"《诊要经终论》云："中鬲者，皆为伤中。"上三句中之"鬲"字，均应为"膈"，故应改之为膈。凡文中见属上二字者，均改之。

"副"，《三部九候论》云："上应天光星辰历纪，下副四时五行。"《疏五过论》云："诊必副矣。"上二句中之"副"，均为"符"。《疏五过论》又云："按循医事，为万民副。"王冰与杨上善均注："副，助也。"不妥。唯清代学者于鬯以经解经，所解为确。其云："'副'，当读为'福'，福、副则声通借。《史记·龟策传》褚先生曰：'邦福重实'。裴解引徐广曰：'福，音副'。是'福'读为副也。此言'为万民副'，实即'为万民福'也。"但于鬯对《疏五过论》中"诊必副矣"之"副"，也作"福"解，则失之远矣。吴昆解此为"全"，也属不妥。此句中之"副"字，应作"符"，句意为："这样，诊断的结果，就必然与病情相符。"

二、改古字，省去今人费解

"痝"，《风论》云："肾风之状，多汗恶风，面痝然浮肿。"其中"痝"字为古字，此字冷僻，今已不用。笔者考正，字中之"龙"，隋代《龙藏寺碑》作"龙"字，而"龙"

字与"庞"同，是高大之义。柳宗元《三戒·黔之驴》云："虎见之，尨然大物也。"尨字又与"瘂"通。《尔雅·释诂上》云："瘂，引伸为凡大之称。"而"瘂"字也与"庞"通。元代李直夫《虎头牌》第二折云："则我那银盆也似瘂儿腻粉钿。"句中"瘂"作"庞"，即脸庞，作脸盘解。"瘂"又作"庞"，《正字通·广部》云："庞，俗瘂字。"《玉篇·广部》云："庞，丰也，有也，厚也。"《国语·周语上》云："敦庞纯固于是乎成，是故稷为大官。"韦昭注云："庞，大也。"《楚辞·九章·昔往日》云："心纯庞而不泄兮，遭谗人而嫉之。"洪兴祖补注云："庞，厚也。"《汉书·司马相如传下》云："湛恩庞洪，易丰也。"颜师古注云："庞、洪，皆大也。"由此可见"尨、瘂、庞，三字均可用作"庞"。以此推之，"瘂"字也可以写成"瘂"字，古无此写法，但有"瓏"字，而此字作"聋"解，《字汇·广部》云："瓏，俗聋字。"《集韵·用部》云："瓏，瘭瓏，病也。"可见瘂字与大、厚之义无涉。综上所述，可知"瘂"字是古人类推之字，笔者认为今天可以直接写成"庞"，以"庞"代"瘂"，不知读者以为然否？

"閟"，为古字，今已不用。《五常政大论》云："其病癃閟，邪伤肾也。"王冰注云："癃，小便不通；閟，大便干涩不利也。"吴注云："小便不通为癃，大便不通为闭。"《说文》云："閟，闭门也。《春秋传》曰：'閟门而与之言。'唐慧琳《一切经音义》卷八十二引《韵英》云：'閟，闭也'。"可见"閟"，可写作闭。又按："閟"又通"秘"，《说文解字注》云："閟，又假为'秘'字。"今日大便干燥不下，均称之为"便秘"，将"閟"写成"秘"，也无不可，但因近古为是，故应写成"闭"。

"瘒"，《五常政大论》云："皮瘒肉苛，筋脉不利。"高士宗注云："瘑，音群，痹也。"吴昆注云："皮着而敛谓之瘑。"《集韵》云："瘑，或作瘒。"《龙龛手鉴》云："癣，同瘑。"以此可知，"瘑、瘒，癣"三字通用。为今日读者易识，均写作"癣"。

　　"幞"，《诊要经终论》云："刺胸腹者，必以布幞着之，乃从单布上刺。"王冰本"幞"作"憿"。马莳注云："憿，当作幞，布巾也。"《玉篇·巾部》云："幞，幞脛，行縢也。"《广韵》云："幞，行縢，幞脛布也。"《集韵》云："幞，行縢谓之憿，或从纟。"于鬯认为："憿，当读为缴。《广雅·释诂》云：'缴，缠也。'《汉书·司马相如传》颜注云：'缴绕，犹缠绕也。'然而'缴着之'者，谓以布缠着于胸腹也，作'憿'者，借字。林校正引别本作'幞'，又作'撽'，俱借字也。"可见文中"幞"字，当作"缴"。

　　"髣髴"，《八正神明论》云："视之无形，尝之无味，故谓冥冥，若神髣髴，"句中"髣髴"即今之"仿佛"。

　　"繂"，《生气通天论》曰："大筋繂短，小筋弛长，繂短为拘，弛长为痿。"其中"繂"字为古字，今已不用。《玉篇·纟部》云："繂，缩也。"故改"繂"为"缩"。但《素问直解》士宗解为："繂，顿同。"《玉篇》云："顿，柔也，俗软。"可见士宗把繂解为软，今存之。

　　"膶"，《五脏生成篇》："多食酸，则胝膶而唇揭。"句中"膶"字应为"皱"。

　　"瞚"，《八正神明论》云："至其当发，间不容瞚。"吴昆注："瞚，瞬也。"《庄子·庚桑楚》云："终日视而目不瞚。"唐代陆德明《释文》云："瞚字又作瞬，同动也。"

　　"慮"，《气厥论》云："小肠移热于大肠，为慮瘕、为沉。"句中"慮"字今作"伏"。

　　"黔"，古"阴"字，后作"陰，今作"阴"。《五常政大论》云："沉黔淫雨。"《玉篇》云："黔，古文'陰'字。"故文中凡见"黔、陰"者，皆改为"阴"。

"繇"，《气交变大论》云："筋骨繇复。"王冰注云："繇，摇也。"故改繇为"摇"。

"稸"，《五常政大论》云："水饮内稸，中满不食。"句中"稸"作"蓄"，积聚之义。

"瘖"，《至正要大论》云："暴瘖心痛，郁冒不知人。"句中"瘖"，今改为"喑"。

"肮"，音 huāng。此字在书中多次重复使用。《气交变大论》云："岁水不及，湿乃大行……民病……面色时变，筋骨并辟，肉䐜瘈，目视肮肮。""肮"是古字，右边"亢"即今之"荒"字。《说文解字注》云："亢，水广也。引申为凡广大之称。《周颂》云：'天作高山，大王荒之。'《传》曰：'荒，大也。'凡此等皆假荒为亢也。荒，芜也。荒行而亢废矣。从巛，亡声，呼光切。《易》曰：'包亢用冯河。'《泰·九二》爻辞，今易作'荒'。"又，《隶释·孝廉柳敏碑》云："四祀烝尝，不废亢兮。"洪适注："亢，即荒字。"可见古时二字通用，后"荒"行而"亢"废矣。荒加"忄"，是心慌。心慌者，失去镇定，不知所措，故有"慌不择路"之说。荒加"目"，是目不明，视不清，故云："目睸睸无所见。"《集韵·唐韵》云："肮，或作睸。"宋代诗人陆游《雪夕》诗云："目视睸睸左耳聋，吾衰略与昔人同。"有此考证，"肮"字可以写作"睸"。二字比较，"睸"字音义易明，而"肮"字费解，故凡文中所用"肮"字者，均改为"睸"。其实高士宗《直解》在《脏气法时论》中，已将"肮肮"写成"睸睸"，不知为何，后边所用，又都写成了"肮肮"，或因不曾全改所至。总之，有以上考证，足可为士宗张本。

"鍉"音 dī，九针之一，曰鍉针，鍉字是古字，因九针之名，故医家沿用。"鍉"，《集韵》云："镝，通作鍉。"《汉书·项籍传》云："销锋鍉。"颜师古注曰："鍉与镝同，即箭镞也。"日本学者丹波元简云："鍉，音时，又音低，镝也，箭镞也。"可见鍉可以写作镝，因镝字音义易查易明，而鍉字今已不用，故本书改作镝针。

书中古字甚多，在此略举数例。

三、用本字，令人一目了然

"慄"字在经文中常见，如"冻慄、寒慄、振慄、战慄、数慄等等，而今所用，将"慄"字改为"栗"，去掉"忄"，简便了许多，但对初学却是费解。如"冻栗"一词，若离开语言环境，很多人会理解成"冻了的栗子"。如加上"忄"，成"冻慄"，则读者一目了然。但用作"栗"，也非今人之强为。《论语》云："夏后氏以松，殷人以柏，周人以栗，曰使民战栗。"《庄子·人间世》云："吾甚慄之。"《诗经·秦风·黄鸟》云："临其穴，惴惴其慄。"可见"栗、慄"，古之通用。但后世之用法，言恐惧、战抖时多用"慄"，而"栗"则多用于"栗树、栗子、板栗"之类。这种分工有力于文意的判断。如同"藏"字，经文中也作"脏"用，为了区分，古人在藏之左边加上一个"月"，成为"臟"，这样令人一目了然，知其所指为脏。如果省略"月"旁，则会造成文字上的混乱，不利于学习。再如"然"字，古代即作燃烧之燃，又作"忽然、了然、然也"之然。其实古然字的本义，就是燃烧之燃。《说文》云："然，烧也，从火。"然字下面四点，就是火义。后世为了区分，又在然字左边加上了一个"火"字。徐铉注云："然，今俗别作'燃'。"由于约定俗成，今之"然、燃"二字，各守本分，独当一面，如果混之，今人读来，也觉不便。"栗"和"慄"也是这样，笔者认为还是应该给它们以明确的分工，所以本书中，凡属恐惧、战抖之义者，均用"慄"；凡属栗树、栗子者，均用"栗"。

"踡"，今简体以"蜷"代"踡"，而"踡"字本义为：曲足为踡。《举痛论》云："脉寒则缩踡。"缩为缩头，踡为踡足。可见今日所用之"蜷"，反不如本字义明，故仍用本字。

"膲"，今日学者大多写成"焦"。《玉篇·肉部》云："膲，三膲。"《广韵·宵韵》云："膲，人之三膲。"《集韵·宵韵》云："膲，三膲，无形之府。"《脉经·三膲病症》云："三膲病者，腹胀气满，小腹尤坚，不得小便。"由此可见，古来三膲之"膲"有本字，写成"焦"者，因其音同可通借也。《素问·四气调神大论》云："逆秋气则太阴不收，肺气焦满。"王冰注云："'焦'，上焦也。太阴行气，主化上焦，故肺气不收，上焦满也。"而《太素》作"逆秋气则太阴不收，肺气焦漏。"杨上善自注云："'太阴'，手太阴肺之脉也。腠理毫毛受邪，入于经络，则脉不收聚，深入至脏，故肺气焦漏。'焦'，热也；'漏'，泄也。"同一个"焦"字，二人所注天壤，如果古人能区别此"焦、膲"二字而用之，试问：还会有如此之误吗？笔者认为"三焦"之"焦"，应写成"膲"，不宜写成"焦"，此"膲"字更不宜简化为"焦"，故本书中凡属此义者，均用"膲"而不用"焦"。

"见"，在古籍中，有二义，一读 jiàn，音件，乃看见之见；一读 xiàn，音现，乃出现之现。二者均用一个"见"字，这对今天的读者来说尤为难辨，如不辨之，在理解语义上就会有较大出入，或本质的区别。如《素问·宝命全形论》云："众脉不见，众凶弗闻。"《玉板论要》云："其色见浅者，汤液主治，十日已；其见深者，必剂主治，二十一日已；其见大深者，醪酒主治，百日已。……色见上下左右，各在其要。"《生机正脏论》云："正脏脉见，乃予之期日"；见其正脏，乃予之期日"；"正脏虽不见，犹死也。"《五脏别论》云："是以五脏六腑之气味，皆出于胃，变见于气口。"以上诸句中之"见"，均应作"现"，改"见"为"现"，其文义则易晓通畅，初学读之，也易知经义。

手足之"指"字，今统一用"指"，但在此书中，若全用"指"字，对初学也有不便。如"小指外侧至阴续"，"中指之末中冲良"二句，若写成"小趾外侧至阴续"、"中指之末中冲良"，初学者，一见便知至阴穴在足小趾之端，中冲穴在手中指之末，即方便了学习，又容易记忆。全书经文和注文中，此类用法甚多，今将手足之指字，分别"指、趾"而用之，无疑会使学习变得轻松。

四、求正解，以别字义不同

"徵"与"征"："徵"字，今日之简体可以写作"征"。但"徵"字古来有三种读音：一是 zhēng，二是 chéng，三是 zhǐ。因而在使用中须有区别，所以不能统而归一，均写作"征"。读作 zhēng 时，有征召、求取、证验、征兆、证明、征聘、追究等义，均可写作"征"。读作 chéng 时，应写为"惩"，此假借之字，故高士宗云："徵，同惩。"是惩戒之义。读 zhǐ 时，它只有一种用法，其字义仅代表五音之一，五音是宫、商、角、徵、羽，所以在用于五音时，它的读音和字形是不能改变的。即：决不能写成"征"，读成 zhēng。多年来由于受文字简化的影响，许多书中均由此而缺乏严谨审慎的考辨，而写为"征"。由于五音是古人之学，今人多不知其用，便见字而变，以至失察。"征"字古无读 zhǐ 者，也无此音义，所以"徵"字用于五音之 zhǐ 时，则不可以"征"代

"徵"也。

"酸"与"痠"，二字均读 suān，古今文中皆有混用者，殊不知此二字音同而义别。如胃酸，言胃之上返酸水，此处用"酸"，是十分准确的，因为胃酸是一种单一的酸感。如腰痠腿痛，如果写成腰酸腿痛，所用之"酸"字就不准确。这里的"痠"并非是单一的"酸"，而是一种以酸为主，又兼及重、胀、痛的综合反应，是一种病态或疲劳过度引发的"痠"。《阴阳应象大论》云："东方生风，风生木，木生酸，酸生肝……在味为酸……酸伤筋，辛胜酸。"《脏气法时论》云："肝欲散，急食辛以散之，用辛补之，酸泻之。"上二论之"酸"，就不能写成"痠"。《长刺节论》云："病在骨，骨重不可举，骨髓酸痛。"《至正要大论》云："少阴在泉，客胜则腰痛，尻、股、膝、髀、腨、胻、足病，瞀热以酸。"此二论中之"酸"就应该写成"痠"，故高士宗注云："酸，作痠"。可见"酸"与"痠"，二者必分而用之，词义方可表达准确。

"胻"与"胫"，"胻"音 héng，与"骺"，音义皆同，凡书中所用之"骺"，均改为"胻"。有解"胻"与"胫"同者。《史记·龟策列传》云："圣人剖其心，壮士斩其胻。"裴骃《集解》云："胻，脚胫也。"《广雅·释亲》云："胻，胫也。"可见古有将"胻"作胫者。《说文》云："胻，胫端也。"段玉裁《说文解字注》云："端，犹头也。胫近膝者曰胻，如股之外曰髀也。言胫则统胻，言胻不统胫。"桂馥的《说文解字义证》云："胫端者，谓股下胫上也。"王念孙《广雅疏证》云："凡对文则膝以上为股，膝以下为胫。"可见膝下胫上谓之胻，胻与胫是有区别的。《骨孔论》云："胻骨孔在辅骨之上端。"高士宗注云："辅骨，小腿大骨之旁骨也。上端，近膝处也。"此解甚明。按：虽胻、胫有别，但古今有通用者,《内经》之中也不乏此例。《脉要精微论》云:"脾脉搏坚而长,其色黄,当病少气;其软而散,色不泽者,当病足胻肿,若水状也。"其中"足胻肿",张志聪注云:"当病足胫肿。"可见胻、胫之用,又须从具体的语言环境而辨之。

"冶"与"治",二者形近而音义皆别。"治"字用于医书中有诊疗、调养、安定、修身等等多义,其义虽众,而无甚争议。唯"冶"字用于医书,其义须明。

《缪刺论》云:"不已,以竹管吹其两耳,剃其左角之髪,方一寸,燔治,饮以美酒一杯,不能饮者灌之,立已。"其中"燔治"二字,自王冰本之后,均作"燔治",唐以降诸本皆然。殊不知其中"治"字,应作"冶"。何以知之?史学家、考古学家李学勤先生对此有专论,其《冶字的一种古义》小论,精辟准确的论述了它的医用之义,并指出《内经》中"燔治"一词也是"燔冶"的误写。让我们看一看古人是如何解释"剃其左角之髪,方一寸,燔治,饮以美酒一杯……。"王冰云:"左角之髪,是五络血之余,故剃之燔治,饮之以美酒也。"显然,王冰并没有细说此法,以后吴昆、张志聪、高士宗,均无细解。唯马莳注云:"又剃其左角之髪,内与五络相通者,方一寸许,燔而治之以为末,用美酒一杯送之。"马莳之解可谓详明,但今人读之,其"治"字之义依然模糊。李学勤先生在整理汉代出土的木简及帛书时,对医书医方中"冶合、燔而冶"等用语作了考察,在否定了"冶"字是"治"字的误写后,终于在《医心方》一书中找到答案。《医心方》是一部日本的医方书,系日本圆融天皇天元五年(相当中国北宋太宗太平兴国七年,公元982年)丹波康赖所撰。在该书卷十四、二十二中发现有关"冶"字的注释,训为"捣、春"之义,及"碎"之义。因此确定古医书中的"冶"字,为"捣碎"之义。让我们再听一听医学家、考古学家马继兴先生的说法。"古医书中，对于绝大多数药物的粉碎方法，均将其研成干燥的末，称之为'冶'。如果是研成细末，则称为'冶精'。按：'冶'字在汉代《治百病方》中仍沿用之，但到了东汉张仲景医书中则改用'末'字。"又说："'冶'字在古医书中，义为研末。"有此二位专家的立论，再把这个古义拿来重新解释"燔冶，饮以美酒一杯"，其义就非常顺畅明通。即：将头髮烧后捣碎研成细末，用美酒一杯送下，从而也证实了《内经》中"燔治"一词应作"燔冶"。此乃唐以前古人传抄之误，或因王冰失察所至，也未可知。有人问：唐代初年杨上善《太素》一书也作"燔治"，此又何讲？笔者曰：《太素》一书国内原无古本，今日所见，是光绪年中叶，学者杨惺吾先生从日本获唐写卷子本影抄以归，仅二十三卷。后桐庐袁忠节未加详校，即以付刊，讹谬滋多；后有萧延平者，精于医道，聚群籍而重校之，殚精二十年而成，其用心不谓不深，其考辨不谓不详，其治学不谓不严，然其书均以传本《内经·素问、灵枢》、《甲乙经》等书为据而校，其对者皆对，其误处又何能免乎？其结果自然可知。不仅《太素》如此，即便比《太素》早几百年的《甲乙经》，也因其传抄之误，而将"燔冶"写作"燔治"，此又何足为怪哉？（按：今日我们有幸见到了《太素》的最早抄本，即日本御宫仁和寺所藏之抄本原貌，其抄写年代等同中国南宋乾道三年，公元1167年，其中"燔治"，即作"燔冶"，这证明了我们上述论断的正确性。）

　　一个"冶"字的考证，其中蕴藏着古文字学以及医书医方的流传、版本年代、使用特点等多种丰富的知识信息，因本文不宜旁涉其他，读者细品慢嚼，自能有许多心悟，其受益岂浅鲜哉！

五、明引文，有利学者研究

　　在注文中，作者常引经文云云之类，但所引之经文，又非是一段完整的经文，而是将有关的文字引出，其中有许多的省略。如《五脏生成篇》中，高士宗引经文解"腹满䐜胀，支膈胠胁"时，引《灵枢·经脉》论云："脾足太阴之脉，其支者，复从胃，别上膈。"本段经文，从"脾足太阴之脉"下，就有一大段话被省略。全段经文是："脾足太阴之脉，起于大趾之端，循趾内侧白肉际，交出厥阴之前，上膝股内前廉，入腹，属脾，络胃，上膈，夹咽，连舌本，散舌下；其支者，复从胃，别上膈，注心中。"又如其下注解"心烦头痛，病在膈中"时，引《经脉论》云："心手少阴之脉，下膈，络小肠。"原经文是："心手少阴之脉，起于心中，出属心系，下膈，络小肠。"再如《风论》中，高士宗注解"肝风"时，引《经脉论》云："肝是动病，甚则嗌干。"原经文是："是动则病，腰痛不可以俯仰，丈夫㿉疝，妇人小腹肿，甚则嗌干，面尘，脱色。"综上所述，不难看出，医家为了直截了当说明问题，在引用经文上，只将有关文字直述，而非全文录用。所以为了区分经文与注文，我们将经文所云全部用引号括起来，以利读者的识别，从而有助于学习研究。

　　我们前面讲了："删一字，必无损原著。"整理古籍，不能随意删改字句，否则就会破坏原著的完整统一，这是校勘古籍之大忌。但把古籍繁体字变成今天的简体时，特别是在我们这套选刊中，由于注文的存在，在繁变简时就有了问题。比如《上古天真论》云："遒问于天师曰。"吴昆注云："遒，乃同。""遒"字在变成简体时，已变成了"乃"，如果保留后边的注，就成了"乃，乃同"，显然，这句注是多余的。要么留繁体的"遒",从而存注;要么改繁体的"遒",而删去注。两者哪一个有利于读者,而又无损于原著呢?当然是后者。不然,书中繁简混杂,不伦不类,读来反觉不快,所以我们将凡属此类之注者删去。但由于诸多原因,有时又不得不用繁体字。这是因为有些字我们今天的简体字中没有,必须去繁体字中去查寻,所以为了方便读者,只好依用原字,以便查阅。

以上诸条是我们校勘这套选刊时做的一些工作,校勘时我们参考了多种古籍版本,及现代学者们的注释本,尽管如此,面对这样一个文化知识的宝库,时常令我们住笔深思,它的博大精深,使我们肃然起敬;它的词简意奥,也使我们深感学识的不足。为此,我们虽然十分尽力,恐不足之处尚存,诚望海内外学者给予批评指正,以利我们把校勘工作做的更好,从而奉献给广大读者更多更好的古籍精品,为二十一世纪中国文化的再创辉煌,贡献微薄之力。

己卯年索隐斋主人悟真子孙国中识

"搏、摶"辨析

　　从字义上讲，"搏"字有搏斗、交争之义，而"摶"字有合聚凝结之义。"搏"字是向外施展，同对方抗争，使之屈服；"摶"字向内合聚，使之凝结，形成整体。二者字义相反，绝无相通之义，而《内经》中却有以"搏"代"摶"者，如《灵枢·本神篇》："故生之来谓之精，两精相搏谓之神。"《灵枢·决气篇》云："两神相搏，合而成形。"其中"搏"字就是"摶"字之义。

　　两精者，即先天之精与后天之精。先天之精，父母之精也；后天之精，水谷精微之精也。必是此两精之合聚凝结，而后可以生育人身。如此析之，此处宜用"摶"字，而不应是"搏"字，何以《内经》中反其道而用之？殊不知，"搏"与"摶"，字形相近，实乃古人传抄之误。自明代马莳给《灵枢》作注以来，诸家均不知此误，妄解"搏"义，以讹传讹，今正而改之。

　　〔按：本文中用繁体之"摶"，不用简体之"抟"者，易于辨析耳。〕

　　　　　　　　　　　　　　　　壬午年孙国中谨记

"匮"字辨析

　　"匮"字，古有二义：一曰竭乏，读作 kuì，即匮乏之义。《诗·大雅·既醉》云："孝子不匮，永赐尔类。"《韩非子·外储说右下》云："上有积财，则民臣必匮乏于下。"二曰匮同柜，读 guì，藏物之柜也。《书·金縢》云："公归，纳册于金縢之匮中。"《庄子·胠箧》云："将为胠箧探囊发匮之盗。"

　　"金匮"，当作"金柜"，在上古是简称，全称为"金縢之柜"。古人云："縢，缄也。縢、缄皆绳，以绳束约为縢为缄"。又曰："縢，约也，缠也，以绳缚约谓之縢。"金縢之柜，即用金属叶片缠绕封闭的柜子。

　　《尚书·金縢》云："武王有疾，周公作《金縢》。"注云："为请命之书，藏之于匮，缄之以金，不欲人开之。遂以所藏为篇名。"唐孔颖达疏云："武王有疾，周公作策书告神，请代武王死，事毕纳书于金縢之匮，遂作《金縢》。"又云："《诗》述帐弓之事云：'竹闭绲縢'，毛《传》云：'绲，绳；縢，约也。'此《传》言缄之以金，则训縢为缄，王、郑皆云：'縢，束也。'又，郑《礼记·丧服大记》注云：'齐人谓棺束为缄'，《家语》称'周庙之内有金人，三缄其口'，则縢是束缚之义。藏之于匮，缄之以金，若今钉鐷之不欲人开也。郑云：'凡藏秘书，藏之于匮，必以金缄其表，是秘密之书皆藏于匮，非周公始造此匮，独藏此书也。'"

　　"匮"，在《内经》一书中，有作"匮乏"之义者：《天元纪大论》云："令有条理，简而不匮。"有作"金柜"之义者:《气穴论》云:"请之金匮,不敢复出";《岁露论》云:"请藏之金匮,命曰三宝";《阴阳二十五人》云:"余愿得而明之,金櫃藏之。"

明代马莳云:"金匮者,藏书之器也。《尚书·金縢篇》蔡注释为'金縢之匮',《灵枢·阴阳二十五人篇》有'金櫃藏之',其'櫃'从木义,盖同此。"清初高士宗注解《金匮真言论》篇名时云:"'金匮',藏书之器也;'真言',至真不易之言也。天之阴阳四时,合人之阴阳脏腑,人之五脏五行,合天地之五方、五色、五谷、五味、五音、五畜、五臭,各有收受,三才合一,至真不易。然此真言者,非其人勿教,非其真勿授,藏之心意,不可轻泄,犹以此言藏之金匮者然,故曰金匮真言也。"今人郭霭春先生云:"古人认为这些理论都是'至真不易'之言,必须将它藏之于金匮之中,故称《金匮真言论》。"〔国中按:"真"乃"正"之避讳字,应作"正",诸家对此不留意,故沿用,今应改之。〕

综上所述,"金匮"之义岂不简明?将"金匮"写成"金柜",今人读来,何须费解?又按:《金匮要略》一书,简称为《金匮》者,以藏书之器名篇也,不过示其价值珍贵,求之难得,令人珍惜而已,今用简体字表示,就必须写成《金柜要略》,《金匮肾气丸》也应写成《金柜肾气丸》,才是本字本义。

"匮"和"柜",在简体字中,已各有分工,不可假借,不可混用,一字一义是简体字的明显特征,即改用简体字,就要遵守今日简体字之使用规律,与时俱进,岂可将古人之用,用于今人之用乎?故应改"匮"为"柜"。

丙戌年立秋日孙国中识

"卒、猝" 辨析

　　"卒",《说文》云:"卒,隶人给事者衣为卒。卒,衣有题识者。"《说文解字义证》云:"当云'隶人给事者为卒',后人加'衣'字。"古字中有"卆"字,即"卒"的异体。《玉篇·衣部》云:"卆,今作卒,隶人给事也。"《正字通·衣部》云:"卆,《说文》'卒,衣有题识',故从衣从十。"《说文通训定声》云:"卒,本训当为衣名,因即命着此衣之人为卒也。古以染衣题识,若'救火衣'及'亭长着绛衣'之类,亦谓之褚,今役民壮,以绛缘衣,当胸与背有题字,其遗制也。"以上是"卒"字之原始本义。

　　《左传·隐公元年》云:"大叔完聚,缮甲兵,具卒乘,将袭郑。"杜预注云"步曰卒。"陆德明《经典释文》云:"卒,步兵也。"孔颖达云:"从车者为卒,在车者为乘。"《战国策·秦策二》云:"三鼓之而卒不上。"高诱注云:"卒,士也。"卒作为士兵之义,是其第一引伸义,后成为卒字之本义。又引伸为竟也、死也、已也、末也、后也、终也、尽也"等义。

　　"猝",《说文》云:"猝,犬从草暴出逐人也。"《玉篇·犬部》云:"猝,言仓猝暴疾也。"又云:"猝,突也。"猝不象卒字,有哪么多的引伸义,仅此猝暴而发之义,后凡突然发生的情况,均以"猝"字为义。

　　中医病症中,有"卒中、卒心痛、卒中风、卒耳聋、卒脑风症、卒喉痹、卒喑、卒癫、卒喘"等等。其中"卒"字,读音均作 cù,均应写成本字"猝",何以见之? 卒、猝二字上古同韵，故可假借。《墨子·号令》云："敌人卒而至"；《杂守》云："卒不可远。"孙诒让注云："卒，猝同。"《战国策·齐策三》云："决疑应卒"；《秦策三》云："秦卒有他事而从齐"；《魏策四》云："卒然见赵王"；《齐策四》云："王之问臣也卒。"鲍彪注均云："卒，与猝同。"《史记·酷吏传》云："野彘卒入厕"，注云："卒，猝同。"《汉书·成帝纪》云："兴卒暴之作"；《食货志上》云："卒然边境有急"；《赵充国传》云："四夷卒有动摇"，"卒有不虞之变。"颜师古注云："卒，读曰猝。"清代学者戴震认为，卒与猝古通用；段玉裁认为："卒、猝古今字"，又云："古多假'卒'字为之。"朱骏声《说文通训定声》云："卒，假借为猝。"

　　综上所述，在古文中如能区分"卒、猝"二字而用之，则文义易解。

　　明清以前的古籍中，多以"卒"代"猝"者为多，明清以后则用"猝"字者渐多，这反应了学者们在用字上的准确性，同时则避免了后世学者误识误解。仅以明代医学大家张介宾的《类经》举例。该书十九卷针刺类二中云："岐伯曰：'镵针者，取法于巾针，去末寸半卒锐之，长一寸六分，主热在头身也。'注云：'镵，锐也。'卒，尾也。此针身大，其近末约寸半许而渐锐之，共长一寸六分，主泻去阳气，故治热在头身。'"首先张氏此段引文中"去末寸半"，《甲乙经》作"去末半寸"，仔细品味经文，当以《甲乙经》为是，张介宾此处不仅引文有误，而且其注文更有大误之处。注中云："卒，尾也。"实乃望文生义，缺乏潜心揣摩。"卒"，确有"尾、末"之义，《孟子·万章下》云："于卒也。"朱熹注云："卒，末也。"末者，岂不是尾乎？而在《内经》此段文字中，"其近末约半寸卒锐之"一句中，"其近末"，已说明其近尾了，何以后边之"卒"又成尾呢？后之"卒"，实当是突然之义，如果经文不用"卒"，而用"猝"，想来必不会误会错解。细思：张介宾一代名医，又是理论大家，尚且如此，后之学者又会如何？即便是今日的医学大教授们也常说成"脑卒（zú）中"，可见其误识误读，今日犹然，其关键岂不是在一字之用乎?! 医界学者中，有些不知"卒、猝"实为假借，长期以来许多著作中、论文中，继续使用"卒"，而不用"猝"，以"卒"代"猝"，造成了文字上的混乱，使得一些文字学者也随波逐流，以至不是而是了，又似乎成了"约定俗成"，实乃缺乏科学之态度，学不精、识不定，故如此尔。比如中国社会科学院语言研究所编定的《现代汉语词典》中，有关"卒"字条中，有"卒 cù 同猝"一条，这样的解释是非常科学准确的，而在新近出版词典中，有的学者，就为"卒"的突然暴发之义立了专门的词条，给卒一个合法的身份。试问如果让"卒"的突然暴发义合法化，那么"猝"字之义又将如何？根据简体字的发展方向，有了"卒"，何必还要"猝"？简体字的特点之一就是词的准确易识，如果把"脑卒中"一词，给一百个中学生读，恐怕有百分之八十的人读成"脑卒（zú）中"，如果把"脑猝中"给一百个中学生读，就会有一百个人读成"脑猝中"，并能准确的说明词义。用"卒"用"猝"，其利其弊，岂不一目了然？又按："中"，读作 zhòng，即击中之"中"，不能读作 zhōng，不是中流、中间、中气之"中"。

乙酉年中秋孙国中识

"令尖如挺"考议

　　《灵枢·九针论》云:"九者,野也。野者,人之节解皮肤之间也。淫邪流溢于身,如风水之状,而流不能过于机关大节者也。故为之治针,令小大如挺,其锋微圆,以取大气之不能过于关节者也。"此明代马莳所见之传本也,但同为明代人所见传本中,其文字又有不同者,其中"令小大如挺"句作"令尖如挺"。如明代赵府居敬堂本、明天启年张介宾《类经》本,即今所见《太素》亦云"令尖如挺",如此看来,似"尖"字为是,而"小大"有疑。但"尖"与"大小",又有可解者,即古文竖写,"尖"字上半是"小",下半是"大",二者合而视之,可为"尖";分而视之,可为"小大",均可视为误抄、误识,或版断所至。如何选择,着实令人难以取舍。笔者认为,欲断此案,须先对其"挺"字进行考辨,否则终难释疑。

　　古代"梃、挺、铤、莛、筳、脡、斑",七字音声相近,义亦相近,故可互通假借。经文中"令尖如挺"之"挺"字,诸家所解不同。有作"梃"解者,张介宾《类经》是也;有作"筳"解者,杨上善《太素》是也;有作"铤"解者,马莳《灵枢注证发微》是也。孰是孰非,令人难从。

　　"梃",指形圆且长且直之木棒,《孟子·梁惠王》云:"杀人以梃与刃,有以异乎?"若云"令尖如梃",此针岂不很大,可以舞动乎,况梃乃非尖之物,又何以如之?与经义相去甚远。若云"令尖如筳",筳者,小竹枝也。或可解为似竹枝一样尖挺,故杨上善注云:"小破竹也。"《汉书·王莽传》

中有:"以竹筵导其脉,知所终始",可为一证,其义似与经文相近。若云:"令小大如锭",锭,古义中除指未成器铜之坯料,念 dìng 外,又称箭足为"锭",念 tǐng。《周礼·冬官考工记》云:"冶氏为杀矢,刃长寸,围寸,锭十之。"郑司农注云:"锭,箭足,入稾中者也。""稾",箭杆,亦古义之一。即箭头后圆锥形长体,插入箭杆中者,谓之锭。如此看来,"令小大如锭",则与经义相合,与下句"其锋微圆",语义相贯。笔者亲见秦汉时期军中所用之箭头,其形状有十几种,有只有头而无"锭"者,有头锭一体者,其锭又有长短不等,长者可达十寸之多,约等于今之二十三厘米有余;有四寸者,约等今之九厘米有余。如手握箭头,其锭正是大针之状,二者长短、大小、粗细一致。故笔者断言,"令尖如挺",应作"令小大如锭",马莳之解胜出〔见附图〕。

附:锃针、铍针解

九针多与古之兵器相关,如锃针、铍针。

锃针,"锃",读 dī,音滴。即针头如箭头之状者,依箭头而制之针,谓之锃针。古之箭头,有称之为锃者,有称之为镝者,有称之为镞者。《说文》云:"镝,矢锋也。"段玉裁《说文解字注》云:"谓矢镞之入物者,古亦作'锃'。"《汉书·陈胜项籍传赞》云:"销锋锃",颜师古注云:"锃,与镝同,即箭镞也。"《史记·陈涉世家赞》云:"销锋锃",裴骃集解引徐广曰:"锃,一作镝。""镞",《广雅》、《集韵》均释为"镝也"。《庄子·天下》云:"镞矢之疾",陆德明释文引《三苍》云:"镞,矢镝也。"《汉书·地理志下》云:"或骨为镞",颜师古注云:"镞,矢锋也。"故《内经》书中凡称"锃针"者,笔者均改作"镝针"。"镝"字今日学者易识易解，而"锃"字今已不为所用也。

"铍针"，"铍"，读 pī，音劈。铍是古之兵器，其身头似剑，有云其"剑而似刀"者，有云其"铍，剑也。"有云："铍，两刃小刀也。"有云："铍，剑之别名"者。铍之形，类似短剑，但它像枪头一样，是插在木棒之上，与古之枪相仿，临敌可刺可劈，挥舞自如。笔者亲见战国出土之铍，铍针似其形，故云："取法于剑锋"，实取法于铍也，故云铍针。

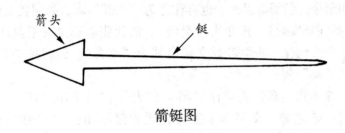

箭铤图

古代箭头，样式繁多，大小不一，此乃其中之一。

丁亥年清明节孙国中识

"络却" 穴名辨真

　　"络却",乃足太阳膀胱经之头部穴,其别名又有强阳、脑盖之称。其穴位在"通天"穴之下1.5寸,即头顶部,当前髮际正中直上5.5寸,旁开1.5寸。络却之名,自明清以来,一直沿用至今。但明清以来,也有称之为"络郄"者,如明代马莳《灵枢注证发微》、张介宾《类经》、清代张志聪《灵枢集注》等,今天也有一些学者撰文提出其为"络郄"。到底是"郄"还是"却"呢?

　　殊不知"郄"古字作"郤","却"之古字作"卻",二者只一笔之差。文字学家王力先生曾经指出:"'郄'是'郤'的异体字,'卻'和'郤'音义都不同,《广韵》'卻'在药韵,'郤'在陌韵,今音区别更大。'郤'本指县邑,借为间隙,所以从邑;'卻'表后退、退却,所以从'卩','卩'实'人'的变体,简化作'却'。楷书'阝'、'卩'形近,后世典籍'郤'、'卻'常互讹,今本尤甚。"以此看来,确是古人误识误写,将"郤"为"卻",即误"郄"为"却",故认作"络却"。或曰:如此说法,也可认为古人误"卻"为"郤",故有称之为"络郄"者,此又孰是孰非呢?

　　笔者存疑有年,一日见电视探索节目,有《针灸铜人迷踪》,银屏上出现一块穴名刻碑,上有"络郄"之名,不由心中一动。异日,来到中医科学院针灸研究所,想问个究竟。所里张立剑老师,给予了热情接待,先参观了针灸博物馆,后又找出资料核对事实,原来此碑是上世纪60年代到80年代陆续出土的文物,可惜只存六块残碑。此碑是北宋天圣年间,即公元 1023 年到 1032 年间，官刻《新铸铜人腧学针灸图经》，距今已有近千年，此碑现藏于北京石刻艺术博物馆和首都博物馆。由此还可认定，北宋王惟一奉旨造“针灸铜人”时，其足太阳膀胱经之头部穴，当也作“络郄”，而非“络却”。

不独此证，日本御宫仁和寺现存仁安二年（相当于中国南宋乾道三年，即公元 1167 年）旧抄卷子本《太素》，也是佐证。其《腧穴·气府》注云：“督脉两旁，足太阳脉五处、承光、通天、络郄、玉枕，左右十也。”其中“络郄”，前文以述，“郄”即“郄”字。可见唐代《太素》之原本，也作“络郄”而非“络却”也。

由于“郄”与“却”，仅一笔之差，古书之误写误刻者颇多。如《庄子·知北游》“人生天地之间，若白驹之过郄，忽然而已”；《天运》“塗郄守神”；《养生主》“批大郄，导大窾”。《汉书·孙宝传》“宝前失车骑将军，与红阳侯有郄”，《列子·黄帝》“其神无郄”等，均误刻成“却”，后世照此写成了“却”，甚至有的学者认为它们是假借字，可见其造成的混乱。

综上所述，笔者认为，当以“络郄”为是。又按：“郄”，今简体用“隙”，故今日应写成“络隙”穴。

附: 北宋天圣年间官刻《新铸铜人腧学针灸图经》
残碑图之一。

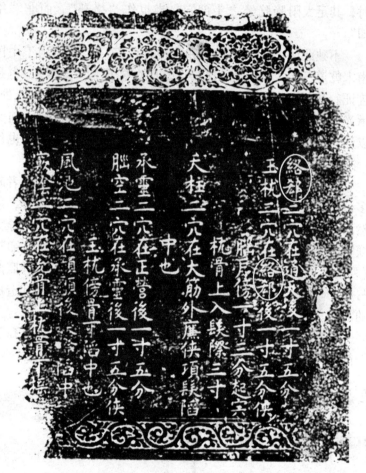

此图引自黄龙祥主编《中国针灸史图鉴》

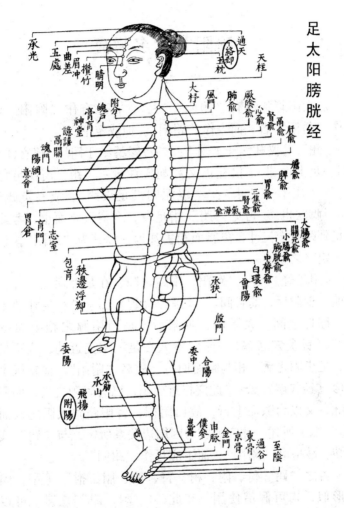

足太阳膀胱经

此乃马蒔所用之图，后张介宾、张志聪、高士宗均遵循用之。其中"络隙、附阳"之穴名，均认同无误，可为"辨真"之证。

丁亥年清明节孙国中识

"跗阳"穴名辨真

　　足太阳膀胱经有"跗阳"一穴,古来有作"附阳"者,有作"付阳"者,而今作"跗阳",似成定论。

　　"跗"《仪礼·士丧礼》:"乃屦綦结于跗",郑玄注云:"跗,足上也。"《仪礼正义》胡氏注云:"跗,谓在足背之上。"《庄子·秋水》:"蹶泥则没足灭跗",成玄英疏云:"跗,脚趺也。"可见"跗"指足背,今俗云脚面也,考此穴在足外踝骨上三寸,离脚面相去甚远,称其为"跗阳",恐非古人定名之初衷。

　　《甲乙经》云:"跗阳,阳跷之隙,在足外踝上三寸,太阳前,少阳后,筋骨间。"《医经理解》云:"在足外踝上三寸,筋骨之间,太阳前、少阳后,是两阳脉之相附而行者也。"《针灸穴名解》云:"本穴在足三阳交近处,位于足阳明,足少阳之后,相与附丽而行,故名"附阳"。清初医家岳含珍《经穴解》云:"此穴将近少阳,已有附阳之义,而阳跷之脉,又以为隙而上行,故曰附阳,言阳跷附太阳之穴而生也。"综上所述,此穴名实乃因周边关系所定,与"跗"实无干涉,故应名"附阳",而不应写作"跗阳"。

　　古之"跗、付、附、柎、符、俯、胕、拊"等字,因声同形似,均可假借使用,知此,"附、跗"之辨,可以了断矣。

丁亥年清明节孙国中识

《玉机真脏论》正名

　　《素问》有《玉机真脏论》一文，何谓"玉机"，何谓"真脏"，诸家确无详解。殊不知，"玉机"当作"生机"，"真脏"当作"正脏"。

　　唐代杨上善《太素·四时脉形》云："著之玉板，藏之于府，每日读之，名曰生机。"注云："书而藏之，日日读之，以为摄生机要，故曰生机也。"此句经文，乃《素问·玉机真脏论》之文，而其文"生机"作"玉机"。《太素·色脉诊》云："至数之要，迫近以微，著之玉板，命曰合生机。"注云："神动物之理者，近于万物机微之妙，故书玉板，命曰合于养生之机也。"此句经文乃《素问·玉板论要》之文，而其文"生机"作"玉机"。

　　日本学者喜多村直宽在其所著《素问札记》一书中指出："篇内'名曰玉机'，观《玉板论要篇》，而《太素》并作'生机'，注意亦然，此知'玉'字当作'生'。此篇内盖论'真脏'与'生机'之异，其意太明，若作'玉机'，却属无谓矣。"今传《内经》皆王冰校勘之本，而王冰校书时，无他本可以证，不及其前人《太素》之作者杨上善，《太素》之作有古本为证，故可互相参校，自然在王本之上，故其说可信。笔者认为理应改"玉机"为"生机"。生机者，胃气也，实乃后天水谷精微之气。有胃气则人之三宝精气神，滋养化生，循环不已，永葆生机；无胃气，则人之三宝精气神，无滋养之源，生化断绝，人命休矣。

　　何谓"真脏"，"真"乃避讳字，秦始皇名正，为避此

"正"而改作"真"。杨上善《太素·真脏脉形》注云："古本有作"正脏"，当是秦皇名'正'，故改为'真'耳，真、正义同也。"何谓"正脏"？正脏者，肝心脾肺肾也。《周礼·天官》云："两之以九窍之变，参之以九脏之动。"东汉经学家郑玄注云："'脏之动'，谓脉至与不至。正脏五，又有胃、膀胱、大肠、小肠。"其中"脏之动，谓脉至与不至"一句，正言"正脏脉"也，故云："正脏五。"由此可见，先秦不称"真脏"，而称"正脏"也，因避秦始皇之名，改"正"为"真"也。元代医家危亦林撰《世医得效方·集脉说》云："两手各三部，分为寸关尺。左三部，正脏心、肝、肾，小肠、胆与膀胱为腑；右三部，正脏肺、脾、命，大肠胃与三膲为腑。"此其佐证也。五脏六腑，古人均称之为"脏"，故经文有"十一脏取决于胆"之说。正脏为区别于六腑而言，五脏为主，故曰正脏。

　　杨上善云："无余物和杂，故名正也。五脏之气，皆胃气和之，不得独用。如至刚不得独用，独用即折，和柔用之即固也。五脏之气，和于胃气即得长生，若正独现，无和胃气，必死期也。欲知五脏正现为死，和胃为生者，若于寸口诊手太阴，即可知之也。现者，如弦是肝脉也，微弦为平好也。'微弦'，谓弦之少也，三分有一分为微，二分胃气与一分弦气俱动，为微弦也。三分并是弦气，竟无胃气，为现正脏也。"此"正脏脉现"之解也。

　　又按：正脏脉现，实乃先天之气所现，先天之气，隐而不现，赖后天水谷精微以滋养，而生生不息，今无后天之气，先天之气必不能独存，其现则人命危矣，故知死期将至，此又诸家所未言也。有胃气，谓之生机；无胃气，谓之正脏脉现。一生一死，故本篇应名《生机正脏论》。

丁亥年清明节孙国中识

内经"逢寒则虫，逢热则纵"辨

　　《内经·素问·痹论》云："帝曰：'夫痹为病，不痛何也？'岐伯对曰：'痹在于骨则重，在于筋则屈不伸，在于脉则血凝而不流，在于肉则不仁，在于皮则寒，故具此五者，则不痛也。凡痹之类，逢寒则虫，逢热则纵。'"其中"逢寒则虫，逢热则纵"一个"虫"，一个"纵"，让历代学子，费心不已。其中又以解"虫"为"疼"者，被视为正解。

　　清代末年文字学家于鬯，在其《香草续校书》中指出："'虫'当读为'痋'，'痋'谐'虫'省声，故可通借。《说文·疒部》云：'痋，动病也。'字又作'疼'，即上文云：'其留连筋骨者疼久'。《释名·释疾病》云：'疼痹，痹气疼疼然烦也'。然则'逢寒则痋'，正疼疼然烦，所谓疼痹也。段玉裁疒部注以释疾病之疼疼，即《诗·云汉》篇之虫虫，则又'痋、虫'通借之一证。抑玄应成实《论音义》引《说文》'动病作动痛'。上文云：'寒气胜者为痛痹'，又云：'痛者，寒气多也，有寒故痛也'。然则'逢寒则痋'，解作'逢寒则痛'，亦一义矣。要因痛，故疼疼然烦，两义初不背也。动痛本合两义为一。王注云：'虫，谓皮中如虫行'，望文生义，不足为训。《甲乙经·阴受病发痹篇》作'逢寒则急'，当属后人所改，下句云：'逢热则纵'，'虫'与'纵'为韵，改作'急'，则失韵矣。"此说还有相同者，前于鬯者，清代文字学家，经学家，孙诒让早已提出；后于鬯者，民国学者沈祖绵《读素问臆断》亦详论之。

　　综上所述。诸家之解似一口同声，且均为大家之言，似应为定论。笔者玩味此句多年，觉的诸家之言并非尽然，何也？"逢寒则虫"一语，在《太素》和《甲乙经》均作"逢寒则急"，二者孰是孰非？《太素》、《甲乙经》均早于唐代王冰之《素问》，于氏认为是后人改动之笔，我说此解不能成立，属臆断想当然尔。今查日本御宫仁和寺现存仁安二年，相当于中国南宋乾道三年，即公元 1167 年旧抄卷子本《太素》，也作"逢寒则急"，可见唐本《太素》原文如此，以此可证《甲乙经》也非后人改动，此其一证也。再从经文来看，黄帝问岐伯"夫痹之为病，不痛何也。"则是发问痹症之不痛的原因，何以岐伯答曰："逢寒则疼"乎？岂非所答非所问？此又一证也。

有此二证，经文理应作"逢寒则急，逢热则纵"。那么"急、纵"二字又作何解呢？

先说"急"字。古代"急、紧"二字可以互训，如"紧"字，《说文》云："紧，缠丝急也。"《广雅·释诂一》云："紧，急也。"《三国志·魏书·吕布传》云："缚太急，小缓之。"《齐民要术·种桃柰》云："桃皮性急。"古人均训为"急，紧也。"医家有"急脉"一说，明代李中梓之《诊家正眼》云："曰急者，紧之别名也。"清初张路之《诊家三昧》云："紧为寒束之象。"由此可见，"逢寒则急"之"急"字，当作"紧"解。《素问·气交变大论》云："其德清洁，其化紧敛。"王冰注云："紧，缩也。"逢寒则急等于逢寒则紧，逢寒则缩也。

再说"纵"字。《说文》云："纵，缓也。"王冰对"逢热则纵"之"纵"字有专解，其云："纵，谓纵缓不相就。"其义虽明，今日读者解之犹觉不畅。其实"纵"在此读 sōng，代表的字义是"鬆"字，即今天简体字之"松"。在汉代以前，凡言"放、松"之义者，多用"纵"字，"鬆"字晚出，或出用于两晋之后，之后用"纵"者见少，用"鬆"者见多，字义随之也易识，至今日简体字又以"松"字代之，而"纵"之"松"义渐废。

过去诸家学者均释"虫"为"疼"者，除"虫、疼"同声可互借外，则与下句"逢热则纵"之"纵"字同韵，这符合经文有韵的规律，但《内经》运用修词手段是多种多样的，并非句句用韵。如"实而滑则生，实而逆则死"、"五虚勿近，五实勿远"、"高而远则小，下而近则大"、"阳胜则热、阴胜则寒"、"秋冬为逆、春夏为顺"，其中"生死、远近、大小、热寒、逆顺"，都是对偶之句。同样"逢寒则急，逢热则纵"，"急、纵"二字即是"紧、松"二字之义，也是对举，并非用韵。诸家一味追求韵语，从而失去考察的严谨，故有此误。

戊子年春分日孙国中识

《内经》避讳字初探

　　陈垣先生在《史讳举例》一书中指出:"民国以前,凡文字上不得直书当代君王或所尊之名,必须用其他方法以避之,是之谓避讳。避讳为中国特有之风俗,其俗起于周,成于秦,盛于唐宋,其历史垂二千年,其流弊足以淆乱古文书,然反而利用之,则可以解释古文书之疑滞,辨别古文书之真伪时代,识者便焉。盖讳字各朝不同,不啻为时代之标志,前乎此或后乎此,均不能有是。"又说:"研究避讳而能应用于校勘学及考古学者,谓之避讳学。"

　　《内经》一书即有战国之文章,又有秦汉之文字,历三国两晋、南北朝,以至隋唐,由于各种原因,使得该书有损有增,最后由唐代大医学家王冰重新审定纂编,乃成今日之传本,又经宋、元、明、清诸代,当避讳者又复不少,故其中未改或改之未尽的避讳字甚多,今就其知之者,合而论之。

一、"玄"字之避讳

　　清朝避"玄"字,这是因为康熙皇帝名玄烨,所以自康熙始至清代末年,天下书报文字均避"玄"。《内经》一书,凡清代刻本,均避"玄"字,常见有缺笔之"玄",或将"玄"改成"元"字,此皆为避讳之法。明代刻本的《内经》也有避"玄"者,如顾从德翻刻宋本之《内经》,这是因为宋代始祖名玄朗,故讳"玄",顾氏翻刻时,以样照旧而刻,故其中避讳字全部保留。今人若不察此,常误认为顾氏本为清代翻刻。

二、"胡、虏、夷、狄"字之避讳

　　清初避"胡、虏、夷、狄"四字，雍正皇帝有圣谕，云："朕览本朝人刊写书籍，凡遇"胡、虏、夷、狄等字，每作空白，又或改易形声。如以"夷"为"彝"，以"虏"为"卤"之类，殊不可解，揣其意盖为本朝忌讳，避之以明其敬慎，不知此固背理犯义不敬之甚者也，嗣后临文作字及刊刻书籍，如仍蹈前辙，将此等字样空白及更换者，照大不敬律治罪。其从前书籍，若一概责令填补更换，恐卷帙繁多，或有遗漏，着一并晓谕，有情愿填补更换者，听其自为之。"乾隆皇帝在编纂《四库全书》时也有圣谕，云："前日披览四库全书馆所进《宗泽集》，内将"夷"字改写"彝"字，"狄"字改写"敌"字；昨阅《杨继盛集》，内改写亦然，而此两集中又有不改者，殊不可解。"夷、狄"二字，屡见于经书，若有心改避，转为非礼，如《论语》"夷狄之有君"，《孟子》"东夷西夷"，又岂能改易？亦何必改易！且宗泽所指系金人，杨继盛所指系暗达，更何所用其避讳耶？因命取原本阅之，则已改者皆系原本妄易，而不改者原本皆空格加圈。二书刻于康熙年间，其谬误本无庸追究。今办理《四库全书》，应抄之本，理应斟酌妥善，再誊录等。草野无知，照本抄誊，不足深责，而空格则系分校所填，既知填从原文，何不将其原改者悉为更正？所有此二书之分校、复校，及总裁官，俱着交部分别议处。除此二书改正外，他书有似此者，并着一体查明改正。"

　　《黄帝内经素问集注·序》中，张志聪云："讵敢追康节、希彝通《易》之秘。"其中"希彝"应作"希夷"，希夷乃宋代道家代表人物陈抟之号，也称陈希夷。张志聪此书成于康熙九年，知此，故陈垣先生云："可以鉴定清初版本。"

三、"世"字之避讳

唐代太宗皇帝李世民，避讳"世民"二字，陈垣先生云："'世'改为'代'，或为'系'，从'世'之字，改从'云'，或改从'曳'。'民'改为人，或为'甿'，从'民'之字，改从'氏'。"《素问·脉要精微论》云："数动一代者，病在阳之脉也，泄及便脓血。"张介宾《类经》注云："泄，泄同。"张氏不知此"泄"字，是避讳所成，故注"泄同"。唐王冰原本，凡"泄"字均改为"泄"。宋代高保衡、林亿、孙奇在重新整理《内经》时，已做了回改工作，今日所见，实高、林、孙三人，回改未尽之文，理应改之。

四、"顺"字之避讳

避"顺"字者，乃南北朝梁武帝之父，其名曰顺之，故避"顺"字。陈垣先生云："《南齐书》为梁武父顺之讳，凡'顺'字皆改为'从'，遇顺之名则空之。"又云："《南齐书·王俭传》'天应民顺。''民顺'宋本作'民从'，盖避梁武帝父顺之讳。"又云："《南齐书·武帝纪》永明十一年：'孝子顺孙'，梁武帝父名顺之，故子显修史，多易'顺'为'从'，如《天文志》'五星从伏'，'太白从行'，'荧惑从行'，'岁星太白俱从行'，'辰星从行'之类。宋'顺帝'亦作'从帝'，今汲古阁本，惟《祥瑞志》、《豫章王嶷、王琨传》各两见，《刘休传》一见，余篇多作顺帝，盖后人所改，监本于此数处，亦改为顺字矣。《百官志》汉顺帝，宋本亦作从。《州郡志》从阳郡、从阳县，汲古阁本改为顺阳，唯监本尚是'从'字，而《张敬儿、陈显达传》中，仍为顺阳，《陈显达传》'南乡县故顺阳郡治也'，宋本作'从阳'，今《武帝纪》及《明帝纪》俱有'顺孙'字，元本必作'从孙'，后来校书者以意改易耳。"

综上所述，易"顺"为"从"，是南北朝梁武帝时代文字使用中一个明显的特点，而我们今日所见之《内经》，其中易"顺"为"从"者，比比皆是，开卷可得，以《素问》为例：

第一篇："逆从阴阳，分别四时。"

第二篇："秋冬养阴，以从其根。""逆之则灾害生，从之则苛疾不起。""从之则治，逆之则乱。"

第三篇："骨髓坚固，气血皆从。""营气不从，逆于肉理。"

第四篇："一逆一从，阴阳表里。"

第五篇："此阴阳反作，病之从逆也。""分部逆从，各有条理。"

第七篇："人有四经十二从"，"四经应四时，十二从应十二月。"

第十三篇："又失四时之从，逆寒暑之宜。""不知日月，不审逆从。""逆从倒行，标本不得。""数问其情，以从其意。"

第十五篇："上为逆，下为从。""孤为逆，虚为从。""行所胜曰从，从则活。"

第十六篇："刺避五脏者，知逆从也。"

第十八篇："脉从阴阳，病易已。""脉有逆从，四时未有脏形。"

第十九篇："四时之序，逆从之变异也。""脉从四时，谓之可治。"

第二十篇："七诊虽现，九候皆从者，不死。""视其经络浮沉，以上下逆从循之。""上实下虚，切而从之。"

第二十二篇："何如而从？何如而逆？"

第二十七篇："夺人正气，以从为逆。"

第二十八篇："滑则从，涩则逆也。""秋冬为逆，春夏为从。"

第二十九篇："更虚更实，更逆更从。"

第三十一篇："视其虚实，调其逆从。"

第三十四篇："阳明逆，不得从其道。"

第四十篇："居脐上为逆，居脐下为从。"

第四十三篇："逆其气则病，从其气则愈。"

第四十八篇："其从者喑，三岁起。"

第五十二篇："从之有福，逆之有咎。"

第六十四篇："四时刺逆从论。""大逆之病，不可从也。""以从为逆，正气内乱。"

第六十五篇："病有标本，刺有逆从。""逆从得施，标本相移。""夫阴阳逆从，标本之为道也。""治反其逆，治得为从。"

第六十七篇："从其气则和，逆其气则病。""各从其气化也。"

第六十九篇："各从其动而复之耳。"

第七十篇："故曰补上下者从之，治上下者逆之。""其久病者，有气从不康。""血气以从，复其不足。"

第七十一篇："夫五运之化，或从五气，或逆天气，或从天气而逆地气，或从地气逆天气……欲通天之纪，从地之理……从逆奈何。""愿夫子推而次之，从其类序。"

第七十四篇："其逆从何如？"，"主胜逆，客胜从"，"同者逆

之，异者从之"，"气相得者逆之，不相得者从
之。""所谓寒热温凉，反从其病也。""脉从而
病反者……脉至而从"，"有逆取而得者，有从
取而得者"，"微者逆之，甚者从之"，"何谓逆
从？从者反治"，"逆之从之，逆而从之，从而
逆之。"

第七十八篇："诊不知阴阳逆从之理，此治之一失也。"

第八十篇："何者为逆，何者为从？"，"阳从左，阴从右，
老从上，少从下"，"不察逆从，是为妄行。"

由此可知，今日所见之《内经》版本是王冰所重编，而
王冰所使用的底本，则是南北朝梁武帝时代之简帛本。因为
唐代王冰以至宋代林亿等人均未回改其中的避讳字，故今本
存之。又按："运气七篇"，后人多疑是王冰将《阴阳大论》
一书加入《内经》，今观其避讳字，当知此"七篇大论"之
文，也是梁武帝时代之简帛本。

五、"喜"字之避讳

东魏孝静帝名"元善"，为避其偏讳，故改"善"为
"喜"，《灵枢·百病始生篇》云："留而不去，传舍于经，在
经之时，洒淅喜惊。"《五邪篇》云："邪在心则病心痛喜
悲。"《癫狂篇》云："狂始生，先自悲也，喜忘……。"《素
问·至正要大论》云："岁阳明在泉……民病喜呕……。"《五
常政大论》云："太阳司天……喜悲数欠……。"以上诸
"喜"字，均应作"善"，故改之。

六、"正"字之避讳

《史讳举例》云:"或谓秦始皇名政,兼避'正'字,故《史记·秦楚之际月表》称正月为端月,此避嫌名之始也。不知'政'与'正'本通,始皇以正月生,故名政。《集解》引徐广曰:'一作正。'宋忠云:'以正月旦生,故名正。'避正非避嫌名也。"又云:"《秦楚之际月表》端月注,《索隐》曰:'秦讳正,谓之端'"《琅邪台刻石》曰:'端平法度'、'端直敦忠',皆以'端'代'正'也。"

《内经》一书有战国之文章,有秦汉之文字,而秦始皇焚书,唯医卜种植之书不焚,留而传之,当也有避讳,如《内经·素问》:

> 第五篇:"论理人形,列别脏腑,端络经脉,会通六合,各从其经。
>
> 第十九篇:"故其气来,软弱轻虚而滑,端直以长,故曰弦。
>
> 第五十五篇:"治腐肿者,刺腐上,视痛小大,深浅刺。刺大者多血,小者深之,必端纳针,为故止。"
>
> 第七十篇:"其气端,其性随……。"

以上数条,其中"端"字改为'正'字,则文义易解,笔者认为,当属古人回改末尽之文。

又,《玉机真脏论》云:"真脏脉现,乃予之期日。"唐代杨上善注云:"古本有作'正脏',当是秦始皇名'正',故改为'真'耳,'真、正'义同也。"此说甚是。《周礼·天官》云:"两之以九窍之变,参之以九脏之动。"东汉经学家郑玄注云:"'脏之动',谓脉至与不至,正脏五,又有胃、膀胱、大肠、小肠。"其中"脏之动，谓脉至与不至"一句，正言"正脏脉"也，故云："正脏五"。由此可见，先秦不称"真脏"，而称"正脏"也，因避始皇之名，改"正"为"真"。元代医家危亦林撰《世医得效方·集脉说》云："两手各三部，分为寸关尺。左三部，正脏心肝肾，小肠胆与膀胱为腑；右三部，正脏肺脾命，大肠胃与三膲为腑"，是其证也。再如《至真要大论》，"至真"也应为"至正"。《庄子·骈拇篇》云："故此皆多骈旁枝之道，非天下之至正也。"可见先秦称"至正"，而不称"至真"也。其它《金匮真言论》、《离合真邪论》等，均宜改"真"为"正"。总之，凡书中因避秦始皇名讳者，均应改之。

或曰：书中凡云"真气"者，是否全改作"正气"？曰：必区分而改之。何也？"真人、真气、全真、保真"者，均为古代道家专用术语，《黄帝内经》自古称之为道家专著，因此而收入《道藏》，故凡属道家专称者，不能改之，如《上古天真论》一文中之"真气"者是也。但《黄帝内经》终究是一部医书，其中先秦古籍居多，如《离合真邪论》一文中之"真邪、真气"者，此因避讳而成，均宜回改成本字。"真邪、真气"回改成"正邪、正气"，一扫玄妙神秘，令人一目了然，不但利于国人之学习，译成他国之文字，也省去了许多费解，岂不善哉？

或曰："真气"与"正气"，是否为同一之物？曰："真气"者，乃道家修炼所得。道人李涵虚《道窍诀》云："元气者，童子得之于天，所谓成形之气，随年加长者也。若夫真气则不然，先天元始之祖，自虚无内生来，要得真师口诀，先设乾坤鼎器，调和真龙真虎，打合真阴真阳，半个时辰，结为铅母，铅中产阳，乃为真气。故天以元气生人物，而道以真气生仙佛。""正气"者，《灵枢·刺节正邪篇》云："正气者，所受于天，与谷气并而充身者也。"今人解释为："指人体对疾病防御抵抗和再生的能力。"故《素问·刺法论》云："正气存内，邪不可干。"由此可见，"正气"与"元气"同一，而与"真气"，实为二物，不可等同。

按：《黄帝内经》一书，自唐代王冰整理之后，便遗有"先天不足"之症，其中尚有许多王冰没有解决，有些也解决不了的问题。比如《内经》之成书，其内容绝非一人一时之作，故全书所用之术语，缺乏规范统一，同一名词，其内含所指不同。如"正气"，此论中指人身元气而言，彼论中又指"四时正常之风气"。"真气"一词也然，此论指正气而言，彼论指修道所得。因不知是避讳字，加上年代久远，使用上出现"同化"，造成词义界定不清。同一词汇，文字书写不同。比如"早晚"，此论作"早晚"，彼论作"蚤晏'，他论作"早晏"，因不知假借，造成混乱。这些均属王冰没有解决的问题。再如：我们今日所用之本，均为王冰整理后的传世之本，而王冰所用底本，当时已是残本，有不少章节，是经王冰缀接而成，其中脱误甚多，以至有些内容，众说纷纭，至今难已定论，这些又属王冰解决不了的问题。

综上所述，可知《内经》一书在整理上存在许多复杂的现象，不能整齐划一，只能因文而论，所以在回改避讳字时尤须慎重。为此笔者不避狂妄之嫌，意在使之接近古貌，是得是失，是功是过，交予读者评判。才学不到之处，眼界拘囿之点，诚望海内外学者批评指正。

壬午年孙国中谨识
癸未年孙国中增补

《易经》与三阴三阳

　　医家有三阴三阳：三阴者，少阴、太阴、厥阴；三阳者，少阳、太阳、阳明。指称经脉，则三阴三阳又分而为二，成为十二经。手太阴肺经，手阳明大肠经；手少阴心经，手太阳小肠经；手厥阴心包络经，手少阳三膲经；足少阳胆经，足厥阴肝经；足太阳膀胱经，足少阴肾经；足阳明胃经，足太阴脾经。此十二经脉，从三阴三阳而来，而三阴三阳，又从何而来？此历代医家所未能解者也。今以《易》道观之，方显端倪，天有此道，人有此脉。非杜撰强加，实天然有序于冥冥之中；岂任意安排，人体本具此十二经行。依形索迹，因实立名，非巧智私创，实只发现运用，循自然之规律，治人类之疾病。以《易》道求人道，若合符节，见《易》道即天道，天道即人道，莫不一以贯之也。

一、乾坤生六子

　　《易·说卦》云："《乾》，天也，故称父；《坤》，地也，故称母。《震》一索而得男，故谓之长男；《巽》一索而得女，故谓之长女；《坎》再索而得男，故谓之中男；《离》再索而得女，故谓之中女；《艮》三索而得男，故谓之少男；《兑》三索而得女，故谓之少女。"

　　"索"，求也。"再"，数词，两次。"再索"，即二索。《坤》求《乾》，得《乾》初爻为《震》，是长男；得《乾》中爻为《坎》，是中男；得《乾》上爻为《艮》，是少男。

《乾》求《坤》，得《坤》初爻为《巽》，是长女；得《坤》中爻为《离》，是中女；得《坤》上爻为《兑》，是少女。天地相交，阴阳相求，一阴一阳，互为其根，此六子之卦所以成，三阴三阳之所以名也。

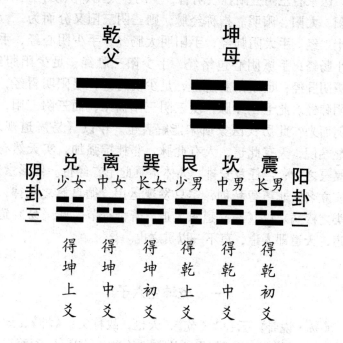

乾坤生六子图

有天地，然后有万物；有《乾》、《坤》，而后有六子。先天，《乾》统三女于东南，《坤》统三男于西北；后天，《乾》统三男于东北，《坤》统三女于西南。先天为体，主生，阴以阳为体，故《乾》统三女于东南，君不见三阴之卦《离》、《兑》、《巽》，其体皆二阳一阴乎？《易》云："阴卦多阳"者，因于此也。阳以阴为体，故《坤》统三阳于西北，君不见三阳之卦，《艮》、《坎》、《震》，其体皆二阴一阳乎？《易》云："阳卦多阴"者，因于此也。后天为用主成，阴阳各归其位，故《乾》统三男于东北，成始成终，有生长收藏之能；《坤》统三女于西南，孕化万物，有长养成熟之功。《乾》南《坤》北，天地之定位也，六子分居左右，阴阳之道路也，此先天卦位也。《离》南《坎》北，天地之大用也，八卦一气流行，播五行于四时，此后天卦位也。

二、任督统六经

人身有任督二脉，此二脉即人身之《乾》、《坤》，《乾》为纯阳为天，《坤》为纯阴为地，督脉统一身之阳，任脉统一身之阴。《十四经发挥》云："任与督，一源而二歧，督则由会阴而行背，任则由会阴而行腹。夫人身之有任督，犹天地之有子午也；人身之任督以腹背言，天地之子午以南北言，可以分，可以合者也。分之于以见阴阳之不杂，合之于以见浑沦之无间，一而二，二而一者也。云阴脉之海者，亦以人之脉络，周流于诸阴之分，譬犹水也，而任脉则为之总任焉，故曰阴脉之海。"又云："云阳脉之海者，以人之脉络，周流于诸阳之分，譬犹水也，而督脉则为都纲，故曰阳脉之海也。"张洁古云："督者，都也，为阳脉之都纲；任者妊也，为阴脉之妊养。"李时珍云："任督二脉，人身之子午也，乃丹家阳火阴符升降之道，《坎》水《离》火之乡。"元代养生家俞琰注《参同契》云："医书有任督二脉，人能通此二脉，则百脉皆通。"

督脉为阳，故其循行在人之背头，背头者，人气诸阳之海也；任脉为阴，故其循行在人之腹胸，腹胸者，人气诸阴之海也。

督脉统领三阳脉，故手足三阳之经，皆同督脉一样，循行于人体四肢外侧表阳之肌里；任脉统领三阴脉，故手足三阴之经，皆同任脉一样，循行于人体四肢里侧表阴之肌里。

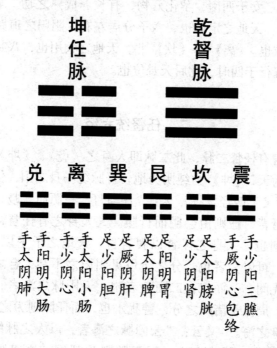

任督十二脉配卦图

脏为阴，腑为阳，故三阴脉均属脏而络腑，三阳脉均属腑而络脏，此又阴阳相因，互为其根也。十二经脉循行周身，起于手太阴肺，终于足厥阴肝，终始之际，又以任脉督脉成始成终，任督虽不直接循行，但依然发挥作用于其间。任督似水库，十二经似沟渠，水库有吐纳蓄放之能，沟渠有流通灌溉之用。涝时沟渠涨满，而水库可蓄；旱时水库放流，而沟渠可充。血气之盈虚，阴阳之平衡，不离任督之调控，似后天卦位，《乾》退居西北，《坤》退居西南，六子发挥个性，《乾》、《坤》主宰其中。

三、八卦配经脉

　　三阴三阳，类同《乾》、《坤》生六子，而与先天卦位，妙合无间，发其精蕴者，首推清代乾隆年间大学者江慎修。江氏研《易》最深，对《河图》、《洛书》发千古所未发，其阐述三阴三阳、十二经脉与《易》之关系，可谓一箭中的，让人茅塞顿开。其图其解，简明易晓，又包蕴宏深，医者、《易》者，不可不知也。

　　其图解云："人为三才之一，位居天地之中，本与天地相肖，则所谓《河图》、《洛书》、八卦，其理自与人身相通。《易》谓近取诸身，《乾》首、《坤》腹、《震》足、《巽》股、《坎》耳、《离》目、《艮》手、《兑》口，粗举其大略耳。卦之所以应乎人身者，岂仅以形体粗迹比拟耶？

　　人身有督脉，从下体二阴之间，过尾闾循背脊而上，至颠顶，下鼻抵人中，止于唇之上；有任脉，从前阴循腹而上，至于口唇之下。此二脉即人身之《乾》、《坤》，亦即九、一二数之相表里，督统一身之阳，任统一身之阴。不惟人有之，鸟、兽、虫、鱼皆有之，即果实之类亦有之。

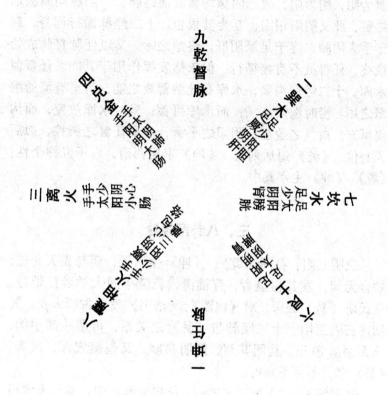

人身督任脉手足经脉应络书先天八卦图

　　人身内有脏腑，则其肌肉之间，有十二经脉，行于手者六，行于足者六，即《乾》、《坤》之外，有六子之卦，九一之外，有二八、三七、四六之数也。四六为《兑》金《艮》土，非即太阴阳明之相表里乎？手太阴肺从脏走手，手阳明大肠从手走头，肺与大肠表里也；足阳明胃从头走足，足太阴脾从足走腹，脾与胃表里也。三七为《离》火《坎》水，非即少阴太阳之相表里乎？手少阴心从脏走手，手太阳小肠从手走头，心与小肠表里也；足太阳膀胱从头走足，足少阴肾从足走腹，肾与膀胱表里也。八二为《震》阳木《巽》阴木，而阳木即为相火，非即厥阴少阳之相表里乎？手厥阴心包络从脏走手，手少阳三膲从手走头，心包络与三膲表里也；足少阳胆从头走足，足厥阴肝从足走腹，肝与胆表里也。

由此观之督任二脉者，人身之天地定位；肺金脾土，大肠金胃土者，人身之山泽通气；心火肾水，小肠火膀胱水者，人身之水火不相射；心包络三膲之相火，肝胆之阴木，即人身之雷风相迫。人身与造化相符如此，而《兑》、《离》、《震》阳仪之卦，其脉行于手；《巽》、《坎》、《艮》阴仪之卦，其脉行于足，自然之理，千古未经人道也。

《河图》十数，正应天干，亦配脏腑，甲胆、乙肝、丙小肠、丁心、戊胃、己脾、庚大肠、辛肺、壬膀胱、癸肾。五脏五腑不能益也，乃画为八卦，则《乾》《坤》之外，有六子焉。《河图》变为《洛书》，则九一之外，有四六、三七、二八之六位焉，则五脏有六腑，以三膲为孤腑也，六腑亦有六脏，以心包络为之配也。此阴阳五行之变化甚奇，而不知其无奇也，八卦、《洛书》早呈其象，人自不察耳。五行宜各专其一，而火则有二，一为君火，一为相火，以卦配之，君火《离》也，相火《震》也。《震》是阳木，而何以为相火？火无体，以木为体也，心包络三膲，皆相火之脏腑，故属之《震》八之位。

以《震》为相火，从来儒家、医家皆未知，不观《说卦传》乎？《震》为雷，为龙。龙雷之火，岂不象人身之相火乎？医家亦知相火为龙雷之火，而不知相火即《震卦》，可谓惑之甚矣。不但心包络三膲是《震卦》，即右尺命门，亦正是《震卦》，人自不察耳。

医家谓相火亦寄于肝胆何也？八与二，本厥阴少阳之相

通，心包络与肝皆厥阴，三膲与胆皆少阳，且二本《河图》
南方之火，故相火亦寄于肝胆。

十二经脉，起于手太阴肺，终于足厥阴肝，其序则《兑》
与《艮》，《离》与《坎》，《震》与《巽》，符乎六子之序，
循环周流，昼行阳二十五度，夜行阴二十五度，以应大衍之
数。圣人作《易》，不必求合于人身，而人身自然相符如此。"

四、六子与六气

中医有五运六气，其六气之说与六子之卦，亦甚吻合，
江氏图解，颇得要旨。

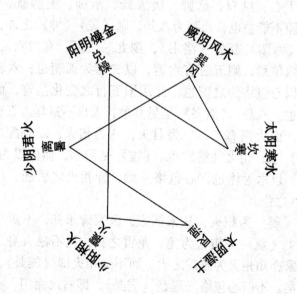

六子应六气图

其图解云："五行变而为六气，分明与六子相配。风者，厥阴风木，《巽》也；寒者，太阳寒水，《坎》也；暑者，少阴君火，《离》也；湿者，太阴湿土，《艮》也；燥者，阳明燥金，《兑》也；火者，少阳相火，《震》也。从来儒家、医家未有言六气即六子何也？儒家但知卦有八，而不知《乾》、《坤》总领阴阳，其为用者只有六卦，一也；但知《兑》之为泽，《艮》之为山，《震》之为雷，而不知泽即是燥金，山即是湿土，雷即是相火，二也。医家亦知有五行，有六气，而不知六气原于六卦，阳木即是相火，一也；亦知相火本于命门，而不知命门即是《震卦》，二也；亦知主气之序依五行，相火在君火之后，客气之序依三阴三阳，湿土在相火之前，而不知六卦如何流行，三也。今欲明六子即六卦，当以客气流行之序先解之。

三阴之气，厥阴风木，少阴君火，太阴湿土，阴气右旋，隔一卦而流行，由《巽》而《离》而《艮》，阴仪得二卦，阳仪得一卦也。三阳之气，少阳相火，阳明燥金，太阳寒水，阳气左旋，亦隔一卦而流行，由《震》而《兑》而《坎》，阳仪得二卦，阴仪得一卦也。阴气始《巽》，阳气始《震》者，二八之位，长女长男之交，相火之合，造化发生之本也。主气则二火相随，先《震》而后《艮》耳。以主气顺序为常，以客气加临为变，二者迭运不穷，其根皆自卦画来，奈何儒家、医家皆昧其源乎！

《左传》医和所言之六气，阴、阳、风、雨、晦、明，却与医家不同何也？曰：是亦同也，但所言者异耳。阴淫寒疾，太阳寒水也；阳淫热疾，少阳相火也；风淫末疾，厥阴风木也；雨淫腹疾，太阴湿土也；晦淫惑疾，少阴君火也；明淫心疾，阳明燥金也。惑疾固是心志蛊惑之疾，明淫何以又为心疾？谓心火克肺金而肺热，其疾由于心也。以六脉合之，阴阳者，左尺肾，右尺命门也；风雨者，左关肝右关脾也；晦明者，左寸心右寸肺也。与《素问》六气不同者，医家亦各有所受也。以命门为阳淫热疾，如消渴之疾是也，龙火上炎，岂非《震卦》相火乎？

六气分阴阳，则风木为厥阴，君火为少阴，湿土为太阴。《巽》、《艮》在阴仪者为阴，而《离》在阳仪者亦为阴，阳中有阴也。相火为少阳，燥金为阳明，寒水为太阳。《震》、《兑》在阳仪者为阳，而《坎》在阴仪者亦为阳，阴中有阳也。三阴主于脏，为肝、心、脾；三阳主于腑，为三膲、大肠、膀胱。而阴阳各以相对者为表里，则《震》、《巽》对，而少阳与厥阴为表里；《坎》、《离》对，而太阳与少阴为表里；《兑》、《艮》对，而阳明与太阴为表里。于是一脏配一腑，而厥阴肝与少阳胆为配，少阴心与太阳小肠为配，太阴脾与阳明胃为配，少阳三膲与厥阴心包络为配，阳明大肠与太阴肺为配，太阳膀胱与少阴肾为配也。金土对化，而燥湿相胜；水火对化，而寒暑相敌；木火对化，而风火相随也。天有六气，人有六脏六腑，卦位先定之矣。

张景岳《类经》之图六气也，以热为君火，暑为相火，然暑自是对寒，其他处言六气，亦曰寒暑燥湿风火，则不得以暑为相火矣。以主气言之，自二月春分至四月立夏，虽不当小暑大暑之候，而气已渐向暄，而亦可谓之暑。《内经》言神在天为火，在地为热，此合君、相二火言之。若分为二，则皆以暑为君火，热为相火。总之，寒水对君火，风木对相火，此有一定之位，言暑言热，或以热为火，任人言之皆可，今图以暑为君火，火为相火。

张氏云：'天地之道，以六为节，三才而两，是为六爻，六奇六偶，是为十二，知乎此，则营卫之周流，经络之表里，象在其中矣。'按：八卦先有三画，然后重之为六爻，则六爻别是一义。若经络表里根于六气，而六气应六子，最为得当。张氏不知求六脏六腑于先天卦位，而以六爻之奇偶强为比附，疏矣。"

五、六脉符六子

凭脉辨症，乃医家之根本，寸关尺三部，配合脏腑，医家多有异同，孰是孰非，莫衷一是，以《易》解之，方有旨归。江氏之图解，探赜索隐，钩深致远，发先后天体用之妙，阐寸关尺六脉之真，以《易》理说医理，揭示其内在规律，医者当潜心玩索。

其图解云："人身手腕后之动脉，谓之寸口，本肺经太渊之一穴，而分寸、关、尺三部，能候周身之脏腑何也？《河图》九四同宫，九者《乾》也，四者《兑》也，《乾》、《兑》之下二画，同根于四象之太阳，《乾》为天，而《兑》主气，肺为华盖，居于最上，则有天之象焉。故一脏能统众脏，一脉能候周身，而左右分为六部，则卦之六子，天之六气，人之十二经脉，悉具于寸、关、尺之中，业医者亦曾究其源乎？

左尺肾水生左关肝木，左关肝木生左寸心火，右尺相火生右关《艮》土，右关《艮》土生右寸肺金，而肺金又生肾水，犹《河图》之左旋相生也。左尺之水克右尺之相火，左关之木克右关之土，左寸之火克右寸之金，此对位相克也；而右寸之金克左关之木，右关之土克左尺之水，此斜望相对也，皆《洛书》之右旋相克也。而以卦配之，左寸《离》也，左关《巽》也，左尺《坎》也，右寸《兑》也，右关《艮》也，则右尺之相火非《震卦》而何？以阳木而变为相火，可知火无体，以木为体也。不但相火以木为体，即君火亦是以木为体，《离》之三，亦是《河图》东方之木也。

左　　　　　　　　　　右

乾　离火　少阴心　　　　金兑寸　阳明大肠
　　　大阳小肠　　　　　　　　大阴肺

巽　震木　厥阴肝　　　　土艮关　阳明胃
　　　少阳胆　　　　　　　　　大阴脾

坤　坎水　少阴肾　　　　火震相　命门尺
尺　大阳膀胱　　　　　　　少阴心包　厥阴三焦

六脉图

　　且左右三部配卦，更有妙理。左手为先天，右手为后天，寸以《离》、《兑》对先天之《离》，对后天之《兑》也；关以《巽》、《艮》对先天之《巽》，对后天之《艮》也；尺以《坎》、《震》对先天之《坎》，对后天之《震》也。而《离》火本袭《乾》之位，《坎》水本当《坤》之位，则试以左寸为《乾》，左尺为《坤》，则左手又为后天，右手又为先天。后天之《乾》，对先天之《兑》；后天之《巽》对先天之《艮》；后天之《坤》，对先天之《震》。自然之卦位，变化不测如此。

　　反复观之，右尺之为《震》也，甚明，何以千古无人知之哉？或曰：命门之所以属《震卦》，亦有说乎？曰：命门者，背膂七节间之穴名也。背膂二十一节，三七二十一，命门当其七节之间，正犹《震卦》一阳在二阴之下，其象最肖。此《乾》、《坤》始交，一阳初动为生育之根也，前对脐，穴名神阙，犹北极之对南极也。命门为相火之宅，而心包络又曰心主，又曰膻中，所以护卫乎心，为心之宫城，则相火之脏也；上膲以统肺心，中膲以统脾，下膲以统肝肾，所以包裹众脏，为身之躯壳，则相火之腑也。三膲心包络经脉之流行，皆相火之流行也。命门犹宫舍，经脉犹道路，皆统之于相火，皆属之于右尺，而七节间之一阳，其为《震卦》，不甚显然哉？”

　　由江氏之说，不难看出，三阴三阳、十二经脉、五运六气、寸关尺六脉，与《易》之关系，谁能说《易》与医无关呢？读此方悟孙思邈“不知《易》，不足以言大医”之论。

六、《易》与天地准

　　“易”，变化也；“经”，规律也。简释《易经》，即变化之规律；全称释之当作：宇宙运动发展变化之规律。故孔子曰：“《易》无思也，无为也，寂然不动，感而遂通天下之故。通其变，遂成天地之文；极其数，遂定天下之象。夫《易》圣人所极深而研几也，唯深也，故能通天下之志；唯几也，故能成天下之务。夫《易》开务成务，冒天下之道，如斯而已者也。故圣人以通天下之志，以定天下之业，以断天下之疑。”又说：“《易》与天地准，故能弥纶天地之道”又说《易》“范围天地之化而不过，曲成万物之变而不遗。”〔国中按：“之变”二字，乃经文之脱漏。《内经》有“物之生，从于化；物之极，由乎变。""气始而生化，气散而有形，气布而蕃育，气终而象变。"可见此经文应有"之变"二字，非笔者之妄添也。]

《易》即天地之道，人乃天地之所生，岂能背离天地而另立？《易经》是天地运动发展变化之规律，亦即人道运动发展变化之规律，二者之间岂有异哉？宇宙一大天地，人身一小天地，大天地，小天地，都是阴阳这一气。故老子曰："人法地，地法天，天法道，道法自然。"天人合一者，道在于一也。

用《易》道审视医道，以《易》之思维指导医学之运用，吸取古人先进之经验，并从中找到新的切入点，然后生发开去，则获益无穷。所谓"医易相通"、"易医同源"之语，并非准确之说，二者不是等级之物，不是站在同一平台上的比肩兄弟。《易》实为中国特色的宇宙观方法论，是指导分析事物的哲学工具。《四库全书·经部·易类》云："《易》道广大，无所不包，旁及天文、地理、乐律、兵法、韵学、算术，以逮方外之炉火，皆可援《易》以为说。"朱熹云："《易》如一个镜相似，看甚物来，都能照得。"正是此义。学者以此为基点，去学习，去运用，去研究，去思考，才不走作，才会有大手笔，大文章。静而思之，一部《内经》，不过《河图》、《洛书》之运用，明白《河图》、《洛书》之道，《内经》之学思过半矣。谁说《易》无补于医乎？

或曰：我行医几十年，从不懂《易经》阴阳五行之说，但治愈病人可谓不少，此又作何解之？

答曰：此说并无不对，也符合事实，孔子云"百姓日用而不知"者，此也！！！

丁亥年惊蛰孙国中识

易学八图

太极图

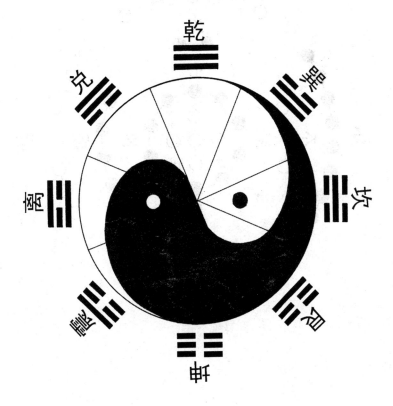

河　图

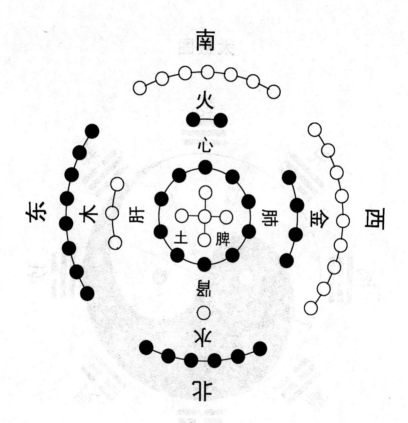

洛 书

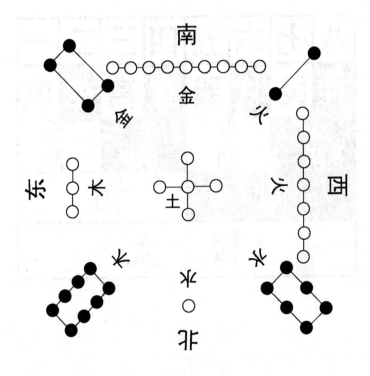

太极生卦图

八	七	六	五	四	三	二	一
坤	艮	坎	巽	震	离	兑	乾

太阴	少阳	少阴	太阳

阴	阳

太极

先天八卦图

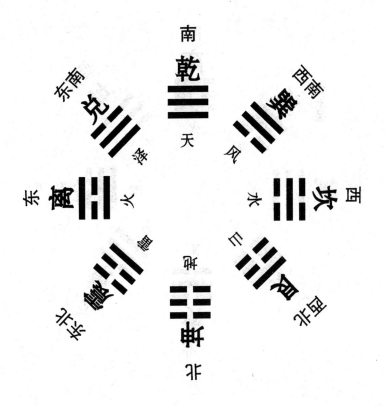

后天八卦图

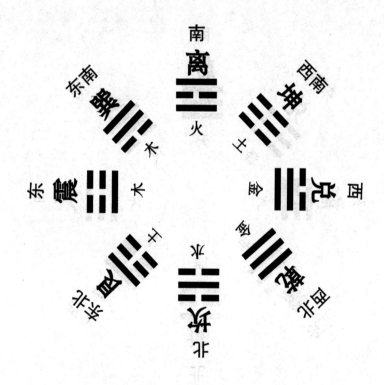

先天六十四卦圆图

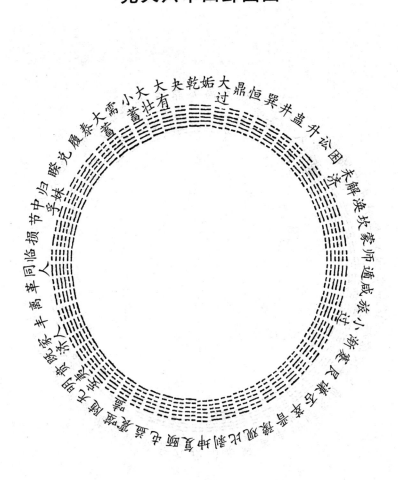

后天六十四卦圆图

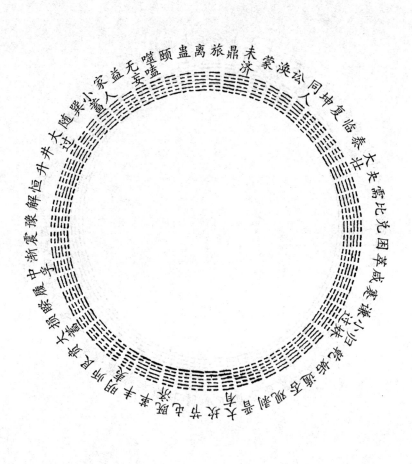

后　记

　　《黄帝内经》（以下简称《内经》）是中国医学的渊源，几千年来，它在防病治病、保健养生方面，为中华民族的繁衍昌盛做出了卓越的贡献；它那博大精深的内涵，丰富辨证的哲理，培育出一代代著名的医学大师。可以说，没有《黄帝内经》，就没有祖国医学。

　　由于《内经》的特殊地位，历代学者对它进行了深入细致的研究，著作可谓汗牛充栋，研究领域涉及广泛，加之不断的开拓创新，初步形成多学科研究的格局。但是，由于"极左"和"疑古"思潮的影响，在今天的中医研究上，依然有一个重大的问题还没有给予充分的肯定，还在弘扬与批判、继承与取代的论战中左右徘徊，还没有给它一个准确的位置，那就是阴阳五行学。阴阳五行学是中国哲学的核心，是中国文化的理论框架。它是先人对天体运行的忠实记录，是仰观俯察的客观所得，是去粗取精由表及里对宇宙运动模式的精辟总结，是天人合一这一科学命题的理论基础。对于这样一个重大问题，我们必须有一个充分的认识。而事实上，不但学术界对此大有非议，就连每日每时运用这一规律，安身立命、救死扶伤、养家糊口的中医界，至今也是众说纷纭，这就不能不令国人担忧。祖国医学的失传，从根本上来说，就源于此。可见，在中国学术界和中医界，继续肃清极左思想的影响，走出疑古时代，依然有其现实意义。换言之，对阴阳五行学是否有一个正确的认识，这不仅关系到中医学的存在和发展，而且关系到中华民族五千年文明所赖以生存发展的根基。否认阴阳五行学的科学性，就等于否认中医的科学性，中国的全部传统文化就成了无源之水，无本之木，就成了一个空壳。

更为荒谬的是那些"存药去理"的观点。众所周知，中医中药的实用性，正是依赖阴阳五行来确认的。清初著名医学家、理论家张志聪为《神农本草》诠释时说："夫天地开辟，草木始生，农皇仰观天之六气，俯察地之五行。本五运六气之理，辨草木、金石、虫鱼、禽兽之性，而合人之五脏六腑十二经脉，有寒热、升降、补泻之治。天地万物，不外五行。其初产也，有东、西、南、北、中之五方；其生育也，有春、夏、秋、冬、长夏之五时；其形，有青、黄、赤、白、黑之五色；其气，有臊、焦、香、腥、腐之五臭；其质，有酸、苦、甘、辛、咸之五味。"又说："后人纂集药性，不明《本经》，但言某药治某病，某病须某药，不探其源，只言其治，是药用也，非药性也。知其性而用之，则用之有本，神变无方；袭其用而用之，则用之无本，窒碍难通。余故诠释《本经》，阐明药性，端本五运六气之理……学者能于此会悟之，则神农观天察地穷理尽性之学，庶几近之。"综上所述，"神农尝百草"，正是根据这一规律来认定各药味的功用的。试问：如果去掉这个理，这个药还能存在吗？这种无知出于外国人是可以理解的，出于国人就令人难以接受。诸如此类的观点，如不正本清源，势必将中医推向死路。为此我们希望读者能从《黄帝内经名家评注选刊》中，感悟到阴阳五行学在中医中药中所起的作用及其应有的地位。

《内经》原文是深奥的，字里行间隐含的东西太多了，而我们今天的白话译本，很难将其中的微言大义全部译出，只有认真研读古人对经文的注释，才能体悟其中的玄旨，明白阴阳顺逆之机，五行生克之变，从而把握中医的整体观和辨症论治。也就是说：揭示《内经》阴阳五行学的辨证思维，将其中言而未发，发而未尽之义和盘托出，古人比今人讲的更多，说的更准，而我们今天的著作于此则多有失之，古代诸家之注释，正可以弥补这一不足，从而指导我们对它进行认真的、细致的、深入的、系统的、全面的研究。

前卫生部长张文康先生指出："包括针灸在内的中医药的现代化，也不应该仅仅是用西方现代医学理论来衡量、评价和代替自己，或简单地采用现代方法和语言重新进行描述，更重要的是应该重视对中医药传统的整体思维方法等内在固有规律的探索，从中医学术自身的理论特点和临床实践的感性认识入手，从理论研究和临床实践的紧密结合中解决新问题，发现新规律，以期实现高层次的继承，获得超越性的成果，从而更加有效地指导中医临床实践，真正促进中医学术的发展。"这段充满辨证的论述，一针见血地指出了目前中医研究中的失误，并明确指出中医研究"更重要的是应该重视对中医药传统的整体思维方法等内在固有规律的探索"，只要我们遵循这一方针，实事求是的学习研究阴阳五行学，中医中药就会有更大的发展，就能成为二十一世纪人体科学舞台上的主角。

《内经》不仅仅是一部医书，而且是一部内容非常丰富、规模十分宏大的科学文献，它吸取了古代科学家们对天文、历算、气象、生物、地理，以及人类学、心理学、逻辑学、哲学等多种学科的研究成果，从而展示了古代丰富的科学成就，为我们今天的学习运用提供了依据。例如在天气预测方面，宋代大科学家沈括在《梦溪笔谈》中有这样的记载："医家有五运六气之术，大则候天地之变，寒暑、风雨、水旱、螟蝗，率皆有法；小则人之众疾，亦随气运盛衰。今人不知所用，而胶于定法，故其术皆不验。假令厥阴用事，其气多风，民病湿泄，岂普天之下皆多风，普天之民皆病湿泄耶？

至于一邑之间而阳雨有不同者，此气运安在？欲无不谬，不可得也。大凡物理有常有变，运气所主者，常也；异夫所主者，皆变也。常则如本气，变则无所不至，而各有所占。故其候有顺、逆、淫、郁、胜、复、太过、不足之变，其法皆不同。若厥阴用事多风，而草木荣茂，是谓之顺；天气明洁，燥而无风，此之谓逆；太虚埃昏，流水不冰，此谓之淫；大风折木，云物浊扰，此之谓郁；山泽焦枯，草木凋落，此之谓胜；大暑燔燎，螟蝗为灾，此之谓复；山崩地震，埃昏时作，此谓之太过；阴森无时，重云昼昏，此之谓不足。随其所变，疾疠应之，皆视当时当处之候。虽数里之间，但气候不同，而所应全异，岂可胶于一证？熙宁中，京师久旱，祈祷备至，连日重阴，人谓必雨。一日骤晴，炎日赫然。余时因事入对，上问雨期。余对曰：'雨候已现，期在明日。'众以谓：'频日晦溽，尚且不雨，如此阳燥，岂复有望？'次日果大雨。是时湿土用事，连日阴者，从气已效，但为厥阴所胜，未能成雨。后日骤晴者，燥金入候，厥阴当折，则太阴得伸，明日运气皆顺，以是知其必雨。此亦当处所占也，若他处候别，所占亦异。其造微之妙，间不容髪，推此而求，自臻至理。"综上所述，通晓五运六气之理，上可以知天，下可以知地，中可以知人。其理虽微，有可把捉；其妙虽玄，可以验证。足见《内经》理论的科学性与实践性。

《内经》一书早在唐代已无完本，今日所见，是唐代中期医学家王冰整理补充而成。从唐代宝应元年至今，已有一千二百三十六年，其间经历唐、宋、元、明、清、民国及今，在这一千多年里，有数百家为《内经》发微掘隐者，无论是在人体科学、自然科学，还是社会科学方面，都给后人留下了丰富珍贵的文化遗产，从而指导和启迪着后人在各自研究领域中开拓创新。这套选刊，就是从历代注释家中，挑选出来的最有影响、最有代表、最有权威的专著，来给学习者导航引路，指迷破疑，从而帮助读者了解《内经》的实质，掌握《内经》的精华，通过真履实践，成就自己的悬壶济世之功，成名成家之望。

另外需要指出：学习《内经》，首先应该对《河图》、《洛书》有所了解。《河图》、《洛书》是中华先人对人类最早最伟大的发现，它是阴阳五行学之根，是《易经》之父母，是中国文化的源头。一部《内经》就是《河图》、《洛书》的具体运用。正如张志聪在《灵枢集注》一书《序》中所言："因九针而悟《洛书》之妙理，分小针而并识《河图》之微情。"《素问》展示了《河图》、《洛书》的框架，是其体；《灵枢》蕴含着《河图》、《洛书》的微妙，是其用。用中有体，体中有用，明白《河图》、《洛书》之道，一部《内经》思过半矣。为此我们在书中附录《河图》、《洛书》等八张图，供学习者参阅。最后我们赠送几句短语，与读者共勉。

内经成书几千年，岐黄宝典非等闲。
天人本一显秘旨，阴阳五行妙自然。
救死扶伤是大法，养生保健真指南。
历代神医全赖此，成名成家万古传。

各家注解不一般，许多精微在里边。
讲经全凭真体悟，述理自有实践源。
一字一句说根本，一章一篇释奥玄。
初学无此难知妙，登堂入室作攀援。

己卯年索隐斋主人悟真子孙国中识